内科临床思维与病例分析

主编

金瑞瑞　马世雷　郑春玲　马　超
胡智涛　程邦春　魏艳芳　赵锡吉

中国海洋大学出版社
·青岛·

图书在版编目（CIP）数据

内科临床思维与病例分析 / 金瑞瑞等主编. -- 青岛：
中国海洋大学出版社，2025.5. -- ISBN 978-7-5670
-4202-5

Ⅰ．R5

中国国家版本馆CIP数据核字第2025NB6080号

NEIKE LINCHUANG SIWEI YU BINGLI FENXI
内科临床思维与病例分析

出版发行	中国海洋大学出版社		
社　　址	青岛市香港东路23号	**邮政编码**	266071
出 版 人	刘文菁		
网　　址	http://pub.ouc.edu.cn		
电子信箱	369839221@qq.com		
订购电话	0532-82032573（传真）		
责任编辑	韩玉堂	**电　　话**	0532-85902349
印　　制	日照报业印刷有限公司		
版　　次	2025年5月第1版		
印　　次	2025年5月第1次印刷		
成品尺寸	185 mm×260 mm		
印　　张	26		
字　　数	656千		
印　　数	1～1000		
定　　价	198.00元		

发现印装质量问题，请致电0633-8221365，由印刷厂负责调换。

编委会

主　编　金瑞瑞　马世雷　郑春玲　马　超
　　　　　胡智涛　程邦春　魏艳芳　赵锡吉

副主编　褚士伍　李玉磊　王培宁　杨圣达
　　　　　刘建军　谢德芳　冯梦梦　梁　颜
　　　　　常　湛

编　委（按姓氏笔画排序）
　　　　马　超　滕州市精神卫生中心
　　　　马世雷　滕州市西岗镇中心卫生院
　　　　王培宁　烟台市牟平区宁海街道社区卫生服务中心
　　　　冯梦梦　聊城市茌平区中医医院
　　　　刘建军　江西省新余市分宜县湖泽镇中心卫生院
　　　　李玉磊　聊城市阳谷县郭屯镇卫生院
　　　　杨圣达　莒县疾病预防控制中心
　　　　张　奎　滕州市中心人民医院
　　　　金瑞瑞　泰安市中医医院
　　　　郑春玲　安丘市人民医院
　　　　赵锡吉　淄博市职业病防治院（淄博市第六人民医院）
　　　　胡智涛　广州医科大学附属第四医院
　　　　常　湛　河北省石家庄市第二医院
　　　　梁　颜　湖北医药学院附属襄阳市第一人民医院
　　　　程邦春　冠县人民医院
　　　　谢德芳　青海省第四人民医院
　　　　褚士伍　枣庄市薛城区沙沟镇中心卫生院
　　　　魏艳芳　平阴县中医医院

前　言

　　医学是一门既古老又常新的科学。从古至今,医学的进步始终伴随着对人类疾病认知的深化和治疗手段的革新。内科作为医学领域的核心分支,其发展尤为迅速,从传统的经验医学到现代的循证医学,每一步跨越都凝聚着无数医学先驱的智慧与汗水。然而,技术的进步并未削弱临床思维的重要性,反而对其提出了更高的要求。如何在海量信息中迅速筛选关键线索,如何在复杂多变的病情中保持清晰的判断,如何在尊重患者意愿的基础上制订最佳的治疗方案,这些都是内科医师必须面对的挑战。正是基于这样的背景,《内科临床思维与病例分析》一书应运而生。本书旨在为广大内科医师、医学生及医疗工作者提供一个理论与实践相结合的学习平台,并通过深入剖析真实病例,培养医师的临床思维。

　　本书结合国内外最新临床研究成果及内科医师多年临床疾病诊疗经验,系统地介绍了内科疾病常见症状、体征以及各内科疾病的诊疗内容,对各科常见疾病的病因及发病机制、临床表现、辅助检查、诊断、鉴别诊断、治疗及预后进行了比较详细的阐述。本书还精选了部分内科常见疾病的病例,每个病例均从病史采集、体格检查、辅助检查、初步诊断、诊疗经过到出院诊断进行了全面而细致的撰写,旨在引导读者逐步建立科学的临床思维模式。本书内容丰富,层次清晰,涉及面广,可以帮助读者理解病例背后的医学原理,掌握疾病处理的精髓,适合广大医务工作者及从事相关行业工作者参考学习。

　　由于编者编写水平有限,书中不足之处在所难免,恳请专家和读者批评指正。同时,我们期待本书能成为每一位内科医师成长道路上的良师益友,助力大家在医学实践的征途中不断前行,为患者带来更加精准、有效的医疗服务。

《内科临床思维与病例分析》编委会

2025 年 1 月

目　录

第一章

内科学基础知识

第一节　基本诊疗程序

内科学是临床医学中的核心学科。内科既是临床学科的基础学科,又与各学科之间有着密切的联系,素有"医学之母"之称。其内容涉及面很广,具有普遍性、基础性和代表性,集中体现了临床医学诊疗中所需的诊断共性、治疗思维。内科包括多个亚专科,而广义上的内科则包含了非外科治疗的所有学科,内科疾病也是临床上最常见的疾病。内科篇中所选的基本知识、基本操作技能和急诊急救的内容,是临床医师赖以诊疗疾病的基本常识和工具,通过学习和掌握将对于夯实临床工作的根基、培养正确的临床思维、掌握共性的诊疗方法、规范临床诊疗行为均有所裨益,同时也为其他学科的学习奠定了基础,是所有从医者必备的基础临床知识和技能。

在高新科技迅猛发展的当今时代,医疗技术和手段日新月异,临床医师时常会因过分依赖先进的医疗设备而忽略了对临床基本技能的要求和重视,而日益细化的临床专业分科及实际操作培训的匮乏也使得基本技能的掌握受限。本章从最基本的临床诊疗程序入手,将问诊和体格检查要点逐一整理并加以陈述,旨在协助临床医师尽快掌握临床基本知识和技能、拓展横向思维、构建正确合理的诊疗方案。

一、病房诊治工作规程

(一)概述

住院患者管理包括从患者入院到出院(或死亡)的全过程,可分为新患者处理、床位患者管理、出院患者处置三个阶段。这三个阶段的一些内容可能会交叉重叠或重复进行,是住院医师最基本的日常工作,需要熟练掌握、灵活应用并切实执行。

(二)主要知识点

1.准备工作

(1)熟悉基本情况:进入病房工作,首先要了解即将工作的整个病区环境、医疗布局、抢救室、监护室、护士站、工作台、值班室等情况。熟悉各种物品的放置尤其是抢救和操作物品的摆放和存储处。

（2）了解分组安排：病房医师的工作都是分治疗组进行的，每个治疗组由主任（副主任）为组长，组内有主治医师、住院医师及实习医师、进修医师和研究生等各级医师，是病房医疗工作的基本单元。治疗组分管一定数量的床位，负责所分管床位患者住院期间的所有诊疗工作。住院医师是治疗组的一线工作人员，是几乎所有医疗活动的直接实施者。

（3）准备基本用品：合体整洁的白大衣、口罩和帽子，基本诊疗用品如听诊器、叩诊锤、手电筒、尺，简单的专科工具如耳镜、检眼镜等，还有必要的个人防护用品。

2.新入院患者处理

（1）询问病史：病史是患者心理、生理健康相关事件的记录，是医师从患者就诊的自发叙述中整理、提炼、归纳、评价后记录的医疗专业文献。医师通过问诊得到相关的病史，需要有一定的程序、方法、技巧和内容。

（2）体格检查：是医师运用感官和简便工具、了解和评估被检查者身体状况的基本检查方法。通过完整的问诊和体格检查可以得到大部分疾病的初步诊断。通常体格检查从问诊后开始，但其实在被检查者进入诊室或病房时就已开始被视诊了。①全身体格检查：住院患者需要进行全身系统的体格检查，要求既全面系统、分段有序，又重点深入、灵活调整。体格检查通常需要遵循一定的顺序，原则是不遗漏和尽量不重复变动患者的体位。②重点体格检查：根据患者病情针对重点部位进行必要简化的体格检查。如危重患者不宜搬动，需争分夺秒地完成重要部位的体检，同时迅速做出判断和实施救治措施。③其他特殊患者：如精神障碍患者、存在检查受限的残疾患者、瘫痪者等，以及因客观条件、时间限制等特殊情况，均需先进行重点体格检查，待条件允许时完善检查。④专科体格检查：除进行全身体格检查外，一些专科需要进行深入的专科特有体格检查，并在病历中详细记录，如神经系统检查、眼科检查、精神鉴定、意识评分、妇科测量等。这些内容将会在各科轮转学习中或分科后不断充实完善。

（3）辅助检查：是诊断疾病所需的重要辅助手段。常用的基本方法包括各种实验室检查、心电图检查、影像学（X线、超声、CT、磁共振、放射性核素）检查、肺功能检查等。各科住院患者入院后需要进行的常规辅助检查项目的选择有所不同，应根据各科的特点和需求有所侧重。依据病情可选择立即或择日进行急诊或常规检查。对于危重患者应将治疗和安全放在首位，不应为了做检查而中断抢救，以防发生意外；一些有风险又必须进行的检查需要征得家属同意、由医护陪同前往并备好救治措施。

（4）初步诊断：诊断的含义是医师在诊察患者后做出的疾病判断。准确的诊断是为患者提供良好治疗的前提。初步诊断由住院医师拟定，内容包括病因诊断、病理诊断、病理生理诊断等。从接触患者开始，医师就在脑海中对产生症状的疾病提出设想，又不断做出修正和匹配，逐步将获得的所有资料（症状、体征、辅助检查等）分析、综合、联想、推理、拟定，从而得出对疾病的初步诊断，即初级诊断。在此后诊疗过程中，将通过观察病情和充实资料逐步完善诊断，由上级医师指导并签署入院诊断、修正诊断、最后诊断等。

（5）拟定医嘱：医嘱是医师在诊疗活动中下达的医疗指令，用表格形式记录在电脑和病历中，现多为电子版。需要为所有新入院患者拟定长期医嘱和临时医嘱，明确初始诊疗措施。开具的医嘱需要认真思考和核对无误，并签字后方能生效。住院期间须根据检查结果和病情再修改和完善医嘱。当抢救危重患者时可以下"口头医嘱"，由护士复述后执行，随后应及时补充记录。

（6）治疗处理：有针对性地按照医嘱进行与诊断和治疗相关的操作，如各种穿刺、静脉插管、手术、介入、换药等。在实施各种操作前需要掌握适应证、禁忌证和操作方法。一些操作则需要在上级医师指导或带领下进行。

3.住院患者管理

(1)早交班:即科室晨会,是每天工作开始时的重要医疗活动。全科室(或病区)各级医师、护士(除护士站留守外)汇集交班和进行必要事项的简明扼要的讨论或通知等。早交班让所有人都了解新患者和重点患者的情况,是每天医疗工作的开端和必需,也是年轻值班医师需要不断演练和掌握的基本功。交班程序:护士交班→实习医师交班→住院医师交班→住院总交班→上级医师补充→主持人(主任或副主任医师)总结。依据交班规模和参加人员的不同,交班程序会有适当调整。交班内容:各级医师和护士的交班内容是不同的,各有侧重。作为实习医师或住院医师交班的内容相对较为详细,但也应根据具体情况灵活调整。需要在交班前做好准备,在充分了解情况的基础上,填写好交班本,并加以浓缩和记忆,以便能当众流利交班。具体内容:①一般内容有患者人数(原有总数、出院、入院、死亡、转科、手术或介入人数,现有总数)、出院患者床号等;②新入院患者需逐一交代新入院(含转入)患者的床号、姓名、年龄、性别、诊断、主诉、简要病情及值班期间的病情和处理情况;③交重点患者,包括手术、介入、危重病患者的病情变化、值班时的处理、目前病情及提醒治疗组和值班医师所需要注意的事项;④其他需要交代的事项,如对特殊患者需要特别交代的一些除病情以外的事项,如家庭、经济、纠纷、建议及其他事件等。

除早交班外,在临床上还有多种形式和内容的交接班,可随时灵活进行,如各时段值班交接班、节假日及上下班交接班、危重疑难患者床头交接班、医护诊治方案调整交接班等,主要是对所负责床位患者的病情和注意事项的交代。形成良好交接班习惯对观察病情、处理好随时发生的情况及医患沟通等十分重要。

(2)查房:是医师在患者病床边进行的诊疗和教学行为,是每天医疗工作的开始,也是最为基本和常用的医疗手段和步骤。

常规查房:是每位医师最重要和最基本的医疗行为,是各级医师在病床边就患者前一天的病情变化和辅助检查资料进行问诊、体格检查、分析、综合、完善诊治方案的一种医疗形式,是临床医疗活动的核心内容之一。规范和认真的查房能够保证医院医疗工作有序进行,有利于加强医患之间的沟通和交流,以及提高医疗水平和质量。三级查房(主任医师/副主任医师、主治医师、住院医师查房)制度是医院的核心制度,需要严格执行,是完善医疗质量的重要保证。具体要求:①查房前需要做好充分准备,包括掌握病情、诊断、治疗情况等,并备好病历、检查报告等相关资料。②主查房医师以下的各级医师均应参加,主任查房时病区护士长须参加。③主查房医师站在病床右侧,住院医师站在病床左侧,其他医师依次站在病床两边,护士长站在床尾。④各级医师查房内容各有侧重点,主任医师/副主任医师查房侧重于危重和重点患者,内容同时兼顾教学;住院医师查房需查看患者的辅助检查资料,了解前日医嘱执行情况及其疗效,开具当日长期和临时医嘱,确定下一步检查项目,对危重、疑难、手术等重点患者需要随时巡视查房。将查房所得病情资料及时向上级医师汇报。⑤住院医师每天应于早晨和下午各查房1次,必要时上下班均应查房。⑥查房结束后应在规定时限内记录病程记录,对危重、手术、疑难患者的查房信息需要及时记录。上级医师查房后需要将查房内容详细记录并执行。

教学查房:每个行医者都具有三种身份,即临床医学的实践者、教育者和探索者。临床医师也应是很好的临床医学教师。教学查房就是在临床教师组织和带领下,以学生为主的师生互动、以真实病例为教授内容并行归纳总结的一种临床教学活动。临床各级医师都可以进行不同层次的教学查房,教学查房的形式是传授临床综合医学知识的重要途径。教学查房有别于常规查房,特征:学生为主体、临床医师为引导及组织者、临床医学教学为目的。主要过程:①做好准备工作。临床医师需明确查房目标和相应目的(重点体现基本理论、基本知识、基本技能培养);设计查房程序、过程和方式;选择典型病例并取得本人同意和配合;准备病历、检查器具、教具、参考资料、临床教案;将查房内容提前告知学生;医学生应熟悉查房内容、病历、相关理论知识、相关技能。②按照一定程序进行,根据教学目的和病例特点选择相应教学程序。可以先在床边询问病史、体格检查,后集中到办公室查看病历和相关辅助资料,进行分析、综合、讨论诊断及鉴别诊断、拟定诊治方案等;也可先集中介绍情况、查看病历,然后再去床边询问病史及体格检查、再回到办公室进行讨论。结束前需总结,教师就学生的讨论情况进行分析和引导,需对整个过程和每个同学的表现进行评价和总结,肯定长处,同时指出病史汇报、体格检查、诊疗讨论等具体细节的不足之处,以及今后需要注意的事项。并聆听学生提出的建议和意见。

(3)值班:临床值班通常是指在法定工作时间之外,各级医师轮流排班负责临床医疗活动的一种工作方式,是考验和历练年轻医师及每个临床医师的必经过程。病房和急诊门诊均实行 24 h 医护值班制。值班医师需负责本科室所有新、老患者的临时处理。

住院医师实行 24 h 值班制,需要注意事项:①提前做好准备,如休息充分、带好所需相关物品;②提前到岗,既防误事,又有充分时间接班;③做好接班,掌握危重、手术、重点患者的病情及其变化;④巡视病房,重点掌握疑难危重和交班患者的病情资料;⑤及时处理,对危重或病情急剧变化的患者及突发事件等,需及时处置并做好相关病程记录;⑥及时请示汇报,必要时需向上级医师或医院总值班汇报相关情况;⑦做好交班,下班时需要向接班医师交班后方可离开病房。

(4)会诊:是指其他科室或医师共同参与诊断和治疗某个病症,通常是指疑难危重症或需要转科(转院)治疗的患者,可分为科内会诊、科间会诊、紧急会诊、全院会诊、院外会诊、现场会诊和远程会诊等。①会诊前准备:普通会诊时,需告知患方并填写好会诊单,将患者的病情、诊疗情况、存在相关科室疾病等疑惑问题、会诊目的、会诊科室等逐一填写清晰,签名盖章后(发)送给会诊科室(或医师)。科间或全院会诊则需了解会诊目的并向患者和家属交代获得同意,准备好患者所有相关资料,包括各种影像资料,写好病情摘要并安排好场地及相关科室。紧急会诊则根据患者的病情,可在抢救的同时打电话简单介绍情况并请求会诊,同时告知会诊方是否需要插管等紧急处理及一些紧急救护设备的准备。②会诊的处理:做好科内、科间及全院会诊记录(包括时间、地点、参加人员、会诊患者信息、会诊内容、会诊结论、记录人)。会诊后综合会诊意见并适当调整诊疗方案,再次向患者及其家属交代会诊情况及处理意见。在病历中反映会诊情况的同时及时反馈会诊意见执行情况及结果。

(5)转诊:是根据病情需要,将在本科(或本院)诊疗的患者转到另一科室或医院诊疗或处理的一种制度;当明确转诊后需要告知患者并书写转诊记录。

4.出院患者处置

(1)正常出院:住院患者病情痊愈或好转遵医嘱办理出院手续后离开医院,一些需要转院治疗的患者也需要办理出院手续。经治医师办理"出院记录"一式两份:一份交给患者,交代出院的注意事项;另一份入病历归档。患者需要复印时按规定交由病案室给予复印病历的客观部分,加盖医院公章后方有效。

(2)自动出院:当病情不容许但患者及其家属坚持要求出院时称为自动出院。患者有随时出院的自由和权力,医师无法阻挡,但应告知病情及继续留院治疗的必要性,同时请示上级医师;办理手续时需要详细记录当时病情、患方要求及医师告知患方的内容,并由患方(患者及受委托人)

在"自动出院申请书"或相关病程记录上签字;经医师签字后方可办理出院。当患者是精神患者或有意识障碍等情况时则应由其法定监护人签字办理。

（3）死亡处置:死亡是疾病的一种转归,是患者离开医院的方式之一,是临床医师值班时难以避免的情况,需要严肃认真地加以处置。对临终患者需要医疗和人文关怀,尽量减轻患者痛苦,并告知家属病情危重和死亡的可能,让患者家属有必要的心理准备和相关准备。切不可说得太绝对及预测死亡时间。确认患者死亡需查看瞳孔、听心音、记录心电图,记录和通报家属患者死亡的具体时间,并尽量争取家属同意尸体解剖。死亡通知书需要及时填写,各项信息要准确无误,诊断要请示上级医师后确认;死亡通知书一份交付给患者家属,以备注销户口、殡葬等;另一份入病历归档。所有相关的资料(包括死者的姓名、性别、年龄、身份证号、病区、床号、诊断、死亡原因、死亡时间等)均需仔细核对无误。死亡病例讨论要求在患者死亡后的 7 d 内完成并将讨论记录在病历中保存。讨论时医护均应参加,这既是对逝去生命的尊重,更是吸取经验和教训难得的素材。

二、门诊诊疗工作规程

(一)概述

门诊是医院的窗口,其特点是人流量大、时间紧、变化快、涉及面广,需要有相应资质、技术熟练、临床经验丰富的医师承担。通常分为急诊门诊、普通门诊、专科门诊、专家门诊、知名专家门诊(特需门诊)等。住院医师需要了解门、急诊的工作程序和规则,因随时会承担普通门诊或急诊门诊工作。

(二)主要知识点

1.门诊工作规程

门诊的一切工作均需遵循相关的法律法规、各种医疗保险等政策及医院相关规定进行。严格要求认真行医、注重个人仪表;不得在工作时间抽烟和接听手机聊天等;不得迟到、早退;缺席需要提前请假。

（1）准备:诊室、检查床、听诊器、叩诊锤、压舌板、电脑、单据等必需物品一应就绪。

（2）接诊:顺序接诊患者,询问病史、体格检查(通常是重点体检及专科体检)、化验或特殊检查、处理意见。接诊期间要及时书写病历,同时须与患者进行有效沟通。门诊时间有限,须在解决最主要问题的同时,尽可能了解本次就诊的相关信息及患者需求;并要做出相应的判断和处理。

（3）处理:即根据患者病情资料做出相应的辅助检查及诊治方案,通常包括辅助检查和医药处方,或门诊手术治疗、住院治疗等。处理也是与患者沟通的过程,需要就诊断、治疗的意义、方法等做出解释,以获得患者的理解和配合。开具病假单、麻醉卡、诊断证明书等均须严格按规定办理。如果患者病情危重或突然病情变化,应积极救治,同时通知急诊和相关科室协助或收住院诊治;如果患者不理解或不配合可以签字为证(如不住院、不治疗、不检查等)。当患者屡次就诊不能获得明确诊断或治疗不满意时,需要及时会诊或转诊。不要随意开具"大处方",如需退药,也应按照相关的程序进行。

（4）病历:门诊病历是重要的医疗文书,也是门诊工作的核心内容之一。病历记录要求及时、完整、字迹清晰、准确无误。门诊病历的基本七要素:时间,需要具体记录到时分,尤其是急、危重症患者的病历;主诉,本次就诊的主要症状＋时间,或者本次就诊的主要原因;现病史,简要记录主要症状、伴随症状、就诊经过、一般情况等,还要记录与疾病相关的月经生育史、手术史、过敏史、家族史、婚姻史等;体检,记录重点体检、专科检查内容和生命体征;诊断,通常为初步诊断,当诊断不明时可以"?"或"待查";处理,记录所有的医嘱:检查、注意事项、药物、住院、开具证明等;签名,注明科室,签全名需字迹清晰,加盖公章;电子病历同样需要手写签名及盖章。

2.急诊工作规程

(1)分诊:通常由急诊护士负责分内、外科挂号就诊,若不能分辨时,医师可协助分诊。危重患者应先实施救治,后办理相关手续。

(2)接诊:确认患者身份,及时接诊患者;如来不及接待时需通知相关部门或上级医师来支援工作。通过询问患者、家属和陪伴的人员等,尽可能明确病情,同时详细、认真做好相关记录,分清轻重缓急,保证患者生命安全。

(3)处理:对每位急诊患者均按首诊负责制接诊,切不可推诿或敷衍。在确定患者安全的情况下做好必要的检查,保留好检查记录。针对病情危重程度进行相应的处理:服药、输液、留观、住院等。危重患者需及时抢救,必要时可请他科协助诊断和抢救;下口头医嘱,抢救时由护士记录用药、生命体征、救治过程,待结束或告一段落时再记录。

(4)转送:对于需要转运的患者,如进行检查、住院、急诊手术等情况,需要先评估是否能够承受转运风险,且需备好转运途中的抢救设备或药品;派专人护送;并由急诊和接受科室的值班医护填写好转送单放置病历中保留。

(金瑞瑞)

第二节 问 诊 要 点

一、概述

问诊是医师通过询问患者或知情人,获得病史资料,再经过分析,综合做出临床判断的诊断方法。通过问诊了解疾病的历史和现状,是认识疾病的开始。问诊连同视、触、叩、听、嗅诊等基本理学检查手段,是每位医师必须优先掌握的基础临床技能,通过医界代代相承的这些最基本的方法和流程,医师可以直接得出大多数疾病的初步诊断,而另一些疾病的诊断则需要进行更为深入的检查。

二、主要知识点

(一)相关定义

症状一词来自希腊语,意思是"已经发生的事",通常是指患者自己所感受到的异常,即就诊前某时段的异常感受。体征是可以被检查者通过体格检查发现的患者身体的异常。症状和体征可以单独或同时存在,即一些症状可以没有体征,而一些异常既是症状又是体征,另一些异常则无症状。问诊是通过询问患者的症状、疾病史和家庭生活情况来获得与疾病相关的病史资料,是诊疗患者的第一步。

(二)问诊的方法

问诊通常又被称作病史采集,需采取下列具体的方法。

1.问

问是与患者交流的主要方式,分为系统问诊和重点问诊。系统问诊主要针对住院患者,其中现病史和既往史是问诊的核心内容;重点问诊主要针对急诊、危重症及门诊患者。

2.听

听是获取患者有价病情信息的被动方式。患者叙述的信息可能很多且凌乱无序,需要医师仔细用"听"来甄别,加以提炼、串联、总结和归类。

3.记

通过及时"记"录患者提供的病情信息,是病历记载病情的初步方式。需要一个初步的记录表,有利于患者一般信息和病情信息的完整记录。在门诊和急诊时,记录病历,"记"与"写"可以合二为一。但在住院病历里,"记"与"写"不同,"记"简明扼要,"写"较为完整、系统。

4.写

写是将"问""听""记"所得患者的一般信息和病情信息形成病历上的书面文字,必须详尽真实、客观、及时、完整,最终形成具有一定法律效应的医疗文书。

(三)问诊的目的

问诊的目的最终是要解决患者前来就诊的问题,医师将通过问诊努力寻找引起患者不适、疼痛、活动受限等症状的原因,即诊断出导致这些症状的疾病。这需要详细的问诊来获取有价值的病史,在问诊中可以通过逐步实施下列的步骤而达到最终目的。

1.发现主要症状

要善于从患者叙述或抱怨的一堆问题中依次发现本次就诊的主要症状,即本次就诊的主要目的。一些患者的叙述可能杂乱无章、非常无序、十分冗长,需要通过仔细询问来识别主要症状,同时也要理顺其他伴随症状及并发症的症状。

2.获取定性描述

对于主要症状需要仔细询问定性,详细了解其具体的表现、特点、程度、诱因、时间、缓解、就诊、结果等情况。这是诊断疾病的关键性资料。

3.确定时间顺序

将整个事件发生的情况从头开始进行梳理,排序出明确的事件发生、发展和结果的时间顺序,尤其是有多个症状时更需要明确每个症状发生的前后时间和详细情况。

4.了解患者需求

患者的需求通常即为医师此次治疗的目的,需要加以重视和理解,并在随后的诊疗过程中根据医方对疾病的认知和该疾病所应当达到的治疗目标与患者不断沟通,以达成共识。

(四)问诊的内容

病史并非只是简单的患者自述,而是一种专业性的文献形式,是经过整理归纳后的患者就医时心理和生理事件的医疗文书。病历的书写遵循着标准化的程序。问诊的过程即是采集病史的过程。

1.一般项目

涉及患者的基本情况,要求尽量详细和准确。

2.主诉

主诉由一个或数个导致主要不适或感觉最明显的症状构成。如果确实无症状时,也可写体征。记录为:本次就诊的主要原因+持续时间。要求简练,一般不超过20个字,当有数个症状时按照时间顺序书写。通常由主诉可以大致定位为哪个系统的疾病。

3.现病史

现病史是病历的核心部分,应该以时间为顺序简洁明了地描述患病的全过程。具体内容和顺序如下。①起病情况。尽可能地询问起病的时间、部位、表现、特点、发展和持续等,需要详细了解患病期间所有的情况,并按照时间的顺序逐一理顺并记录。②主要症状。对于患病期间主要症状(即本次就诊的主诉)需要详细了解其特点,如部位、范围、性质、程度、持续时间、缓解情况等。当有数个主要症状时需要按照起病的时间顺序一一加以详细描述。③病因诱因。患病前的所有相关因素均应详细了解,同时进行客观分析,记录可能与疾病相关的病因或诱因。一些患者没有意识到的情况有时需要加以提问。④病程进展。尚需要详细了解症状或疾病在就诊前整个发展的全过程,记录病情持续、进展、缓解、反复及加重等各种情况。⑤伴随症状。需询问除主要症状以外的其他症状,包括阳性和主要阴性症状,对诊断及其鉴别有参考价值。⑥诊治过程。即患者发病后具体的诊疗过程,是否就诊、诊断、所有检查及结果、治疗及对治疗的反应等。在记录患者所提供的疾病诊断时需要用引号来标注。⑦一般状况。同时需要通过询问患者日常生活状态,了解疾病对其饮食起居等的影响及疾病的严重程度,确认疾病是否降低了患者的生活质量,以及治疗是否改善了生活质量等。

4.既往史

既往史包括一般健康状况、外伤手术史、输血史、传染病史、地方病史、免疫接种史、输血史、药物过敏史等。尤其是与患者目前疾病可能有关的病史需要详细询问,记录则可以按时间顺序进行。

5.系统回顾

即通过提问使得患者对自己身体整体健康状况进行回顾。需要掌握各系统疾病的常见症状及其临床意义,依次进行、不可遗漏。各系统常见症状回顾问诊的主要内容:①呼吸系统,如咳嗽、咳痰、咯血、胸痛等。②循环系统,如心悸、呼吸困难、胸闷、胸痛、气喘、水肿、头晕、晕厥等。③消化系统,如腹痛、腹泻、食欲、嗳气、反酸、腹胀、恶心、呕吐、呕血、排便情况等。④泌尿系统,如尿痛、尿急、排尿困难、夜尿、尿量、腹痛等。⑤血液系统,如苍白、黄染、出血点、瘀斑、血肿、淋巴结、骨骼痛、乏力、头晕、眼花、耳鸣、恶心、记忆力减退等。⑥内分泌系统及代谢,如怕热、多汗、乏力、头痛、食欲、烦渴、多饮、多尿、水肿、发育情况。⑦神经精神系统,如头痛、失眠、嗜睡、记忆力、意识障碍、晕厥、痉挛、瘫痪、视力障碍、感觉及运动异常、性格改变、感觉及定向障碍等。⑧肌肉及骨骼系统,如肌肉麻木、疼痛、痉挛、萎缩、瘫痪等。⑨个人史,包括社会经历、职业及工作条件、习惯与嗜好、冶游史等。⑩婚姻史,如是否结婚、结婚的具体信息、配偶健康情况、与配偶的感情及生活情况。⑪月经、生育史,女性的月经史及生育史参考妇产科篇规范记录。男性需问子女情况、是否节育、相关疾病等。⑫家族史,与患者有血缘关系的家人的健康及疾病情况,尤其是与患者疾病类似的患病情况。血缘关系越近,价值越大;致残或致死性疾病需要详细询问,必要时可以绘出家系图。

(五)问诊的技巧

问诊是接触患者、诊治疾病的第一步,问诊的质量直接关系到由此得出的初步诊断。而问诊是要面对可能患有各种疾病甚至伪装疾病的形形色色的社会人,这就要求医师必须掌握正确的问诊方法和一定的技巧。这些技巧的涉及面很广,不仅需要有扎实的医学知识和临床经验、丰富的社会阅历和生活常识,还要具备娴熟的交流和沟通的能力及人文素质、礼仪和人格魅力等,才能识别和接诊有着各种症状和诉求的患者,从中寻找出诊断的线索。问诊的技巧需要在临床实践中不断学习和完善。作为初涉临床的年轻医师,其临床经验、社会经验及问诊的技巧都很稚嫩,需要用功加以弥补。

1.充分准备

在接触患者之前,最好先了解一下患者的病情、门诊诊断、病历资料等,同时就可能的诊断和鉴别诊断查查资料,做好问诊的准备,甚至可以事先列出想要提的问题,或者是简要的提纲,做到心中有数去问诊。这样就会不遗漏、减少反复问诊的次数、增强自信和患者的信任,以便达到顺利完成病史采集的目的。

2.掌握技巧

问诊的过程是医患相互沟通和建立信任的过程,问诊的提问、顺序、引导、内容、语言、谈吐、衣着、礼仪、眼神、举止、动作等都很有讲究和技巧,而且学无止境,需要在实践中不断学习和充实,逐渐形成系统而有特色的熟练的问诊方法和技巧。而掌握问诊技巧的目的就是为了获得准确的病史及患者的信任。

3.累积经验

在从医的点滴中不断积累经验十分重要,应虚心向上级医师、同行、护士及其他各科室的医师学习请教,同时要对患者进行追踪随访,不断积累经验,修正诊断,在提高医疗知识和技术水平的基础上,充实和完善技巧,才能提高问诊和诊疗的水平。

4.因人制宜

要识别和针对不同的患者,分别采取不同的方法和技巧进行问诊。切不可一概而论,不可教条。比如:对危重患者要尽量简短、有的放矢,边抢救边问诊;对老人要有耐心而语言通俗;对孩子要在逗哄中观察;对唠叨者要巧妙引导和适时打断;对有敌意者要不卑不亢、语言简练准确;对说谎者需仔细加以识别;对门诊患者要简明扼要、直切主题;对精神病、聋哑人、昏迷者需要询问法定的看护人或陪护者等。

(六)问诊的注意事项

1.认真对待患者

要做到一视同仁地对待每位患者,问诊时既要认真严肃,又要创造轻松和谐的气氛,尊重每位患者,维护患者的尊严。

2.不随意评价同行

任何时候都不应在患者面前随意评价其他医师的诊断和治疗,这是医者起码的职业道德。问诊时要正确对待患者对其他医院或医师的抱怨,减少矛盾。

3.尊重患者的隐私

保密患者的秘密和隐私是医师职业的基本素质之一,也是取得患者信任的前提保证。

4.需要耐心细心

患者的心理是脆弱的,患者对自己所患疾病可能产生急躁情绪,对相应诊治措施及其效果产生强烈的预知渴望,需要医师详细、耐心地做出解释和分析。

5.遵纪守法循规

严格遵循法律法规,时刻用医疗常规来规范自己的从医行为,不为熟人、亲戚而违规,不因偷懒厌烦而敷衍了事。

(马世雷)

第三节 体格检查要点

体格检查是医师运用自己的感官及简单的器具对被检查者进行基本了解和系统评估的最为基本的检查方法。即便是在当今高科技时代,熟练掌握体格检查也是每位医师的基本功,需要在临床不断学习和实践。本节涉及的是体格检查的方法和全身体格检查的要点。

一、基本检查方法

为了得到疾病体征或判断身体状况,主要有四种依赖感官的检查方法,即视、触、叩、听,在少数情况下会用到嗅、量,有时还会借助简单的器具,如体温计、压舌板、听诊器、叩诊锤、手电筒、视力表、检耳镜等。

(一)视诊

视诊是指医师用裸眼来观察被检查者全身或局部表现的检查方法。

1.适用范围

视诊适用范围广,用于观察一般状态和许多全身体征,如年龄、发育、意识状态、面容、体位等。局部视诊可了解皮肤、胸廓、关节等的局部表现。

2.注意事项

(1)视诊虽简单,但常能提供重要的诊断资料和线索,需要深入细致和敏锐的观察,避免视而不见。

(2)光线应充足,最好应用自然光照明,检查室环境温度要适宜。

(3)需要充分暴露检查部位,但对特殊部位(如外生殖器、女性胸部等)视诊时注意保护好被检者的隐私。

(二)触诊

触诊是医师用手指或其他部位的触觉来进行体格检查的方法。

1.操作方法

用手接触被检查部位产生的感觉(触觉、温度觉、位置感及震动觉)。手的各部位敏感性:手指末端对触觉、掌指关节掌面对震动、手背皮肤对温度更敏感。①浅部触诊法:是将手轻放在被检查部位,通过掌指关节和腕关节的协同动作以旋转或滑动的方式轻压触摸。②深部触诊法:用单手或双手重叠由浅入深,逐渐加压以达到深部触诊。主要包括:深部滑行触诊,在被检者腹肌松弛情况下,用右手二、三、四指并拢平放腹壁上,以手指末端逐渐触向腹腔脏器或包块,在被触及包块上进行上下左右滑动触摸,如为肠管或索条状包块,应向与包块长轴相垂直的方向进行滑动触诊;双手触诊法,将左手掌置于被检查脏器或包块的背后部,右手中间三指并拢平置于腹壁被检查部位,左手掌向右手方向托起,使被检查脏器或包块位于双手之间,并更接近体表,有利于右手触诊检查;深压触诊法,用一个或两个并拢的手指逐渐深压腹壁被检查部位;冲击触诊法,右手示、中、环手指并拢取70°~90°,放置于腹壁拟检查部位,做数次急速而较有力冲击动作,指端会有腹腔脏器或包块浮沉的感觉。

2.适用范围

以腹部检查应用最多。可以发现机体某些部位的具体状况。①浅部触诊法:适用于检查关节、软组织、浅部血管、神经及精索等浅表病变。②深部触诊法:适用于检查和评估腹腔病变和脏器情况。其中,深部滑行触诊法用于腹腔深部包块和胃肠病变;双手触诊法用于肝、脾、肾和腹腔肿物;深压触诊法用于探测腹腔深部病变部位或确定腹腔压痛点;冲击触诊法多用于大量腹水时肝、脾及腹腔包块的触诊。

3.注意事项

(1)检查前应与被检查者适当交流,说明触诊目的,以取得密切配合。

(2)手需温暖,手法轻柔,避免肌肉紧张。在检查过程中,应随时观察患者的表情。

(3)检查腹部时被检查者通常取仰卧位,双手置于体侧,双腿稍屈,腹肌尽可能放松。检查肝、脾、肾时可取侧卧位。检查头颈部时多用坐位。

(4)检查腹部前,需嘱被检查者排尿,有时也须排便,以免将充盈的膀胱或肠道粪块误认为包块。

(5)触诊时应手脑并用,边查边想,注意病变的部位、特点及毗邻关系,以正确判定病变的性质和来源。尽量减少重复次数和对患者的干扰。

(三)叩诊

叩击体表使之震动,因体表下组织密度不同而产生不同的音响,根据音响和震动特点来判断被检查部位有无异常的方法。

1.操作方法

(1)直接叩诊法:将右手中间三指并拢,用其掌面直接拍击被检查部位。

(2)间接叩诊法:将左手中指第二指节紧贴体表作为叩诊板指,其他手指微微抬起;右手中指作为叩诊锤,指端叩击左手板指指骨远端或末端指关节处,连续叩击2~3下。另一种方法是将左手手掌平置于被检查部位的上方,右手握拳,以尺侧叩击左手背部,观察或询问患者有无痛感。

2.适用范围

(1)直接叩诊法:用于胸、腹部范围较广病变,如胸膜粘连或增厚、大量的胸腔积液、腹水及气胸等。

(2)间接叩诊法:用于确定肺及心脏界限、肝脾大小、胸腔积液或积气含量及腹水程度、肝区或肾区有无叩击痛等。

3.叩诊音

因叩诊部位的组织或器官致密度、弹性、含气量及与体表距离的不同,会记录到不同的叩诊音,分为清音、浊音、鼓音、实音和过清音。

(1)鼓音可以通过叩击充满气的胃、腹来发出;清音可叩击肺部发出;浊音可叩击被肺覆盖的心、肝部位发出;实音可叩击实质性脏器或大腿发出。

(2)病理情况下,过清音见于肺气肿;鼓音见于气胸、肺空洞;浊音见于大叶性肺炎;实音见于大量胸腔积液、肺实变等。

4.注意事项

（1）准备：不要留长指甲，环境要安静，手温、室温要适宜。

（2）体位：叩诊胸部时，被检者可取坐位或卧位；叩诊腹部时常取仰卧位；确定有无少量腹水时，可取肘膝位。

（3）手法：叩击时腕关节要放松，仅靠腕关节及掌指关节活动来传递叩击，避免肩、肘关节参与；叩击方向应与叩诊部位体表垂直，叩击动作要短促、灵活、富有弹性；用力均匀，叩诊力量视检查部位、范围、位置深浅及病变性质而定。

（四）听诊

利用听觉听取被检查者各部位活动时发出的声音，并判断其正常与否，通常需借助听诊器，听诊需要经常训练来增加其准确性和敏感性。

1.操作方法

（1）直接听诊法：检查者将耳直接贴附于被检查者体壁上进行听诊。

（2）间接听诊法：通常指用听诊器进行听诊的检查方法。

2.适用范围

（1）直接听诊：用于某些特殊或紧急的情况下，如判定心搏骤停。

（2）间接听诊：心脏听诊心音、杂音、心律；肺部听诊正常与病理性呼吸音；外周血管听诊动、静脉杂音；腹部听诊肠鸣音、动脉瘤及肾动脉狭窄杂音等。

3.注意事项

（1）环境要安静，应根据病情和听诊的需要而采取适当体位，必要时被检查者需配合运动、深呼吸、屏气、咳嗽等动作。

（2）不要隔着衣服听诊，室温要适宜，如听诊器体件过凉，要用手捂热后再接触体表，以防产生附加音。

（3）正确使用听诊器：听诊器软管长度应与医师手臂长度相适宜；听诊前将耳件的方向向前；钟型体件适合听取低音调的声音，膜型体件适合听取高音调的声音。

（五）嗅诊

嗅诊医师通过嗅觉来判断发自被检查者的异常气味与疾病之间的关系。

1.适用范围

异常气味多来自皮肤、黏膜、呼吸道、胃肠道等。

（1）痰液：恶臭味提示厌氧菌感染，见于支气管扩张或肺脓肿。

（2）呼吸：有机磷中毒时患者呼出蒜味；糖尿病酮症酸中毒患者可呼出烂苹果味；肝性脑病患者有肝腥臭味；尿毒症患者可呼出氨味等。

（3）呕吐物：呕吐的胃内容物呈酸味提示食物潴留时间过长，见于幽门梗阻；出现粪臭味见于肠梗阻或腹膜炎所致的长时间剧烈呕吐。

（4）汗液：酸性汗液见于风湿热。狐臭味源于腋窝的皮脂腺感染。

（5）粪便：恶臭味见于消化不良或胰腺功能不全；腥臭味见于细菌性痢疾。

（6）尿液：浓烈的氨味源于膀胱炎时细菌对尿液的酵解。

2.注意事项

（1）气味可迅速提供有价值、直接的诊断线索，不要认为嗅诊不文雅而忽视。

（2）通过嗅诊获得有价值线索还必须结合其他检查方能做出正确诊断。

(六)临床测量

在体格检查中有时需借助简单器具进行一些简单的测量并认真记录:如血压计、计数器、温度计、体质量身高测量仪、卷尺等;包括测量基本体征,如身高和体质量、体温、血压、心率、呼吸频率等;特殊部位的测量,如心界、胸腹围、头围、肢体长度等。

二、一般检查

一般检查是对被检查者全身状况的基本检查,包括全身状态、皮肤及淋巴结检查。全身状态检查包括患者性别、年龄、生命体征、发育与体型、营养、意识状态、语调与语态、面容与表情、体位、姿势、步态等。这里仅讲述部分全身状况检查及皮肤和淋巴结检查。

(一)血压测量

血压的测量分为直接测量和间接测量,体格检查中的血压测量采用的是汞柱式血压计进行的间接血压测量。

1.打开血压计

将血压计汞柱开关打开,确认汞柱凸面水平处于零位。

2.体位

仰卧位或坐位,被测上肢(常为右上肢)裸露、伸直并外展,使肘部、血压计 0 点和心脏在同一水平(坐位时平第四肋软骨;仰卧位时平腋中线)。

3.绑袖带

将血压计袖带缚于上臂,气囊中部对准肱动脉,气囊上两条胶管置于肱动脉两侧,袖带松紧以恰能放进一个手指为宜,下缘应距肘窝横纹上 2~3 cm。

4.放置听诊器

将听诊器膜型体件置于肘窝部、肱二头肌肌腱内侧的肱动脉搏动处,轻轻施压与皮肤密接。

5.测量

旋紧充气气球旋钮,向袖带内充气,边充气边听诊,待肱动脉搏动音消失后,汞柱再升高 2.7~4.0 kPa(20~30 mmHg),部分患者可能存在收缩压和舒张压之间的无声间隔,导致收缩压被低估;松开旋钮开始缓慢放气,同时水平注视下降汞柱的凸面水平,下降速度以 0.3~0.8 kPa/s(2~6 mmHg/s)为宜。

6.确定血压数值

根据 Korotkoff 5 期法,先听到响亮拍击声(第 1 期)为收缩压;后拍击声减弱出现柔和吹风样杂音(第 2 期);压力进一步降低,动脉血流量增加,出现较响的杂音(第 3 期);随后突然音调变得沉闷(第 4 期);最终声音消失(第 5 期)时汞柱所示数值为舒张压。

7.注意事项

(1)被检者检查前 30 min 内应禁烟、禁咖啡并排空膀胱,在有靠背的椅子上安静休息至少 5 min。

(2)测量时听诊器膜型体件不能塞于袖带下,否则会导致测得的舒张压偏低。

(3)成人标准气袖宽度为 12~13 cm,袖带内气囊至少应环臂 80%。手臂过粗者或测量大腿血压时应更换宽度为 16~18 cm 的袖带,否则用标准气袖测值会过高;对手臂过细者或儿童测量血压时应更换宽度为 8~10 cm 的气袖。反之,测值会偏低。

(4)对于儿童、妊娠妇女、严重贫血、主动脉瓣关闭不全、甲状腺功能亢进及柯氏音不消失者,以第 4 期作为舒张压的读数。

(5)血压至少测量 2 次,重复测量应间隔 1～2 min,取 2 次平均值作为结果。

(6)疑为大动脉炎时,应对比双上肢血压;有直立性低血压者,应测量下肢血压和直立位血压。

(7)结束时应排空气囊,向右侧倾斜血压计使水银进入水银槽后关闭开关。

8.结果记录

血压记录的格式为收缩压/舒张压(mmHg,有时需要用 kPa 为单位表达)。成人血压的判定标准(表 1-1)。

表 1-1　成人血压水平的定义和分类

类别	收缩压(mmHg)	舒张压(mmHg)
正常血压	<120	<80
正常高值	120～139	80～89
1 级高血压(轻度)	140～159	90～99
2 级高血压(中度)	160～179	100～109
3 级高血压(重度)	≥180	≥110
单纯收缩期高血压	≥140	<90
单纯舒张期高血压	<140	≥90

注:1 kPa＝7.5 mmHg,判定高血压至少 3 次非同日血压测值达到或超过收缩压 18.7 kPa(140 mmHg)和(或)舒张压 12.0 kPa(90 mmHg),根据病因分为原发性高血压和继发性高血压。低血压是血压低于 12.0/8.0 kPa(90/60 mmHg)。

(二)发育、体型、营养状态

主要是采用视诊的方法,有时需结合简单的测量。

1.发育

根据年龄、智力、体格成长状态综合评价。成人发育正常指标:①头长为身高的 1/8～1/7;②胸围为身高的 1/2;③双上肢水平展开后左右指端间距约等于身高;④坐高等于下肢长度。

2.体型

根据骨骼、肌肉的生长及脂肪分布的状态来判断。

3.营养状态

根据皮肤、毛发、皮下脂肪、肌肉等情况进行综合评价。最简便而迅速的方法是查看前臂屈侧或上臂背侧下 1/3 处的脂肪分布状况。①常用测量指标:理想体质量(kg)＝身高(cm)－105,或＝[身高(cm)－100]×0.95(女性×0.9)。体质量指数(BMI)＝体质量(kg)/身高的平方(m^2),成人正常范围为 18.5～23.9。②营养状态的等级:分为良好、中等和不良。

4.结果记录

(1)发育:如体格异常高大见于巨人症;体格异常矮小见于侏儒症、呆小症、性早熟、营养不良等。

(2)体型:分无力型(瘦长型)、超力型(矮胖型)、正力型(匀称型)三种。

(3)营养状态:①营养不良,体质量<理想体质量 10%,BMI<18.5 为消瘦,极度消瘦者称为恶病质;见于慢性消耗性疾病、摄入不足、消化吸收障碍等。②营养过剩:体质量>理想体质量20%,BMI≥28 为肥胖。原发性肥胖,如体质性肥胖等;继发性肥胖:如库欣综合征、甲状腺功能减退等内分泌疾病。

（三）面容与表情、体位、意识状态

多采用问诊、观察、交谈来判断被检者的体位及思维、反应、情感和定向力等方面的状况。

1.面容与表情

常见的有甲亢面容（甲状腺功能亢进症）、黏液性水肿面容（甲状腺功能减退症）、二尖瓣面容（二尖瓣狭窄）、满月面容（库欣综合征）、苦笑面容（破伤风）、面具面容（帕金森病）等。

2.体位

体位是观察被检查者身体所处的位置状况。

（1）自主体位：身体活动自如不受限制，见于正常、疾病早期或病情较轻者。

（2）被动体位：极度衰弱和意识丧失患者不能自己调整和变换身体位置。

（3）强迫体位：为了减轻痛苦，患者被迫采取的某种特殊体位。

3.意识状况

通过视诊和问诊观察被检查者对环境和自身状态的认知及觉察能力。各种情况影响大脑的活动均可能引起以下不同程度的意识改变。

（1）嗜睡：是一种病理性睡眠状态，被唤醒能正确回答问题，刺激停止后又很快入睡。

（2）意识模糊：患者意识水平轻度下降，能保持简单的精神活动，但对时间、地点、人物的定向能力发生障碍。

（3）昏睡：经强烈刺激方能唤醒，很快又再入睡。醒时答话含糊或答非所问。

（4）谵妄：以兴奋性增高为主的高级神经中枢急性活动失调状态，表现为意识模糊、定向力丧失、感觉错乱、躁动不安、言语杂乱等。

（5）昏迷：①轻度昏迷，患者无自主运动，对声、光刺激无反应，但对疼痛刺激有反应。角膜反射、瞳孔对光反射、吞咽反射、眼球运动可存在；②中度昏迷，患者对周围刺激无反应，防御反射、角膜反射减弱，瞳孔对光反射迟钝，眼球无转动；③深度昏迷，患者对一切刺激全无反应，全身肌肉松弛，深、浅反射均消失。

意识障碍临床常见于：①重症急性感染；②脑血管疾病、脑占位、颅脑损伤；③内分泌与代谢疾病；④心血管疾病；⑤水、电解质紊乱；⑥药物中毒、中暑等。

（四）皮肤

通常采用视诊结合触诊的方法进行皮肤的检查。

1.观察内容

皮肤颜色有无发红、发绀、黄染、色素沉着等；皮肤湿度与出汗；有无皮疹、出血点、紫癜、水肿及瘢痕等。

2.检查水肿

用手指按压被检部位皮肤数秒，受压组织发生凹陷为凹陷性水肿；组织明显肿胀，按压后无凹陷称非凹陷性水肿。可分为以下轻、中、重三度。①轻度：指压后凹陷浅，平复较快，仅见于眼睑、眶下、胫前及踝部组织。②中度：指压后出现明显或较深组织下陷，平复缓慢，见于全身疏松组织。③重度：全身组织严重水肿，身体低垂部皮肤紧张、发亮，甚至有液体渗出，可伴有多浆膜腔积液，也可见外阴部严重水肿。

3.检查弹性

捏取手背或上臂内侧皮肤，过 $1\sim2$ s 松开，观察皮肤皱褶平复速度，能迅速平复者为正常，平复缓慢者为弹性减退。

4.结果记录

（1）颜色：苍白见于贫血、休克、寒冷、肢体动脉痉挛或阻塞；发绀常见于心、肺疾病；黄染见于黄疸、胡萝卜素增高、服用药物等；色素沉着见于慢性肾上腺功能减退、肝硬化或肝癌等。

（2）皮下出血：根据出血直径的大小分为瘀点（<2 mm）、紫癜（3～5 mm）、瘀斑（≥5 mm）、血肿。见于血液系统疾病、重症感染、血管损伤性疾病及中毒。

（3）水肿：见于心、肾、肝源性水肿；局部静脉、淋巴回流障碍；黏液性水肿见于甲状腺功能减退，象皮肿见于丝虫病。

（4）皮肤弹性减弱：见于慢性消耗性疾病、营养不良、脱水等。

（五）淋巴结

采用触诊的方法对全身浅表淋巴结进行系统检查，需结合视诊。

1.视诊

注意局部征象及全身状态。

2.触诊

检查者将示、中、环三指并拢，指腹分别平放于被检查者的头颈部、锁骨上、腋窝、滑车上、腹股沟及腘窝等浅表淋巴结部位的皮肤上由浅入深进行多方向和转动式的滑动触诊。

3.检查内容

（1）被检查者通常采取坐位或仰卧位。

（2）检查按一定顺序，同时不要有遗漏：①头颈部淋巴结，为耳前、耳后、枕部、颌下、颏下、颈前、颈后、锁骨上淋巴结；②上肢淋巴结，为腋窝淋巴结（腋尖群→中央群→胸肌群→肩胛下群→外侧群）、滑车上淋巴结；③下肢淋巴结，为腹股沟淋巴结（上群→下群）、腘窝淋巴结。

4.结果记录

正常淋巴结的直径为 0.2～0.5 cm，光滑、质软、无粘连，不易触及。

（1）发现淋巴结肿大时，应注意其部位、大小与形状、数目与排列、表面特性、质地、有无压痛、活动度及局部皮肤有无红肿、瘢痕、瘘管等。

（2）局限性淋巴结肿大常见于非特异性淋巴结炎、单纯性淋巴结炎、淋巴结结核、恶性肿瘤淋巴结转移等。

（3）全身性淋巴结肿大常见于感染性疾病、非感染性疾病（结缔组织病、血液系统疾病如淋巴瘤和白血病）等。

三、头颈部检查

（一）解剖概要

头部及其器官是检查者最先和最容易见到的部分，有神经中枢及大多数感觉器官。颈部位于头部与胸部之间，有气管、血管、甲状腺、淋巴结及食管等。

（二）检查方法

按照头发、头皮、头颅、眼、耳、鼻、口、颈部的顺序仔细检查。视诊为主要检查方法，辅以触诊、听诊或嗅诊。

（三）检查内容

1.头部检查

（1）头发和头皮：注意头发颜色、疏密度、脱发的类型与特点；头皮检查需分开头发，仔细观察有无异常。

（2）头颅：①视诊,注意头颅大小、外形和头部活动。头颅大小以头围来衡量。头部活动异常表现为头颅活动受限、不随意颤动(如帕金森病)、与颈动脉搏动一致的点头运动(称 Musset 征,见于严重主动脉瓣关闭不全)。②触诊,了解头颅外形、有无压痛和异常隆起。

（3）颜面及其器官：①眼。主要检查眼睑(有无下垂、水肿、闭合障碍)、结膜(有无充血、滤泡、黄染、出血)、眼球(外形、运动、有无震颤)、巩膜(有无黄染)、瞳孔(形状、大小、位置、双侧是否等圆、等大)、直接和间接对光反射及集合反射等。②耳。检查耳郭外形、大小、位置和对称性。有无畸形、外伤瘢痕、红肿、瘘口、结节等;将耳郭向后向上牵拉观察外耳道皮肤是否正常、有无溢液;触诊双侧外耳及耳后乳突有无压痛、分泌物等;检测听力等。③鼻。检查鼻部皮肤颜色、鼻外形改变(如鞍鼻、酒渣鼻、蛙鼻)及鼻翼翕动(见呼吸困难者),鼻腔分泌物、鼻出血;从鼻根部触诊下移至鼻尖及两侧鼻翼,检查有无压痛、畸形。用拇指将鼻尖轻轻上推,用电筒照射观察鼻前庭、鼻中隔。用手指轻压一侧鼻翼并请被检查者吸气,以判断通气状态。检查各鼻窦区有无压痛。④口。检查口唇有无苍白、发绀、颜色深红或呈樱桃红色(一氧化碳中毒)、有无口唇疱疹及口角㖞斜等。借助压舌板检查口腔黏膜,观察黏膜颜色,有无溃疡、色素沉着、出血点或瘀斑等。相当于第二磨牙的颊黏膜处如出现针尖大小白色斑点,周围有红晕为麻疹黏膜斑(Koplik 斑),是麻疹的早期特征。检查有无龋齿、牙龈、舌的异常变化及咽部和扁桃体有无充血、脓性分泌物和肿大(Ⅰ度:未超过腭咽弓;Ⅱ度:超过腭咽弓;Ⅲ度:达到或超过咽后壁中线)。检查口腔气味。触诊腮腺有无肿大、包块,腮腺导管有无分泌物。

2.颈部检查

被检查者通常取坐位,松解颈部衣扣,充分暴露颈部和肩部。检查者动作宜轻柔。

（1）视诊:颈部是否对称、姿势及活动,皮肤外观、有无包块等。

（2）颈部血管:一般多取右侧颈静脉进行观察。正常人立位或坐位时颈外静脉常不显露。取坐位或 45°半卧位,颈静脉充盈程度如超过锁骨上缘至下颌角距离的下 2/3 的正常水平,则为颈静脉怒张。如按压肿大的肝脏,颈静脉充盈更明显,为肝颈静脉回流征阳性。检查颈动脉有无搏动及怒张。听诊颈部大血管处是否有收缩期杂音(部位、强度、性质、音调、传播方向和出现时间)。

（3）甲状腺:①视诊,甲状腺位于甲状软骨下方,呈蝶状紧贴在气管的两侧,部分被胸锁乳突肌覆盖,表面光滑,柔软不易触及;观察甲状腺大小和对称性,被检查者头轻度后仰,喝水或做吞咽动作,可见甲状腺随吞咽动作而上下移动。②触诊,分别站立于被检查者前面及后面双手触诊甲状腺峡部及侧叶;当触及肿块时,注意肿块有无结节感、不规则及硬度。甲状腺肿大分三度(Ⅰ度:看不出肿大但能触及;Ⅱ度:能看到并能触及肿大,未超过胸锁乳突肌;Ⅲ度:肿大超过胸锁乳突肌外缘)。③听诊,用钟型听诊器置于肿大的甲状腺上进行听诊。甲状腺功能亢进时,可听到连续性静脉"嗡嗡"音或收缩期动脉杂音。

（4）气管:正常人气管居中。被检查者取舒适坐位或仰卧位,使颈部处于自然伸直状态;检查者面对被检查者,以示指及环指分别置于左右胸锁关节上,中指置于气管之上,观察中指是否位于示指和环指中间,当气管移位(推向健侧或拉向患侧)时可出现两侧距离不等。

四、胸廓和肺部检查

（一）解剖概要

胸部指颈部以下、腹部以上的区域。胸廓由 12 个胸椎、12 对肋骨、左右锁骨及胸骨构成。

肺脏位于胸腔内纵隔两侧,左右各一。

（二）检查方法

1.视诊

检查者站立于被检查者的右侧视诊胸部,光线需从上方直接照到检查部位。

2.触诊

检查者用指腹或手掌尺侧缘触诊被检查者胸部。注意仔细检查视诊发现异常的部位。

3.叩诊

除胸部病变广泛者使用直接叩诊法外,多采用间接叩诊法。注意板指与肋间隙平行。叩出肺的界限,注意叩诊音的变化及异常部位。

4.听诊

听诊是胸部检查的主要方法。用听诊器的膜部听诊呼吸音,钟形部位听诊血管杂音。注意肺部呼吸音有无异常及出现异常的部位。可嘱被检查者微张口做均匀呼吸,必要时做较深的呼吸或咳嗽数声。

以上检查均按前胸部→侧胸部→背部的顺序,做上下、左右、对称部位的对比。

（三）检查内容

1.视诊

（1）胸部的体表标志:有助于将检查结果进行定位。注意胸壁有无静脉充盈或曲张、皮下气肿、胸壁压痛及肋间隙的变化。正常成年人胸廓前后径、左右径之比≈1∶1.5。胸廓异常:扁平胸(前后径小于左右径的一半),桶状胸(前后径大于或等于左右径),佝偻病胸,鸡胸,漏斗胸,胸廓一侧或局部膨隆、平坦或下陷。

（2）脊柱:脊柱畸形引起的胸廓变形,如脊柱前凸、后凸或侧凸。

（3）乳房:视诊注意乳房(对称性、皮肤改变)、乳头(位置、大小、两侧是否对称,有无内陷和回缩、出血及分泌物)、皮肤回缩、腋窝、锁骨上窝等。

（4）呼吸运动、频率、节律和幅度:健康人呼吸稳定,有节律和一定的呼吸频率(12～20次/分钟)。病理因素下,可出现胸式呼吸减弱、腹式呼吸增强,腹式呼吸减弱,代之以胸式呼吸,或胸腹矛盾呼吸(膈肌麻痹或疲劳)。呼吸深度变化包括呼吸浅慢、呼吸深快。呼吸中枢兴奋性降低时可出现潮式呼吸和间停呼吸。其他的改变有叹气样呼吸和抑制性呼吸。

2.触诊

（1）胸廓扩张度:检查者两手置于被检查者胸廓下前侧部和背部第10肋间隙水平,嘱其深呼吸。观察比较左右胸廓扩张距前、后正中线距离是否对称及两手的动度是否一致。胸膜、肺部等疾病可出现单侧或两侧胸廓扩张度的减弱或增强。

（2）语音震颤又称触觉震颤:检查者将左右手掌或尺侧缘轻放于两侧胸壁的对称部位,嘱被检查者用同等强度重复说1、2、3或发"yi"长音,从上到下、从内到外比较两侧相应部位的异同,注意有无增强或减弱。语音震颤减弱或消失可因多种疾病(肺气肿、阻塞性肺不张、大量胸腔积液或气胸、胸膜高度增厚粘连、胸壁皮下气肿)引起。异常语音震颤增强见于大叶性肺炎实变期、大片肺梗死、空洞型肺结核、肺脓肿等疾病。

（3）胸膜摩擦感:胸廓下前侧部易触及,多见于急性胸膜炎。特点是犹如皮革相互摩擦。

（4）乳房:用指腹轻柔触诊,先检查健侧→患侧→乳头,右侧逆时针,左侧顺时针。注意乳房硬度、弹性,有无压痛、包块;如有包块,注意包块的确切部位、大小、外形、硬度、压痛、活动度、淋巴结。

3.叩诊

(1)肺界叩诊:肺上界即肺尖宽度(正常为 4～6 cm,又称 Kronig 峡),肺尖可高出锁骨上缘近胸骨端 3 cm,达第 1 胸椎水平。正常胸部叩诊为清音。肺上界变狭或叩诊浊音常见于肺结核、肺萎缩;肺上界变宽,叩诊稍呈过清音,常见于肺气肿。正常肺前界相当于心脏的绝对浊音界。心脏等疾病使其扩大而肺气肿使其缩小。肺下界及移动范围:两侧肺下界于平静呼吸时在锁骨中线、腋中线、肩胛线上分别位于第 6、8、10 肋间隙。肺下界降低见于肺气肿、腹腔内脏下垂。肺下界上升见于肺不张、腹内压升高使膈上升的疾病。肺下界的移动范围相当于呼吸时膈的移动范围(即分别于深呼气和深吸气时,叩出肺下界之间的距离),正常值为 6～8 cm。肺组织病变及膈神经麻痹患者肺下界移动度减弱甚至消失。

(2)叩诊音异常的临床意义:正常肺清音区范围内,如出现浊音、实音、过清音、鼓音或浊鼓音,提示肺、胸膜、膈或胸壁存在病理改变。

4.听诊

(1)正常呼吸音:分气管呼吸音(无临床意义)、支气管呼吸音(喉部、胸骨上窝、背部第 6、7 颈椎及第 1、2 胸椎附近听及)、支气管肺泡呼吸音(胸骨两侧第 1、2 肋间隙、肩胛间区第 3、4 胸椎水平、肺尖前后部听及)、肺泡呼吸音(大部分肺野听及)。

(2)异常呼吸音及临床意义:①肺泡呼吸音减弱或消失见于胸廓活动受限、呼吸肌疾病、支气管阻塞、压迫性肺膨胀不全、腹部疾病;双侧肺泡呼吸音增强见于机体需氧量增加、缺氧、血液酸度增高;一侧肺泡呼吸音增强见于一侧肺病变、健侧肺代偿;呼气音延长见于哮喘、慢性阻塞性肺疾病;断续性呼吸音又称为齿轮呼吸音,常见于肺结核和肺炎等;粗糙性呼吸音见于支气管炎或肺炎早期。②在正常肺泡呼吸音分布区域听到支气管呼吸音,又称管样呼吸音,见于肺组织实变、肺内大空腔、压迫性肺不张。③正常肺泡呼吸音区域听到支气管肺泡呼吸音。

(3)啰音:呼吸音以外的附加音,非呼吸音的改变,分湿啰音和干啰音。①湿啰音(水泡音、爆裂音):粗湿啰音(大水泡音)、中湿啰音(中水泡音)、细湿啰音(小水泡音)和捻发音(细小爆裂音)。昏迷或濒死患者不用听诊器可听到的粗湿啰音,谓之痰鸣。Velcro 啰音:弥漫性肺间质纤维化患者吸气后期出现的细湿啰音,似撕开尼龙扣带时发出的声音。肺部病变局限时出现局部湿啰音,两肺病变可出现两肺散在湿啰音。肺部病变严重广泛或急性左心功能不全者两肺满布湿啰音。②干啰音:分高调干啰音(哨笛音)与低调干啰音(鼾音)。发生于主支气管以上大气道的干啰音,有时不用听诊器也可听及,谓之喘鸣。呼吸道狭窄或不完全阻塞、支气管平滑肌痉挛、管腔内肿瘤或异物阻塞、管壁被管外肿大淋巴结、肿瘤压迫引起管腔狭窄时可出现局部或两肺的干啰音。

(4)语音共振:机制同语音震颤。正常情况下,听到的语音共振,言词并非响亮清晰,音节也含糊难辨。肺实变患者可出现支气管语音(常伴有语音震颤增强、叩诊浊音和病理性支气管呼吸音),有时可闻及胸语音或耳语音。羊鸣音(中等量胸腔积液的上方,肺受压的区域或在肺实变伴有少量胸腔积液的部位)。

五、心脏和血管检查

(一)解剖概要

心脏呈前后稍扁的圆锥体,位于中纵隔,由四个腔室及与之相连的大血管构成,腔室(相连的大血管)分别为左心房(4 根肺静脉)、右心房(上、下腔静脉)、左心室(主动脉)和右心室(肺动脉)。心尖朝向左前下方,心底朝向右后上方。心脏右缘主要由右心房构成,左缘主要由左心房和左心室构成,下缘主要由右心室构成。心前区相当于心脏在前胸壁上的投影。

(二)检查方法

1.视诊

检查者站立于被检查者的右侧面,弯腰平视,视线与被检查者前胸壁皮肤平行,血管视诊则需从切线面观察血管的搏动、充盈情况等。

2.触诊

检查者先后用手掌、手掌尺侧、手指指腹对心尖区、心前区及视诊的可疑病变部位进行触摸检查。对体表血管直接采用手指指腹进行触诊检查。

3.叩诊

心脏检查采用的是间接叩诊法,需轻叩。当被检查者卧位时,将左手板指与其肋间隙平行,被检查者坐位时,板指与其心脏边缘平行。叩诊心界顺序为从左到右、自下而上、由外及内,逐一肋间上移叩诊并记录。

4.听诊

采用听诊器(膜式、钟式)在心前区听诊,常沿逆时针方向逐一听诊5个心脏瓣膜听诊区:心尖部(二尖瓣区)→胸骨左缘第2肋间(肺动脉瓣区)→胸骨右缘第2肋间(主动脉瓣区)→胸骨左缘第3肋间(主动脉瓣第二听诊区、Erb区)、胸骨左缘第3、第4肋间(三尖瓣区)。疑问部位重复听,原则是不要遗漏。

(三)检查内容

1.心脏视诊

(1)心前区隆起:注意有无胸廓畸形或心脏本身病变(通常是先天性心脏病或儿童期所患心脏病)导致的心前区隆起。

(2)心尖冲动:部分正常人可以看到心尖冲动。一些生理性因素(如体位、体型、呼吸、妊娠等)和病理性因素(心脏扩大、移位)均可导致心尖冲动的移位,其中左心室和双心室扩大时向左下侧移位、右心室扩大时向左侧移位。

(3)其他部位搏动:除心尖冲动外,其他任何部位的搏动均为病理性。心底部搏动多为动脉扩张或高压,剑突下搏动在吸气时增强或搏动冲击从剑突下插入检查的手指尖即为右心室扩大,否则为腹主动脉搏动。

2.心脏触诊

(1)心尖冲动及心前区搏动:验证或明确视诊所见搏动的部位、范围、强度和时相。

(2)震颤:用手感知到的一种细小颤动感。心脏或大血管有器质性病变时可触及,有震颤大多有杂音,可依据震颤的部位、时相来判断其来源和临床意义(瓣膜病、间隔或大血管缺损)。

(3)心包摩擦感:与心包摩擦音一起判定心包炎。

3.心脏叩诊

(1)相对浊音界:是心脏左右缘的实际大小;心脏本身和心外因素可导致其扩大、缩小或移位。常见形态改变为靴形(左心室扩大)、普大型(双侧心室扩大)、梨形(二尖瓣狭窄致左心房扩大,肺动脉段扩张)、烧瓶形(心包积液)。

(2)绝对浊音界:是心脏未被肺掩盖的部分,叩诊呈实音。右心室扩大时增大,而心包积液时可与相对浊音界相似。

4.心脏听诊

(1)心率:即每分钟心搏的次数。通常可通过计数 10 s 或 15 s 再乘以 6 或 4 测定并记录,当心率很慢时要延长计数时间。

(2)心律:正常窦性心律规则(整齐)。窦性心律不齐可见于正常人,而心律规则也不一定心电图正常。最常见的心律不齐是期前收缩(早搏)和心房颤动。

(3)心音:心前区能听到成对声音即第一心音(S_1 收缩期开始)和第二心音(S_2 舒张期开始),第三心音(S_3)在部分青少年可闻及。区分 S_1 与 S_2 的方法:S_1 在心尖部的声音最响、音调低、较长、$S_1-S_2<S_2-S_1$(间隔时间)、S_1 与心脏大血管搏动几乎同步。可先在心底部确定 S_1 和 S_2 后默念并移动听诊器到需辨别部位进行区分。

在一些生理和病理情况下,S_1 和(或)S_2 可发生强度、性质和分裂的改变。心音分裂是房室瓣或半月瓣关闭明显不同步,造成心音的主要组成成分间距拉大,听诊一个心音分裂成两个音的现象。S_2 分裂较为多见,分为 4 种类型,即生理性分裂(部分正常人深吸气时可闻及)、通常分裂(吸气时明显,见于二尖瓣狭窄、肺动脉高压等)、固定分裂(不受呼吸影响,见于房间隔缺损)和逆分裂(呼气时明显,见于完全性左束支传导阻滞、主动脉瓣狭窄等)。

(4)额外音:正常心音之外的附加心音,多为病理性,与 S_1 和 S_2 构成三音节律或四音节律。收缩早期喷射音见于动脉瓣狭窄或压力增高,收缩中晚期咯喇音见于二尖瓣脱垂,开瓣音见于二尖瓣狭窄,心包叩击音见于心包炎,奔马律见于心功能不全,其中以舒张期额外音较为多见。

(5)杂音:心音以外的夹杂音。血液在正常心脏和血管内以正常速度流动时是无声的,当有通道异常、管径异常改变或血流速度加快时会在局部发生湍流,产生振动而形成可以闻及的杂音。杂音有器质性(心脏器质性病变)和功能性杂音(生理性、全身疾病致血流加速、瓣膜相对性狭窄或关闭不全)。需明确杂音时期、部位、强度、性质、传导与体位及呼吸关系,并据此判定是否有某些心脏疾病及其类型(表 1-2)。

表 1-2 常见心脏不同部位杂音的临床意义

部位	收缩期杂音	舒张期杂音	连续性杂音
心底部	生理性(肺动脉瓣区)、主、肺动脉(瓣)狭窄	主、肺动脉瓣关闭不全,肺动脉高压	动脉导管未闭,主、肺动脉间隔缺损
胸骨左缘第3、第4肋间	室间隔缺损、肥厚型心肌病		冠状动脉窦破裂
心尖部	生理性、二尖瓣关闭不全、二尖瓣脱垂	二尖瓣狭窄或相对狭窄	

(6)心包摩擦音:是心脏搏动时心包脏壁两层摩擦产生的声音,见于纤维素性心包炎。按时相可分为收缩期、舒张期和三相(心房收缩-心室收缩-心室舒张)。

5.血管检查

(1)脉搏:触摸浅表动脉,感知脉率、脉律、强度、脉波(奇脉→心包缩窄或心包压塞、交替脉→心力衰竭、细脉→心房颤动、无脉→动脉闭塞)。

(2)周围血管征:是各种疾病(主动脉瓣关闭不全、甲状腺功能亢进、严重贫血等)导致脉差增大而出现的体征,包括可检查到(即阳性)毛细血管搏动征、大动脉枪击音、Euroziez 双重杂音和水冲脉。

(3)血管杂音:有动脉和静脉杂音,见于动静脉瘘、大动脉炎等。

六、腹部检查

(一)解剖概要

腹部主要由腹壁、腹腔和腹腔内脏器组成,上起横膈,下至骨盆。体表上以两侧肋弓和胸骨剑突与胸部为界,下至两侧腹股沟韧带和耻骨联合,前面和侧面由腹壁组成,后面为脊柱和腰肌。腹部有两种分区法,即四区分法和九区分法。

(二)检查方法

检查腹部时,检查者一般站立于被检查者右侧,面对被检查者。

1.视诊

检查前嘱被检查者排空膀胱、取低枕仰卧位,两手自然置于身体两侧,暴露全腹。按一定顺序自上而下地观察,有时为了查出细小隆起或蠕动波,诊视者应将视线降低至腹平面,从侧面及切线方向进行观察。

2.触诊

触诊是腹部检查的主要方法。被检者两腿屈起并稍分开,张口缓慢呼吸。检查肝脏、脾脏时,可分别取左、右侧卧位,检查肾脏时可取坐位或立位,检查腹部肿瘤时还可用肘膝位。以轻动作按顺序触诊,自左下腹开始逆钟向至右下腹,再至脐部,依次检查腹部各区。原则是先触摸健康部位,逐渐移至病变区域。边检查边观察被检者的反应和表情。浅触诊使腹壁压陷约 1 cm,用于发现腹壁紧张度、表浅压痛、肿块、搏动和腹壁上的肿物等。深部触诊使腹壁压陷至少 2 cm,以了解腹腔内脏器情况,检查压痛、反跳痛和腹内肿物等。包括深压触诊、滑动触诊、双手触诊、冲击触诊及钩指触诊等。

3.叩诊

多用直接叩诊法;也可用间接叩诊法。

4.听诊

将听诊器膜件置于腹壁,全面听诊腹部各区。妊娠 5 个月以上妇女可在脐下听到胎心音。

(三)检查内容

1.腹部视诊

(1)腹部外形:注意是否对称,有无全腹或局部膨隆或凹陷,必要时测量腹围。正常人腹部平坦,坐起时脐下腹部稍前凸。①腹部膨隆:平卧时前腹壁明显高于肋缘与耻骨联合平面,外观呈隆起状,可表现为全腹膨隆或局部膨隆。全腹膨隆常见于腹水、腹内积气及腹内巨大肿块;局部膨隆常见于脏器肿大、腹内肿瘤或炎性肿块。②腹部凹陷:卧位时前腹壁明显低于肋缘与耻骨联合平面,可表现为全腹凹陷或局部凹陷。全腹凹陷见于消瘦和脱水者,严重者前腹壁凹陷几乎贴近脊柱,肋弓、髂嵴和耻骨联合暴露,称舟状腹;局部凹陷多由于术后腹壁瘢痕收缩所致。

(2)呼吸运动:正常人呼吸时腹壁上下起伏,即腹式呼吸运动。男性及小儿以腹式呼吸为主,女性则以胸式呼吸为主。腹式呼吸运动减弱常见于腹膜炎症、腹水、急性腹痛、腹腔内巨大肿瘤等;腹式呼吸消失常见于胃肠道穿孔所致急性腹膜炎或膈肌麻痹等;腹式呼吸增强偶见于癔症或大量胸腔积液。

(3)腹壁静脉:正常人腹壁皮下静脉一般不显露,腹压增加时可见静脉显露。门静脉高压时于脐部可见曲张的静脉向四周放射,如水母头,此处常可听到血管杂音。可用指压法鉴别腹壁静脉曲张的来源。

（4）胃肠型和蠕动波：正常人腹部无胃肠轮廓及蠕动波形。胃肠道梗阻时，梗阻近端胃或肠道饱满而隆起，显示各自轮廓，称为胃型或肠型伴有该部位蠕动增强，可看见蠕动波。在观察蠕动波时，在侧面观察更佳，也可用手拍腹壁诱发。

（5）腹壁其他情况：皮疹、色素、腹纹、瘢痕、疝、体毛、上腹部搏动等。

2.触诊

（1）腹壁紧张度：正常人腹壁柔软，病理情况下腹壁紧张度可增加或减弱。①腹壁紧张度增加：全腹紧张度增加见于弥漫性腹膜炎时板状腹；结核性腹膜炎时有柔韧感；局部腹壁紧张常见于脏器炎症波及腹膜。②腹壁紧张度减低：检查时腹壁松软无力，失去弹性。见于慢性消耗性疾病或大量释放腹水后。

（2）压痛及反跳痛：又称腹膜刺激征。正常人腹部无压痛，重压时仅有压迫感。压痛多来自腹壁或腹腔内病变。腹壁病变比较表浅，腹腔内病变时压痛部位提示病变部位。反跳痛，即用手指触及压痛后，用并拢的示、中、无名指压于原处稍停片刻，使压痛感觉趋于稳定，然后迅速抬起手指，如此时患者感觉腹痛骤然加重，并伴有痛苦表情或呻吟。

（3）脏器触诊：①肝脏。常用单手触诊或双手触诊法，偶用钩指触诊法。正常成人肋缘下不可触及肝脏。肝脏病变时，可触及肿大的肝脏或局限性肿块。触及肝脏时，应详细体会并描述大小（测出右锁骨中线肋下缘及前正中线剑突下至肝下缘，以 cm 表示）、质地、边缘和表面状态、压痛、搏动、肝区摩擦感、肝震颤等。②脾脏。常用单手触诊或双手触诊法。正常情况脾脏不能触及，内脏下垂或左侧胸腔积液、积气时脾脏下移可触及。除此之外，能触及脾脏提示脾大为正常 2 倍以上。轻度肿大时仅测左锁骨中线与左肋缘交点至脾下缘距离；明显肿大时应加测左锁骨中线与左肋缘交点至脾脏最远点距离及脾右缘与前正中线距离；脾脏高度肿大超过前正中线右侧，测量脾右缘至前正中线最大距离（cm）。③胆囊。常用单手滑行触诊法或钩指触诊法。正常时不能触及胆囊，胆囊肿大时可在右肋缘下、腹直肌外侧处触及，一般呈梨形或卵圆形，表面光滑、张力较高、常有触痛，随呼吸上下移动。胆囊疾病时，肿大胆囊未到肋缘下，不能触及胆囊；检查者可以左手掌平放于被检查者右胸下部，以拇指指腹钩压于右肋下胆囊点处，嘱被检者缓慢深吸气，在吸气过程中发炎胆囊下移碰到用力按压的拇指，感疼痛，为胆囊触痛，如剧痛以致吸气中止称 Murphy 征阳性。④肾脏和输尿管。常用双手触诊法，可取平卧位或立位。正常人肾脏一般不易触及，有时可触及右肾下极。肾脏和尿路炎症或其他疾病时，可在相应部位出现压痛点，分别为季肋点、上输尿管点、中输尿管点、肋脊点及肋腰点。⑤膀胱。常用单手滑行触诊法。正常人膀胱空虚时不易触及，膀胱充盈胀大时可在下腹部触及。膀胱增大多由积尿所致，呈扁圆形或圆形，触之囊性感。

（4）腹部肿块：①易误诊为肿块的正常结构，如腹肌发达者腹直肌肌腹及腱划，消瘦者腰椎椎体、乙状结肠粪块、横结肠、盲肠。②异常肿块，触及异常肿块时，表示为病理性病变，应明确其部位、大小、形态、质地、压痛、搏动、移动度等。

（5）液波震颤：被检查者平卧，检查者以一手掌面贴于被检者腹壁，另一手四指并拢屈曲，用指端叩击对侧腹壁，如有大量液体存在，则贴于腹壁的手掌有被液体波动冲击的感觉，即波动感。

（6）振水音：被检者仰卧，检查者以一耳凑近其上腹部，同时以冲击触诊法振动胃部，可听到气、液撞击的声音。正常人在餐后或饮多量液体时可有振水音，若在空腹或餐后 6 h 以上仍有此音，提示胃排空障碍，如幽门梗阻或胃扩张。

3.叩诊

（1）叩诊音：正常人腹部大部分区域为鼓音，只有肝、脾、增大的膀胱和子宫占据的部位及两侧腹部近腰肌处叩诊为浊音。

（2）肝脏及胆囊：叩诊肝上界一般沿右锁骨中线、右腋中线和右肩胛线由肺区向下叩向腹部。叩诊用力应适当，当由清音转为浊音时，即为肝上界，称相对浊音界。再向下叩 1～2 肋间，则浊音变为实音，称肝绝对浊音界，也是肺下界。胆囊大小不能叩及，胆囊区叩击痛为胆囊炎重要体征。

（3）脾脏：当触诊不满意或在左肋缘下刚触到脾缘时用叩诊确定其大小。

（4）移动性浊音：是腹水的重要检查方法。被检查者仰卧，腹中部鼓音，两侧呈浊音。嘱被检者分别左、右侧卧位，原先浊音区变换为鼓音，这种因体位不同而出现的浊音区变动的现象，称移动性浊音。

（5）膀胱：在耻骨联合上方开始，从上往下。

4.听诊

（1）肠鸣音：肠蠕动时，肠管内气体和液体随之流动，产生断断续续的咕噜声（气过水声）称肠鸣音。听诊点为右下腹部，正常时 4～5 次/分钟。病理情况下肠鸣音可呈现活跃、亢进或减弱。

（2）血管杂音：有动脉性和静脉性杂音。动脉性杂音常在腹中部或腹部两侧；静脉性杂音无收缩期与舒张期性质，常出现于脐周或上腹部。

（3）摩擦音：正常人无摩擦音。在脾梗死、脾周围炎、肝周围炎或胆囊炎累及局部腹膜时，可在深呼吸时于各相应部位听到摩擦音，严重者可触及摩擦感。

七、肛门和直肠检查

（一）解剖概要

直肠位于盆腔后部，全长为 12～15 cm，下连肛管，直肠和肛管交界线为齿状线，是重要的解剖学标志。肛管下端为肛门，位于会阴中心体与尾骨尖之间。

（二）检查方法

1.常用体位

（1）肘膝位：常用于前列腺、精囊及内镜检查。具体为患者两肘关节屈曲、两膝关节屈曲成直角着力于检查台上，胸部尽量靠近检查台，臀部抬高。

（2）左侧卧位：适用于病重、年老体弱或女性患者。具体为患者取左侧卧位，右腿向腹部屈曲，左腿伸直，臀部靠近检查台右边。

（3）截石位：适用于重症体弱患者或膀胱直肠窝的检查。患者仰卧于检查台上，臀部垫高，两腿屈曲、抬高并外展。也可进行直肠双合诊。

（4）蹲位：适用于检查直肠脱出、内痔及直肠息肉等。患者下蹲呈排大便的姿势，屏气向下用力。

2.操作方法

肛门与直肠的检查以视诊及触诊为主，可辅以内镜检查。

（1）视诊：根据患者病情及检查目的取适当体位，医师用手分开患者臀部，观察患者肛门及其周围皮肤，嘱患者肛提肌收缩及做排便动作。

（2）触诊：通常称为肛诊或直肠指诊。嘱患者取肘膝位、左侧卧位或截石位。医师右手示指戴指套或手套,涂以润滑剂(如肥皂液、凡士林、液状石蜡),将示指置于肛门外口轻轻按摩,等患者肛门括约肌适应放松后,再徐徐插入肛门、直肠内,检查肛门及括约肌的紧张度,再检查肛管及直肠的内壁。

(三)检查内容

1.肛门视诊

肛门及其周围皮肤颜色及褶皱,肛门处有无红肿、脓、血、黏液、肛裂、外痔、瘘管口、脓肿及脱垂等。

2.直肠指诊

肛门周围肿块、压痛,皮下有无疣状物,有无内痔等;肛门及括约肌紧张度;肛管直肠壁有无触痛、波动、肿块及狭窄;抽出手指后,观察指套有无血迹或黏液。

八、脊柱和四肢检查

(一)解剖概要

脊柱是支撑体质量、维持躯体各种姿势的重要支柱,由 7 个颈椎、12 个胸椎、5 个腰椎、5 个骶椎、4 个尾椎组成。有 4 个生理性弯曲:颈段稍向前凸、胸段稍向后凸、腰椎明显向前凸和骶椎明显向后凸。四肢及关节应左右对称,活动自如。

(二)检查方法

1.视诊

从各方位观察脊柱及肢体的外形有无异常和畸形、肢体两侧是否对称、活动度有无受限及步态有无异常。

2.触诊

对脊柱、关节、肌肉及周围组织触摸、按压,检测是否有畸形、压痛。

3.叩诊

(1)直接叩击:检查胸椎与腰椎。用中指或叩诊锤垂直叩击各椎体的棘突。

(2)间接叩击:嘱被检查者取坐位,检查者将左手掌置于其头部,右手半握拳以小鱼际肌部位叩击左手背,了解被检查者脊柱各部位有无疼痛;或肢体检查时,远离伤处,沿肢体纵轴叩击,了解能否诱发出伤处疼痛。

4.听诊

让被检查者做相应的肢体活动,如发现有异常的响声,应同时观察有无相应伴随的临床症状。

5.量诊

被检查者两侧肢体置于对称的位置,用皮尺测量肢体长度、肢体及关节周径;让患者配合行屈曲、后伸、侧弯、内收、外展及旋转等动作,用目测法或量角规测量关节的活动度。

(三)检查内容

1.视诊

(1)脊柱弯曲度:①侧面视诊 4 个生理性弯曲,背面视诊脊柱是否位于后正中线,有无侧弯。②病理性弯曲:脊柱后凸,常见于佝偻病、椎体结核、强直性脊柱炎及脊椎退行性变等;脊柱前凸,可见于妊娠、大量腹水、腹腔巨大肿瘤及髋关节屈曲畸形等;脊柱侧凸,姿势性侧凸见于姿势不良、椎间盘突出症、脊髓灰质炎后遗症等;器质性侧凸见于佝偻病、慢性胸膜增厚等。

（2）四肢及关节的形态：①四肢形态异常。杵状指（趾）常见于呼吸系统疾病、发绀型先天性心脏病、亚急性感染性心内膜炎、营养障碍性疾病等；匙状甲见于缺铁性贫血、高原疾病等；肢端肥大见于巨人症、垂体瘤；骨折可见肢体缩短或肿胀变形；肌肉萎缩见于脊髓灰质炎、骨骼肌疾病、周围神经病。②关节形态异常。肿胀常见于外伤、关节炎、结核、肿瘤、关节腔积液及缺血性坏死等；畸形如方肩见于肩关节脱位或三角肌萎缩；膝外翻及膝内翻见于小儿佝偻病；腕垂症见于桡神经损伤；猿掌见于正中神经损伤；爪形手见于尺神经损伤、进行性肌萎缩等；餐叉样畸形见于柯氏骨折；膝反张见于小儿麻痹后遗症、膝关节结核。③步态异常。跛行见于关节痛、小儿麻痹症后遗症、下肢动脉硬化症等；鸭步见于先天性双侧髋关节脱位、髋内翻、小儿麻痹症；呆步见于髋关节强直，化脓性髋关节炎。

2.触诊

（1）压痛：①脊椎局部压痛，见于脊椎结核、肿瘤、椎间盘突出、外伤或骨折。②椎旁肌压痛，见于急性腰肌劳损。③四肢及关节局部压痛，常见于创伤或骨折、炎症、肿瘤、关节退行性变、肌腱及软组织损伤等。

（2）肿块：对四肢及关节周围的肿块，应注意大小、硬度、活动度、压痛及波动感。常见于囊肿、滑囊炎、骨软骨瘤，如伴有同步动脉搏动，见于动脉瘤。

（3）骨擦感：多见于膝关节。检查者一只手置于患膝前方，另一只手持被检查者小腿做膝关节伸屈动作，膝部有摩擦感，提示膝关节面不光滑；或推动髌骨作上下左右活动，如有摩擦感，提示髌骨表面不光滑，见于炎症及创伤后遗留的病变。

3.叩诊

（1）脊柱的叩击痛：叩击痛的部位多为病变部位，见于脊柱结核、脊椎骨折及椎间盘突出等；如有颈椎病变时，间接叩诊时可出现上肢的放射性疼痛。

（2）四肢及关节的叩击痛：间接叩诊能诱发出伤处疼痛，表示伤处骨折或炎症。让患者下肢伸直，医师以拳叩击足跟，如髋部疼痛，提示髋关节炎或骨折。

4.听诊

（1）骨擦音：脊柱和四肢骨骼的骨擦音见于骨折时。

（2）关节活动音：髋关节检查行屈髋和伸髋动作时，股骨大粗隆上方闻及明显"咯噔"声，是紧张肥厚阔筋膜张肌与大粗隆摩擦声；伸屈膝关节时发出低沉弹响见于盘状半月板；手指伸屈时发出清脆弹响见于狭窄性腱鞘炎。

5.量诊

（1）脊柱活动度：让被检查者做前屈、后伸、侧弯、旋转等动作，以观察脊柱活动情况。已有脊柱外伤可疑骨折或关节脱位时，应避免活动，以防损伤脊髓。活动受限见于局部肌纤维组织炎及韧带受损；颈椎病、椎间盘突出；结核或肿瘤浸润；脊椎外伤、骨折或关节脱位。

（2）关节活动度：让被检查者行屈曲、后伸、内收、外展及旋转等动作，用目测法及量角规测量关节活动度。量角规有三种：双臂式量角规，测量大关节活动度；罗盘角规，测量前臂旋转活动度；指关节量角规，测量指关节活动度。活动受限常见于关节脱位、炎症、结核、肿瘤、退行性病变及软组织损伤等。

（3）肢体长度：目测法适用于不合作的患儿；尺测法简便、准确，测量的两侧肢体应置于对称位置，用笔画出骨性标志，避免皮肤滑动。肢体长度改变常见于骨折、关节脱位及先天性畸形等。

6.脊柱、四肢检查的几种特殊试验

（1）Jackson压头试验：患者取端坐位，检查者双手重叠放于其头顶部，向下加压，如出现颈痛或上肢放射痛即为阳性。多见于颈椎病及颈椎间盘突出症。

（2）直腿抬高试验：被检查者仰卧位，双下肢伸直，检查者一手握被检查者踝部，一手置于大腿伸侧，分别做双侧直腿抬高动作，腰与大腿正常可达 $80°\sim90°$，若不足 $70°$，且伴有下肢后侧的放射性疼痛，则为阳性。见于腰椎间盘突出症、单纯性坐骨神经痛。

（3）股神经牵拉试验：患者俯卧，髋、膝关节完全伸直，检查者将一侧下肢抬起，使髋关节过伸，如大腿前方出现放射痛为阳性，见于高位腰椎间盘突出症。

（4）浮髌试验：被检查者平卧位，下肢伸直，检查者一手虎口卡于其膝髌骨上极，加压压迫髌上囊，使关节液集中于髌骨底面，另一手示指垂直按压髌骨并迅速抬起，按压时髌骨与关节面有碰触感，松手时髌骨浮起，即为浮髌试验阳性，提示有中等量以上关节积液。

九、神经系统检查

（一）解剖概要

神经系统包括中枢神经系统和周围神经系统两部分，前者包含脑和脊髓，主管分析、综合内外环境传来的信息并做出反应，后者指脊髓和脑丁软脑膜以外的所有神经结构，即所有脑神经和脊神经，主管传导神经冲动。

（二）检查方法

检查前需准备一些必要工具：常用工具，如叩诊锤、大头针、音叉、棉签、电筒、压舌板、试管、软尺、听诊器、视力表、视野计等；特殊用具，如嗅觉试验瓶（盛有薄荷水、松节油、香水等）、味觉试验瓶（盛有糖、盐、奎宁、醋酸等）、失语症试验箱（梳子、牙刷、火柴、笔、刀、钥匙、图画本、各种颜色及各式的木块）等。在体检前首先对被检查者的精神状态进行检查，一般情况下应按身体自上而下的部位顺序检查。对于肢体而言，常按运动、感觉和反射的顺序检查。

（三）检查内容

神经系统体格检查包括七部分：高级神经活动、脑神经、运动系统、感觉、反射、特殊体征和自主神经功能。

1.脑神经检查

（1）嗅神经：先观察鼻腔是否通畅，以排除局部病变。嘱被检查者闭目，检查者用拇指堵住一侧鼻孔，将装有挥发性气味但无刺激性液体（如香水、松节油等）的小瓶，或牙膏、香皂、樟脑等，置于患者另一侧鼻孔下，让被检查者说出闻到的气味名称。再按同样方法检查对侧。嗅觉正常时可正确区分各种测试物品气味。

（2）视神经：包括视力、视野和眼底检查。

（3）动眼、滑车和展神经：合称眼球运动神经，故同时检查。检查被检查者眼裂和眼睑是否对称、增大或变小、上睑下垂，眼球运动有无缺损或受限、辐辏运动；注意有无复视及眼震；观察瞳孔的大小、形态、对光反射、调节和辐辏反射。

（4）三叉神经：检查面部感觉是否有障碍，咀嚼肌有无萎缩、运动有无异常，角膜反射是否存在。

（5）面神经：检查面部表情肌运动有无异常，是否有额纹变浅、皱眉不能、闭眼困难、鼻唇沟变浅、鼓腮和吹哨时患侧漏气、示齿口角向健侧歪斜等症状，并检查患者舌前2/3的味觉。

(6)前庭蜗神经:包括前庭神经和耳蜗神经。检查患者听力,如发现听力障碍,则行电测听检查;注意被检查者有无平衡障碍、感到眩晕、自发性眼震;对外耳道灌注冷、热水试验或旋转试验,观察有无前庭功能障碍所致的眼震反应。

(7)舌咽、迷走神经:检查时嘱被检者张口发"啊"音,观察两侧软腭是否对称、悬雍垂是否有偏斜;询问患者有无吞咽困难和饮水呛咳;用棉签轻触两侧软腭和咽后壁黏膜检查一般感觉;检查患者舌后 1/3 味觉;检查咽反射是否存在,有无减弱或消失。

(8)副神经:观察胸锁乳突肌和斜方肌有无萎缩,嘱被检查者做耸肩及转头运动,检查者给予一定的阻力,比较两侧肌力。

(9)舌下神经:嘱被检查者伸舌,观察有无伸舌偏斜、舌肌萎缩及肌束颤动。

2.运动系统检查

(1)肌力:检查时嘱被检查者做肢体伸屈动作,检查者从相反方向给予阻力,测试患者对阻力克服的力量,注意两侧比较。采用肌力六级分级法记录结果。

(2)肌张力:肌张力是指肌肉松弛状态的肌肉紧张度和被动运动时遇到的阻力。检查时嘱被检查者肌肉放松,检查者根据触摸肌肉的硬度,被动伸屈其肢体感知肌肉阻力,检查有无肌张力增高、减低等情况。

(3)共济运动:观察被检查者穿衣、扣纽扣、取物、写字和步态等动作的准确性及言语是否流畅;指鼻试验、跟-膝-胫试验、快速轮替动作、闭目难立征等进行共济运动检查。

(4)不自主运动:是指被检查者意识清楚情况下,随意肌(骨骼肌)不自主收缩所产生的一些无目的的异常动作。主要检查肢体有无震颤、舞蹈样运动、手足徐动等。

(5)姿势和步态:观察行、立、坐及卧姿;观察步态时注意其起步、抬足、落足、步幅、步基、方向、节律、停步及协调动作情况。异常步态有痉挛性偏瘫步态、痉挛性剪刀步态、蹒跚步态、慌张步态、跨域步态、肌病步态等。

3.感觉功能检查

检查时被检查者必须意识清晰,检查前让被检查者了解检查的目的与方法,以取得充分合作,并嘱被检查者闭目,以避免主观或暗示作用。注意左右和远近端部位的差别。

(1)浅感觉检查:①痛觉。用大头针的针尖均匀地轻刺被检查者皮肤,询问是否疼痛,注意两侧对称比较,同时记录痛感障碍类型(正常、过敏、减退或消失)与范围。②触觉。用棉签轻触患者的皮肤或黏膜,询问有无感觉。③温度觉。用盛有热水(40 ℃~50 ℃)或冷水(5 ℃~10 ℃)的试管交替接触患者皮肤,嘱被检查者辨别冷、热感。

(2)深感觉检查:①运动觉。检查者轻轻夹住被检查者的手指或足趾两侧,上或下移动,令被检查者根据感觉说出"向上"或"向下"。②位置觉。将被检查者肢体摆成某一姿势,请被检查者描述该姿势或用对侧肢体模仿。③震动觉。用震动着的音叉(128 Hz)柄置于骨突起处(如内踝、外踝、桡尺骨茎突、胫骨、膝盖等),询问有无震动感觉,判断两侧有无差别。

(3)复合感觉检查:复合感觉是大脑综合分析的结果,也称皮质感觉。①皮肤定位觉:检查者以棉签轻触被检查者皮肤某处,让被检查者指出被触部位。②两点辨别觉:以钝脚分规轻轻刺激皮肤上的两点(小心不要造成疼痛),检测患者辨别两点的能力,再逐渐缩小脚间距,直到患者感觉为一点时,测其实际间距,两侧比较。正常情况下,手指的辨别间距是 2 mm,舌是 1 mm,脚趾是 3~8 mm,手掌是 8~12 mm,后背是 40~60 mm。③实体觉:嘱被检查者用单手触摸熟悉的物体,如钢笔、钥匙、硬币等,并说出物体的名称。先测功能差的一侧,再测另一手。④体表图形觉:在被检查者的皮肤上画图形(方、圆、三角形等)或写简单的字(一、二、十等),观察其能否识别,须双侧对照。

4.神经反射检查

神经反射包括生理反射和病理反射。生理反射又分为浅反射和深反射。检查时被检查者要合作,肢体肌肉应放松。检查者叩击力量要均等,两侧要对比。

(1)浅反射:是刺激皮肤、黏膜或角膜等引起的反应。

(2)深反射(腱反射):是刺激骨膜、肌腱经深部感受器完成的反射。

(3)阵挛:为腱反射亢进的一种表现。常见表现:①踝阵挛。患者仰卧,髋与膝关节稍屈,医师一手持患者小腿,一手持患者足掌前端,突然用力使踝关节背屈并维持之。阳性表现为腓肠肌与比目鱼肌发生连续性节律性收缩,而致足部呈交替性屈伸动作。②髌阵挛。患者仰卧,下肢伸直,检查者以拇指与示指控住其髌骨上缘,用力向远端快速连续推动数次后维持推力。阳性反应为股四头肌发生节律性收缩使髌骨上下移动。

(4)病理反射:病理反射阳性提示锥体束病损。Babinski征:用竹签沿患者足底外侧缘,由后向前至小趾近跟部并转向内侧,阳性反应为拇趾背伸,余趾呈扇形展开。Chaddock征、Oppenheim征、Gordon征、Schaeffer征、Pussep征及Gonda征为Babinski等位征,意义同Babinski征。

(5)脑膜刺激征:脑膜刺激征为脑膜受激惹的体征。①颈强直:患者取仰卧位,检查者以一手托患者枕部,另一只手置于胸前作屈颈动作。如感觉到抵抗力增强,即为颈强直。②Kernig征:患者仰卧,一侧下肢髋、膝关节屈曲成直角,检查者将患者小腿抬高伸膝。正常可伸达135°以上。若伸膝受阻伴疼痛与屈肌痉挛,则为阳性。③Brudzinski征:患者仰卧,下肢伸直,检查者一手托起患者枕部,另一手按于其胸前。当头部前屈时,双髋与膝关节同时屈曲则为阳性。

5.自主神经功能检查

自主神经分为交感与副交感两个系统,功能为调节内脏、血管与腺体等活动。

(1)一般检查:观察患者皮肤色泽、质地、温度、营养情况及汗液分泌情况;观察毛发及指甲;询问患者有无大小便异常及有无性功能减退或亢进等情况。

(2)特殊检查:①眼心反射。嘱被检查者安静卧床10 min,计数1 min脉搏;再嘱其闭眼后双眼保持下视,检查者用右手中指、示指分别置于其眼球两侧,逐渐加压(以患者不痛为限)。20~30 s后计数脉率,正常可减少10~12次/分钟,超过12次/分钟提示副交感神经功能增强;迷走神经麻痹者则无反应;如压迫后脉率不减慢反而加速,提示交感神经功能亢进。②卧立位试验。平卧位计数脉率,然后突然直立,再计数脉率。如由卧位到立位脉率增加超过12次/分钟为交感神经功能亢进。再由立位到卧位,脉率减慢超过12次/分钟则为迷走神经功能亢进。③皮肤划痕试验。用竹签在皮肤上适度加压画一条线,数秒钟后,皮肤出现先白后红的划痕(血管收缩),属正常反应。如白色划痕持续超过5 min,提示交感神经兴奋性增高。如红色划痕迅速出现、明显增宽、隆起,提示副交感神经兴奋性增高或交感神经麻痹。④立毛反射。将冰块置于被检查者颈后或腋窝,可见竖毛肌收缩,毛囊处隆起如鸡皮,7~10 s最明显,过15~20 s消失。根据竖毛反射障碍的部位来判断交感神经功能障碍的范围。

(胡智涛)

第二章

内科疾病常见症状与体征

第一节 发 热

一、概述

在体温调节中枢的控制下,正常人体的产热和散热处于动态平衡之中,维持人体的体温在相对恒定的范围之内,腋窝下所测的体温为 36 ℃～37 ℃;口腔中舌下所测的体温为 36.3 ℃～37.2 ℃;肛门内所测的体温为 36.5 ℃～37.7 ℃。在生理状态下,不同的个体、不同的时间和不同的环境,人体体温会有所不同。①不同个体间的体温有差异:儿童由于代谢率较高,体温可比成年人高;老年人代谢率低,体温比成年人低。②同一个体体温在不同时间有差异:正常情况下,人体体温在早晨较低,下午较高;妇女体温在排卵期和妊娠期较高,月经期较低。③不同环境下的体温也有差异:运动、进餐、情绪激动和高温环境下工作时体温较高,低温环境下工作时体温较低。在病理状态下,人体产热增多,散热减少,体温超过正常时,就称为发热。发热持续时间在 2 周以内为急性发热,超过 2 周为慢性发热。

(一)病因

引起发热的病因很多,按有无病原体侵入人体分为感染性发热和非感染性发热两大类。

1.感染性发热

各种病原体侵入人体后引起的发热称为感染性发热。引起感染性发热的病原体有细菌、病毒、支原体、立克次体、真菌、螺旋体及寄生虫。病原体侵入机体后可引起相应的疾病,不论是急性还是慢性,不论是局限性还是全身性,均可引起发热。病原体及其代谢产物或炎性渗出物等外源性致热原,在体内作用致热原细胞如中性粒细胞、单核细胞及巨噬细胞等,使其产生并释放白细胞介素-1、干扰素、肿瘤坏死因子和炎症蛋白-1 等而引起发热。感染性发热占发热病因的 50%～60%。

2.非感染性发热

由病原体以外的其他病因引起的发热称为非感染性发热。常见原因如下。

(1)吸收热:由于组织坏死,组织蛋白分解和坏死组织吸收引起的发热称为吸收热。①物理和机械因素损伤:大面积烧伤、内脏出血、创伤、大手术后、骨折和热射病等。②血液系统疾病:白血病、恶性淋巴瘤、恶性组织细胞病、骨髓增生异常综合征、多发性骨髓瘤、急性溶血和血型不合输血等。③肿瘤性疾病:各种恶性肿瘤。④血栓栓塞性疾病:静脉血栓形成,如股静脉和髂静脉血栓形成。动脉血栓形成,如心肌梗死、脑动脉栓塞、肠系膜动脉栓塞和四肢动脉栓塞等。微循环血栓形成,如溶血性尿毒综合征和血栓性血小板减少性紫癜。

(2)变态反应性发热:变态反应产生时形成外源性致热原抗原抗体复合物,激活了致热原细胞,使其产生并释放白细胞介素-1、干扰素、肿瘤坏死因子和炎症蛋白-1 等引起的发热。如风湿热、药物热、血清病和结缔组织病等。

(3)中枢性发热:有些致热因素不通过内源性致热原而直接损害体温调节中枢,使体温调定点上移后发出调节冲动,造成产热大于散热,体温升高,称为中枢性发热。①物理因素:如中暑等。②化学因素:如重度安眠药中毒等。③机械因素:如颅内出血和颅内肿瘤细胞浸润等。④功能性因素:如自主神经功能紊乱和感染后低热。

(4)其他:如甲状腺功能亢进、脱水等。

发热都是由于致热因素的作用使人体产生的热量超过散发的热量,引起体温升高超过正常范围。

(二)发生机制

1.外源性致热原的摄入

各种致病的微生物或它们的毒素、抗原抗体复合物、淋巴因子、某些致炎物质(如尿酸盐结晶和硅酸盐结晶)、某些类固醇、肽聚糖和多核苷酸等外源性致热原多数是大分子物质,侵入人体后不能通过血-脑屏障作用于体温调节中枢,但可通过激活血液中的致热原细胞产生白细胞介素-1等。白细胞介素-1等的产生:在各种外源性致热原侵入人体后,能激活血液中的中性粒细胞,单核-巨噬细胞和嗜酸性粒细胞等,产生白细胞介素-1、干扰素、肿瘤坏死因子和炎症蛋白-1。其中研究最多的是白细胞介素-1。

2.白细胞介素-1的作用部位

(1)脑组织:白细胞介素-1可能通过下丘脑终板血管器(此处血管为有孔毛细血管)的毛细血管进入脑组织。

(2)POAH 神经元:白细胞介素-1 也有可能通过下丘脑终板血管器毛细血管到达血管外间隙(即血-脑屏障外侧)的视前区-下丘脑前部(POAH)神经元。

3.发热的产生

白细胞介素-1作用于 POAH 神经元或在脑组织内再通过中枢介质引起体温调定点上移,体温调节中枢再对体温重新调节,发出调节命令。一方面可能通过垂体内分泌系统使代谢增加和通过运动神经系统使骨骼肌阵缩(即寒战),引起产热增加;另一方面通过交感神经系统使皮肤血管和立毛肌收缩,排汗停止,散热减少。这几方面作用使人体产生的热量超过散发的热量,体温升高,引起发热,一直达到体温调定点的新的平衡点。

二、发热的诊断

(一)发热的程度诊断

(1)低热:人体的体温超过正常,但低于 38 ℃。

(2)中度热:人体的体温为 38.1 ℃~39 ℃。

（3）高热：人体的体温为 39.1 ℃～41 ℃。

（4）过高热：人体的体温超过 41 ℃。

（二）发热的分期诊断

1.体温上升期

此期为白细胞介素-1作用于POAH神经元或在脑组织内再通过中枢介质引起体温调定点上移，体温调节中枢对体温重新调节，发出调节命令，可通过代谢增加，骨骼肌阵缩（寒战），使产热增加；皮肤血管和立毛肌收缩，使散热减少。因此产热超过散热使体温升高。体温升高的方式有骤升和缓升两种。

（1）骤升型：人体的体温在数小时内达到高热或以上，常伴有寒战。

（2）缓升型：人体的体温逐渐上升在几天内达高峰。

2.高热期

此期为人体的体温达到高峰后的时期，体温调定点已达到新的平衡。

3.体温下降期

此期由于病因已被清除，体温调定点逐渐降到正常，散热超过产热，体温逐渐恢复正常。与体温升高的方式相对应的有两种体温降低的方式。

（1）骤降型：人体的体温在数小时内降到正常，常伴有大汗。

（2）缓降型：人体的体温在几天内逐渐下降到正常。

体温骤升和骤降的发热常见于疟疾、大叶性肺炎、急性肾盂肾炎和输液反应。体温缓升缓降的发热常见于伤寒和结核。

（三）发热的分类诊断

1.急性发热

发热的时间在2周以内为急性发热。

2.慢性发热

发热的时间超过2周为慢性发热。

（四）发热的热型诊断

把不同时间测得的体温数值分别记录在体温单上，将不同时间测得的体温数值按顺序连接起来，形成体温曲线，这些曲线的形态称热型。

1.稽留热

人体的体温维持在高热和以上水平达几天或几周。常见于大叶性肺炎和伤寒高热期。

2.弛张热

人体的体温在1d内都在正常水平以上，但波动范围在2 ℃以上。常见于化脓性感染、风湿热、败血症等。

3.间歇热

人体的体温骤升到高峰后维持几小时，再迅速降到正常，无热的间歇时间持续一到数天，反复出现。常见于疟疾和急性肾盂肾炎等。

4.波状热

人体的体温缓升到高热后持续几天，再缓降到正常，持续几天后再缓升到高热，反复多次。常见于布鲁菌病。

5.回归热

人体的体温骤升到高热后持续几天,再骤降到正常,持续几天后再骤升到高热,反复数次。常见于恶性淋巴瘤和部分恶性组织细胞病等。

6.不规则热

人体的体温可高可低,无规律性。常见于结核病、风湿热等。

三、发热的诊断方法

(一)详细询问病史

1.现病史

(1)起病情况和患病时间:发热的急骤和缓慢,发热持续时间。急性发热常见于细菌、病毒、肺炎支原体、立克次体、真菌、螺旋体及寄生虫感染。其他有结缔组织病、急性白血病、药物热等。长期发热的原因,除中枢性原因外,还可包括以下四大类:①感染是长期发热最常见的原因,常见于伤寒、副伤寒、亚急性感染性心内膜炎、败血症、结核病、阿米巴肝病、黑热病、急性血吸虫病等。在各种感染中,结核病是主要原因之一,特别是某些肺外结核,如深部淋巴结结核、肝结核。②造血系统的新陈代谢率较高,有病理改变时易引起发热,如非白血性白血病、深部恶性淋巴瘤、恶性组织细胞病等。③结缔组织疾病如播散性红斑狼疮,结节性多动脉炎、风湿热等疾病,可成为长期发热的疾病。④恶性肿瘤增长迅速,当肿瘤组织崩溃或附加感染时则可引起长期发热,如肝癌、结肠癌等早期常易漏诊。

(2)病因和诱因:常见的有流行性感冒、其他病毒性上呼吸道感染、急性病毒性肝炎、流行性乙型脑炎、脊髓灰质炎、传染性单核细胞增多症、流行性出血热、森林脑炎、传染性淋巴细胞增多症、麻疹、风疹、流行性腮腺炎、水痘、肺炎支原体肺炎、肾盂肾炎、胸膜炎、心包炎、腹膜炎、血栓性静脉炎、丹毒、伤寒、副伤寒、亚急性感染性心内膜炎、败血症、结核病、黑热病、急性血吸虫病、钩端螺旋体病、疟疾、阿米巴肝病、急性血吸虫病、丝虫病、旋毛虫病、风湿热。药热、血清病、系统性红斑狼疮、皮肌炎、结节性多动脉炎、急性胰腺炎、急性溶血、急性心肌梗死、脏器梗阻或血栓形成,体腔积血或血肿形成,大面积烧伤、白血病、恶性淋巴瘤、癌、肉瘤、恶性组织细胞病、痛风发作、甲状腺危象、重度脱水、热射病、脑出血、白塞病、高温下工作等。

(3)伴随症状:有寒战、结膜充血、口唇疱疹、肝脾大、淋巴结肿大、出血、关节肿痛、皮疹和昏迷等。发热的伴随症状越多,越有利于诊断或鉴别诊断,所以应尽量询问和采集发热的全部伴随症状。寒战常见于大叶肺炎、败血症、急性胆囊炎、急性肾盂肾炎、流行性脑脊髓膜炎、疟疾、钩端螺旋体病、药物热、急性溶血或输血反应等。结膜充血多见于麻疹、咽结膜热、流行性出血热、斑疹伤寒、钩端螺旋体病等。口唇单纯疱疹多出现于急性发热性疾病,如大叶肺炎、流行性脑脊髓膜炎、间日疟、流行性感冒等。淋巴结肿大见于传染性单核细胞增多症、风疹、淋巴结结核、局灶性化脓性感染、丝虫病、白血病、淋巴瘤、转移癌等。

肝脾大常见于传染性单核细胞增多症、病毒性肝炎、肝及胆管感染、布鲁菌病、疟疾、结缔组织病、白血病、淋巴瘤及黑热病、急性血吸虫病等。出血可见于重症感染及某些急性传染病,如流行性出血热、病毒性肝炎、斑疹伤寒、败血症等。也可见于某些血液病,如急性白血病、重型再生障碍性贫血、恶性组织细胞病等。关节肿痛常见于败血症、猩红热、布鲁菌病、风湿热、结缔组织病、痛风等。皮疹常见于麻疹、猩红热、风疹、水痘、斑疹伤寒、风湿热、结缔组织病、药物热等。昏迷发生在发热之后者常见于流行性乙型脑炎、斑疹伤寒、流行性脑脊髓膜炎、中毒性菌痢、中暑等;昏迷发生在发热前者见于脑出血、巴比妥类中毒等。

2.既往史和个人史

如过去曾患的疾病、有无外伤、做过何种手术、预防接种史和过敏史等。个人经历:如居住地、职业、旅游史和接触感染史等。职业:如工种、劳动环境等。发病地区及季节对传染病与寄生虫病的诊治特别重要。某些寄生虫病如血吸虫病、黑热病、丝虫病等有严格的地区性。斑疹伤寒、回归热、白喉、流行性脑脊髓膜炎等流行于冬、春季节;伤寒、乙型脑炎、脊髓灰质炎则流行于夏、秋季节;钩端螺旋体病的流行常见于夏收与秋收季节。麻疹、猩红热、伤寒等急性传染病病愈后常有较牢固的免疫力,第二次发病的可能性甚少。中毒型菌痢、食物中毒的患者发病前多有进食不洁饮食史;疟疾、病毒性肝炎可通过输血传染。阿米巴肝病可有慢性痢疾病史。

(二)仔细全面体检

(1)记录体温曲线:每天记录 4 次体温以此判断热型。

(2)细致、精确、规范、全面和有重点的体格检查。

(三)准确的实验室检查

1.常规检查

包括三大常规(血常规、尿常规和大便常规)、红细胞沉降率和胸部 X 线片。

2.细菌学检查

可根据病情取血、骨髓、尿、胆汁、大便和脓液进行培养。

(四)针对性的特殊检查

1.骨髓穿刺和骨髓活检

对血液系统的肿瘤和骨髓转移癌有诊断意义。

2.免疫学检查

免疫球蛋白电泳、类风湿因子、抗核抗体、抗双链 DNA 抗体等。

3.影像学检查

如超声波、计算机体层成像(CT)和磁共振成像(MRI)下摄像仪检查。

4.淋巴结活检

对淋巴组织增生性疾病的确诊有诊断价值。

5.诊断性探查术

对经过以上检查仍不能诊断的腹腔内肿块可慎重采用。

四、鉴别诊断

(一)急性发热

急性发热是指发热在 2 周以内者。病因主要是感染,其局部定位症状常出现在发热之后。准确的实验室检查和针对性的特殊检查对鉴别诊断有很大的价值。如果发热缺乏定位,白细胞计数不高或减低难以确定诊断的大多为病毒感染。

(二)慢性发热

1.长期发热

长期发热是指中高度发热超过 2 周者。常见的病因有四类:感染、结缔组织疾病、肿瘤和恶性血液病。其中以感染多见。

(1)感染:常见的原因有伤寒、副伤寒、结核、败血症、肝脓肿、慢性胆囊炎、感染性心内膜炎、急性血吸虫病、传染性单核细胞增多症、黑热病等。

感染所致发热的特点:①常伴畏寒和寒战;②白细胞数>$10×10^9$/L、中性粒细胞>80%、杆状核粒细胞>5%,常为非结核感染;③病原学和血清学的检查可获得阳性结果;④抗生素治疗有效。

(2)结缔组织疾病:常见的原因有系统性红斑狼疮、风湿热、皮肌炎、贝赫切特综合征、结节性多动脉炎等。

结缔组织疾病所致发热的特点:①多发于生育期的妇女;②多器官受累、表现多样;③血清中有高滴度的自身抗体;④抗生素治疗无效且易过敏;⑤水杨酸或糖皮质激素治疗有效。

(3)肿瘤:常见各种恶性肿瘤和转移性肿瘤。肿瘤所致发热的特点:无寒战、抗生素治疗无效、伴进行性消瘦和贫血。

(4)恶性血液病:常见于恶性淋巴瘤和恶性组织细胞病。恶性血液病所致发热的特点:常伴肝大、脾大、全血细胞计数减少和进行性衰竭,抗生素治疗无效。

2.慢性低热

慢性低热指低度发热超过 3 周者,常见的病因有器质性和功能性低热。

(1)器质性低热:①感染,常见的病因有结核、慢性泌尿系统感染、牙周脓肿、鼻旁窦炎、前列腺炎和盆腔炎等。注意进行有关的实验室检查和有针对性的特殊检查对鉴别诊断有很大的价值。②非感染性发热,常见的病因有结缔组织疾病和甲状腺功能亢进症(简称甲亢),凭借自身抗体和毛、爪的检查有助于诊断。

(2)功能性低热:①感染后低热,急性传染病等引起高热在治愈后,由于体温调节中枢的功能未恢复正常,低热可持续数周,反复的体检和实验室检查未见异常;②自主神经功能紊乱,多见于年轻女性,一天内体温波动不超过 0.5 ℃,体力活动后体温不升反降,常伴颜面潮红、心悸、手颤、失眠等。并排除其他原因引起的低热后才能诊断。

(刘建军)

第二节　发　绀

一、发绀的概念

发绀是指血液中脱氧血红蛋白增多,使皮肤、黏膜呈青紫色的表现。广义的发绀还包括由异常血红蛋白衍生物(高铁血红蛋白、硫化血红蛋白)所致皮肤黏膜青紫现象。

发绀在皮肤较薄、色素较少和毛细血管丰富的部位如口唇、鼻尖、颊部与甲床等处较为明显,易于观察。

二、发绀的病因、发生机制及临床表现

发绀的原因有血液中还原血红蛋白增多及血液中存在异常血红蛋白衍生物两大类。

(一)血液中还原血红蛋白增多

血液中还原血红蛋白增多引起的发绀,是发绀的主要原因。

血液中还原血红蛋白绝对含量增多。还原血红蛋白浓度可用血氧未饱和度表示,正常动脉血氧未饱和度为5%,静脉内血氧未饱和度为30%,毛细血管中血氧未饱和度约为前两者的平均数。每 1 g 血红蛋白约与 1.34 mL 氧结合。当毛细血管血液的还原血红蛋白量超过 50 g/L(5 g/dL)时,皮肤黏膜即可出现发绀。

1.中心性发绀

由于心、肺疾病导致动脉血氧饱和度(SaO₂)降低引起。发绀的特点是全身性的,除四肢与面颊外,也见于黏膜(包括舌及口腔黏膜)与躯干的皮肤,但皮肤温暖。中心性发绀又可分为肺性发绀和心性混血性发绀两种。

(1)肺性发绀:①病因见于各种严重呼吸系统疾病,如呼吸道(喉、气管、支气管)阻塞、肺部疾病(肺炎、阻塞性肺气肿、弥漫性肺间质纤维化、肺淤血、肺水肿、急性呼吸窘迫综合征)和肺血管疾病(肺栓塞、原发性肺动脉高压、肺动静脉瘘)等。②发生机制是由于呼吸功能衰竭,通气或换气功能障碍,肺氧合作用不足,致使体循环血管中还原血红蛋白含量增多而出现发绀。

(2)心性混血性发绀:①病因见于发绀型先天性心脏病,如法洛四联症、艾森门格综合征等。②发生机制是由于心与大血管之间存在异常通道,部分静脉血未通过肺进行氧合作用,即经异常通道分流混入体循环动脉血中,如分流量超过心排血量的1/3时,即可引起发绀。

2.周围性发绀

由于外周循环血流障碍所致,发绀特点是常见于肢体末梢与下垂部位,如肢端、耳垂与鼻尖。这些部位的皮肤温度低、发凉,若按摩或加温耳垂与肢端,使其温暖,发绀即可消失。此点有助于与中心性发绀相互鉴别,后者即使按摩或加温,发绀也不消失。此型发绀又可分为淤血性周围性发绀、缺血性周围性发绀和真性红细胞增多症 3 种。

(1)淤血性周围性发绀:①病因,如右心衰竭、渗出性心包炎、心包压塞、缩窄性心包炎、局部静脉病变(血栓性静脉炎、上腔静脉综合征、下肢静脉曲张)等;②发生机制是因体循环淤血、周围血流缓慢,氧在组织中被过多摄取所致。

(2)缺血性周围性发绀:①病因常见于重症休克;②发生机制是由于周围血管痉挛收缩,心排血量减少,循环血容量不足,血流缓慢,周围组织血流灌注不足、缺氧,致皮肤黏膜呈青紫、苍白;③局部血液循环障碍,如血栓闭塞性脉管炎、雷诺病、肢端发绀症、冷球蛋白血症、网状青斑、严重受寒等,由于肢体动脉阻塞或末梢小动脉强烈痉挛、收缩,可引起局部冰冷、苍白与发绀。

(3)真性红细胞增多症:所致发绀也属周围性,除肢端外,口唇也可发绀。其发生机制是由于红细胞过多,血液黏稠,致血流缓慢,周围组织摄氧过多,还原血红蛋白含量增高所致。

3.混合性发绀

中心性发绀与周围性发绀并存,可见于心力衰竭(左心衰竭、右心衰竭和全心衰竭),因肺淤血或支气管-肺病变,致血液在肺内氧合不足,以及周围血流缓慢、毛细血管内血液脱氧过多所致。

(二)异常血红蛋白衍化物

血液中存在着异常血红蛋白衍化物(高铁血红蛋白、硫化血红蛋白),较少见。

1.药物或化学物质中毒所致的高铁血红蛋白血症

(1)发生机制:由于血红蛋白分子的二价铁被三价铁所取代,致使失去与氧结合的能力,当血液中高铁血红蛋白含量达 30 g/L 时,即可出现发绀。此种情况通常由伯氨喹、亚硝酸盐、氯酸钾、碱式硝酸铋、磺胺类、苯丙砜、硝基苯、苯胺等中毒引起。

(2)临床表现:其发绀特点是急骤出现,暂时性,病情严重,经过氧疗青紫不减,抽出的静脉血呈深棕色,暴露于空气中也不能转变成鲜红色,若静脉注射亚甲蓝溶液、硫代硫酸钠或大剂量维生素C,均可使青紫消退。分光镜检查可证明血中高铁血红蛋白的存在。由于大量进食含有亚硝酸盐的变质蔬菜而引起的中毒性高铁血红蛋白血症,也可出现发绀,称肠源性青紫症。

2.先天性高铁血红蛋白血症

患者自幼即有发绀,有家族史,而无心肺疾病及引起异常血红蛋白的其他原因,身体一般健康状况较好。

3.硫化血红蛋白血症

(1)发生机制:硫化血红蛋白并不存在于正常红细胞中。凡能引起高铁血红蛋白血症的药物或化学物质也能引起硫化血红蛋白血症,但患者须同时有便秘或服用硫化物(主要为含硫的氨基酸),在肠内形成大量硫化氢为先决条件。所服用的含氮化合物或芳香族氨基酸则起触媒作用,使硫化氢作用于血红蛋白,而生成硫化血红蛋白,当血中含量达 5 g/L 时,即可出现发绀。

(2)临床表现:发绀的特点是持续时间长,可达几个月或更长时间,因硫化血红蛋白一经形成,不论是在体内还是在体外均不能恢复为血红蛋白,而红细胞寿命仍正常;患者血液呈蓝褐色,分光镜检查可确定硫化血红蛋白的存在。

三、发绀的伴随症状

(一)发绀伴呼吸困难

常见于重症心、肺疾病和急性呼吸道阻塞、气胸等;先天性高铁血红蛋白血症和硫化血红蛋白血症虽有明显发绀,但一般无呼吸困难。

(二)发绀伴杵状指(趾)

病程较长后出现,主要见于发绀型先天性心脏病及某些慢性肺内部疾病。

(三)急性起病伴意识障碍和衰竭

见于某些药物或化学物质急性中毒、休克、急性肺部感染等。

(刘建军)

第三节　呼吸困难

正常人平静呼吸时,其呼吸运动无须费力,也不易察觉。呼吸困难尚无公认的明确定义,通常是指伴随呼吸运动所出现的主观不适感,如感到空气不足、呼吸费劲等。体格检查时可见患者用力呼吸,辅助呼吸肌参加呼吸运动,如张口、抬肩,并可出现呼吸频率、深度和节律的改变。严重呼吸困难时,可出现鼻翼翕动、发绀,患者被迫采取端坐位。许多疾病可引起呼吸困难,如呼吸系统疾病、心血管疾病、神经肌肉疾病、肾脏疾病、内分泌疾病、血液系统疾病、类风湿疾病及精神情绪改变等。正常人运动量过大时也会出现呼吸困难。

一、呼吸困难的临床类型

(一)肺源性呼吸困难

肺源性呼吸困难的两个主要原因是肺或胸壁顺应性降低引起的限制性缺陷和气流阻力增加

引起的阻塞性缺陷。限制性呼吸困难的患者(如肺纤维化或胸廓变形)在休息时可无呼吸困难,但当活动使肺通气接近其最大受限的呼吸能力时,就有明显的呼吸困难。阻塞性呼吸困难的患者(如阻塞性肺气肿或哮喘),即使是在休息时,也可因努力增加通气而致呼吸困难,且呼吸费力而缓慢,尤其是在呼气时。尽管详细询问呼吸困难感觉的特性和类型有助于鉴别限制性和阻塞性呼吸困难,然而这些肺功能缺陷常是混合的,呼吸困难可显示出混合和过渡的特征。体格检查和肺功能测定可补充得之于病史的详细信息。体格检查有助于显示某些限制性呼吸困难的原因(如胸腔积液、气胸),肺气肿和哮喘的体征有助于确定其基础的阻塞性肺病的性质和严重程度。肺功能检查可提供限制性或气流阻塞存在的数据,可与正常值或同一患者不同时期的数据做比较。

(二)心源性呼吸困难

在心力衰竭早期,心排血量不能满足活动期间的代谢增加,因而组织和大脑酸中毒使呼吸运动大大增强,患者过度通气。各种反射因素,包括肺内牵张感受器,也可促成过度通气,患者气短,常伴有乏力、窒息感或胸骨压迫感。其特征是"劳力性呼吸困难",即在体力运动时发生或加重,休息或安静状态时缓解或减轻。

在心力衰竭后期,肺充血水肿,僵硬的肺脏通气量降低,通气用力增加。反射因素,特别是肺泡-毛细血管间隔内毛细血管旁感受器,有助于肺通气的过度增加。心力衰竭时,循环缓慢是主要原因,呼吸中枢酸中毒和低氧起重要作用。端坐呼吸是在患者卧位时发生的呼吸不舒畅,迫使患者取坐位。其原因是卧位时回流入左心的静脉血增加,而衰竭的左心不能承受这种增加的前负荷,其次是卧位时呼吸用力增加。端坐呼吸有时发生于其他心血管疾病,如心包积液。急性左心功能不全患者常表现为阵发性呼吸困难。其特点是多在夜间熟睡时,因呼吸困难而突然憋醒,胸部有压迫感,被迫坐起,用力呼吸。轻者短时间后症状消失,称为夜间阵发性呼吸困难。病情严重者,除端坐呼吸外,尚可有冷汗、发绀、咳嗽、咳粉红色泡沫样痰,心率加快,两肺出现哮鸣音、湿啰音,称为心源性哮喘。它是由于各种心脏病发生急性左心功能不全,导致急性肺水肿所致。

(三)中毒性呼吸困难

糖尿病酸中毒产生一种特殊的深大呼吸类型,然而,由于呼吸能力储存完好,故患者很少主诉呼吸困难。由于尿毒症患者酸中毒、心力衰竭、肺水肿和贫血联合作用造成严重气喘,患者可主诉呼吸困难。急性感染时呼吸加快,是由于体温增高及血中毒性代谢产物刺激呼吸中枢引起的。吗啡、巴比妥类药物急性中毒时,呼吸中枢受抑制,使呼吸缓慢,严重时出现潮式呼吸或间停呼吸。

(四)血源性呼吸困难

由于红细胞携氧量减少,血含氧量减低,引起呼吸加快,常伴有心率加快。发生于大出血时的急性呼吸困难是一个需立即输血的严重指征。呼吸困难也可发生于慢性贫血,除非极度贫血,否则呼吸困难仅发生于活动期间。

(五)中枢性呼吸困难

颅脑疾病或损伤时,呼吸中枢受到压迫或供血减少,功能降低,可出现呼吸频率和节律的改变。例如:病损位于间脑及中脑上部时出现潮式呼吸;中脑下部与脑桥上部受累时出现深快均匀的中枢型呼吸;脑桥下部与延髓上部病损时出现间停呼吸;累及延髓时出现缓慢不规则的延髓型呼吸,这是中枢呼吸功能不全的晚期表现;叹气样呼吸或抽泣样呼吸常为呼吸停止的先兆。

(六)精神性呼吸困难

癔症时,其呼吸困难主要特征为呼吸浅表频速,患者常因过度通气而发生胸痛、呼吸性碱中毒。易出现手足搐搦症。

二、呼吸困难的诊断思维

根据呼吸困难多种多样的临床表现可引导出对某些疾病的诊断思维。以下可供参考。

(一)呼吸频率

每分钟呼吸超过 24 次称为呼吸频率加快,见于呼吸系统疾病、心血管疾病、贫血、发热等。每分钟呼吸少于 10 次称为呼吸频率减慢,是呼吸中枢受抑制的表现,见于麻醉安眠药物中毒、颅内压增高、尿毒症、肝性脑病等。

(二)呼吸深度

呼吸加深见于糖尿病及尿毒症酸中毒;呼吸变浅见于肺气肿、呼吸肌麻痹及镇静剂过量。

(三)呼吸节律

潮式呼吸和间停呼吸见于中枢神经系统疾病和脑部血液循环障碍,如颅内压增高、脑炎、脑膜炎、颅脑损伤、尿毒症、糖尿病昏迷、心力衰竭、高山病等。

(四)年龄性别

儿童呼吸困难应多注意呼吸道异物、先天性疾病、急性感染等;青壮年则应想到胸膜疾病、风湿性心脏病、结核;老年人应多考虑冠心病、肺气肿、肿瘤等。癔症性呼吸困难较多见于年轻女性。

(五)呼吸时限

吸气性呼吸困难多见于上呼吸道不完全阻塞,如异物、喉水肿、喉癌等,也见于肺顺应性降低的疾病,如肺间质纤维化、广泛炎症、肺水肿等。呼气性呼吸困难多见于下呼吸道不完全阻塞,如慢性支气管炎、支气管哮喘、肺气肿等。大量胸腔积液、气胸、呼吸肌麻痹、胸廓限制性疾病则呼气、吸气均感困难。

(六)起病缓急

呼吸困难缓起者包括心肺慢性疾病,如肺结核、肺尘埃沉着病、肺气肿、肺肿瘤、肺纤维化、冠心病、先心病等。呼吸困难发生较急者有肺水肿、肺不张、呼吸系统急性感染、迅速增长的大量胸腔积液等。突然发生严重呼吸困难者有呼吸道异物、张力性气胸、大块肺梗死、成人呼吸窘迫综合征等。

(七)患者姿势

端坐呼吸见于充血性心力衰竭患者;一侧大量胸腔积液患者常喜卧向患侧;重度肺气肿患者常静坐而缓缓吹气;心肌梗死患者常叩胸做痛苦貌。

(八)劳力活动

劳力性呼吸困难是左心衰竭的早期症状,肺尘埃沉着症、肺气肿、肺间质纤维化、先天性心脏病往往也以劳力性呼吸困难为早期表现。

(九)职业环境

接触各类粉尘的职业是诊断肺尘埃沉着病的基础;饲鸽者、种蘑菇者发生呼吸困难时应考虑外源性过敏性肺泡炎。

（十）伴随症状

伴咳嗽、发热者考虑支气管-肺部感染；伴神经系统症状者注意脑及脑膜疾病或转移性肿瘤；伴霍纳综合征者考虑肺尖瘤；伴上腔静脉综合征者考虑纵隔肿块；触及颈部皮下气肿时立即想到纵隔气肿。

（程邦春）

第四节 咳嗽与咳痰

咳嗽是一种保护性反射动作，借以将呼吸道的异物或分泌物排出。但长期、频繁、剧烈的咳嗽影响工作与休息，则失去其保护性意义，属于病理现象。咳痰是凭借咳嗽动作将呼吸道内病理性分泌物或渗出物排出口腔外的病态现象。

一、咳嗽常见病因

主要为呼吸道与胸膜疾病。

（一）呼吸道疾病

从鼻咽部到小支气管整个呼吸道黏膜受到刺激时均可引起咳嗽，而刺激效应以喉部杓状间腔和气管分叉部的黏膜最敏感。呼吸道各部位受到刺激性气体、烟雾、粉尘、异物、炎症、出血、肿瘤等刺激时均可引起咳嗽。

（二）胸膜疾病

胸膜炎、胸膜间皮瘤、胸膜受到损伤或刺激（如自发性或外伤性气胸、血胸、胸膜腔穿刺）等均可引起咳嗽。

（三）心血管疾病

如二尖瓣狭窄或其他原因所致左心功能不全引起的肺淤血与肺水肿，或因右心或体循环静脉栓子脱落引起肺栓塞时，肺泡及支气管内有漏出物或渗出物，刺激肺泡壁及支气管黏膜，出现咳嗽。

（四）胃食管反流病

胃反流物对食管黏膜的刺激和损伤，少数患者以咳嗽与哮喘为首发或主要症状。

（五）神经精神因素

呼吸系统以外器官的刺激经迷走、舌咽和三叉神经与皮肤的感觉神经纤维传入，经喉下、膈神经与脊神经分别传到咽、声门、膈等，引起咳嗽；神经症，如习惯性咳嗽、癔症等。

二、咳痰的常见病因

主要见于呼吸系统疾病，如急慢性支气管炎、支气管哮喘、支气管肺癌、支气管扩张、肺部感染（包括肺炎、肺脓肿等）、肺结核、过敏性肺炎等。另外，还可见于心功能不全所致肺淤血、肺水肿及白血病、风湿热等所致的肺浸润等。

三、咳嗽的临床表现

为判断其临床意义，应注意详细了解下述内容。

(一)咳嗽的性质

咳嗽无痰或痰量甚少,称为干性咳嗽,常见于急性咽喉炎、支气管炎的初期、胸膜炎、轻症肺结核等。咳嗽伴有痰液时,称为湿性咳嗽,常见于肺炎、慢性支气管炎、支气管扩张、肺脓肿及空洞型肺结核等疾病。

(二)咳嗽出现的时间与规律

突然出现的发作性咳嗽,常见于吸入刺激性气体所致急性咽喉炎与气管-支气管炎、气管与支气管异物、百日咳、支气管内膜结核、气管或气管分叉部受压迫刺激等。长期慢性咳嗽,多见于呼吸道慢性病,如慢性支气管炎、支气管扩张、肺脓肿和肺结核等。

周期性咳嗽可见于慢性支气管炎或支气管扩张,且往往于清晨起床或夜晚卧下时(即体位改变时)咳嗽加剧;卧位咳嗽比较明显的可见于慢性左心功能不全;肺结核患者常有夜间咳嗽。

(三)咳嗽的音色

音色指咳嗽声音的性质和特点。

(1)咳嗽声音嘶哑:多见于喉炎、喉结核、喉癌和喉返神经麻痹等。

(2)金属音调咳嗽:见于纵隔肿瘤、主动脉瘤或支气管癌、淋巴瘤、结节病压迫气管等。

(3)阵发性连续剧咳伴有高调吸气回声(犬吠样咳嗽):见于百日咳、会厌、喉部疾病和气管受压等。

(4)咳嗽无声或声音低微:可见于极度衰弱的患者或声带麻痹。

四、痰的性状及临床意义

痰的性质可分为黏液性、浆液性、脓性、黏液脓性、血性等。急性呼吸道炎症时痰量较少,多呈黏液性或黏液脓性;慢性阻塞性肺疾病时,多为黏液泡沫样痰,当痰量增多且转为脓性,常提示急性加重;支气管扩张、肺脓肿、支气管胸膜瘘时痰量较多,清晨与晚睡前增多,且排痰与体位有关,痰量多时静置后出现分层现象:上层为泡沫、中层为浆液或浆液脓性、底层为坏死组织碎屑;肺炎链球菌肺炎可咳铁锈色痰;肺厌氧菌感染,脓痰有恶臭味;阿米巴性肺脓肿咳巧克力色痰;肺水肿咳粉红色泡沫样痰;肺结核、肺癌常咳血痰;黄绿色或翠绿色痰,提示铜绿假单胞菌感染;痰白黏稠,牵拉成丝难以咳出,提示有白念珠菌感染。

五、咳嗽与咳痰的伴随症状

(1)咳嗽伴发热:见于呼吸道(上、下呼吸道)感染、胸膜炎、肺结核等。

(2)咳嗽伴胸痛:多见于肺炎、胸膜炎、自发性气胸、肺梗死和支气管肺癌。

(3)咳嗽伴呼吸困难:见于喉炎、喉水肿、喉肿瘤、支气管哮喘、重度慢性阻塞性肺疾病、重症肺炎和肺结核、大量胸腔积液、气胸、肺淤血、肺水肿、气管与支气管异物等。呼吸困难严重时引起动脉血氧分压降低(缺氧)出现发绀。

(4)咳嗽伴大量脓痰:见于支气管扩张、肺脓肿、肺囊肿合并感染和支气管胸膜瘘等。

(5)咳嗽伴咯血:多见于肺结核、支气管扩张、支气管肺癌、二尖瓣狭窄、肺含铁血黄素沉着症、肺出血肾炎综合征等。

(6)慢性咳嗽伴杵状指(趾):主要见于支气管扩张、肺脓肿、支气管肺癌和脓胸等。

(7)咳嗽伴哮鸣音:见于支气管哮喘、慢性支气管炎喘息型、弥漫性支气管炎、心源性哮喘、气管与支气管异物、支气管肺癌引起气管与大气管不完全阻塞等。

(8)咳嗽伴剑突下烧灼感、反酸、饭后咳嗽明显:提示为胃-食管反流性咳嗽。

(程邦春)

第五节 胸 痛

胸痛主要由胸部疾病引起,少数由其他部位的病变所致,心血管系统疾病是胸痛的常见原因,但其他部位的疾病也可引起胸痛症状,如肝脓肿等。因痛阈个体差异性大,胸痛的程度与原发疾病的病情轻重并不完全一致。

一、病因

(一)胸壁疾病
肋软骨炎、带状疱疹、流行性肌炎、颈胸椎疾病、胸部外伤、肋间神经痛和肋骨转移瘤。

(二)呼吸系统疾病
胸膜炎、肺炎、支气管肺癌和气胸。

(三)纵隔疾病
急性纵隔炎、纵隔肿瘤、纵隔气肿。

(四)心血管疾病
心绞痛、心肌梗死、心包炎、胸主动脉瘤、肺栓塞和夹层动脉瘤等。

(五)消化系统疾病
食管炎、胃十二指肠溃疡、胆囊炎、胰腺炎等。

(六)膈肌疾病
膈疝、膈下脓肿。

(七)其他
骨髓瘤、白血病胸骨浸润、心脏神经症等。

二、临床表现

(一)发病年龄
青壮年胸痛,应注意结核性胸膜炎、自发性气胸、心肌炎、心肌病、风湿性心瓣膜病;年龄在40岁以上的患者还应注意心绞痛、心肌梗死与肺癌。

(二)胸痛部位
(1)局部有压痛,炎症性疾病,尚伴有局部红、肿、热表现。

(2)带状疱疹是成簇水疱沿一侧肋间神经分布伴剧痛,疱疹不越过体表中线。

(3)非化脓性肋骨软骨炎多侵犯第1~2肋软骨,对称或非对称性,呈单个或多个肿胀隆起,局部皮色正常,有压痛,咳嗽、深呼吸或上肢大幅度活动时疼痛加重。

(4)食管及纵隔病变,胸痛多位于胸骨后,进食或吞咽时加重。

(5)心绞痛和心肌梗死的疼痛多在心前区与胸骨后或剑突下,疼痛常放射至左肩、左臂内侧,达环指与小指,也可放射于左颈与面颊部,患者误认为牙痛。

(6)夹层动脉瘤疼痛位于胸背部,向下放射至下腹、腰部及两侧腹股沟和下肢。

(7)自发性气胸、胸膜炎和肺梗死的胸痛多位于患侧腋前线与腋中线附近,后二者如累及肺底、膈胸膜,则疼痛也可放射于同侧肩部。肺尖部肺癌(肺上沟癌、Pancoast 癌)以肩部、腋下痛为主,疼痛向上肢内侧放射。

(三)胸痛性质

(1)带状疱疹呈刀割样痛或灼痛,剧烈难忍。

(2)食管炎则为烧灼痛。

(3)心绞痛呈绞窄性并有重压窒息感。

(4)心肌梗死则疼痛更为剧烈并有恐惧、濒死感。

(5)纤维素性胸膜炎常呈尖锐刺痛或撕裂痛。

(6)肺癌常为胸部闷痛,而 Pancoast 癌则呈火灼样痛,夜间尤甚。

(7)夹层动脉瘤为突然发生胸背部难忍撕裂样剧痛。

(8)肺梗死也为突然剧烈刺痛或绞痛。常伴呼吸困难及发绀。

(四)持续时间

(1)平滑肌痉挛或血管狭窄缺血所致疼痛为阵发性。

(2)炎症、肿瘤、栓塞或梗死所致疼痛呈持续性。如心绞痛发作时间短暂,而心肌梗死疼痛持续时间很长且不易缓解。

(五)影响胸痛因素

影响胸痛因素包括诱因、加重与缓解。劳累、体力活动、精神紧张可诱发心绞痛发作,休息、含服硝酸甘油或硝酸异山梨酯,可使心绞痛缓解,而对心肌梗死疼痛则无效。胸膜炎和心包炎患者的胸痛则可因深呼吸和咳嗽而加剧。反流性食管炎的胸骨后灼痛,饱餐后出现,仰卧或俯卧位加重,服用抗酸剂和促动力药多潘立酮或西沙必利后可减轻或消失。

三、胸痛伴随症状

(1)胸痛伴吞咽困难或咽下痛者,提示食管疾病,如反流性食管炎。

(2)胸痛伴呼吸困难者,提示较大范围病变,如大叶性肺炎、自发性气胸、渗出性胸膜炎和肺栓塞等。

(3)胸痛伴面色苍白、大汗、血压下降或休克表现时,多考虑心肌梗死、夹层动脉瘤、主动脉窦瘤破裂和大块肺栓塞等。

(胡智涛)

第六节　食　欲　缺　乏

食欲是对食物的一种欲望,是由过去进食经验的条件反射所形成。良好的食欲是健康标志之一。食欲缺乏或称食欲减退,是指对食物缺乏需求欲望,缺乏进食欲望,是临床上最常见的症状之一。症状可轻可重,可以是不良情绪引起的一过性不适,也可以是严重疾病的表现之一,严重的食欲缺乏称为厌食。

一、病因

(一)器质性疾病

1.胃肠疾病

急慢性胃炎、幽门梗阻、胃大部或全切术后、急性肠炎、胃癌、阑尾炎、炎性肠病等。

2.肝胆胰疾病

急慢性肝炎、肝癌、胆道系统炎症和结石、慢性胰腺炎、胰腺癌。

3.内分泌疾病

甲状腺功能减退症、垂体功能减退症、肾上腺皮质功能减退症。

4.感染性疾病

结核性腹膜炎、肠道寄生虫病。

5.晚期恶性肿瘤

如胃癌、肝癌、胰腺癌、膀胱癌等,也可以是某些癌肿比较早期出现的症状之一,如胃癌。

6.肾衰竭

食欲缺乏可以是其主要症状之一。

7.代谢紊乱

如严重低钠或低钾血症、氮质血症、甲状旁腺功能亢进症、高钙血症、维生素D摄入过多等。

8.药物不良反应

如强心苷、奎宁、氯喹、磺胺类、四环素、各种抗癌化学治疗药等。

9.其他

过度吸烟、慢性酒精中毒等。

(二)功能性障碍

功能性障碍主要是指一些情绪因素,如忧郁、恐吓、发怒、沮丧等不良情绪,使食欲减退。神经性厌食则是精神异常所致摄入显著减少的一种病理状态。另外,一些外界因素,如食物味道很差、就餐环境恶劣等均可使食欲减退,但这不属于病理范畴。

二、诊断要点

食欲减退在临床上很常见,功能障碍和多种器质性疾病都可引起,还有许多一过性不良情绪引起者,其症状本身对诊断和鉴别诊断缺乏特征性意义,必须深入仔细询问病史、搜集其他伴随症状、全面查体,配合各种检查才能做出诊断。

(一)病史

如果就餐条件和食物调味改善食欲即恢复,多是外界因素所致。有明显心理和精神因素为诱因,食欲随情绪改善而迅速恢复,则是一过性情绪不良,也不属于疾病范畴,追踪观察即可明确此判断。但如果症状持续存在,或超过2周,则应考虑可能是某些疾病的表现。如患者有严重精神障碍或曾有要减轻体质量的强烈欲望,有明显体质量减轻,而又未能发现器质性疾病存在,要警惕神经性厌食的可能。

中年以上的男性患者,不明原因的顽固性厌食,要注意胃癌的可能,女性患者则更多考虑到神经性厌食。食欲缺乏缓慢发生,病程长,考虑如慢性萎缩性胃炎等,而病程短、进展迅速,则更多想到胃癌的可能。

伴随症状可提示食欲缺乏的原因。伴有呃气、上腹饱胀、上腹隐痛,多考虑上消化道疾病如胃炎、功能性消化不良等;伴明显厌油、乏力、发热、黄疸,首先考虑肝胆系统疾病;伴右上腹疼痛,可能是胆道感染;伴乏力、怕冷、性功能下降,要怀疑一些内分泌疾病,如甲状腺功能减退症、肾上腺皮质功能减退症,女性要考虑希恩综合征。因为许多药物可引起食欲缺乏,因此,必须强调深入仔细地询问患者的用药史。停药后食欲即恢复,可证明食欲减退是由药物不良反应所致。

(二)体征

出现胃型和振水声,多由幽门梗阻所致。厌食伴黄疸、肝大、肝区叩痛者,首先考虑黄疸型肝炎;有肝脾大、蜘蛛痣者,多见于慢性肝炎或肝硬化;伴周身水肿,尤颜面部为主者,多见于慢性肾功能不全;水肿以下肢明显、心脏扩大、肝大者,是充血性心力衰竭的表现。皮肤黏膜色素沉着,应注意慢性肾上腺皮质功能减退症。

(三)辅助检查

1.血常规

了解患者有无贫血及其程度,白细胞计数与分类对感染的诊断有意义。

2.粪便检查

了解有无肠道感染,粪便隐血阳性,提示消化道出血。若持续阳性,应注意胃肠道恶性肿瘤。

3.尿常规

低比重尿见于肾功能不全,尿 pH 低见于酸中毒,pH 高多见于尿路感染。

4.生化检查

AFP 有助于原发性肝癌的诊断,CEA 升高则见于多种胃肠道肿瘤。肝功能试验可协助诊断急慢性肝炎、肝硬化。

(四)器械检查

胃镜对胃炎、消化性溃疡、胃癌等具有重要诊断价值,超声波等影像学检查有助于肝硬化、肝癌、胆道和胰腺疾病的诊断。

三、鉴别诊断

(一)畏食

畏食指患者食欲正常,仅由于摄入时口咽部疼痛、咽下困难或进食后引起上腹疼痛等而不愿意进食,见于口咽炎症、溃疡、牙病、食管梗阻、急性胃炎、胃大部切除术后倾倒综合征等。耐心询问,让患者理解畏食与食欲缺乏的区别后回答提问,并仔细查体,可做出畏食的判断。

(二)急性肝炎

食欲缺乏是早期即出现的主要症状之一,可出现于黄疸发生之前,伴有明显厌油、恶心、乏力,查体有黄疸、肝区叩痛、肝大,结合实验室检查肝功能试验不难诊断。

(三)慢性肝炎和肝硬化

有慢性肝病史,除长期不同程度食欲缺乏外,常见乏力、肝区隐痛不适,查体发现皮肤晦暗,可有黄疸、蜘蛛痣、肝掌、肝脏轻度大或缩小,质地充实感,脾大,结合实验室、影像学检查有助于诊断。

(四)胃癌

中年以上,男性更常见,食欲缺乏可先于其他症状,进行性加重,逐渐伴有体质量下降、上腹不适、黑便或大便隐血持续阳性,中、晚期患者查体可发现腹部包块,左锁骨上淋巴结肿大,胃镜检查可明确诊断。

(五)神经性厌食

神经性厌食是一种较严重的神经症,女性多见,患者多伴有严重的精神障碍,如强迫观念、抑郁、妄想等,对于肥胖和体形常过分担心,有或曾经有要减轻体质量的异常欲望,其主要特征是查不出器质性疾病,但厌食严重伴体质量减轻。有些患者的异常表现还有阵发性疯狂进食,偷吃食物后又诱发呕吐或欲使食物排泻掉而服泻药的行为。尽管患者已营养不良,却常常表现得兴奋、警觉性强、精神状态尚好。需要注意鉴别的是,一些严重的食欲缺乏也可引起精神障碍,因此,在诊断神经性厌食前,务必仔细检查排除器质性疾病。

四、治疗

(1)治疗原发病。

(2)对一时未找到原发疾病者,密切观察随访,在未明确诊断前,不要滥用消食片、胃酶等药物。

(3)停用或调整某些药物,消除药物不良反应所致食欲缺乏。

(4)对晚期癌症或不良情绪、忧郁等的患者,精神治疗辅以助消化药物,适当参加体育活动,改善食品调味等对增加食欲有一定帮助。

(褚士伍)

第七节 腹 痛

腹痛为最常见消化系统疾病症状之一,不仅为腹腔脏器疾病的主要表现,也为某些腹腔外、全身性疾病常见症状。根据起病缓急、病程长短可分为急性与慢性腹痛。腹痛的机制极其复杂,可能因空腔脏器张力改变或穿孔,实质器官损伤与被膜牵张,腹膜或腹膜后组织炎症、浸润,以及胃肠道缺血等引起。尚可因腹腔外脏器的炎症牵涉到腹部或因精神神经因素诱致。因此,腹痛的诊断与鉴别涉及复杂的病理生理改变,常需依靠医师渊博的学识和丰富的临床经验。

一、病因

(一)急性腹痛

1.腹膜炎症

多由胃肠穿孔引起,少部分为自发性腹膜炎。

2.腹腔器官急性炎症

如急性胃炎、急性肠炎、急性胰腺炎、急性出血坏死性肠炎、急性胆囊炎等。

3.空腔脏器阻塞或扩张

如肠梗阻、胆道结石、胆道蛔虫病、泌尿系统结石和梗阻等。

4.脏器扭转或破裂

如肠扭转、肠绞窄、肠系膜或大网膜扭转、卵巢扭转、肝破裂、脾破裂、异位妊娠破裂等。

5.腹腔内血管阻塞

如缺血性肠病、夹层腹主动脉瘤等。

6.胸腔疾病所致的腹部牵涉性痛

如肺炎、肺梗死、心绞痛、心肌梗死、急性心包炎、胸膜炎、食管裂孔疝等。

7.腹壁疾病

如腹壁挫伤、脓肿及腹壁带状疱疹等。

8.全身性疾病所致的腹痛

如腹型过敏性紫癜、腹型风湿热、尿毒症、铅中毒、血卟啉病等。

(二)慢性腹痛

1.腹腔内脏器的慢性炎症

如反流性食管炎、慢性胃炎、慢性胆囊炎及胆道感染、慢性胰腺炎、结核性腹膜炎、慢性溃疡性结肠炎、克罗恩病等。

2.空腔脏器的张力变化

如胃肠痉挛或胃肠、胆道运动障碍等。

3.溃疡

如胃、十二指肠溃疡。

4.腹腔内脏器的扭转或梗阻

如慢性胃、肠扭转。

5.脏器包膜的牵张

实质性器官因病变肿胀,导致包膜张力增加而发生的腹痛,如肝淤血、肝炎、肝脓肿、肝癌等。

6.中毒与代谢障碍

如铅中毒、尿毒症。

7.肿瘤压迫及浸润

以恶性肿瘤居多,可能与肿瘤不断长大,压迫、浸润与累及感觉神经有关。

8.胃肠神经功能紊乱

如胃肠神经症。

二、诊断方法

(一)病史

1.一般资料

年龄不同引起腹痛的原因也不同,如幼年期以肠蛔虫、肠套叠、疝嵌顿等肠道病变为主;青年期以溃疡病、胆道蛔虫、阑尾炎多见;中老年则以胆囊炎、胰腺炎、恶性肿瘤及血管病变居多。女性尚应注意盆腔器官的炎症与肿瘤。

2.腹痛的特点

应通过问诊归纳出腹痛的病因与诱因,腹痛的性质和程度,腹痛的定位与放射部位,腹痛的病程与时间,特别是与进食、排便等的关系;同时注意腹痛伴随的症状,如发热、呕吐、腹泻等。

(二)体征

1.全身检查

体温、脉搏、呼吸、血压等可以反映病情严重度,神态、体位、面色、表情、出汗等更有助于病变性质、程度的判断。卧位屈膝、不愿移动多为腹膜炎；双手捧腹、辗转不安多为腹绞痛，黄染、紫癜、淋巴结肿大、直肠指检等对诊断均有重要价值。

2.腹部检查

腹部视听叩触是诊断的重要方法，应注意观察腹部外形及腹式呼吸；听诊肠鸣至少 1 min，注意异常血管杂音；叩诊应了解移动性浊音和局限性叩浊，肝浊音是否消失；触诊应注意压痛、肌张力、反跳痛，并可了解受损的脏器部位及腹膜刺激状态，确定有否包块、腹水，直肠和腹股沟的检查，必须强调防止病变遗漏。

（三）实验室检查和特殊检查

腹痛涉及的病因复杂，诊断性检查应根据病史、查体等临床资料综合分析之后进行部署。

1.三大常规

血白细胞计数和分类在急性腹痛时多有升高，明显的中性粒细胞计数升高提示细菌感染或化脓性病变。嗜酸性粒细胞升高提示寄生虫感染或变态反应性炎症。尿常规检查对泌尿系统病变最有价值，尿糖及淀粉酶检查对原发疾病诊断意义重大。大便隐血检查对消化道出血疾病也十分重要，镜检发现阿米巴、寄生虫卵对腹痛鉴别诊断也有价值。

2.影像学检查

X 线检查，立位腹部照片显示游离气体，可确定胃肠穿孔；肠腔积气提示肠梗阻，胰腺区或腹腔内钙化影对诊断慢性胰腺炎或腹腔结核有利，而腹脂线消失应考虑腹膜炎；X 线钡餐及灌肠可检出消化道病变；B 超图像对肝胆脾肾脏及胰腺病变的诊断可提供重要线索；胃肠内镜检查常对胃肠病变有确诊价值。

3.其他

血生化检查如血卟啉加尿卟啉检查对血卟啉病有确诊意义，各种肿瘤标志物中以 AFP 诊断肝癌意义最大，CA19-9 对胰腺癌次之，CA125 对腺瘤及卵巢癌也属重要，其他如 CEA 也有参考意义。腹腔穿刺液检查对腹痛、腹水常有确诊意义，诸如结核性腹膜炎、腹膜癌肿，以及内出血等；B 超介导下的各种穿刺也可用于肝、胰等器官疾病的诊断。

三、鉴别诊断

（一）急性腹痛

一般需要及时、正确的诊断，以确定内科或外科治疗的方向。

1.内脏急性炎症或肿胀

起病不一定急剧，但进展较迅速，腹痛部位与炎症部位相当，多为钝痛、胀痛伴以器官受累的相应体征。有感染的全身症状和血象升高等，常见疾病有急性阑尾炎、急性胆囊炎、胆石症、胆道蛔虫，以及急性胰腺炎、肠道憩室炎（如 Mechel 憩室炎）、急性盆腔炎等。

2.内脏急性穿孔或破裂

典型者起病急骤，进展迅猛，多迅速累及全腹形成全腹膜炎。腹痛多剧烈而持续，呈剧烈刀割样疼痛，常伴全身中毒症状及休克、腹膜刺激征、腹腔积气及移动性浊音。X 线可及时发现空腔脏器穿孔所致膈下游离气体，常见疾病有胃十二指肠溃疡穿孔、伤寒或 Mechel 憩室或肠淋巴瘤穿孔、肝癌破裂、脾破裂、宫外孕破裂及卵泡破裂等。

3.空腔脏器急性梗阻或扭转

起病急骤，阵发性绞痛，伴以恶心、呕吐、腹胀，腹部压痛明显，可触及包块或肠型，持续而严重者可能有腹膜刺激征与休克。主要有肠梗阻、肠扭转、肠套叠、输尿管结石及卵巢囊肿扭转等。

4.急性缺血

多为腹中部内脏性疼痛,持续发展可致躯体性疼痛,腹痛部位变得与器官病变相当。伴恶心、呕吐甚至便血,可有腹膜刺激及肠麻痹,主要有肠系膜动脉栓塞和肠系膜血栓形成。

(二)慢性腹痛

鉴别诊断极为复杂,应特别注意腹腔外全身性病变引起的腹痛,注意器官性与功能性疾病的鉴别。

1.慢性炎症或溃疡

起病缓慢,反复发作,程度一般不重。空腔脏器病变多为阵发性、节律性的规律,而实质脏器则为持续性隐痛或钝痛。常见疾病有胃十二指肠溃疡、炎症、肠结核、肠憩室炎、克罗恩病、溃疡性结肠炎,应特别注意子宫内膜异位、盆腔炎、肠系膜淋巴结炎等。

2.肿瘤性病变

肿瘤持续生长可致空腔脏器梗阻、实质脏器包膜伸张,以及神经受压症状,伴以相应功能障碍。常见肿瘤如胃癌、结肠癌、肝癌、胆道肿瘤及胰腺癌,多有明显消瘦、食欲缺乏,腹痛多为持续性,后期可触及包块。

3.慢性缺血性病变

可因动脉硬化导致胃肠道供血不足,形成肠绞痛或缺血性肠病,典型者老年男性多见,呈阵发绞痛,餐后加重,症状明显而体征少,可伴有腹泻、便血等症状,硝酸甘油类药物可使缓解。

4.胃肠功能紊乱

多由胃肠动力障碍引起,也可由精神紧张、抑郁诱发,一般腹痛缺乏规律性及典型性,无症状期与有症状期不确切,病程长而一般情况尚好,部分有特殊食物不耐受或诱发因素。胃肠镜、B超与X线对比检查等为阴性。常见者有非溃疡性消化不良、肠易激综合征、肝脾曲综合征及抑郁症。

5.全身性疾病

糖尿病酸中毒及尿毒症,腹痛可累及全腹甚至肌紧张,类似急腹症;腹型紫癜(Henoch紫癜)可以反复腹痛为主要表现,患者多为儿童、青年,腹痛伴恶心、呕吐及腹泻、便血;腹型荨麻疹也可以腹痛为主要表现,患者多有特殊过敏史,有的伴随皮肤荨麻疹;血卟啉病多系先天性尿卟啉原Ⅰ合成酶缺陷所致卟啉代谢紊乱,致使血红蛋白在代谢过程中卟啉前体或卟啉产生过多,在体内积聚而引起全身各器官的症状,除皮肤黏膜出疹、发炎外,可有反复发作、部位不定的腹痛,持续时间长短不一。某些药物和饮酒可诱发和加重,伴以恶心、呕吐,体检腹软,压痛部位不定。尿色带红色,曝晒后更明显,检查可发现血、尿卟啉增多可确诊;带状疱疹为病毒感染性疾病,多表现为肋间皮肤偏身的呈带状的疱疹,由胸壁延及背部及腹部,多为灼痛伴以感觉过敏,有时疱疹晚发最易误诊。

四、处理原则

(1)病因治疗:及时确定内、外科治疗的限度,初步判断功能性、器质性疾病的可能性,予以病因治疗。

(2)诊断不清勿用镇痛药,禁用吗啡、哌替啶等麻醉剂,并密切观察,根据轻重缓急予以相应处理,切忌大而化之,听之任之,或因患者呻吟而徒生厌烦情绪。

(3)有全身中毒表现、休克伴腹膜刺激征者,肠梗阻及内出血者应及时纠正休克及水电解质紊乱,并紧急外科会诊。

(4)估计为空腔脏器病变引致腹痛者,可用抗胆碱能药物,如阿托品肌内注射。

(5)诊断不清的腹痛缓解者,应提出适合患者的随访方案,如定期门诊、随时急诊、复诊及进一步检查措施。

(褚士伍)

第三章

神经内科疾病

第一节　脑　出　血

脑出血(intracerebral hemorrhage,ICH)也称脑溢血,是指原发性非外伤性脑实质内出血,故又称原发性或自发性脑出血。脑出血系脑内的血管病变破裂而引起的出血,绝大多数是高血压伴发小动脉微动脉瘤在血压骤升时破裂所致,称为高血压脑出血。主要病理特点为局部脑血流变化、炎症反应,以及脑出血后脑血肿的形成和血肿周边组织受压、水肿、神经细胞凋亡。80%的脑出血发生在大脑半球,20%发生在脑干和小脑。脑出血起病急骤,临床表现为头痛、呕吐、意识障碍、偏瘫、偏身感觉障碍等。在所有脑血管疾病患者中,脑出血占 20%～30%,年发病率为(60～80)/10 万,急性期病死率为 30%～40%,是病死率和致残率很高的常见疾病。该病常发生于 40～70 岁,其中>50 岁的人群发病率最高,占 93.6%,但近年来发病年龄有越来越年轻的趋势。

一、病因与发病机制

(一)病因

高血压及高血压合并小动脉硬化是 ICH 的最常见病因,约 95% 的 ICH 患者患有高血压。其他病因有先天性动静脉畸形或动脉瘤破裂、脑动脉炎血管壁坏死、脑瘤出血、血液病并发脑内出血、烟雾病(Moyamoya 病)、脑淀粉样血管病变、梗死性脑出血、药物滥用、抗凝或溶栓治疗等。

(二)发病机制

尚不完全清楚,与下列因素相关。

1.高血压

持续性高血压引起脑内小动脉或深穿支动脉壁脂质透明样变性和纤维蛋白样坏死,使小动脉变脆,血压持续升高引起动脉壁疝或内膜破裂,导致微小动脉瘤或微夹层动脉瘤。血压骤然升高时血液自血管壁渗出或动脉瘤壁破裂,血液进入脑组织形成血肿。此外,高血压引起远端血管痉挛,导致小血管缺氧坏死、血栓形成、斑点状出血及脑水肿,继发脑出血,可能是子痫时高血压脑出血的主要机制。脑动脉壁中层肌细胞薄弱,外膜结缔组织少且缺乏外层弹力层,豆纹动脉等穿动脉自大脑中动脉近端呈直角分出,受高血压血流冲击易发生粟粒状动脉瘤,使深穿支动脉成为脑出血的主要好发部位,故豆纹动脉外侧支称为"出血动脉"。

2.淀粉样脑血管病

它是老年人原发性非高血压脑出血的常见病因,好发于脑叶,易反复发生,常表现为多发性脑出血。发病机制不清,可能为血管内皮异常导致渗透性增加,血浆成分包括蛋白酶侵入血管壁,形成纤维蛋白样坏死或变性,导致内膜透明样增厚,淀粉样蛋白沉积,使血管中膜、外膜被淀粉样蛋白取代,弹性膜及中膜平滑肌消失,形成蜘蛛状微血管瘤扩张,当情绪激动或活动诱发血压升高时血管瘤破裂引起出血。

3.其他因素

血液病如血友病、白血病、血小板减少性紫癜、红细胞增多症、镰状细胞病等可因凝血功能障碍引起大片状脑出血。肿瘤内异常新生血管破裂或侵蚀正常脑血管也可导致脑出血。维生素 B_1、维生素 C 缺乏或毒素(如砷)可引起脑血管内皮细胞坏死,导致脑出血,出血灶特点通常为斑点状而非融合成片。结节性多动脉炎、病毒性和立克次体性疾病等可引起血管床炎症,炎症致血管内皮细胞坏死、血管破裂发生脑出血。脑内小动脉或小静脉畸形破裂可引起血肿,脑内静脉循环障碍和静脉破裂也可导致出血。血液病、肿瘤、血管炎或静脉窦闭塞性疾病等所致脑出血也常表现为多发性脑出血。

(三)脑出血后脑水肿的发生机制

脑出血后机体和脑组织局部发生一系列病理生理反应,其中自发性脑出血后最重要的继发性病理变化之一是脑水肿。由于血肿周围脑组织形成水肿带,继而引起神经细胞及其轴突的变性和坏死,成为患者病情恶化和死亡的主要原因之一。目前认为,ICH 后脑水肿与占位效应、血肿内血浆蛋白渗出和血凝块回缩、血肿周围继发缺血、血肿周围组织炎症反应、水通道蛋白-4(AQP-4)及自由基级联反应等有关。

1.占位效应

占位效应主要是通过机械性压力和颅内压增高引起。巨大血肿可立即产生占位效应,造成周围脑组织损害,并引起颅内压持续增高。早期主要为局灶性颅内压增高,随后发展为弥漫性颅内压增高,而颅内压的持续增高可引起血肿周围组织广泛性缺血,并加速缺血组织的血管通透性改变,引发脑水肿形成。同时,脑血流量降低、局部组织压力增加可促发血管活性物质从受损的脑组织中释放,破坏血-脑屏障,引发脑水肿形成。因此,血肿占位效应虽然不是脑水肿形成的直接原因,但可通过影响脑血流量、周围组织压力以及颅内压等因素,间接地在脑出血后脑水肿形成机制中发挥作用。

2.血肿内血浆蛋白渗出和血凝块回缩

血肿内血液凝结是脑出血超急性期血肿周围组织脑水肿形成的首要条件。在正常情况下,脑组织细胞间隙中的血浆蛋白含量非常低,但在血肿周围组织细胞间隙中却可见血浆蛋白和纤维蛋白聚积,这可导致细胞间隙胶体渗透压增高,使水分渗透到脑组织内形成水肿。此外,血肿形成后由于血凝块回缩,使血肿腔静水压降低,这也将导致血液中的水分渗透到脑组织间隙形成水肿。凝血连锁反应激活、血凝块回缩(血肿形成后血块分离成 1 个红细胞中央块和 1 个血清包绕区)以及纤维蛋白沉积等,在脑出血后血肿周围组织脑水肿形成中发挥着重要作用。血凝块形成是脑出血血肿周围组织脑水肿形成的必经阶段,而血浆蛋白(特别是凝血酶)则是脑水肿形成的关键因素。

3.血肿周围继发缺血

脑出血后血肿周围局部脑血流量显著降低,而脑血流量的异常降低可引起血肿周围组织缺血。一般脑出血后 6～8 h,血红蛋白和凝血酶释出细胞毒性物质,兴奋性氨基酸释放增多等,细胞内钠聚集,则引起细胞毒性水肿;出血后 4～12 h,血-脑屏障开始破坏,血浆成分进入细胞间液,则引起血管源性水肿。同时,脑出血后形成的血肿在降解过程中,产生的渗透性物质和缺血的代谢产物,也使组织间渗透压增高,促进或加重脑水肿,从而形成血肿周围半暗带。

4.血肿周围组织炎症反应

脑出血后血肿周围中性粒细胞、巨噬细胞和小胶质细胞活化,血凝块周围活化的小胶质细胞和神经元中白细胞介素-1(IL-1)、白细胞介素-6(IL-6)、细胞间黏附因子-1(ICAM-1)和肿瘤坏死因子-α(TNF-α)表达增加。临床研究采用双抗夹心酶联免疫吸附试验检测 41 例脑出血患者脑脊液 IL-1 和 S100 蛋白含量发现,急性患者脑脊液 IL-1 水平显著高于对照组,提示 IL-1 可能促进了脑水肿和脑损伤的发展。ICAM-1在中枢神经系统中分布广泛。Gong 等的研究证明,脑出血后 12 h 神经细胞开始表达ICAM-1,3 d 达高峰,持续 10 d 逐渐下降;脑出血后 1 d 时血管内皮开始表达 ICAM-1,7 d 达高峰,持续 2 周。表达ICAM-1的白细胞活化后能产生大量蛋白水解酶,特别是基质金属蛋白酶(MMP),促使血-脑屏障通透性增加,血管源性脑水肿形成。

5.水通道蛋白 4(AQP 4)与脑水肿

过去一直认为水的跨膜转运是通过被动扩散实现的,而水通道蛋白(aquaporin,AQP)的发现完全改变了这种认识。现在认为,水的跨膜转运实际上是一个耗能的主动过程,是通过 AQP 实现的。AQP 在脑组织中广泛存在,可能是脑脊液重吸收、渗透压调节、脑水肿形成等生理、病理过程的分子生物学基础。迄今已发现的 AQP 至少存在 10 种亚型,其中 AQP-4 和 AQP-9 可能参与血肿周围脑组织水肿的形成。试验研究脑出血后不同时间点大鼠脑组织 AQP-4 的表达分布发现,对照组和试验组未出血侧 AQP-4 在各时间点的表达均为弱阳性,而水肿区从脑出血后 6 h 开始表达增强,3 d 时达高峰,此后逐渐回落,1 周后仍明显高于正常组。另外,随着出血时间的推移,出血侧 AQP-4 表达范围不断扩大,表达强度不断增强,并且与脑水肿严重程度呈正相关。以上结果提示,脑出血能导致细胞内外水和电解质失衡,细胞内外渗透压发生改变,激活位于细胞膜上的 AQP-4,进而促进水和电解质通过 AQP-4 进入细胞内导致细胞水肿。

6.自由基级联反应

脑出血后脑组织缺血缺氧发生一系列级联反应造成自由基浓度增加。自由基通过攻击脑内细胞膜磷脂中多聚不饱和脂肪酸和脂肪酸的不饱和双键,直接造成脑损伤发生脑水肿;同时引起脑血管通透性增加,也加重脑水肿从而加重病情。

二、病理

肉眼所见:脑出血患者尸检时脑外观可见到明显动脉粥样硬化,出血侧半球膨隆肿胀,脑回宽、脑沟窄,有时可见少量蛛网膜下腔积血,颞叶海马与小脑扁桃体处常见脑疝痕迹,出血灶一般在 2～8 cm,绝大多数为单灶,仅 1.8%～2.7% 为多灶。常见的出血部位为壳核出血,出血向内发展可损伤内囊,出血量大时可破入侧脑室。丘脑出血时,血液常穿破第三脑室或侧脑室,向外可损伤内囊。脑桥和小脑出血时,血液可穿破第四脑室,甚至可经中脑导水管逆行进入侧脑室。原发性脑室出血,出血量小时只侵及单个脑室或多个脑室的一部分;大量出血时全部脑室均可被血液充满,脑室扩张积血形成铸型。脑出血血肿周围脑组织受压,水肿明显,颅内压增高,脑组织可移位。幕上半球出血,血肿向下破坏或挤压丘脑下部和脑干,使其变形、移位和继发出血,并常出现小脑幕疝;如中线部位下移可形成中心疝;颅内压增高明显或小脑出血较重时均易发生枕骨大孔疝,这些都是导致患者死亡的直接原因。急性期后,血块溶解,含铁血黄素和破坏的脑组织被吞噬细胞清除,胶质增生,小出血灶形成胶质瘢痕,大者形成囊腔,称为中风囊,腔内可见黄色液体。

显微镜观察可分为 3 期。①出血期:可见大片出血,红细胞多新鲜。出血灶边缘多出现坏死。软化的脑组织,神经细胞消失或呈局部缺血改变,常有多形核白细胞浸润。②吸收期:出血 $24 \sim 36\ h$ 即可出现胶质细胞增生,小胶质细胞及来自血管外膜的细胞形成格子细胞,少数格子细胞含铁血黄素。星形胶质细胞增生及肥胖变性。③修复期:血液及坏死组织渐被清除,组织缺损部分由胶质细胞、胶质纤维及胶原纤维代替,形成瘢痕。出血灶较小可完全修复,较大则遗留囊腔。血红蛋白代谢产物长久残存于瘢痕组织中,呈现棕黄色。

三、临床表现

(一)症状与体征

1.意识障碍

多数患者发病时很快出现不同程度的意识障碍,轻者可呈嗜睡,重者可昏迷。

2.高颅内压征

高颅内压征表现为头痛、呕吐。头痛以病灶侧为重,意识朦胧或浅昏迷者可见患者用健侧手触摸病灶侧头部;呕吐多为喷射性,呕吐物为胃内容物,如合并消化道出血可为咖啡样物。

3.偏瘫

病灶对侧肢体瘫痪。

4.偏身感觉障碍

病灶对侧肢体感觉障碍,主要是痛觉、温度觉减退。

5.脑膜刺激征

脑膜刺激征见于脑出血已破入脑室、蛛网膜下腔以及脑室原发性出血之时,可有颈项强直或强迫头位,Kernig 征阳性。

6.失语症

优势半球出血者多伴有运动性失语症。

7.瞳孔与眼底异常

瞳孔可不等大、双瞳孔缩小或散大。眼底可有视网膜出血和视盘水肿。

8.其他症状

如心律不齐、呃逆、呕吐咖啡色样胃内容物、呼吸节律紊乱、体温迅速上升及心电图异常等变化。脉搏常有力或缓慢,血压多升高,可出现肢端发绀,偏瘫侧多汗,面色苍白或潮红。

(二)不同部位脑出血的临床表现

1.基底节区出血

基底节区出血为脑出血中最多见者,占 $60\% \sim 70\%$。其中壳核出血最多,约占脑出血的 60%,主要是豆纹动脉尤其是其外侧支破裂引起;丘脑出血较少,约占 10%,主要是丘脑穿动脉或丘脑膝状体动脉破裂引起;尾状核及屏状核等出血少见。虽然各核出血有其特点,但出血较多时均可侵及内囊,出现一些共同症状。现将常见的症状分轻、重两型叙述如下。

(1)轻型:多属壳核出血,出血量一般为数毫升至 30 mL,或为丘脑小量出血,出血量仅数毫升,出血限于丘脑或侵及内囊后肢。患者突然头痛、头晕、恶心呕吐、意识清楚或轻度障碍,出血灶对侧出现不同程度的偏瘫,也可出现偏身感觉障碍及偏盲(三偏征),两眼可向病灶侧凝视,优势半球出血可有失语。

(2)重型:多属壳核大量出血,向内扩展或穿破脑室,出血量可达 30~160 mL;或丘脑较大量出血,血肿侵及内囊或破入脑室。发病突然,意识障碍重,鼾声明显,呕吐频繁,可吐咖啡样胃内容物(由胃部应激性溃疡所致)。丘脑出血病灶对侧常有偏身感觉障碍或偏瘫,肌张力低,可引出病理反射,平卧位时,患者下肢呈外旋位。但感觉障碍常先于或重于运动障碍,部分患者病灶对侧可出现自发性疼痛。常有眼球运动障碍(眼球向上注视麻痹,呈下视内收状态)。瞳孔缩小或不等大,一般为出血侧散大,提示已有小脑幕疝形成;部分患者有丘脑性失语(言语缓慢而不清、重复言语、发音困难、复述差、朗读正常)或丘脑性痴呆(记忆力减退、计算力下降、情感障碍、人格改变等)。如病情发展,血液大量破入脑室或损伤丘脑下部及脑干,昏迷加深,出现去大脑强直或四肢弛缓,面色潮红或苍白,出冷汗,鼾声大作,中枢性高热或体温过低,甚至出现肺水肿、上消化道出血等内脏并发症,最后多发生枕骨大孔疝死亡。

2.脑叶出血

脑叶出血又称皮质下白质出血。应用CT以后,发现脑叶出血约占脑出血的15%,发病年龄为11~80岁,40岁以下占30%,年轻人多由血管畸形(包括隐匿性血管畸形)、Moyamoya病引起,老年人常见于高血压动脉硬化及淀粉样血管病等。脑叶出血以顶叶最多见,以后依次为颞叶、枕叶、额叶,40%为跨叶出血。脑叶出血除意识障碍、颅内高压和抽搐等常见症状外,还有各脑叶的特异表现。

(1)额叶出血:常有一侧或双侧的前额痛、病灶对侧偏瘫。部分患者有精神行为异常、凝视麻痹、言语障碍和癫痫发作。

(2)顶叶出血:常有病灶侧颞部疼痛;病灶对侧的轻偏瘫或单瘫、深浅感觉障碍和复合感觉障碍;体象障碍、手指失认和结构失用症等,少数患者可出现下象限盲。

(3)颞叶出血:常有耳部或耳前部疼痛,病灶对侧偏瘫,但上肢瘫重于下肢,中枢性面、舌瘫,可有对侧上象限盲;优势半球出血可出现感觉性失语或混合性失语;可有颞叶癫痫、幻嗅、幻视、兴奋躁动等精神症状。

(4)枕叶出血:可出现同侧眼部疼痛,同向性偏盲和黄斑回避现象,可有一过性黑蒙和视物变形。

3.脑干出血

(1)中脑出血:中脑出血少见,自CT应用于临床后,临床已可诊断。轻症患者表现为突然出现复视、眼睑下垂、一侧或两侧瞳孔扩大、眼球不同轴、水平或垂直眼震,同侧肢体共济失调,也可表现大脑脚综合征(Weber综合征)或红核综合征(Benedikt综合征)。重者出现昏迷、四肢迟缓性瘫痪,去大脑强直,常迅速死亡。

(2)脑桥出血:占脑出血的10%左右。病灶多位于脑桥中部的基底部与被盖部之间。患者表现突然头痛,同侧第Ⅵ、Ⅶ、Ⅷ对脑神经麻痹,对侧偏瘫(交叉性瘫痪),出血量大或病情重者常有四肢瘫,很快进入意识障碍、针尖样瞳孔、去大脑强直、呼吸障碍,多迅速死亡。可伴中枢性高热、大汗和应激性溃疡等。一侧脑桥小量出血可表现为脑桥腹内侧综合征(Foville综合征)、闭锁综合征和脑桥腹外侧综合征(Millard-Gubler综合征)。

（3）延髓出血：延髓出血更为少见，突然意识障碍，血压下降，呼吸节律不规则，心律失常，轻症患者可呈延髓背外侧综合征（Wallenberg综合征），重症患者常因呼吸心跳停止而死亡。

4.小脑出血

小脑出血约占脑出血的10%。多见于一侧半球的齿状核部位，小脑蚓部也可发生。发病突然，眩晕明显，频繁呕吐，枕部疼痛，病灶侧共济失调，可见眼球震颤，同侧周围性面瘫，颈项强直等，如不仔细检查，易误诊为蛛网膜下腔出血。当出血量不大时，主要表现为小脑症状，如病灶侧共济失调，眼球震颤，构音障碍和吟诗样语言，无偏瘫。出血量增加时，还可表现有脑桥受压体征，如展神经麻痹、侧视麻痹等，以及肢体偏瘫和（或）锥体束征。如病情继续加重，颅内压增高明显，昏迷加深，极易发生枕骨大孔疝死亡。

5.脑室出血

脑室出血分原发与继发两种，继发性是指脑实质出血破入脑室者；原发性指脉络丛血管出血及室管膜下动脉破裂出血，血液直接流入脑室者。以前认为脑室出血罕见，现已证实占脑出血的3%～5%。55%的患者出血量较少，仅部分脑室有血，脑脊液呈血性，类似蛛网膜下腔出血。临床常表现为头痛、呕吐、项强、Kernig征阳性、意识清楚或一过性意识障碍，但常无偏瘫体征，脑脊液血性，酷似蛛网膜下腔出血，预后良好，可以完全恢复正常；出血量大，全部脑室均被血液充满者，其临床表现符合既往所谓脑室出血的症状，即发病后突然头痛、呕吐、昏迷、瞳孔缩小或时大时小，眼球浮动或分离性斜视，四肢肌张力增高，病理反射阳性，早期出现去大脑强直，严重者双侧瞳孔散大，呼吸深，鼾声明显，体温明显升高，面部充血多汗，预后极差，多迅速死亡。

四、辅助检查

（一）头颅 CT

发病后CT平扫可显示近圆形或卵圆形均匀高密度的血肿病灶，边界清楚，可确定血肿部位、大小、形态及是否破入脑室，血肿周围有无低密度水肿带及占位效应（脑室受压、脑组织移位）和梗阻性脑积水等。早期可发现边界清楚、均匀的高密度灶，CT值为60～80 Hu，周围环绕低密度水肿带。血肿范围大时可见占位效应。根据CT影像估算出血量可采用简单易行的多田计算公式：出血量（mL）＝0.5×最大面积长轴（cm）×最大面积短轴（mL）×层面数。出血后3～7 d，血红蛋白破坏，纤维蛋白溶解，高密度区向心性缩小，边缘模糊，周围低密度区扩大。病后2～4周，形成等密度或低密度灶。病后2个月左右，血肿区形成囊腔，其密度与脑脊液近乎相等，两侧脑室扩大；增强扫描，可见血肿周围有环状高密度强化影，其大小、形状与原血肿相近。

（二）头颅 MRI/MRA

MRI的表现主要取决于血肿所含血红蛋白量的变化。发病1 d内，血肿呈T_1等信号或低信号，T_2呈高信号或混合信号；第2～7天，T_1为等信号或稍低信号，T_2为低信号；第2～4周，T_1和T_2均为高信号；4周后，T_1呈低信号，T_2为高信号。此外，MRA可帮助发现脑血管畸形、肿瘤及血管瘤等病变。

（三）数字减影血管造影（DSA）

DSA对脑叶出血、原因不明或怀疑脑血管畸形、血管瘤、Moyamoya病和血管炎等患者有意义，尤其是血压正常的年轻患者应通过DSA查明病因。

（四）腰椎穿刺检查

在无条件做CT时且患者病情不重、无明显颅内高压者，可进行腰椎穿刺检查。脑出血者，脑脊液压力常增高;若出血破入脑室或蛛网膜下腔者,脑脊液多呈均匀血性。有脑疝及小脑出血者应禁做腰椎穿刺检查。

(五)经颅多普勒超声(TCD)

由于简单及无创性,可在床边进行检查,已成为监测脑出血患者脑血流动力学变化的重要方法:①通过检测脑动脉血流速度,间接监测脑出血的脑血管痉挛范围及程度,脑血管痉挛时其血流速度增高;②测定血流速度、血流量和血管外周阻力可反映颅内压增高时脑血流灌注情况,如颅内压超过动脉压时收缩期及舒张期血流信号消失,无血流灌注;③提供脑动静脉畸形、动脉瘤等病因诊断的线索。

(六)脑电图(EEG)

EEG可反映脑出血患者脑功能状态。意识障碍可见两侧弥漫性慢活动,病灶侧明显;无意识障碍时,基底节和脑叶出血出现局灶性慢波,脑叶出血靠近皮质时可有局灶性棘波或尖波发放;小脑出血无意识障碍时脑电图多正常,部分患者同侧枕颞部出现慢活动;中脑出血多见两侧阵发性同步高波幅慢活动;脑桥出血患者昏迷时可见$8\sim12$ Hz α波、低波幅β波、纺锤波或弥漫性慢波等。

(七)心电图

心电图可及时发现脑出血合并心律失常或心肌缺血,甚至心肌梗死。

(八)血液检查

重症脑出血急性期血白细胞数可增至$(10\sim20)\times10^9$/L,并可出现血糖含量升高、蛋白尿、尿糖、血尿素氮含量增加,以及血清肌酶含量升高等。但均为一过性,可随病情缓解而消退。

五、诊断与鉴别诊断

(一)诊断要点

1.一般性诊断要点

(1)急性起病,常有头痛、呕吐、意识障碍、血压增高和局灶性神经功能缺损症状,部分患者有眩晕或抽搐发作。饮酒、情绪激动、过度劳累等是常见的发病诱因。

(2)常见的局灶性神经功能缺损症状和体征包括偏瘫、偏身感觉障碍、偏盲等,多于数分钟至数小时内达到高峰。

(3)头颅CT扫描可见病灶中心呈高密度改变,病灶周边常有低密度水肿带。头颅MRI/MRA有助于脑出血的病因学诊断和观察血肿的演变过程。

2.各部位脑出血的临床诊断要点

(1)壳核出血。①对侧肢体偏瘫,优势半球出血常出现失语;②对侧肢体感觉障碍,主要是痛觉、温度觉减退;③对侧偏盲;④凝视麻痹,呈双眼持续性向出血侧凝视;⑤尚可出现失用、体象障碍、记忆力和计算力障碍、意识障碍等。

(2)丘脑出血。①丘脑型感觉障碍:对侧半身深浅感觉减退、感觉过敏或自发性疼痛;②运动障碍:出血侵及内囊可出现对侧肢体瘫痪,多为下肢重于上肢;③丘脑性失语:言语缓慢而不清、重复言语、发音困难、复述差,朗读正常;④丘脑性痴呆:记忆力减退、计算力下降、情感障碍、人格改变;⑤眼球运动障碍:眼球向上注视麻痹,常向内下方凝视。

(3)脑干出血。①中脑出血:突然出现复视,眼睑下垂;一侧或两侧瞳孔扩大,眼球不同轴,水平或垂直眼震,同侧肢体共济失调,也可表现Weber综合征或Benedikt综合征;严重者很快出现意识障碍,去大脑强直。②脑桥出血:突然头痛,呕吐,眩晕,复视,眼球不同轴,交叉性瘫痪或偏瘫、四肢瘫等。出血量较大时,患者很快进入意识障碍,针尖样瞳孔,去大脑强直,呼吸障碍,并可伴有高热、大汗、应激性溃疡等,多迅速死亡;出血量较少时可表现为一些典型的综合征,如Foville 综合征、Millard-Gubler 综合征和闭锁综合征等。③延髓出血:突然意识障碍,血压下降,呼吸节律不规则,心律失常,继而死亡。轻者可表现为不典型的 Wallenberg 综合征。

(4)小脑出血。①突发眩晕、呕吐、后头部疼痛,无偏瘫。②有眼震,站立和步态不稳、肢体共济失调、肌张力降低及颈项强直。③头颅 CT 扫描示小脑半球或小脑蚓高密度影及第四脑室、脑干受压。

(5)脑叶出血。①额叶出血:前额痛、呕吐、痫性发作较多见;对侧偏瘫、共同偏视、精神障碍;优势半球出血时可出现运动性失语。②顶叶出血:偏瘫较轻,而偏侧感觉障碍显著;对侧下象限盲,优势半球出血时可出现混合性失语。③颞叶出血:表现为对侧中枢性面、舌瘫及上肢为主的瘫痪;对侧上象限盲,优势半球出血时可有感觉性或混合性失语;可有颞叶癫痫、幻嗅、幻视。④枕叶出血:对侧同向性偏盲,并有黄斑回避现象,可有一过性黑矇和视物变形;多无肢体瘫痪。

(6)脑室出血。①突然头痛、呕吐,迅速进入昏迷或昏迷逐渐加深。②双侧瞳孔缩小,四肢肌张力增高,病理反射阳性,早期出现去大脑强直,脑膜刺激征阳性。③常出现丘脑下部受损的症状及体征,如上消化道出血、中枢性高热、大汗、应激性溃疡、急性肺水肿、血糖增高、尿崩症等。④脑脊液压力增高,呈血性。⑤轻者仅表现头痛、呕吐、脑膜刺激征阳性,无局限性神经体征。临床上易误诊为蛛网膜下腔出血,需通过头颅 CT 检查来确定诊断。

(二)鉴别诊断

1.脑梗死

脑梗死发病较缓,或病情呈进行性加重;头痛、呕吐等颅内压增高症状不明显;典型患者一般不难鉴别;但脑出血与大面积脑梗死、少量脑出血与脑梗死临床症状相似,鉴别较困难,常需头颅CT 鉴别。

2.脑栓塞

脑栓塞起病急骤,一般缺血范围较广,症状常较重,常伴有风湿性心脏病、心房颤动、细菌性心内膜炎、心肌梗死或其他容易产生栓子来源的疾病。

3.蛛网膜下腔出血

蛛网膜下腔出血好发于年轻人,突发剧烈头痛,或呈爆裂样头痛,以颈枕部明显,有的可痛牵颈背、双下肢。呕吐较频繁,少数严重患者呈喷射状呕吐。约50%的患者可出现短暂、不同程度的意识障碍,尤以老年患者多见。常见一侧动眼神经麻痹,其次为视神经、三叉神经和展神经麻痹,脑膜刺激征常见,无偏瘫等脑实质损害的体征,头颅 CT 可帮助鉴别。

4.外伤性脑出血

外伤性脑出血是闭合性头部外伤所致,发生于受冲击颅骨下或对冲部位,常见于额极和颞极,外伤史可提供诊断线索,CT 可显示血肿外形不整。

5.内科疾病导致的昏迷

(1)糖尿病昏迷。①糖尿病酮症酸中毒:多数患者在发生意识障碍前数天有多尿、烦渴多饮和乏力,随后出现食欲缺乏、恶心、呕吐,常伴头痛、嗜睡、烦躁、呼吸深快,呼气中有烂苹果味(丙酮)。随着病情进一步发展,出现严重失水,尿量减少,皮肤弹性差,眼球下陷,脉细速,血压下降,至晚期时各种反射迟钝甚至消失,嗜睡甚至昏迷。尿糖、尿酮体呈强阳性,血糖和血酮体均有升高。

头部 CT 结果阴性。②高渗性非酮症糖尿病昏迷：起病时常先有多尿、多饮，但多食不明显，或反而食欲缺乏，以致常被忽视。失水随病程进展逐渐加重，出现神经精神症状，表现为嗜睡、幻觉、定向障碍、偏盲、上肢拍击样粗震颤、痫性发作（多为局限性发作）等，最后陷入昏迷。尿糖强阳性，但无酮症或较轻，血尿素氮及肌酐升高。突出的表现为血糖常高至 33.3 mmol/L 以上，一般为 33.3～66.6 mmol/L；血钠升高可达 155 mmol/L；血浆渗透压显著增高达 330～460 mmol/L，一般在 350 mmol/L 以上。头部 CT 结果阴性。

（2）肝性昏迷。有严重肝病和（或）广泛门体侧支循环，精神紊乱、昏睡或昏迷，明显肝功能损害或血氨升高，扑翼（击）样震颤和典型的脑电图改变（高波幅的 δ 波，每秒少于 4 次）等，有助于诊断与鉴别诊断。

（3）尿毒症昏迷。少尿（＜400 mL/d）或无尿（＜50 mL/d），血尿，蛋白尿，管型尿，氮质血症，水电解质紊乱和酸碱失衡等。

（4）急性酒精中毒。①兴奋期：血乙醇浓度达到 11 mmol/L 即感头痛、欣快、兴奋。血乙醇浓度超过 16 mmol/L，健谈、饶舌、情绪不稳定、自负、易激怒，可有粗鲁行为或攻击行动，也可能沉默、孤僻；浓度达到 22 mmol/L 时，驾车易发生车祸。②共济失调期：血乙醇浓度达到 33 mmol/L 时，肌肉运动不协调，行动笨拙，言语含糊不清，眼球震颤，视物模糊，复视，步态不稳，出现明显共济失调。浓度达到 43 mmol/L 时，出现恶心、呕吐、困倦。③昏迷期：血乙醇浓度升至 54 mmol/L 时，患者进入昏迷期，表现昏睡、瞳孔散大、体温降低。血乙醇浓度超过 87 mmol/L 时，患者陷入深昏迷，心率快、血压下降，呼吸慢而有鼾音，可出现呼吸、循环麻痹而危及生命。实验室检查可见血清乙醇浓度升高，呼出气中乙醇浓度与血清乙醇浓度相当；动脉血气分析可见轻度代谢性酸中毒；电解质失衡，可见低血钾、低血镁和低血钙；血糖可降低。

（5）低血糖昏迷。低血糖昏迷是指各种原因引起的重症的低血糖症。患者突然昏迷、抽搐，表现为局灶神经系统症状的低血糖易被误诊为脑出血。化验血糖＜2.8 mmol/L，推注葡萄糖后症状迅速缓解，发病后 72 h 复查头部 CT 结果阴性。

（6）药物中毒。①镇静催眠药中毒：有服用大量镇静催眠药史，出现意识障碍和呼吸抑制及血压下降。胃液、血液、尿液中检出镇静催眠药。②阿片类药物中毒：有服用大量吗啡或哌替啶的阿片类药物史，或有吸毒史，除了出现昏迷、针尖样瞳孔（哌替啶的急性中毒瞳孔反而扩大）、呼吸抑制"三联征"等特点外，还可出现发绀、面色苍白、肌肉无力、惊厥、牙关紧闭、角弓反张，呼吸先浅而慢，后叹息样或潮式呼吸、肺水肿、休克、瞳孔对光反射消失，死于呼吸衰竭。血、尿阿片类毒物成分，定性试验呈阳性。使用纳洛酮可迅速逆转阿片类药物所致的昏迷、呼吸抑制、缩瞳等毒性作用。

（7）CO 中毒。①轻度中毒：血液碳氧血红蛋白（COHb）可＞20%。患者有剧烈头痛、头晕、心悸、口唇黏膜呈樱桃红色、四肢无力、恶心、呕吐、嗜睡、意识模糊、视物不清、感觉迟钝、谵妄、幻觉、抽搐等。②中度中毒：血液 COHb 浓度可高达 30%～40%。患者出现呼吸困难、意识丧失、昏迷，对疼痛刺激可有反应，瞳孔对光反射和角膜反射可迟钝，腱反射减弱，呼吸、血压和脉搏可有改变。经治疗可恢复且无明显并发症。③重度中毒：血液 COHb 浓度可＞50%。深昏迷，各种反射消失。患者可呈去大脑皮质状态（患者可以睁眼，但无意识，不语，不动，不主动进食或大小便，呼之不应，推之不动，肌张力增强），常有脑水肿、惊厥、呼吸衰竭、肺水肿、上消化道出血、休克和严重的心肌损害，出现心律失常，偶可发生心肌梗死。有时并发脑局灶损害，出现锥体系或锥体外系损害体征。监测血中 COHb 浓度可明确诊断。

应详细询问病史,内科疾病导致昏迷者有相应的内科疾病史,仔细查体,局灶体征不明显;脑出血者则同向偏视、一侧瞳孔散大、一侧面部船帆现象、一侧上肢出现扬鞭现象、一侧下肢呈外旋位,血压升高。CT 检查可助鉴别。

六、治疗

急性期的主要治疗原则是保持安静,防止继续出血;积极抗脑水肿,降低颅内压;调整血压;改善循环;促进神经功能恢复;加强护理,防治并发症。

(一)一般治疗

1.保持安静

(1)卧床休息 3～4 周,脑出血发病后 24 h 内,特别是 6 h 内可有活动性出血或血肿继续扩大,应尽量减少搬运,就近治疗。重症需严密观察体温、脉搏、呼吸、血压、瞳孔和意识状态等生命体征变化。

(2)保持呼吸道通畅,头部抬高 15°～30°,切忌无枕仰卧;疑有脑疝时应床脚抬高 45°,意识障碍患者应将头歪向一侧,以利于口腔、气道分泌物及呕吐物流出;痰稠不易吸出,则要行气管切开,必要时吸氧,以使动脉血氧饱和度维持在 90％ 以上。

(3)意识障碍或消化道出血者宜禁食 24～48 h,发病后 3 d 仍不能进食者,应鼻饲以确保营养。过度烦躁不安的患者可适量用镇静药。

(4)注意口腔护理,保持大便通畅,留置尿管的患者应做膀胱冲洗以预防尿路感染。加强护理,经常翻身,预防压力性损伤,保持肢体功能位置。

(5)注意水、电解质平衡,加强营养。注意补钾,液体量应控制在 2 000 mL/d 左右,或以尿量加 500 mL 来估算,不能进食者鼻饲各种营养品。对于频繁呕吐、胃肠道功能减弱或有严重的应激性溃疡者,应考虑给予肠外营养。如有高热、多汗、呕吐或腹泻者,可适当增加入液量,或 10％脂肪乳 500 mL 静脉滴注,每天 1 次。如需长期采用鼻饲,应考虑胃造瘘术。

(6)脑出血急性期血糖含量增高可以是原有糖尿病的表现或是应激反应。高血糖和低血糖都能加重脑损伤。当患者血糖含量增高超过 11.1 mmol/L 时,应立即给予胰岛素治疗,将血糖控制在 8.3 mmol/L 以下。同时应监测血糖,若发生低血糖,可用葡萄糖口服或注射纠正低血糖。

2.亚低温治疗

亚低温治疗能够减轻脑水肿,减少自由基的产生,促进神经功能缺损恢复,改善患者预后。降温方法:立即行气管切开,静脉滴注冬眠肌松合剂(0.9％氯化钠注射液 500 mL＋氯丙嗪 100 mg＋异丙嗪 100 mg),同时冰毯机降温。行床旁监护仪连续监测体温(T)、心率(HR)、血压(BP)、呼吸(R)、脉搏(P)、血氧饱和度(SpO_2)、颅内压(ICP)。直肠温度(RT)维持在 34 ℃～36 ℃,持续 3～5 d。冬眠肌松合剂用量和速度根据患者 T、HR、BP、肌张力等调节。保留自主呼吸,必要时应用同步呼吸机辅助呼吸,维持 SpO_2 在 95％ 以上,10～12 h 将 RT 降至 34 ℃～36 ℃。当 ICP 降至正常后 72 h,停止亚低温治疗。采用每天恢复 1 ℃～2 ℃,复温速度不超过 0.1 ℃/h。在 24～48 h 内,将患者 RT 复温至 36.5 ℃～37.0 ℃。局部亚低温治疗实施越早,效果越好,建议在脑出血发病 6 h 内使用,治疗时间最好持续 48～72 h。

(二)调控血压和防止再出血

脑出血患者一般血压都高,甚至比平时更高,这是因为颅内压增高时机体保证脑组织供血的代偿性反应,当颅内压下降时血压也随之下降,因此一般不应使用降血压药物,尤其是注射利血平等强有力降压剂。目前理想的血压控制水平还未确定,主张采取个体化原则,应根据患者的年龄、病前有无高血压、病后血压情况等确定适宜血压水平。但血压过高时,容易增加再出血的危险性,则应及时控制高血压。一般来说,收缩压≥26.7 kPa(200 mmHg),舒张压≥15.3 kPa(115 mmHg)时,应降血压治疗,使血压控制于治疗前原有血压水平或略高水平。收缩压≤24.0 kPa(180 mmHg)或舒张压≤15.3 kPa(115 mmHg)时,或平均动脉压≤17.3 kPa(130 mmHg)时可暂不使用降压药,但需密切观察。收缩压在 24.0~30.7 kPa(180~230 mmHg)或舒张压在 14.0~18.7 kPa(105~140 mmHg)宜口服卡托普利、美托洛尔等降压药,收缩压24.0 kPa(180 mmHg)以内或舒张压 14.0 kPa(105 mmHg)以内,可观察而不用降压药。急性期过后(约 2 周),血压仍持续过高时可系统使用降压药,急性期血压急骤下降表明病情严重,应给予升压药物以保证足够的脑供血量。

止血剂及凝血剂对脑出血并无效果,但如合并消化道出血或有凝血障碍时,仍可使用。消化道出血时,还可经胃管鼻饲或口服云南白药、三七粉、氢氧化铝凝胶和(或)冰牛奶、冰盐水等。

(三)控制脑水肿

脑出血后 48 h 水肿达到高峰,维持 3~5 d 或更长时间后逐渐消退。脑水肿可使 ICP 增高和导致脑疝,是影响功能恢复的主要因素和导致早期死亡的主要死因。积极控制脑水肿、降低 ICP 是脑出血急性期治疗的重要环节,必要时可行 ICP 监测。治疗目标是使 ICP 降至 2.7 kPa(20 mmHg)以下,脑灌注压>9.3 kPa(70 mmHg),应首先控制可加重脑水肿的因素,保持呼吸道通畅,适当给氧,维持有效脑灌注,限制液体和盐的入量等。应用类固醇激素减轻脑出血后脑水肿和降低 ICP,其有效证据不充分;脱水药只有短暂作用,常用 20%甘露醇、利尿剂如呋塞米等。

1.20%甘露醇

20%甘露醇为渗透性脱水药,可在短时间内使血浆渗透压明显升高,形成血与脑组织间渗透压差,使脑组织间液水分向血管内转移,经肾脏排出,每 8 g 甘露醇可由尿带出水分 100 mL,用药后 20~30 min 开始起效,2~3 h 作用达峰。常用剂量 125~250 mL,1 次/6~8 h,疗程 7~10 d。如患者出现脑疝征象可快速加压经静脉或颈动脉推注,可暂时缓解症状,为术前准备赢得时间。冠心病、心肌梗死、心力衰竭和肾功能不全者慎用,注意用药不当可诱发肾衰竭和水盐及电解质失衡。因此,在应用甘露醇脱水时,一定要严密观察患者尿量、血钾和心肾功能,一旦出现尿少、血尿、无尿时应立即停用。

2.利尿剂

呋塞米注射液较常用,脱水作用不如甘露醇,但可抑制脑脊液产生,用于心、肾功能不全不能用甘露醇的患者,常与甘露醇合用,减少甘露醇用量。每次 20~40 mg,每天 2~4 次,静脉注射。

3.甘油果糖氯化钠注射液

该药为高渗制剂,通过高渗透性脱水,能使脑水分含量减少,降低颅内压。本品降低颅内压作用起效较缓,持续时间较长,可与甘露醇交替使用。推荐剂量为每次 250~500 mL,每天 1~2 次,静脉滴注,连用 7 d 左右。

4.10%人血白蛋白

10%人血白蛋白通过提高血浆胶体渗透压发挥对脑组织脱水降颅内压作用,改善病灶局部脑组织水肿,作用持久。适用于低蛋白血症的脑水肿伴高颅内压的患者。推荐剂量每次 10~20 g,

每天 1～2 次,静脉滴注。该药可增加心脏负担,心功能不全者慎用。

5.地塞米松

地塞米松可防止脑组织内星形胶质细胞肿胀,降低毛细血管通透性,维持血-脑屏障功能。抗脑水肿作用起效慢,用药后 12～36 h 起效。剂量每天 10～20 mg,静脉滴注。由于易并发感染或使感染扩散,可促进或加重应激性上消化道出血,影响血压和血糖控制等,临床不主张常规使用,病情危重、不伴上消化道出血者可早期短时间应用。

若药物脱水、降颅内压效果不明显,出现颅内高压危象时可考虑转外科手术开颅减压。

(四)控制感染

发病早期或病情较轻时通常不需使用抗生素,老年患者合并意识障碍易并发肺部感染,合并吞咽困难易发生吸入性肺炎,尿潴留或导尿易合并尿路感染,可根据痰液或尿液培养、药物敏感试验等选用抗生素治疗。

(五)维持水电解质平衡

患者液体的输入量最好根据其中心静脉压(CVP)和肺毛细血管楔压(PCWP)来调整,CVP保持在 0.7～1.6 kPa(5～12 mmHg)或者 PCWP 维持在 1.3～1.8 kPa(10～14 mmHg)。无此条件时每天液体输入量可按前一天尿量＋500 mL 估算。每天补钠 50～70 mmol/L,补钾 40～50 mmol/L,糖类 13.5～18.0 g。使用液体种类应以 0.9%氯化钠注射液或复方氯化钠注射液(林格液)为主,避免用高渗糖水,若需糖时可按每 4 g 糖加 1 U 胰岛素后再使用。由于患者使用大量脱水药、进食少、合并感染等原因,极易出现电解质紊乱和酸碱失衡,应加强监护和及时纠正,意识障碍患者可通过鼻饲管补充足够热量的营养和液体。

(六)对症治疗

1.中枢性高热

中枢性高热宜先行物理降温,如头部、腋下及腹股沟区放置冰袋,戴冰帽或睡冰毯等。效果不佳者可用多巴胺受体激动剂,如溴隐亭 3.75 mg/d,逐渐加量至 7.5～15.0 mg/d,分次服用。

2.痫性发作

痫性发作可静脉缓慢推注(注意患者呼吸)地西泮 10～20 mg,控制发作后可予卡马西平片,每次 100 mg,每天 2 次。

3.应激性溃疡

丘脑、脑干出血患者常并发应激性溃疡和引起消化道出血,机制不明,可能是出血影响边缘系统、丘脑、丘脑下部及下行自主神经纤维,使肾上腺皮质激素和胃酸分泌大量增加,黏液分泌减少及屏障功能削弱。常在病后第 2～14 d 突然发生,可反复出现,表现呕血及黑便,出血量大时常见烦躁不安、口渴、皮肤苍白、湿冷、脉搏细速、血压下降、尿量减少等外周循环衰竭表现。可采取抑制胃酸分泌和加强胃黏膜保护治疗,用 H_2 受体阻滞剂:①雷尼替丁,每次 150 mg,每天 2 次,口服;②西咪替丁,0.4～0.8 g/d,加入 0.9%氯化钠注射液,静脉滴注;③注射用奥美拉唑钠,每次 40 mg,每 12 h 静脉注射 1 次,连用 3 d。还可用硫糖铝,每次 1 g,每天 4 次,口服;或氢氧化铝凝胶,每次 40～60 mL,每天 4 次,口服。若发生上消化道出血可用去甲肾上腺素 4～8 mg 加冰盐水 80～100 mL,每天 4～6 次,口服;云南白药,每次 0.5 g,每天 4 次,口服。保守治疗无效时可在胃镜下止血,须注意呕血引起窒息,并补液或输血维持血容量。

4.心律失常

心房颤动常见,多见于病后前 3 d。心电图复极改变常导致易损期延长,易损期出现的期前收缩可导致室性心动过速或心室颤动。这可能是脑出血患者易发生猝死的主要原因。心律失常影响心排血量,降低脑灌注压,可加重原发脑病变,影响预后。应注意改善冠心病患者的心肌供血,给予常规抗心律失常治疗,及时纠正电解质紊乱,可试用β受体阻滞剂和钙通道阻滞剂治疗,维护心脏功能。

5.大便秘结

脑出血患者,由于卧床等原因,常会出现便秘。用力排便时腹压增高,从而使颅内压升高,可加重脑出血症状。便秘时腹胀不适,使患者烦躁不安,血压升高,也可使病情加重,故脑出血患者便秘的护理十分重要。便秘可用甘油灌肠剂(支),患者侧卧位插入肛门内 6～10 cm,将药液缓慢注入直肠内 60 mL,5～10 min即可排便;缓泻剂如酚酞 2 片,每晚口服,也可用中药番泻叶3～9 g泡服。

6.稀释性低钠血症

稀释性低钠血症又称血管升压素分泌异常综合征,10%的脑出血患者可发生。因血管升压素分泌减少,尿排钠增多,血钠降低,可加重脑水肿,每天应限制水摄入量在 800～1 000 mL,补钠9～12 g;宜缓慢纠正,以免导致脑桥中央髓鞘溶解症。另有脑耗盐综合征,是心钠素分泌过高导致低钠血症,应输液补钠治疗。

7.下肢深静脉血栓形成

急性脑卒中患者易并发下肢和瘫痪肢体深静脉血栓形成,患肢进行性水肿和发硬,肢体静脉血流图检查可确诊。勤翻身、被动活动或抬高瘫痪肢体可预防;治疗可用肝素 5 000 U,静脉滴注,每天 1 次;或低分子量肝素,每次 4 000 U,皮下注射,每天 2 次。

(七)外科治疗

外科治疗可挽救重症患者的生命及促进神经功能恢复,手术宜在发病后6～24 h进行,预后直接与术前意识水平有关,昏迷患者通常手术效果不佳。

1.手术指征

(1)脑叶出血:患者清醒、无神经障碍和小血肿(＜20 mL)者,不必手术,可密切观察和随访。患者意识障碍、大血肿和在 CT 片上有占位征,应手术。

(2)基底节和丘脑出血:大血肿、神经障碍者应手术。

(3)脑桥出血:原则上内科治疗。但对非高血压性脑桥出血如海绵状血管瘤,可手术治疗。

(4)小脑出血:血肿直径≥2 cm者应手术,特别是合并脑积水、意识障碍、神经功能缺失和占位征者。

2.手术禁忌证

(1)深昏迷患者(GCS 3～5 级)或去大脑强直。

(2)生命体征不稳定,如血压过高、高热、呼吸不规则,或有严重系统器质病变者。

(3)脑干出血。

(4)基底节或丘脑出血影响到脑干。

(5)病情发展急骤,发病数小时即深昏迷者。

3.常用手术方法

(1)小脑减压术:是高血压性小脑出血最重要的外科治疗,可挽救生命和逆转神经功能缺损,病程早期患者处于清醒状态时手术效果好。

(2)开颅血肿清除术:占位效应引起中线结构移位和初期脑疝时外科治疗可能有效。

（3）钻孔扩大骨窗血肿清除术。

（4）钻孔微创颅内血肿清除术。

（5）脑室出血脑室引流术。

（八）早期康复治疗

原则上应尽早开始。在神经系统症状不再进展，没有严重精神、行为异常，生命体征稳定，没有严重的并发症时即可开始康复治疗的介入，但需注意康复方法的选择。早期康复治疗对恢复患者的神经功能，提高生活质量是十分有利的。早期对瘫痪肢体进行按摩及被动运动，开始有主动运动时即应根据康复要求按阶段进行训练，以促进神经功能恢复，避免出现关节挛缩、肌肉萎缩和骨质疏松；对失语患者需加强言语康复训练。

（九）加强护理，防治并发症

常见的并发症有肺部感染、上消化道出血、吞咽困难和水电解质紊乱、下肢静脉血栓形成、肺栓塞、肺水肿、冠状动脉性疾病和心肌梗死、心脏损伤、痫性发作等。脑出血预后与急性期护理有直接关系，合理的护理措施十分重要。

1.体位

头部抬高 $15°\sim30°$，既能保持脑血流量，又能保持呼吸道通畅。切忌无枕仰卧。凡意识障碍患者宜采用侧卧位，头稍前屈，以利口腔分泌物流出。

2.饮食与营养

营养不良是脑出血患者常见的易被忽视的并发症，应充分重视。重症意识障碍患者急性期应禁食 $1\sim2$ d，静脉补给足够能量与维生素，发病 48 h 后若无活动性消化道出血，可鼻饲流质饮食，应考虑营养合理搭配与平衡。患者意识转清、咳嗽反射良好、能吞咽时可停止鼻饲，应注意喂食时宜取 45°半卧位，食物宜做成糊状，流质饮料均应选用茶匙喂食，喂食出现呛咳可拍背。

3.呼吸道护理

脑出血患者应保持呼吸道通畅和足够通气量，意识障碍或脑干功能障碍患者应行气管插管，指征是 $PaO_2<8.0$ kPa（60 mmHg）、$PaCO_2>6.7$ kPa（50 mmHg）或有误吸危险者。鼓励勤翻身、拍背，鼓励患者尽量咳嗽，咳嗽无力痰多时可超声雾化治疗，呼吸困难、呼吸道痰液多、经鼻抽吸困难者可考虑气管切开。

4.压力性损伤防治与护理

昏迷或完全性瘫痪患者易发生压力性损伤，预防措施包括定时翻身，保持皮肤干燥清洁，在骶部、足跟及骨隆起处加垫气圈，经常按摩皮肤及活动瘫痪肢体促进血液循环，皮肤发红可用 70%乙醇溶液或温水轻柔，涂以 3.5%安息香酊。

七、预后与预防

（一）预后

脑出血的预后与出血量、部位、病因及全身状况等有关。脑干、丘脑及大量脑室出血预后差。脑水肿、颅内压增高及脑疝并发症与脑-内脏（脑-心、脑-肺、脑-肾、脑-胃肠）综合征是致死的主要原因。早期多死于脑疝，晚期多死于中枢性衰竭、肺炎和再出血等继发性并发症。影响本病的预后因素：①年龄较大；②昏迷时间长和程度深；③颅内压高和脑水肿重；④反复多次出血和出血量大；⑤小脑、脑干出血；⑥神经体征严重；⑦出血灶多和生命体征不稳定；⑧伴癫痫发作、去大脑皮质强直或去大脑强直;⑨伴有脑-内脏联合损害;⑩并发代谢性酸中毒、代谢障碍或电解质紊乱者,预后差。及时给予正确的中西医结合治疗和内外科治疗,可大大改善预后,减少病死率和致残率。

(二)预防

总的原则是定期体检,早发现、早预防、早治疗。脑出血是多危险因素所致的疾病。研究证明,高血压是最重要的独立危险因素,心脏病、糖尿病是肯定的危险因素。多种危险因素之间存在错综复杂的相关性,它们互相渗透、互相作用、互为因果,从而增加了脑出血的危险性,也给预防和治疗带来困难。目前,我国仍存在对高血压知晓率低、用药治疗率低和控制率低等"三低"现象,恰与我国脑卒中患病率高、致残率高和病死率高等"三高"现象形成鲜明对比。因此,加强高血压的防治宣传教育是非常必要的。在高血压治疗中,轻型高血压可选用尼群地平和吲达帕胺,对其他类型的高血压则应根据病情选用钙通道阻滞剂、β-受体阻滞剂、血管紧张素转化酶抑制剂(ACEI)、利尿剂等联合治疗。

有些危险因素是先天决定的,而且是难以改变甚至不能改变的(如年龄、性别);有些危险因素是环境造成的,很容易预防(如感染);有些是人们生活行为的方式,是完全可以控制的(如抽烟、酗酒);还有些疾病常常是可治疗的(如高血压)。虽然大部分高血压患者都接受过降压治疗,但规范性、持续性差,这样非但没有起到降低血压、预防脑出血的作用,反而使血压忽高忽低,易于引发脑出血。所以控制血压除进一步普及治疗外,重点应放在正确的治疗方法上。预防工作不可简单、单一化,要采取突出重点、顾及全面的综合性预防措施,才能有效地降低脑出血的发病率、病死率和复发率。

除针对危险因素进行预防外,日常生活中须注意经常锻炼、戒烟酒,合理饮食,调理情绪。饮食上提倡"五高三低",即高蛋白质、高钾、高钙、高纤维素、高维生素及低盐、低糖、低脂。锻炼要因人而异,方法灵活多样,强度不宜过大,避免激烈运动。

(赵锡吉)

第二节 蛛网膜下腔出血

蛛网膜下腔出血(subarachnoid hemorrhage,SAH)是指脑表面或脑底部的血管自发破裂,血液流入蛛网膜下腔,伴或不伴颅内其他部位出血的一种急性脑血管疾病。本病可分为原发性、继发性和外伤性。原发性 SAH 是指脑表面或脑底部的血管破裂出血,血液直接或基本直接流入蛛网膜下腔所致,称特发性蛛网膜下腔出血或自发性蛛网膜下腔出血,占急性脑血管疾病的15%左右,是神经科常见急症之一;继发性 SAH 则为脑实质内、脑室、硬脑膜外或硬脑膜下的血管破裂出血,血液穿破脑组织进入脑室或蛛网膜下腔者;外伤引起的概称外伤性 SAH,常伴发于脑挫裂伤。SAH 临床表现为急骤起病的剧烈头痛、呕吐、精神或意识障碍、脑膜刺激征和血性脑脊液。SAH 的年发病率世界各国各不相同,中国约为 5/10 万,美国为(6~16)/10 万,德国约为 10/10 万,芬兰约为 25/10 万,日本约为 25/10 万。

一、病因与发病机制

(一)病因

SAH 的病因很多,以动脉瘤为最常见,包括先天性动脉瘤、高血压动脉硬化性动脉瘤、夹层动脉瘤和感染性动脉瘤等,其他如脑血管畸形、脑底异常血管网、结缔组织病、脑血管炎等。75%~85%的非外伤性 SAH 患者为颅内动脉瘤破裂出血,其中,先天性动脉瘤发病多见于中青年;高血压动脉硬化性动脉瘤为梭形动脉瘤,约占 13%,多见于老年人。脑血管畸形占第 2 位,以动静脉畸形最常见,约占 15%,常见于青壮年。其他如烟雾病、感染性动脉瘤、颅内肿瘤、结缔组织病、垂体卒中、脑血管炎、血液病及凝血障碍性疾病、妊娠并发症等均可引起 SAH。近年发现约 15%的孤立性蛛网膜下腔出血(ISAH)患者病因不清,即使 DSA 检查也未能发现 SAH 的病因。

1.动脉瘤

近年来,对先天性动脉瘤与分子遗传学的多个研究支持Ⅰ型胶原蛋白 α_2 链基因($COLIA_2$)和弹力蛋白基因(FLN)是先天性动脉瘤最大的候补基因。颅内动脉瘤好发于大脑动脉(Willis)环及其主要分支的血管分叉处,其中位于前循环颈内动脉系统者约占 85%,位于后循环基底动脉系统者约占 15%。对此类动脉瘤的研究证实,血管壁的最大压力来自沿血流方向上的血管分叉处的尖部。随着年龄增长,在血压增高、动脉瘤增大,更由于血流涡流冲击和各种危险因素的综合因素作用下,出血的可能性也随之增大。颅内动脉瘤体积的大小与有无蛛网膜下腔出血相关,直径<3 mm 的动脉瘤,SAH 的风险小;直径>7 mm 的动脉瘤,SAH 的风险高。对于未破裂的动脉瘤,每年发生动脉瘤破裂出血的危险性介于 1%~2%。曾经破裂过的动脉瘤有更高的再出血率。

2.脑血管畸形

脑血管畸形以动静脉畸形最常见,且 90%以上位于小脑幕上。脑血管畸形是胚胎发育异常形成的畸形血管团,血管壁薄,在有危险因素的条件下易诱发出血。

3.高血压动脉硬化性动脉瘤

长期高血压动脉粥样硬化导致脑血管弯曲多,侧支循环多,管径粗细不均,且脑内动脉缺乏外弹力层,在血压增高、血流涡流冲击等因素影响下,管壁薄弱的部分逐渐向外膨胀形成囊状动脉瘤,极易破裂出血。

4.其他病因

动脉炎或颅内炎症可引起血管破裂出血,肿瘤可直接侵袭血管导致出血。脑底异常血管网形成后可并发动脉瘤,一旦破裂出血可导致反复发生的脑实质内出血或 SAH。

(二)发病机制

蛛网膜下腔出血后,血液流入蛛网膜下腔淤积在血管破裂相应的脑沟和脑池中,并可下流至脊髓蛛网膜下腔,甚至逆流至第四脑室和侧脑室,引起一系列变化,主要包括:①颅内容积增加。血液流入蛛网膜下腔使颅内容积增加,引起颅内压增高,血液流入量大者可诱发脑疝。②化学性脑膜炎。血液流入蛛网膜下腔后直接刺激血管,使白细胞崩解释放各种炎症介质。③血管活性物质释放。血液流入蛛网膜下腔后,血细胞破坏产生各种血管活性物质(氧合血红蛋白、5-羟色胺、血栓烷 A_2、肾上腺素、去甲肾上腺素)刺激血管和脑膜,使脑血管发生痉挛和蛛网膜颗粒粘连。④脑积水。血液流入蛛网膜下腔在颅底或逆流入脑室发生凝固,造成脑脊液回流受阻引起急性阻塞性脑积水和颅内压增高;部分红细胞随脑脊液流入蛛网膜颗粒并溶解,使其阻塞,引起脑脊液吸收减慢,最后产生交通性脑积水。⑤下丘脑功能紊乱。血液及其代谢产物直接刺激下丘脑引起神经内分泌紊乱,导致发热、血糖含量增高、应激性溃疡、肺水肿等。⑥脑-心综合征。急性高颅内压或血液直接刺激下丘脑、脑干,导致自主神经功能亢进,引起急性心肌缺血、心律失常等。

二、病理

肉眼可见脑表面呈紫红色,覆盖有薄层血凝块;脑底部的脑池、脑桥小脑三角及小脑延髓池等处可见更明显的血块沉积,甚至可将颅底的血管、神经埋没。血液可穿破脑底面进入第三脑室和侧脑室。脑底大量积血或脑室内积血可影响脑脊液循环出现脑积水,约5%的患者,由于部分红细胞随脑脊液流入蛛网膜颗粒并使其堵塞,引起脑脊液吸收减慢而产生交通性脑积水。蛛网膜及软膜增厚、色素沉着,脑与神经、血管间发生粘连。脑脊液呈血性。血液在蛛网膜下腔的分布,以出血量和范围分为弥散型和局限型。前者出血量较多,穹隆面与基底面蛛网膜下腔均有血液沉积;后者血液则仅存于脑底池。40%~60%的脑标本并发脑内出血。出血的次数越多,并发脑内出血的比例越大。并发脑内出血的发生率第1次约为39.6%,第2次约为55%,第3次为100%。出血部位随动脉瘤的部位而定。动脉瘤好发于大脑动脉环的血管上,尤其是动脉分叉处,可单发或多发。

三、临床表现

SAH发生于任何年龄,发病高峰多在30~60岁;50岁后,SAH的危险性有随年龄的增加而升高的趋势。男、女性在不同的年龄段发病率不同,10岁前男性的发病率较高,男、女性比为4∶1;40~50岁时,男、女性发病相等;70~80岁时,男、女性发病率之比高达1∶10。临床主要表现为剧烈头痛、脑膜刺激征阳性、血性脑脊液。在严重患者中,患者可出现意识障碍,从嗜睡至昏迷不等。

(一)症状与体征

1.先兆及诱因

先兆通常是不典型头痛或颈部僵硬,部分患者有病侧眼眶痛、轻微头痛、动眼神经麻痹等表现,主要由少量出血造成;70%的患者存在上述症状数天或数周后出现严重出血,但绝大部分患者起病急骤,无明显先兆。常见诱因有过量饮酒、情绪激动、精神紧张、剧烈活动、用力状态等,这些诱因均能增加SAH的风险性。

2.一般表现

出血量大者,当日体温即可升高,可能与下丘脑受影响有关;多数患者于3 d后体温升高,多属于吸收热;SAH后患者血压增高,1~2周病情趋于稳定后逐渐恢复病前血压。

3.神经系统表现

绝大部分患者有突发持续性剧烈头痛。头痛位于前额、枕部或全头,可扩散至颈部、腰背部;常伴有恶心、呕吐。呕吐可反复出现,由颅内压急骤升高和血液直接刺激呕吐中枢所致。如呕吐物为咖啡色样胃内容物则提示上消化道出血,预后不良。头痛部位各异,轻重不等,部分患者类似眼肌麻痹型偏头痛。有48%~81%的患者可出现不同程度的意识障碍,轻者嗜睡,重者昏迷,多逐渐加深。意识障碍的程度、持续时间及意识恢复的可能性均与出血量、出血部位及有无再出血有关。

部分患者以精神症状为首发或主要的临床症状,常表现为兴奋、躁动不安、定向障碍,甚至谵妄和错乱;少数可出现迟钝、淡漠、抗拒等。精神症状可由大脑前动脉或前交通动脉附近的动脉瘤破裂引起,大多在病后 1～5 d 出现,但多数在数周内自行恢复。癫痫发作较少见,多发生在出血时或出血后的急性期,国外发生率为 6.0%～26.1%,国内资料为 10.0%～18.3%。在一项 SAH 的大宗患者报道中,大约有 15% 的动脉瘤性 SAH 表现为癫痫。癫痫可为局限性抽搐或全身强直-阵挛性发作,多见于脑血管畸形引起者,出血部位多在天幕上,多由于血液刺激大脑皮质所致,患者有反复发作倾向。部分患者由于血液流入脊髓蛛网膜下腔可出现神经根刺激症状,如腰背痛。

4.神经系统体征

(1)脑膜刺激征:为 SAH 的特征性体征,包括头痛、颈强直、Kernig 征和 Brudzinski 征阳性。常于起病后数小时至 6 d 内出现,持续 3～4 周。颈强直发生率最高(6%～100%)。另外,应当注意临床上有少数患者可无脑膜刺激征,如老年患者,可能因蛛网膜下腔扩大等老年性改变和痛觉不敏感等因素,往往使脑膜刺激征不明显,但意识障碍仍可较明显,老年人的意识障碍可达 90%。

(2)脑神经损害:以第Ⅱ、Ⅲ对脑神经最常见,其次为第Ⅴ、Ⅵ、Ⅶ、Ⅷ对脑神经,主要由于未破裂的动脉瘤压迫或破裂后的渗血、颅内压增高等直接或间接损害引起。少数患者有一过性肢体单瘫、偏瘫、失语,早期出现者多因出血破入脑实质和脑水肿所致;晚期多由于迟发性脑血管痉挛引起。

(3)眼症状:SAH 的患者中,17% 有玻璃体膜下出血,7%～35% 有视盘水肿。视网膜下出血及玻璃体下出血是诊断 SAH 有特征性的体征。

(4)局灶性神经功能缺失:如有局灶性神经功能缺失有助于判断病变部位,如突发头痛伴眼睑下垂者,应考虑载瘤动脉可能是后交通动脉或小脑上动脉。

(二)SAH 并发症

1.再出血

在脑血管疾病中,最易发生再出血的疾病是 SAH,国内文献报道再出血率为 24% 左右。再出血临床表现严重,病死率远远高于第 1 次出血,一般发生在第 1 次出血后 10～14 d,2 周内再发生率占再发患者的 54%～80%。近期再出血病死率为 41%～46%,甚至更高。再发出血多因动脉瘤破裂所致,通常在病情稳定的情况下,突然头痛加剧、呕吐、癫痫发作,并迅速陷入深昏迷,瞳孔散大,对光反射消失,呼吸困难甚至停止。神经定位体征加重或脑膜刺激征明显加重。

2.脑血管痉挛

脑血管痉挛(CVS)是 SAH 发生后出现的迟发性大、小动脉的痉挛狭窄,以后者更多见。典型的血管痉挛发生在出血后 3～5 d,于 5～10 d 达高峰,2～3 周逐渐缓解。在大多数研究中,血管痉挛发生率在 25%～30%。早期可逆性 CVS 多在蛛网膜下腔出血后 30 min 内发生,表现为短暂的意识障碍和神经功能缺失。70% 的 CVS 在蛛网膜下腔出血后 1～2 周发生,尽管及时干预治疗,但仍有约 50% 有症状的 CVS 患者将会进一步发展为脑梗死。因此,CVS 的治疗关键在预防。血管痉挛发作的临床表现通常是头痛加重或意识状态下降,除发热和脑膜刺激征外,也可表现局灶性的神经功能损害体征,但不常见。尽管导致血管痉挛的许多潜在危险因素已经确定,但 CT 扫描所见的蛛网膜下腔出血的数量和部位是最主要的危险因素。基底池内有厚层血块的患者比仅有少量出血的患者更容易发展为血管痉挛。虽然国内外均有大量的临床观察和实验数据,但是 CVS 的机制仍不确定。蛛网膜下腔出血本身或其降解产物中的一种或多种成分可能是导致 CVS 的原因。

CVS 的检查常选择经颅多普勒超声(TCD)和数字减影血管造影(DSA)检查。TCD 有助于血管痉挛的诊断。TCD 血液流速峰值＞200 cm/s 和(或)平均流速＞120 cm/s 时能很好地与血管造影显示的严重血管痉挛相符。值得提出的是,TCD 只能测定颅内血管系统中特定深度的血管段。测得数值的准确性在一定程度上依赖于超声检查者的经验。动脉插管血管造影诊断 CVS 较 TCD 更为敏感。CVS 患者行血管造影的价值不仅用于诊断,更重要的目的是血管内治疗。动脉插管血管造影为有创检查,价格较昂贵。

3.脑积水

大约 25% 的动脉瘤性蛛网膜下腔出血患者由于出血量大、速度快,血液大量涌入第三脑室、第四脑室并凝固,使第四脑室的外侧孔和正中孔受阻,可引起急性梗阻性脑积水,导致颅内压急剧升高,甚至出现脑疝而死亡。急性脑积水常发生于起病数小时至 2 周内,多数患者在 1～2 d 意识障碍呈进行性加重,神经症状迅速恶化,生命体征不稳定,瞳孔散大。颅脑 CT 检查可发现阻塞上方的脑室明显扩大等脑室系统有梗阻表现,此类患者应迅速进行脑室引流术。慢性脑积水是 SAH 后 3 周至 1 年内发生的脑积水,原因可能为蛛网膜下腔出血刺激脑膜,引起无菌性炎症反应形成粘连,阻塞蛛网膜下腔及蛛网膜绒毛而影响脑脊液的吸收与回流,以脑脊液吸收障碍为主,病理切片可见蛛网膜增厚纤维变性,室管膜破坏及脑室周围脱髓鞘改变。Johnston 认为脑脊液的吸收与蛛网膜下腔和上矢状窦的压力差以及蛛网膜绒毛颗粒的阻力有关。当脑外伤后颅内压增高时,上矢状窦的压力随之升高,使蛛网膜下腔和上矢状窦的压力差变小,从而使蛛网膜绒毛微小管系统受压甚至关闭,直接影响脑脊液的吸收。由于脑脊液的积蓄造成脑室内静水压升高,致使脑室进行性扩大。因此,慢性脑积水的初期,患者的颅内压是高于正常的,乃至脑室扩大到一定程度之后,由于加大了吸收面,才渐使颅内压下降至正常范围,故临床上称为正常颅内压脑积水。但由于脑脊液的静水压已超过脑室壁所能承受的压力,使脑室不断继续扩大、脑萎缩加重而致进行性痴呆。

4.自主神经及内脏功能障碍

自主神经及内脏功能障碍常因下丘脑受出血、脑血管痉挛和颅内压增高的损伤所致,临床可并发心肌缺血或心肌梗死、急性肺水肿、应激性溃疡。这些并发症被认为是由于交感神经过度活跃或迷走神经张力过高所致。

5.低钠血症

尤其是重症 SAH 常影响下丘脑功能,而导致有关水盐代谢激素的分泌异常。目前,关于低钠血症发生的病因有两种机制,即血管升压素分泌异常综合征(syndrome of inappropriate anti-diuretic hormone,SIADH)和脑性耗盐综合征(cerebral salt-wasting syndrome,CSWS)。

SIADH 理论是 1957 年由 Bartter 等提出的,该理论认为,低钠血症产生的原因是由于各种创伤性刺激作用于下丘脑,引起血管升压素(ADH)分泌过多,或血管升压素渗透性调节异常,丧失了低渗对 ADH 分泌的抑制作用,而出现持续性 ADH 分泌。肾脏远曲小管和集合管重吸收水分的作用增强,引起水潴留、血钠被稀释及细胞外液增加等一系列病理生理变化。同时,促肾上腺皮质激素(ACTH)相对分泌不足,血浆 ACTH 降低,醛固酮分泌减少,肾小管排钾保钠功能下降,尿钠排出增多。细胞外液增加和尿钠丢失的后果是血浆渗透压下降和稀释性低血钠,尿渗透压高于血渗透压,低钠而无脱水,中心静脉压增高的一种综合征。若进一步发展,将导致水分从细胞外向细胞内转移、细胞水肿及代谢功能异常。当血钠＜120 mmol/L 时,可出现恶心、呕吐、头痛;

当血钠<110 mmol/L 时,可发生嗜睡、躁动、谵语、肌张力低下、腱反射减弱或消失甚至昏迷。

但 20 世纪 70 年代末以来,越来越多的学者发现,发生低钠血症时,患者多伴有尿量增多和尿钠排泄量增多,而血中 ADH 并无明显增加。这使得脑性耗盐综合征的概念逐渐被接受。SAH 时,CSWS 的发生可能与脑钠肽(BNP)的作用有关。下丘脑受损时可释放出 BNP,脑血管痉挛也可使 BNP 升高。BNP 的生物效应类似心房钠尿肽(ANP),有较强的利钠和利尿反应。CSWS 时可出现厌食、恶心、呕吐、无力、直立性低血压、皮肤无弹性、眼球内陷、心率增快等表现。诊断依据:细胞外液减少,负钠平衡,水摄入与排出率<1,肺动脉楔压<1.1 kPa(8 mmHg),中央静脉压<0.8 kPa(6 mmHg),体质量减轻。Ogawasara 提出每天对 CSWS 患者定时测体质量和中央静脉压是诊断 CSWS 和鉴别 SIADH 最简单和实用的方法。

四、辅助检查

(一)脑脊液检查

目前,脑脊液(CSF)检查尚不能被 CT 检查所完全取代。由于腰椎穿刺(LP)有诱发再出血和脑疝的风险,在无条件行 CT 检查和病情允许的情况下,或颅脑 CT 所见可疑时才可考虑谨慎施行 LP 检查。均匀一致的血性脑脊液是诊断 SAH 的金标准,脑脊液压力增高,蛋白含量增高,糖和氯化物水平正常。起初脑脊液中红、白细胞比例与外周血基本一致(700∶1),12 h 后脑脊液开始变黄,3 d 后因出现无菌性炎症反应,白细胞计数可增加,初为中性粒细胞,后为单核细胞和淋巴细胞。LP 阳性结果与穿刺损伤出血的鉴别很重要。通常是通过连续观察试管内红细胞计数逐渐减少的三管试验来证实,但采用脑脊液离心检查上清液黄变及匿血反应是更灵敏的诊断方法。脑脊液细胞学检查可见巨噬细胞内吞噬红细胞及碎片,有助于鉴别。

(二)颅脑 CT 检查

CT 检查是诊断蛛网膜下腔出血的首选常规检查方法。急性期颅脑 CT 检查快速、敏感,不但可早期确诊,还可判定出血部位、出血量、血液分布范围及动态观察病情进展和有无再出血迹象。急性期 CT 表现为脑池、脑沟及蛛网膜下腔呈高密度改变,尤以脑池局部积血有定位价值,但确定出血动脉及病变性质仍需借助于 DSA 检查。发病距 CT 检查的时间越短,显示蛛网膜下腔出血病灶部位的积血越清楚。Adams 观察发病当日 CT 检查显示阳性率为 95%,1 d 后降至 90%,5 d 后降至 80%,7 d 后降至 50%。CT 显示蛛网膜下腔高密度出血征象,多见于大脑外侧裂池、前纵裂池、后纵裂池、鞍上池和环池等。CT 增强扫描可能显示大的动脉瘤和血管畸形。须注意 CT 阴性并不能绝对排除 SAH。

部分学者依据 CT 扫描并结合动脉瘤好发部位推测动脉瘤的发生部位,如蛛网膜下腔出血以鞍上池为中心呈不对称向外扩展,提示颈内动脉瘤;外侧裂池基底部积血提示大脑中动脉瘤;前纵裂池基底部积血提示前交通动脉瘤;出血以脚间池为中心向前纵裂池和后纵裂池基底部扩散,提示基底动脉瘤。CT 显示弥漫性出血或局限于前部的出血发生再出血的风险较大,应尽早行 DSA 检查确定动脉瘤部位并早期手术。MRA 作为初筛工具具有无创、无风险的特点,但敏感性不如 DSA 检查高。

(三)数字减影血管造影

确诊 SAH 后应尽早行 DSA 检查,以确定动脉瘤的部位、大小、形状、数量、侧支循环和脑血管痉挛等情况,并可协助除外其他病因如动静脉畸形、烟雾病和炎性血管瘤等。大且不规则、分成小腔(为责任动脉瘤典型的特点)的动脉瘤可能是出血的动脉瘤。如发病之初脑血管造影未发现病灶,应在发病 1 个月后复查脑血管造影,可能会有新发现。DSA 可显示 80% 的动脉瘤及几乎 100% 的血管畸形,而且对发现继发性脑血管痉挛有帮助。脑动脉瘤大多数在 2~3 周再次破裂出血,尤以病后 6~8 d 为高峰,因此对动脉瘤应早检查、早期手术治疗,如在发病后 2~3 d,脑水肿尚未达到高峰时进行手术则手术并发症少。

(四)MRI 检查

MRI 对蛛网膜下腔出血的敏感性不及 CT。急性期 MRI 检查还可能诱发再出血。但 MRI 可检出脑干隐匿性血管畸形;对直径为 3~5 mm 的动脉瘤检出率可达 84%~100%,而由于空间分辨率较差,不能清晰显示动脉瘤颈和载瘤动脉,仍需行 DSA 检查。

(五)其他检查

心电图可显示 T 波倒置、QT 间期延长、出现高大 U 波等异常;血常规、凝血功能和肝功能检查可排除凝血功能异常方面的出血原因。

五、诊断与鉴别诊断

(一)诊断

根据以下临床特点,诊断 SAH 一般并不困难,如突然起病,主要症状为剧烈头痛,伴呕吐;可有不同程度的意识障碍和精神症状,脑膜刺激征明显,少数伴有脑神经及轻偏瘫等局灶症状,辅助检查 LP 为血性脑脊液,脑 CT 所显示的出血部位有助于判断动脉瘤。

临床分级:一般采用 Hunt-Hess 分级法(表 3-1)或世界神经外科联盟(WFNS)分级(表 3-2)。前者主要用于动脉瘤引起 SAH 的手术适应证及预后判断的参考,Ⅰ~Ⅲ级应尽早行 DSA,积极术前准备,争取尽早手术;对Ⅳ~Ⅴ级先行血块清除术,待症状改善后再行动脉瘤手术。后者根据格拉斯哥昏迷评分和有无运动障碍进行分级,即Ⅰ级的 SAH 患者很少发生局灶性神经功能缺损;GCS≤12 分(Ⅳ~Ⅴ级)的患者,不论是否存在局灶神经功能缺损,并不影响其预后判断;对于 GCS 13~14 分(Ⅱ~Ⅲ级)的患者,局灶神经功能缺损是判断预后的补充条件。

表 3-1 Hunt-Hess 分级法

分级	标准
0	未破裂动脉瘤
Ⅰ	无症状或轻微头痛
Ⅱ	中至重度头痛、脑膜刺激征、脑神经麻痹
Ⅲ	嗜睡、意识混浊、轻度局灶性神经体征
Ⅳ	昏迷、中或重度偏瘫,有早期去大脑强直或自主神经功能紊乱
Ⅴ	深昏迷、去大脑强直、濒死状态

注:凡有高血压、糖尿病、高度动脉粥样硬化、慢性肺部疾病等全身性疾病,或 DSA 呈现高度脑血管痉挛的患者,则向恶化阶段提高 1 级。

表 3-2 WFNS 的 SAH 分级

分级	GCS	运动障碍
Ⅰ	15	无
Ⅱ	14~13	无
Ⅲ	14~13	有局灶性体征

续表

分级	GCS	运动障碍
Ⅳ	12～7	有或无
Ⅴ	6～3	有或无

注:GCS(Glasgow Coma Scale)格拉斯哥昏迷评分。

(二)鉴别诊断

1.脑出血

脑出血深昏迷时与SAH不易鉴别,但脑出血多有局灶性神经功能缺失体征,如偏瘫、失语等,患者多有高血压病史。仔细的神经系统检查及脑CT检查有助于鉴别诊断。

2.颅内感染

颅内感染发病较SAH缓慢。各类脑膜炎起病初均先有高热,脑脊液呈炎性改变而有别于SAH。进一步脑影像学检查,脑沟、脑池无高密度增高影改变。脑炎临床表现为发热、精神症状、抽搐和意识障碍,且脑脊液多正常或只有轻度白细胞数增高,只有脑膜出血时才表现为血性脑脊液;脑CT检查有助于鉴别诊断。

3.瘤卒中

依靠详细病史(如有慢性头痛、恶心、呕吐等)、体征和脑CT检查可以鉴别。

六、治疗

主要治疗原则:①控制继续出血,预防及解除血管痉挛,去除病因,防治再出血,尽早采取措施预防、控制各种并发症。②掌握时机尽早行DSA检查,如发现动脉瘤及动静脉畸形,应尽早行血管介入、手术治疗。

(一)一般处理

绝对卧床护理4～6周,避免情绪激动和用力排便,防治剧烈咳嗽,烦躁不安时适当应用止咳剂、镇静剂;稳定血压,控制癫痫发作。对于血性脑脊液伴脑室扩大者,必要时可行脑室穿刺和体外引流,但应掌握引流速度要缓慢。发病后应密切观察GCS评分,注意心电图变化,动态观察局灶性神经体征变化和进行脑功能监测。

(二)防止再出血

二次出血是本病的常见现象,故积极进行药物干预对防治再出血十分必要。蛛网膜下腔出血急性期脑脊液纤维素溶解系统活性增高,第2周开始下降,第3周后恢复正常。因此,选用抗纤维蛋白溶解药物抑制纤溶酶原的形成,具有防治再出血的作用。

1.6-氨基己酸

6-氨基己酸为纤维蛋白溶解抑制剂,可阻止动脉瘤破裂处凝血块的溶解,又可预防再破裂和缓解脑血管痉挛。每次8～12 g加入10%葡萄糖注射液500 mL中静脉滴注,每天2次。

2.氨甲苯酸

氨甲苯酸又称抗血纤溶芳酸,能抑制纤溶酶原的激活因子,每次200～400 mg溶于葡萄糖注射液或0.9%氯化钠注射液20 mL中缓慢静脉注射,每天2次。

3.氨甲环酸

氨甲环酸为氨甲苯酸的衍化物,抗血纤维蛋白溶酶的效价强于前两种药物,每次250～

500 mg加入5%葡萄糖注射液250~500 mL中静脉滴注,每天1~2次。

但近年的一些研究显示抗纤溶药虽有一定的防止再出血作用,但同时增加了缺血事件的发生,因此不推荐常规使用此类药物,除非患者因凝血障碍所致出血时可考虑应用。

(三)降颅内压治疗

蛛网膜下腔出血可引起颅内压升高、脑水肿,严重者可出现脑疝,应积极进行脱水降颅内压治疗,主要选用20%甘露醇静脉滴注,每次125~250 mL,2~4次/天;呋塞米入小壶,每次20~80 mg,2~4次/天;清蛋白10~20 g/d,静脉滴注。药物治疗效果不佳或疑有早期脑疝时,可考虑脑室引流或颞肌下减压术。

(四)防治脑血管痉挛及迟发性缺血性神经功能缺损

目前认为,脑血管痉挛引起迟发性缺血性神经功能缺损(delayed ischemic neurologic deficit,DIND)是动脉瘤性SAH最常见的死亡和致残原因。钙通道阻滞剂可选择性作用于脑血管平滑肌,减轻脑血管痉挛和DIND。常用尼莫地平,每天10 mg(50 mL),以每小时2.5~5.0 mL速度泵入或缓慢静脉滴注,5~14 d为1个疗程;也可选择尼莫地平,每次40 mg,每天3次,口服。国外报道高血压-高血容量-血液稀释(hypertension-hypervolemia-hemodilution,3H)疗法可使大约70%的患者临床症状得到改善。有数个报道认为,与以往相比3H疗法能够明显改善患者预后。增加循环血容量,提高平均动脉压(MAP),降低血细胞比容(HCT)至30%~50%,被认为能够使脑灌注达到最优化。3H疗法必须排除已存在脑梗死、高颅内压,并已夹闭动脉瘤后才能应用。

(五)防治急性脑积水

急性脑积水常发生于病后1周内,发生率为9%~27%。急性阻塞性脑积水患者脑CT显示脑室急速进行性扩大,意识障碍加重,有效的疗法是行脑室穿刺引流和冲洗。但应注意防止脑脊液引流过度,维持颅内压在2.0~4.0 kPa(15~30 mmHg),因过度引流会突然发生再出血。长期脑室引流要注意继发感染(脑炎、脑膜炎),感染率为5%~10%。同时常规应用抗生素防治感染。

(六)低钠血症的治疗

SIADH的治疗原则主要是纠正低血钠和防止体液容量过多。可限制液体摄入量,每天不超过500 mL,使体内水分处于负平衡以减少体液过多与尿钠丢失。注意应用利尿剂和高渗盐水,纠正低血钠与低渗血症。当血浆渗透压恢复,可给予5%葡萄糖注射液维持,也可用抑制ADH药物,去甲金霉素1~2 g/d,口服。

CSWS的治疗主要是维持正常水盐平衡,给予补液治疗。可静脉或口服等渗或高渗盐液,根据低钠血症的严重程度和患者耐受程度单独或联合应用。高渗盐液补液速度以每小时0.7 mmol/L,24 h不超过20 mmol/L为宜。如果纠正低钠血症速度过快可导致脑桥脱髓鞘病,应予特别注意。

(七)外科治疗

经造影证实有动脉瘤或动静脉畸形者,应争取手术或介入治疗,根除病因防止再出血。

1.显微外科

夹闭颅内破裂的动脉瘤是消除病变并防止再出血的最好方法,而且动脉瘤被夹闭,继发性血管痉挛就能得到积极有效的治疗。一般认为Hunt-Hess分级Ⅰ~Ⅱ级的患者应在发病后48~72 h早期手术。应用现代技术,早期手术已经不再难以克服。一些神经血管中心富有经验的医师已经建议给低评分的患者早期手术,只要患者的血流动力学稳定,颅内压得以控制即可。对于神经状况分级很差和(或)伴有其他内科情况,手术应该延期。对于病情不太稳定、不能承受早期手术的患者,可选择血管内治疗。

2.血管内治疗

选择适合的患者行血管内放置 Guglielmi 可脱式弹簧圈(Guglielmi detachable coils,GDCs),已经被证实是一种安全的治疗手段。近年来,一般认为治疗指征为手术风险大或手术治疗困难的动脉瘤。

七、预后与预防

(一)预后

临床常采用 Hunt 和 Kosnik 修改的 Botterell 的分级方案,对预后判断有帮助。Ⅰ~Ⅱ级患者预后佳,Ⅳ~Ⅴ级患者预后差,Ⅲ级患者介于两者之间。

首次蛛网膜下腔出血的病死率为 $10\%\sim25\%$。病死率随着再出血递增。再出血和脑血管痉挛是导致死亡和致残的主要原因。蛛网膜下腔出血的预后与病因、年龄、动脉瘤的部位、瘤体大小、出血量、有无并发症、手术时机选择,以及处置是否及时、得当有关。

(二)预防

蛛网膜下腔出血病情常较危重,病死率较高,尽管不能从根本上达到预防目的,但对已知的病因应及早积极对因治疗,如控制血压、戒烟、限酒,以及尽量避免剧烈运动、情绪激动、过劳、用力排便、剧烈咳嗽等;对于长期便秘的个体应采取辨证论治思路长期用药(如麻仁润肠丸、芪蓉润肠口服液、香砂枳术丸、越鞠保和丸等);情志因素常为本病的诱发因素,对于已经存在脑动脉瘤、动脉血管夹层或烟雾病的患者,保持情绪稳定至关重要。

不少尸检材料证实,患者生前曾患动脉瘤但未曾破裂出血,说明存在危险因素并不一定完全会出血,预防动脉瘤破裂有着非常重要的意义。应当强调的是,蛛网膜下腔出血常在首次出血后2周再次发生出血且常常危及生命,故对已出血患者积极采取有效措施进行整体调节并及时给予恰当的对症治疗,对预防再次出血至关重要。

(李玉磊)

第三节　短暂性脑缺血发作

短暂性脑缺血发作(transient ischemic attack,TIA)是指因脑血管病变引起的短暂性、局限性脑功能缺失或视网膜功能障碍。临床症状一般持续 $10\sim20$ min,多在 1 h 内缓解,最长不超过 24 h,不遗留神经功能缺失症状,结构性影像学(CT、MRI)检查无责任病灶。凡临床症状持续超过 1 h 且神经影像学检查有明确病灶者不宜称为 TIA。

1975 年,曾将 TIA 定义限定为 24 h,这是基于时间的定义。2002 年,美国 TIA 工作组提出了新的定义,即由于局部脑或视网膜缺血引起的短暂性神经功能缺损发作,典型临床症状持续不超过 1 h,且无急性脑梗死的证据。TIA 新的基于组织学的定义以脑组织有无损伤为基础,更有利于临床医师及时进行评价,使急性脑缺血能得到迅速干预。

流行病学统计表明,15%的脑卒中患者曾发生过 TIA。不包括未就诊的患者,美国每年

TIA 发作人数估计为 20 万～50 万例。TIA 发生脑卒中率明显高于一般人群,TIA 后第 1 个月内发生脑梗死者占 4%～8%;1 年内 12%～13%;5 年内增至 24%～29%。TIA 患者发生脑卒中在第 1 年内较一般人群高 13～16 倍,是最严重的"卒中预警"事件,也是治疗干预的最佳时机,频发 TIA 更应以急诊处理。

一、病因与发病机制

(一)病因

TIA 病因各有不同,主要是动脉粥样硬化和心源性栓子。多数学者认为微栓塞或血流动力学障碍是 TIA 发病的主要原因,90% 左右的微栓子来源于心脏和动脉系统,动脉粥样硬化是 50 岁以上患者 TIA 的最常见原因。

(二)发病机制

TIA 的真正发病机制至今尚未完全阐明,主要有血流动力学改变学说和微栓子学说。

1.血流动力学改变学说

TIA 的主要原因是血管本身病变。动脉粥样硬化造成大血管的严重狭窄,由于病变血管自身调节能力下降,当一些因素引起灌注压降低时,病变血管支配区域的血流就会显著下降,同时又可能存在全血黏度增高、红细胞变形能力下降和血小板功能亢进等血液流变学改变,促进了微循环障碍的发生,而使局部血管无法保持血流量的恒定,导致相应供血区域 TIA 的发生。血流动力学型 TIA 在大动脉严重狭窄基础上合并血压下降,导致远端一过性脑供血不足症状,当血压回升时症状可缓解。

2.微栓子学说

大动脉的不稳定粥样硬化斑块破裂,脱落的栓子随血流移动,阻塞远端动脉,随后栓子很快发生自溶,临床表现为一过性缺血发作。动脉的微栓子来源最常见的部位是颈内动脉系统。心源性栓子为微栓子的另一来源,多见于心房颤动、心瓣膜疾病及左心室血栓形成。

3.其他学说

脑动脉痉挛、受压学说,如脑血管受到各种刺激造成的痉挛或由于颈椎骨质增生压迫椎动脉造成缺血;颅外血管盗血学说,如锁骨下动脉严重狭窄,椎动脉脑血流逆行,导致颅内灌注不足等。

TIA 常见的危险因素包括高龄、高血压、抽烟、心脏病(冠心病、心律失常、充血性心力衰竭和心脏瓣膜病)、高血脂、糖尿病和糖耐量异常、肥胖、不健康饮食、体力活动过少、过度饮酒、口服避孕药或绝经后雌激素的应用、高同型半胱氨酸血症、抗心磷脂抗体综合征及蛋白 C/蛋白 S 缺乏症等。

二、病理

发生缺血部位的脑组织常无病理改变,但部分患者可见脑深部小动脉发生闭塞而形成的微小梗死灶,其直径常<1.5 mm。主动脉弓发出的大动脉、颈动脉可见动脉粥样硬化性改变、狭窄或闭塞。颅内动脉也可有动脉粥样硬化性改变,或可见动脉炎性浸润。另外,可有颈动脉或椎动脉过长或扭曲。

三、临床表现

TIA 多发于老年人,男性多于女性。发病突然,恢复完全,不遗留神经功能缺损的症状和体征,多有反复发作的病史。持续时间短暂,一般为 10~15 min,颈内动脉系统平均为 14 min,椎-基底动脉系统平均为 8 min,每天可有数次发作,发作间期无神经系统症状及阳性体征。颈内动脉系统 TIA 与椎-基底动脉系统 TIA 相比,发作频率较少,但更容易进展为脑梗死。

TIA 神经功能缺损的临床表现依据受累的血管供血范围而不同,临床常见的神经功能缺损有以下两种。

(一)颈动脉系统 TIA

颈动脉系统 TIA 最常见的症状为对侧面部或肢体的一过性无力和感觉障碍、偏盲,偏侧肢体或单肢的发作性轻瘫最常见,通常以上肢和面部较重,优势半球受累可出现语言障碍。单眼视力障碍为颈内动脉系统 TIA 所特有,短暂的单眼黑矇是颈内动脉分支——眼动脉缺血的特征性症状,表现为短暂性视物模糊、眼前灰暗感或云雾状。

(二)椎-基底动脉系统 TIA

椎-基底动脉系统 TIA 常见症状为眩晕、头晕、平衡障碍、复视、构音障碍、吞咽困难、皮质性盲和视野缺损、共济失调、交叉性肢体瘫痪或感觉障碍。脑干网状结构缺血可能由于双下肢突然失张力,造成跌倒发作。颞叶、海马和边缘系统等部位缺血可能出现短暂性全面性遗忘症,表现为突发的一过性记忆丧失,时间、空间定向力障碍,患者有自知力,无意识障碍,对话、书写和计算能力保留,症状可持续数分钟至数小时。

血流动力学型 TIA 与微栓塞型 TIA 在临床表现上也有所区别(表 3-3)。

表 3-3　血流动力学型 TIA 与微栓塞型 TIA 的临床鉴别要点

临床表现	血流动力学型	微栓塞型
发作频率	密集	稀疏
持续时间	短暂	较长
临床特点	刻板	多变

四、辅助检查

治疗的结果与确定病因直接相关,辅助检查的目的就在于确定病因及危险因素。

(一)TIA 的神经影像学表现

普通 CT 和 MRI 扫描正常。MRI 灌注成像(PWI)表现可有局部脑血流减低,但不出现 DWI 的影像异常。TIA 作为临床常见的脑缺血急症,要进行快速的综合评估,尤其是 MRI 检查(包括 DWI 和 PWI),以便鉴别脑卒中、确定半暗带、制订治疗方案和判断预后。CT 检查可以排除脑出血、硬膜下血肿、脑肿瘤、动静脉畸形和动脉瘤等临床表现与 TIA 相似的疾病,必要时需行腰椎穿刺以排除蛛网膜下腔出血。CT 血管成像(CTA)、磁共振血管成像(MRA)有助于了解血管情况。梗死型 TIA 的概念是指临床表现为 TIA,但影像学上有脑梗死的证据,早期的 MRI 弥散成像(DWI)检查发现,20%~40%临床上表现为 TIA 的患者存在梗死灶。但实际上根据 TIA 的新概念,只要出现了梗死灶就不能诊断为 TIA。

(二)血浆同型半胱氨酸检查

血浆同型半胱氨酸(Hcy)浓度与动脉粥样硬化程度密切相关,血浆 Hcy 水平升高是全身性动脉硬化的独立危险因素。

(三)其他检查

TCD 检查可发现颅内动脉狭窄,并且可进行血流状况评估和微栓子检测。血常规和生化检查也是必要的,神经心理学检查可能发现轻微的脑功能损害。双侧肱动脉压、桡动脉搏动、双侧颈动脉及心脏有无杂音、全血和血小板检查、血脂、空腹血糖及糖耐量、纤维蛋白原、凝血功能、抗心磷脂抗体、心电图、心脏及颈动脉超声、TCD 和 DSA 等,有助于发现 TIA 的病因和危险因素、评判动脉狭窄程度、评估侧支循环建立程度和进行微栓子的检测;有条件时应考虑经食管超声心动图检查,可能发现卵圆孔未闭等心源性栓子的来源。

五、诊断与鉴别诊断

(一)诊断

诊断只能依靠病史,根据血管分布区内急性短暂神经功能障碍与可逆性发作特点,结合 CT 排除出血性疾病可考虑 TIA。确立 TIA 诊断后应进一步进行病因、发病机制的诊断和危险因素分析。TIA 和脑梗死之间并没有截然的区别,两者应被视为一个疾病动态演变过程的不同阶段,应尽可能采用“组织学损害”的标准界定两者。

(二)鉴别诊断

鉴别需要考虑其他可以导致短暂性神经功能障碍发作的疾病。

1.局灶性癫痫后出现的 Todd 麻痹

局限性运动性发作后可能遗留短暂的肢体无力或轻偏瘫,持续 0.5～36.0 h 后可消失。患者有明确的癫痫病史,EEG 可见局限性异常,CT 或 MRI 可能发现脑内病灶。

2.偏瘫型偏头痛

偏瘫型偏头痛多于青年期发病,女性多见,可有家族史,头痛发作的同时或过后出现同侧或对侧肢体不同程度瘫痪,并可在头痛消退后持续一段时间。

3.晕厥

晕厥为短暂性弥漫性脑缺血、缺氧所致,表现为短暂性意识丧失,常伴有面色苍白、大汗和血压下降,EEG 多数正常。

4.梅尼埃病

梅尼埃病发病年龄较轻,发作性眩晕、恶心和呕吐可与椎-基底动脉系统 TIA 相似,反复发作常合并耳鸣及听力减退,症状可持续数小时至数天,但缺乏中枢神经系统定位体征。

5.其他

血糖异常、血压异常、颅内结构性损伤(如肿瘤、血管畸形、硬膜下血肿和动脉瘤等)及多发性硬化等,也可能出现类似 TIA 的临床症状。临床上,可以依靠影像学资料和实验室检查进行鉴别诊断。

六、治疗

TIA 是缺血性血管病变的重要部分。TIA 既是急症,也是预防缺血性血管病变的最佳和最重要时机。TIA 的治疗与二级预防密切结合,可减少脑卒中及其他缺血性血管事件发生。TIA 症状持续 1 h 以上,应按照急性脑卒中流程进行处理。根据 TIA 病因和发病机制的不同,应采取不同的治疗策略。

(一)控制危险因素

TIA 需要严格控制危险因素,包括调整血压、血糖、血脂和同型半胱氨酸,以及戒烟、治疗心脏疾病、避免大量饮酒、有规律的体育锻炼和控制体质量等。已经发生 TIA 的患者或高危人群可长期服用抗血小板药物。肠溶阿司匹林为目前最主要的预防性用药之一。

(二)药物治疗

1.抗血小板聚集药物

抗血小板聚集药物阻止血小板活化、黏附和聚集,防止血栓形成,减少动脉-动脉微栓子。

(1)阿司匹林肠溶片:通过抑制环氧化酶减少血小板内花生四烯酸转化为血栓烷 A_2(TXA₂)防止血小板聚集,各国指南推荐的标准剂量不同,我国指南的推荐剂量为 $75\sim150$ mg/d。

(2)氯吡格雷(75 mg/d):也是被广泛采用的抗血小板药,通过抑制血小板表面的二磷酸腺苷(ADP)受体阻止血小板积聚。

(3)双嘧达莫:为血小板磷酸二酯酶抑制剂,缓释剂可与阿司匹林联合使用,效果优于单用阿司匹林。

2.抗凝治疗

考虑存在心源性栓子的患者应予抗凝治疗。抗凝剂种类很多,肝素、低分子量肝素和口服抗凝剂(如华法林、香豆素)等均可选用,但除低分子量肝素外,其他抗凝剂如肝素、华法林等应用过程中应注意检测凝血功能,以避免发生出血不良反应。低分子量肝素,每次 $4\ 000\sim5\ 000$ U,腹部皮下注射,每天 2 次,连用 $7\sim10$ d,与普通肝素比较,生物利用度好,使用安全。口服华法林 $6\sim12$ mg/d,$3\sim5$ d 后改为 $2\sim6$ mg/d 维持,目标国际标准化比值(INR)范围为 $2.0\sim3.0$。

3.降压治疗

血流动力学型 TIA 的治疗以改善脑供血为主,慎用血管扩张药物,除抗血小板聚集、降脂治疗外,需慎重管理血压,避免降压过度,必要时可给予扩容治疗。在大动脉狭窄解除后,可考虑将血压控制在目标值以下。

4.生化治疗

防治动脉硬化及其引起的动脉狭窄和痉挛以及斑块脱落的微栓子栓塞造成 TIA。主要用药:维生素 B_1,每次 10 mg,3 次/天;维生素 B_2,每次 5 mg,3 次/天;维生素 B_6,每次 10 mg,3 次/天;复合维生素 B,每次 10 mg,3 次/天;维生素 C,每次 100 mg,3 次/天;叶酸,每次 5 mg,3 次/天。

(三)手术治疗

颈动脉剥脱术(CEA)和颈动脉支架治疗(CAS)适用于症状性颈动脉狭窄 70% 以上的患者,实际操作上应从严掌握适应证。仅为预防脑卒中而让无症状的颈动脉狭窄患者冒险手术不是正确的选择。

七、预后与预防

(一)预后

TIA 可使发生缺血性脑卒中的危险性增加。传统观点认为,未经治疗的 TIA 患者约 1/3 发展成脑梗死,1/3 可反复发作,另 1/3 可自行缓解。但如果经过认真细致的中西医结合治疗应会减少脑梗死的发生比例。一般第一次 TIA 后,10%~20% 的患者在其后90 d 出现缺血性脑卒中,其中 50% 发生在第 1 次 TIA 发作后 24~28 h。预示脑卒中发生率增高的危险因素包括高龄、糖尿病、发作时间超过 10 min、颈内动脉系统 TIA 症状(如无力和语言障碍);椎-基底动脉系统 TIA 发生脑梗死的比例较少。

(二)预防

近年来,以中西医结合治疗本病的临床研究证明,在注重整体调节的前提下,病证结合,中医学辨证论治能有效减少 TIA 发作的频率及程度并降低形成脑梗死的危险因素,从而起到预防脑血管病事件发生的作用。

(赵锡吉)

第四节 血栓形成性脑梗死

血栓形成性脑梗死主要是脑动脉主干或皮质支动脉粥样硬化导致血管增厚、管腔狭窄闭塞和血栓形成;还可见于动脉血管内膜炎症、先天性血管畸形、真性红细胞增多症及血液高凝状态、血流动力学异常等,均可致血栓形成,引起脑局部血流减少或供血中断,脑组织缺血、缺氧导致软化坏死,出现局灶性神经系统症状和体征,如偏瘫、偏身感觉障碍和偏盲等。大面积脑梗死还有颅内高压症状,严重者可发生昏迷和脑疝。约 90% 的血栓形成性脑梗死是在动脉粥样硬化的基础上发生的,因此称动脉粥样硬化性血栓形成性脑梗死。

脑梗死的发病率约为 110/10 万,占全部脑卒中的 60%～80%;其中血栓形成性脑梗死占脑梗死的 60%～80%。

一、病因与发病机制

(一)病因

1.动脉壁病变

血栓形成性脑梗死最常见的病因为动脉粥样硬化,常伴高血压,与动脉粥样硬化互为因果。其次为各种原因引起的动脉炎、血管异常(如夹层动脉瘤、先天性动脉瘤)等。

2.血液成分异常

血液黏度增高,以及真性红细胞增多症、血小板增多症、高脂血症等,都可使血液黏度增高,血液淤滞,引起血栓形成。如果没有血管壁的病变为基础,不会发生血栓。

3.血流动力学异常

在动脉粥样硬化的基础上,当血压下降、血流缓慢、脱水、严重心律失常及心功能不全时,可导致灌注压下降,有利于血栓形成。

(二)发病机制

发病机制主要是动脉内膜深层的脂肪变性和胆固醇沉积,形成粥样硬化斑块及各种继发病变,使管腔狭窄甚至阻塞。病变逐渐发展,则内膜分裂,内膜下出血和形成内膜溃疡。内膜溃疡易发生血栓形成,使管腔进一步狭窄或闭塞。由于动脉粥样硬化好发于大动脉的分叉处及拐弯处,故脑血栓的好发部位为大脑中动脉、颈内动脉的虹吸部及起始部、椎动脉及基底动脉的中下段等。由于脑动脉有丰富的侧支循环,管腔狭窄需达到 80% 以上才会影响脑血流量。逐渐发生的动脉硬化斑块一般不会出现症状,当内膜损伤破裂形成溃疡后,血小板及纤维素等血中有形成分黏附、聚集、沉着形成血栓。当血压下降、血流缓慢、脱水等血液黏度增加,致供血减少或促进血栓形成的情况下,即出现急性缺血症状。

病理生理学研究发现,脑的耗氧量约为总耗氧量的 20%,故脑组织缺血缺氧是以血栓形成性脑梗死为代表的缺血性脑血管疾病的核心发病机制。脑组织缺血缺氧将会引起神经细胞肿胀、变性、坏死、凋亡以及胶质细胞肿胀、增生等一系列继发反应。脑血流阻断 1 min 后神经元活动停止,缺血缺氧 4 min 即可造成神经元死亡。脑缺血的程度不同而神经元损伤的程度也不同。脑神经元损伤导致局部脑组织及其功能的损害。缺血性脑血管疾病的发病是多方面而且相当复杂的过程,脑缺血损害也是一个渐进的过程,神经功能障碍随缺血时间的延长而加重。目前的研究发现氧自由基的形成、钙离子超载、一氧化氮(NO)和一氧化氮合成酶的作用、兴奋性氨基酸毒性作用、炎症细胞因子损害、凋亡调控基因的激活、缺血半暗带功能障碍等方面参与了其发生机制。这些机制作用于多种生理、病理过程的不同环节,对脑功能演变和细胞凋亡给予调节,同时也受到多种基因的调节和制约,构成一种复杂的相互调节与制约的网络关系。

1.氧自由基损伤

脑缺血时氧供应下降和 ATP 减少,导致过氧化氢、羟基自由基以及起主要作用的过氧化物等氧自由基的过度产生和超氧化物歧化酶等清除自由基的动态平衡状态遭到破坏,攻击膜结构和 DNA,破坏内皮细胞膜,使离子转运、生物能的产生和细胞器的功能发生一系列病理生理改变,导致神经细胞、胶质细胞和血管内皮细胞损伤,增加血-脑屏障通透性。自由基损伤可加重脑缺血后的神经细胞损伤。

2.钙离子超载

研究认为,Ca^{2+} 超载及其一系列有害代谢反应是导致神经细胞死亡的最后共同通路。细胞内 Ca^{2+} 超载有多种原因:①在蛋白激酶 C 等的作用下,兴奋性氨基酸(EAA)、内皮素和 NO 等物质释放增加,导致受体依赖性钙通道开放使大量 Ca^{2+} 内流;②细胞内 Ca^{2+} 浓度升高可激活磷脂酶、三磷酸酯醇等物质,使细胞内储存的 Ca^{2+} 释放,导致 Ca^{2+} 超载;③ATP 合成减少,Na^+-K^+-ATP酶功能降低而不能维持正常的离子梯度,大量 Na^+ 内流和 K^+ 外流,细胞膜电位下降产生去极化,导致电压依赖性钙通道开放,大量 Ca^{2+} 内流;④自由基使细胞膜发生脂质过氧化反应,细胞膜通透性发生改变和离子运转,引起 Ca^{2+} 内流使神经细胞内 Ca^{2+} 浓度异常升高;⑤多巴胺、5-羟色胺和乙酰胆碱等水平升高,使 Ca^{2+} 内流和胞内 Ca^{2+} 释放。Ca^{2+} 内流进一步干扰了线粒体氧化磷酸化过程,且大量激活钙依赖性酶类,如磷脂酶、核酸酶及蛋白酶,以及自由基形成、能量耗竭等一系列生化反应,最终导致细胞死亡。

3.一氧化氮(NO)和一氧化氮合成酶的作用

有研究发现,NO 作为生物体内重要的信使分子和效应分子,具有神经毒性和脑保护的双重作用,即低浓度 NO 通过激活鸟苷酸环化酶使环鸟苷酸(cGMP)水平升高,扩张血管,抑制血小板聚集、白细胞-内皮细胞的聚集和黏附,阻断 NMDA 受体,减弱其介导的神经毒性作用起保护作用;而高浓度 NO 与超氧自由基作用形成过氧亚硝酸盐或者氧化产生亚硝酸阴离子,加强脂质过氧化,使 ATP 酶活性降低,细胞蛋白质损伤,且能使各种含铁硫的酶失活,从而阻断 DNA 复制及靶细胞内的能量合成和能量衰竭,也可通过抑制线粒体呼吸功能实现其毒性作用而加重缺血脑组织的损害。

4.兴奋性氨基酸毒性作用

兴奋性氨基酸(EAA)是广泛存在于哺乳动物中枢神经系统的正常兴奋性神经递质,参与传递兴奋性信息,同时又是一种神经毒素,以谷氨酸(Glu)和天冬氨酸(Asp)为代表。脑缺血使物质转化(尤其是氧和葡萄糖)发生障碍,使维持离子梯度所必需的能量衰竭和生成障碍。因为能量缺乏,膜电位消失,细胞外液中谷氨酸异常增高导致神经元、血管内皮细胞和神经胶质细胞持续去极化,并有谷氨酸从突触前神经末梢释放。胶质细胞和神经元对神经递质的再摄取一般均需耗能,神经末梢释放的谷氨酸发生转运和再摄取障碍,导致细胞间隙 EAA 异常堆积,产生神经毒性作用。EAA 毒性可以直接导致急性细胞死亡,也可通过其他途径导致细胞凋亡。

5.炎症细胞因子损害

脑缺血后炎症级联反应是一种缺血区内各种细胞相互作用的动态过程,是造成脑缺血后的第 2 次损伤。在脑缺血后,由于缺氧及自由基增加等因素均可通过诱导相关转录因子合成,淋巴细胞、内皮细胞、多形核白细胞和巨噬细胞、小胶质细胞以及星形胶质细胞等一些具有免疫活性的细胞均能产生细胞因子,如肿瘤坏死因子(TNF-α)、血小板活化因子(PAF)、白细胞介素(IL)系列、转化生长因子(TGF)-β_1 等,细胞因子对白细胞又有趋化作用,诱导内皮细胞表达细胞间黏附分子(ICAM-1)、P-选择素等黏附分子,白细胞通过其毒性产物、巨噬细胞作用和免疫反应加重缺血性损伤。

6.凋亡调控基因的激活

细胞凋亡是由体内外某种信号触发细胞内预存的死亡程序而导致的以细胞 DNA 早期降解为特征的主动性自杀过程。细胞凋亡在形态学和生化特征上表现为细胞皱缩,细胞核染色质浓缩,DNA 片段化,而细胞的膜结构和细胞器仍完整。脑缺血后,神经元生存的内外环境均发生变化,多种因素如过量的谷氨酸受体的激活、氧自由基释放和细胞内 Ca^{2+} 超载等,通过激活与调控凋亡相关基因、启动细胞死亡信号转导通路,最终导致细胞凋亡。缺血性脑损伤所致的细胞凋亡可分 3 个阶段:信号传递阶段、中央调控阶段和结构改变阶段。

7.缺血半暗带功能障碍

缺血半暗带(IP)是无灌注的中心(坏死区)和正常组织间的移行区。IP 是不完全梗死,其组织结构存在,但有选择性神经元损伤。围绕脑梗死中心的缺血性脑组织的电活动中止,但保持正常的离子平衡和结构上的完整。假如再适当增加局部脑血流量,至少在急性阶段突触传递能完全恢复,即 IP 内缺血性脑组织的功能是可以恢复的。缺血半暗带是兴奋性细胞毒性、梗死周围去极化、炎症反应、细胞凋亡起作用的地方,使该区迅速发展成梗死灶。缺血半暗带的最初损害表现为功能障碍,有独特的代谢紊乱。主要表现在葡萄糖代谢和脑氧代谢这两方面:①当血流速度下降时,蛋白质合成抑制,启动无氧糖酵解、神经递质释放和能量代谢紊乱。②急性脑缺血缺氧时,神经元和神经胶质细胞由于能量缺乏、K^+ 释放和谷氨酸在细胞外积聚而去极化,缺血中心区的细胞只去极化而不复极;而缺血半暗带的细胞以能量消耗为代价可复极,如果细胞外的 K^+ 和谷氨酸增加,这些细胞也只去极化,随着去极化细胞数量的增大,梗死灶范围也不断扩大。

尽管对缺血性脑血管疾病一直进行着研究,但对其病理生理机制尚不够深入,希望随着中西医结合对缺血性脑损伤治疗的研究进展,其发病机制也随之更深入地阐明,从而更好地为临床和理论研究服务。

二、病理

动脉闭塞 6 h 以内脑组织改变尚不明显,属可逆性,8~48 h 缺血最重的中心部位发生软化,并出现脑组织肿胀、变软,灰白质界限不清。如病变范围扩大、脑组织高度肿胀时,可向对侧移位,甚至形成脑疝。镜下见组织结构不清,神经细胞及胶质细胞坏死,毛细血管轻度扩张,周围可见液体和红细胞渗出,此期为坏死期。动脉阻塞2~3 d后,特别是7~14 d,脑组织开始液化,脑组织水肿明显,病变区明显变软,神经细胞消失,吞噬细胞大量出现,星形胶质细胞增生,此期为软化期。3~4周后液化的坏死组织被吞噬和移走,胶质增生,小病灶形成胶质瘢痕,大病灶形成中风囊,此期称恢复期,可持续数月至1~2年。上述病理改变称白色梗死。少数梗死区,由于血管丰富,于再灌流时可继发出血,呈现出血性梗死或称红色梗死。

三、临床表现

(一)症状与体征

多在50岁以后发病,常伴有高血压;多在睡眠中发病,醒来才发现肢体偏瘫。部分患者先有头昏、头痛、眩晕、肢体麻木、无力等短暂性脑缺血发作的前驱症状,多数经数小时甚至1~2 d症状达高峰,通常意识清楚,但大面积脑梗死或基底动脉闭塞可有意识障碍,甚至发生脑疝等危重症状。神经系统定位体征视脑血管闭塞的部位及梗死的范围而定。

(二)临床分型

有的根据病情程度分型,如完全性缺血性中风是指起病6 h内病情即达高峰,一般较重,可有意识障碍。还有的根据病程进展分型,如进展型缺血性中风,则指局限性脑缺血逐渐进展,数天内呈阶梯式加重。

1.按病程和病情分型

(1)进展型:局限性脑缺血症状逐渐加重,呈阶梯式加重,可持续6 h至数天。

(2)缓慢进展型:在起病后1~2周症状仍逐渐加重,血栓逐渐发展,脑缺血和脑水肿的范围继续扩大,症状由轻变重,直到出现对侧偏瘫、意识障碍,甚至发生脑疝,类似颅内肿瘤,又称类脑瘤型。

(3)大块梗死型:又称爆发型,如颈内动脉或大脑中动脉主干等较大动脉的急性脑血栓形成,往往症状出现快,伴有明显脑水肿、颅内压增高,患者头痛、呕吐、病灶对侧偏瘫,常伴意识障碍,很快进入昏迷,有时发生脑疝,类似脑出血,又称类脑出血型。

(4)可逆性缺血性神经功能缺损(reversible ischemic neurologic deficit,RIND):此型患者症状、体征持续超过24 h,但在2~3周完全恢复,不留后遗症。病灶多数发生于大脑半球半卵圆中心,可能由于该区尤其是非优势半球侧侧支循环迅速而充分地代偿,缺血尚未导致不可逆的神经细胞损害,也可能是一种较轻的梗死。

2.OCSP分型

OCSP分型即英国牛津郡社区脑卒中研究规划(Oxfordshire Community Stroke Project,OCSP)的分型。

(1)完全前循环梗死(TACI):表现为三联征,即完全大脑中动脉(MCA)综合征的表现。①大脑高级神经活动障碍(意识障碍、失语、失算、空间定向力障碍等);②同向偏盲;③对侧3个部位(面、上肢和下肢)较严重的运动和(或)感觉障碍。多为MCA近段主干,少数为颈内动脉虹吸段闭塞引起的大面积脑梗死。

(2)部分前循环梗死(PACI):有以上三联征中的两个,或只有高级神经活动障碍,或感觉运动缺损较TACI局限。提示是MCA远段主干、各级分支或ACA及分支闭塞引起的中、小梗死。

（3）后循环梗死（POCI）：表现为各种不同程度的椎-基底动脉综合征——可表现为同侧脑神经瘫痪及对侧感觉运动障碍；双侧感觉运动障碍；双眼协同活动及小脑功能障碍，无长束征或视野缺损等。为椎-基底动脉及分支闭塞引起的大小不等的脑干、小脑梗死。

（4）腔隙性梗死（LACI）：表现为腔隙综合征，如纯运动性偏瘫、纯感觉性脑卒中、共济失调性轻偏瘫、构音障碍手笨拙综合征等。大多是基底节或脑桥小穿支病变引起的小腔隙灶。

OCSP 分型方法简便，更加符合临床实际的需要，临床医师不必依赖影像或病理结果即可对急性脑梗死迅速分出亚型，并做出有针对性的处理。

（三）临床综合征

1.颈内动脉闭塞综合征

颈内动脉闭塞综合征指颈内动脉血栓形成，主干闭塞。病史中可有头痛、头晕、晕厥、半身感觉异常或轻偏瘫；病变对侧有偏瘫、偏身感觉障碍和偏盲；可有精神症状，严重时有意识障碍；病变侧有视力减退，有的还有视神经萎缩；病灶侧有 Horner 综合征；病灶侧颈动脉搏动减弱或消失；优势半球受累可有失语，非优势半球受累可出现体象障碍。

2.大脑中动脉闭塞综合征

大脑中动脉闭塞综合征指大脑中动脉血栓形成，大脑中动脉主干闭塞，引起病灶对侧偏瘫、偏身感觉障碍和偏盲，优势半球受累还有失语。累及非优势半球可有失用、失认和体象障碍等顶叶症状。病灶广泛，可引起脑肿胀，甚至死亡。

（1）皮质支闭塞：引起病灶对侧偏瘫、偏身感觉障碍，面部及上肢重于下肢，优势半球病变有运动性失语，非优势半球病变有体象障碍。

（2）深穿支闭塞：出现对侧偏瘫和偏身感觉障碍，优势半球病变可出现运动性失语。

3.大脑前动脉闭塞综合征

大脑前动脉闭塞综合征指大脑前动脉血栓形成，大脑前动脉主干闭塞。在前交通动脉以前发生阻塞时，因为病损脑组织可通过对侧前交通动脉得到血供，故不出现临床症状；在前交通动脉分出之后阻塞时，可出现对侧中枢性偏瘫，以面瘫和下肢瘫为重，可伴轻微偏身感觉障碍；并可有排尿障碍（旁中央小叶受损）；精神障碍（额极与胼胝体受损）；强握及吸吮反射（额叶受损）等。

（1）皮质支闭塞：引起对侧下肢运动及感觉障碍；轻微共济运动障碍；排尿障碍和精神障碍。

（2）深穿支闭塞：引起对侧中枢性面、舌及上肢瘫。

4.大脑后动脉闭塞综合征

大脑后动脉闭塞综合征指大脑后动脉血栓形成。约 70% 的患者两条大脑后动脉来自基底动脉，并有后交通动脉与颈内动脉联系交通。有 20%～25% 的人一条大脑后动脉来自基底动脉，另一条来自颈内动脉；其余的人中，两条大脑后动脉均来自颈内动脉。

大脑后动脉供应颞叶的后部和基底面、枕叶的内侧及基底面，并发出丘脑膝状体及丘脑穿动脉供应丘脑血液。

（1）主干闭塞：引起对侧同向性偏盲，上部视野受损较重，黄斑回避（黄斑视觉皮质代表区为大脑中、后动脉双重血液供应，故黄斑视力不受累）。

（2）中脑水平大脑后动脉起始处闭塞：可见垂直性凝视麻痹、动眼神经麻痹、眼球垂直性歪扭斜视。

（3）双侧大脑后动脉闭塞：有皮质盲、记忆障碍（累及颞叶）、不能识别熟悉面孔（面容失认症）、幻视和行为综合征。

（4）深穿支闭塞：丘脑穿动脉闭塞则引起红核丘脑综合征，病侧有小脑性共济失调，意向性震颤。舞蹈样不自主运动和对侧感觉障碍。丘脑膝状体动脉闭塞则引起丘脑综合征，病变对侧偏身感觉障碍（深感觉障碍较浅感觉障碍为重），病变对侧偏身自发性疼痛。轻偏瘫，共济失调和手足徐动症。

5.椎-基底动脉闭塞综合征

椎-基底动脉闭塞综合征指椎-基底动脉血栓形成。椎-基底动脉实为一连续的脑血管干并有着共同的神经支配，无论是结构、功能还是临床病症的表现，两侧互为影响，实难予以完全分开，故常总称为椎-基底动脉系疾病。

（1）椎-基底动脉主干闭塞综合征：指基底动脉主干血栓形成。发病虽然不如脑桥出血那么急，但病情常迅速恶化，出现眩晕、呕吐、四肢瘫痪、共济失调、昏迷和高热等。大多数在短期内死亡。

（2）双侧脑桥正中动脉闭塞综合征：指双侧脑桥正中动脉血栓形成，为典型的闭锁综合征，表现为四肢瘫痪、假性延髓性麻痹、双侧周围性面瘫、双眼球外展麻痹、两侧的侧视中枢麻痹。但患者意识清楚，视力、听力和眼球垂直运动正常，所以，患者通过听觉、视觉和眼球上下运动表示意识和交流。

（3）基底动脉尖综合征：基底动脉尖分出两对动脉——小脑上动脉和大脑后动脉，分支供应中脑、丘脑、小脑上部、颞叶内侧及枕叶。血栓性闭塞多发生于基底动脉中部，栓塞性病变通常发生在基底动脉尖。栓塞性病变导致眼球运动及瞳孔异常，表现为单侧或双侧动眼神经部分或完全麻痹、眼球上视不能（上丘受累）、光反射迟钝而调节反射存在（顶盖前区病损）、一过性或持续性意识障碍（中脑或丘脑网状激活系统受累）、对侧偏盲或皮质盲（枕叶受累）、严重记忆障碍（颞叶内侧受累）。如果是中老年人突发意识障碍又较快恢复，有瞳孔改变、动眼神经麻痹、垂直注视障碍、无明显肢体瘫痪和感觉障碍应想到该综合征的可能。如果还有皮质盲或偏盲、严重记忆障碍更支持本综合征的诊断，需做头部 CT 或 MRI 检查，若发现有双侧丘脑、枕叶、颞叶和中脑病灶则可确诊。

（4）中脑穿动脉综合征：指中脑穿动脉血栓形成，也称 Weber 综合征，病变位于大脑脚底，损害锥体束及动眼神经，引起病灶侧动眼神经麻痹和对侧中枢性偏瘫。中脑穿动脉闭塞还可引起 Benedikt 综合征，累及动眼神经髓内纤维及黑质，引起病灶侧动眼神经麻痹及对侧锥体外系症状。

（5）脑桥支闭塞综合征：指脑桥支血栓形成引起的 Millard-Gubler 综合征，病变位于脑桥的腹外侧部，累及展神经核和面神经核以及锥体束，引起病灶侧眼球外直肌麻痹、周围性面神经麻痹和对侧中枢性偏瘫。

（6）内听动脉闭塞综合征：指内听动脉血栓形成（内耳卒中）。内耳的内听动脉有两个分支，较大的耳蜗动脉供应耳蜗及前庭迷路下部；较小的耳蜗动脉供应前庭迷路上部，包括外半规管及椭圆囊斑。由于口径较小的前庭动脉缺乏侧支循环，以致前庭迷路上部对缺血选择性敏感，故迷路缺血常出现严重眩晕、恶心呕吐。若耳蜗支同时受累则有耳鸣、耳聋。耳蜗支单独梗死则会突发耳聋。

（7）小脑后下动脉闭塞综合征：指小脑后下动脉血栓形成，也称 Wallenberg 综合征。表现为急性起病的头晕、眩晕、呕吐（前庭神经核受损）、交叉性感觉障碍，即病侧面部感觉减退、对侧肢体痛觉、温度觉障碍(病侧三叉神经脊束核及对侧交叉的脊髓丘脑束受损),同侧 Horner 综合征(下行交感神经纤维受损),同侧小脑性共济失调(绳状体或小脑受损),声音嘶哑、吞咽困难(疑核受损)。小脑后下动脉常有解剖变异,常见不典型临床表现。

四、辅助检查

(一)影像学检查

1.胸部 X 射线检查

胸部 X 射线检查了解心脏情况及肺部有无感染和癌肿等。

2.CT 检查

CT 检查不仅可确定梗死的部位及范围,而且可明确是单发还是多发。在缺血性脑梗死发病 12～24 h 内,CT 常没有明显的阳性表现。梗死灶最初表现为不规则的稍低密度区,病变与血管分布区一致。常累及基底节区,如为多发灶,也可连成一片。病灶大、水肿明显时可有占位效应。在发病后 2～5 d,病灶边界清晰,呈楔形或扇形等。1～2 周,水肿消失,边界更清,密度更低。发病第 2 周,可出现梗死灶边界不清楚,边缘出现等密度或稍低密度,即模糊效应;在增强扫描后往往呈脑回样增强,有助于诊断。4～5 周,部分小病灶可消失,而大片状梗死灶密度进一步降低和囊变,后者 CT 值接近脑脊液。

在基底节和内囊等处的小梗死灶(一般在 15 mm 以内)称为腔隙性脑梗死,病灶也可发生在脑室旁深部白质、丘脑及脑干。

在 CT 排除脑出血并证实为脑梗死后,CT 血管成像(CTA)对探测颈动脉及其各主干分支的狭窄准确性较高。

3.MRI 检查

MRI 检查为对病灶较 CT 敏感性、准确性更高的一种检测方法,其无辐射、无骨伪迹、更易早期发现小脑、脑干等部位的梗死灶,并于脑梗死后 6 h 左右便可检测到由于细胞毒性水肿造成 T_1 和 T_2 加权延长引起的 MRI 信号变化。近年除常规应用 SE 法的 T_1 和 T_2 加权以影像对比度原理诊断外,更需采用功能性磁共振成像,如弥散成像(DWI)和表观弥散系数、液体抑制反转恢复序列(FLAIR)等进行水平位和冠状位检查,往往在脑缺血发生后 1～1.5 h 便可发现脑组织水含量增加引起的 MRI 信号变化,并随即可进一步行磁共振血管成像(MRA)、CT 血管成像(CTA)或数字减影血管造影(DSA)以了解梗死血管部位,为超早期施行动脉内介入溶栓治疗创造条件,有时还可发现血管畸形等非动脉硬化性血管病变。

(1)超早期:脑梗死临床发病后 1 h 内,DWI 便可描出高信号梗死灶,ADC 序列显示暗区。实际上 DWI 显示的高信号灶仅是血流低下引起的缺血灶。随着缺血的进一步发展,DWI 从高信号渐转为等信号或低信号,病灶范围渐增大;PWI、FLAIR 及 T_2WI 均显示高信号病灶区。值得注意的是,DWI 对超早期脑干缺血性病灶,在水平位不易发现,而往往在冠状位可清楚显示。

(2)急性期:血-脑屏障尚未明显破坏,缺血区有大量水分子聚集,T_1WI 和 T_2WI 明显延长,T_1WI 呈低信号,T_2WI 呈高信号。

(3)亚急性期及慢性期:由于正血红铁蛋白游离,T_1WI 呈边界清楚的低信号,T_2WI 和 FLAIR 均呈高信号;直至病灶区水肿消除,坏死组织逐渐产生,囊性区形成,乃至脑组织萎缩,FLAIR 呈低信号或低信号与高信号混杂区,中线结构移向病侧。

(二)脑脊液检查

脑梗死患者脑脊液检查一般正常,大块梗死型患者可有压力增高和蛋白含量增高;出血性梗死时可见红细胞。

(三)经颅多普勒超声

TCD 是诊断颅内动脉狭窄和闭塞的手段之一,对脑底动脉严重狭窄($>65\%$)的检测有肯定的价值。局部脑血流速度改变与频谱图形异常是脑血管狭窄最基本的 TCD 改变。三维 B 超检查可协助发现颈内动脉粥样硬化斑块的大小和厚度、有没有管腔狭窄及严重程度。

(四)心电图检查

心电图检查进一步了解心脏情况。

(五)血液学检查

1.血常规、红细胞沉降率、抗链球菌溶血素 O(简称抗"O")和凝血功能检查

血常规、红细胞沉降率、抗"O"和凝血功能检查了解有无感染征象、活动风湿和凝血功能情况。

2.血糖

血糖了解有无糖尿病。

3.血清脂质

血清脂质包括总胆固醇和甘油三酯有无增高。

4.脂蛋白

低密度脂蛋白胆固醇(LDL-C)由极低密度脂蛋白胆固醇(VLDL-C)转化而来。通常情况下,LDL-C 从血浆中清除,其所含胆固醇酯由脂肪酸水解,当体内 LDL-C 显著升高时,LDL-C 附着到动脉的内皮细胞与 LDL 受体结合,而易被巨噬细胞摄取,沉积在动脉内膜上形成动脉硬化。有一组报道正常人组 LDL-C(2.051 ± 0.853)mmol/L,脑梗死患者组为(3.432 ± 1.042)mol/L。

5.载脂蛋白 B

载脂蛋白 B(ApoB)是血浆低密度脂蛋白(LDL)和极低密度脂蛋白(VLDL)的主要载脂蛋白,其含量能精确反映出 LDL 的水平,与动脉粥样硬化(AS)的发生关系密切。在 AS 的硬化斑块中,胆固醇并不是孤立地沉积于动脉壁上,而是以 LDL 整个颗粒形成沉积物;ApoB 能促进沉积物与氨基多糖结合成复合物,沉积于动脉内膜上,从而加速 AS 形成。对总胆固醇(TC)、LDL-C 均正常的脑血栓形成患者,ApoB 仍然表现出较好的差别性。

ApoA-I 的主要生物学作用是激活卵磷脂胆固醇转移酶,此酶在血浆胆固醇(Ch)酯化和 HDL 成熟(即 HDL→HDL$_2$→HDL$_3$)过程中起着极为重要的作用。ApoA-I 与 HDL$_2$ 可逆结合以完成 Ch 从外周组织转移到肝脏。因此,ApoA-I 显著下降时,可形成 AS。

6.血小板聚集功能

近些年来的研究提示血小板聚集功能亢进参与体内多种病理反应过程,尤其是对缺血性脑血管疾病的发生、发展和转归起重要作用。血小板最大聚集率(PMA)、解聚型出现率(PDC)和双相曲线型出现率(PBC),发现缺血型脑血管疾病 PMA 显著高于对照组,PDC 明显低于对照组。

7.血栓烷 A$_2$ 和前列环素

许多文献强调花生四烯酸(AA)的代谢产物在影响脑血液循环中起着重要作用,其中血栓烷 A$_2$(TXA$_2$)和前列环素(PGI$_2$)的平衡更引人注目。脑组织细胞和血小板等质膜有丰富的不饱和脂肪酸,脑缺氧时,磷脂酶 A$_2$ 被激活,分解膜磷脂使 AA 释放增加。后者在环氧化酶的作用

下血小板和血管内皮细胞分别生成 TXA_2 和 PGI_2。TXA_2 和 PGI_2 水平改变在缺血性脑血管疾病的发生上是原发还是继发的问题,目前还不清楚。TXA_2 大量产生,PGI_2 的生成受到抑制,使正常情况下 TXA_2 与 PGI_2 之间的动态平衡受到破坏。TXA_2 强烈的缩血管和促进血小板聚集作用因失去对抗而占优势,对于缺血性低灌流的发生起着重要作用。

8.血液流变学

缺血性脑血管疾病全血黏度、血浆比黏度、血细胞比容升高,血小板电泳和红细胞电泳时间延长。通过对脑血管疾病进行 133 例脑血流(CBF)测定,并将黏度相关的几个变量因素与 CBF 做了统计学处理,发现全部患者的 CBF 均低于正常,证实了血液黏度因素与 CBF 的关系。有学者把血液流变学各项异常作为脑梗死的危险因素之一。

红细胞表面带有负电荷,其所带电荷越少,电泳速度就越慢。有一组报道示脑梗死组红细胞电泳速度明显慢于正常对照组,说明急性脑梗死患者红细胞表面电荷减少,聚集性强,可能与动脉硬化性脑梗死的发病有关。

五、诊断与鉴别诊断

(一)诊断

(1)血栓形成性脑梗死为中年以后发病。

(2)常伴有高血压。

(3)部分患者发病前有 TIA 史。

(4)常在安静休息时发病,醒后发现症状。

(5)症状、体征可归为某一动脉供血区的脑功能受损,如病灶对侧偏瘫、偏身感觉障碍和偏盲,优势半球病变还有语言功能障碍。

(6)多无明显头痛、呕吐和意识障碍。

(7)大面积脑梗死有颅内高压症状,头痛、呕吐或昏迷,严重时发生脑疝。

(8)脑脊液检查多属正常。

(9)发病 12~48 h 后 CT 出现低密度灶。

(10)MRI 检查可更早发现梗死灶。

(二)鉴别诊断

1.脑出血

血栓形成性脑梗死和脑出血均为中老年人多见的急性起病的脑血管疾病,必须进行 CT 或 MRI 检查予以鉴别。

2.脑栓塞

血栓形成性脑梗死和脑栓塞同属脑梗死范畴,且均为急性起病,后者多有心脏病病史,或有其他肢体栓塞史,心电图检查可发现心房颤动等,以供鉴别诊断。

3.颅内占位性病变

少数颅内肿瘤、慢性硬膜下血肿和脑脓肿患者可以突然发病,表现局灶性神经功能缺失症状,而易与脑梗死相混淆。但颅内占位性病变常有颅内高压症状和逐渐加重的临床经过,颅脑 CT 对鉴别诊断有确切的价值。

4.脑寄生虫病

脑寄生虫病如脑囊虫病、脑型血吸虫病,也可在癫痫发作后,急性起病偏瘫。寄生虫的有关免疫学检查和神经影像学检查可帮助鉴别。

六、治疗

《欧洲脑卒中组织(ESO)缺血性脑卒中和短暂性脑缺血发作处理指南》推荐所有急性缺血性脑卒中患者都应在卒中单元内接受以下治疗。

(一)溶栓治疗

理想的治疗方法是在缺血组织出现坏死之前,尽早清除栓子,早期使闭塞脑血管再开通和缺血区的供血重建,以减轻神经组织的损害,正因为如此,溶栓治疗脑梗死一直引起人们的广泛关注。国外早在1958年即有溶栓治疗脑梗死的报道,由于有脑出血等并发症,益处不大,溶栓疗法一度停止使用。近年来,由于溶栓治疗急性心肌梗死的患者取得了很大的成功,大大减少了心肌梗死的范围,病死率下降20%~50%。溶栓治疗脑梗死又受到了很大的鼓舞。再者,CT扫描能及时排除颅内出血,可在早期或超早期进行溶栓治疗,因而提高了疗效和减少脑出血等并发症。

1.患者选择

(1)临床诊断符合急性脑梗死。

(2)头颅CT扫描排除颅内出血和大面积脑梗死。

(3)治疗前收缩压不宜>24.0 kPa(180 mmHg),舒张压不宜>14.7 kPa(110 mmHg)。

(4)无出血素质或出血性疾病。

(5)年龄18~80岁。

(6)溶栓最佳时机为发病后6 h内,特别是在3 h内。

(7)获得患者家属的书面知情同意。

2.禁忌证

(1)病史和体检符合蛛网膜下腔出血。

(2)CT扫描有颅内出血、肿瘤、动静脉畸形或动脉瘤。

(3)两次降压治疗后血压仍>24.0/14.7 kPa(180/110 mmHg)。

(4)过去30 d内有手术史或外伤史,3个月内有脑外伤史。

(5)病史有血液疾病、出血素质、凝血功能障碍或使用抗凝药物史,凝血酶原时间(PT)>15 s,部分凝血活酶时间(APTT)>40 s,国际标准化比值(INR)>1.4,血小板计数<100×10^9/L。

(6)脑卒中发病时有癫痫发作的患者。

3.治疗时间窗

前循环脑卒中的治疗时间窗一般认为在发病后6 h内(使用阿替普酶为3 h内),后循环闭塞时的治疗时间窗适当放宽到12 h。这一方面是因为脑干对缺血耐受性更强,另一方面是由于后循环闭塞后预后较差,更积极的治疗有可能挽救患者的生命。许多研究者尝试放宽治疗时限,认为在脑梗死12~24 h进行早期溶栓治疗有可能对少部分患者有效。但美国脑卒中协会(ASA)和欧洲脑卒中促进会(EUSI)都赞同选择在缺血性脑卒中发作后3 h内早期恢复缺血脑的血流灌注,才可获得良好的转归。两个指南也讨论了超过治疗时间窗溶栓的效果,EUSI的结论是目前仅能作为临床试验的组成部分。对于不能可靠地确定脑卒中发病时间的患者,包括睡眠觉醒时发现脑卒中发病的患者,两个指南均不推荐进行静脉溶栓治疗。

4.溶栓药物

(1)尿激酶(Urokinase):是从健康人新鲜尿液中提取分离,然后再进行高度精制而得到的蛋白质,没有抗原性,不引起变态反应。其溶栓特点为不仅溶解血栓表面,而且深入栓子内部,但对陈旧性血栓则难起作用。尿激酶是非特异性溶栓药,与纤维蛋白的亲和力差,常易引起出血并发症。尿激酶的剂量和疗程目前尚无统一标准,剂量波动范围也大。

静脉滴注法:尿激酶每次 100 万~150 万 U 溶于 0.9%氯化钠注射液 500~1 000 mL,静脉滴注,仅用 1 次。另外,还可每次尿激酶 20 万~50 万 U 溶于 0.9%氯化钠注射液 500 mL 中静脉滴注,每天 1 次,可连用 7~10 d。

动脉滴注法:选择性动脉给药有两种途径。一是超选择性脑动脉注射法,即经股动脉或肘动脉穿刺后,先进行脑血管造影,明确血栓所在的部位,再将导管插至颈动脉或椎-基底动脉的分支,直接将药物注入血栓所在的动脉或直接注入血栓处,达到较准确的选择性溶栓作用。在注入溶栓药后,还可立即再进行血管造影了解溶栓的效果。二是采用颈动脉注射法,常规颈动脉穿刺后,将溶栓药注入发生血栓的颈动脉,起到溶栓的效果。动脉溶栓尿激酶的剂量一般是 10 万~30 万 U,有学者报道药物剂量还可适当加大。但急性脑梗死取得疗效的关键是掌握最佳的治疗时间窗,才会取得更好的效果,治疗时间窗比给药途径更重要。

(2)阿替普酶(rt-PA):rt-PA 是第一种获得美国食品药品监督管理局(FDA)批准的溶栓药,特异性作用于纤溶酶原,激活血块上的纤溶酶原,而对血循环中的纤溶酶原亲和力小。因纤溶酶赖氨酸结合部位已被纤维蛋白占据,血栓表面的 α_2-抗纤溶酶作用很弱,但血中的纤溶酶赖氨酸结合部位未被占据,故可被 α_2-抗纤溶酶很快灭活。因此,rt-PA 优点为局部溶栓,很少产生全身抗凝、纤溶状态,而且无抗原性。但 rt-PA 半衰期短(3~5 min),而且血循环中纤维蛋白原激活抑制物的活性高于 rt-PA,会有一定的血管再闭塞,故临床溶栓必须用大剂量连续静脉滴注。rt-PA 治疗剂量是 0.85~0.90 mg/kg,总剂量＜90 mg,10%的剂量先予静脉推注,其余 90%的剂量在 24 h 内静脉滴注。

美国脑卒中学会、美国心脏病协会分会更新的《急性缺血性脑卒中早期治疗指南》指出,早期治疗的策略性选择,发病接诊的当时第一阶段医师能做的就是 3 件事:①评价患者;②诊断、判断缺血的亚型;③分诊、介入、外科或内科,0~3 h 的治疗只有一个就是静脉溶栓,而且推荐使用 rt-PA。

《中国脑血管病防治指南》建议:①对经过严格选择的发病 3 h 内的急性缺血性脑卒中患者,应积极采用静脉溶栓治疗,首选阿替普酶(rt-PA),无条件采用 rt-PA 时,可用尿激酶替代;②发病 3~6 h 的急性缺血性脑卒中患者,可应用静脉尿激酶溶栓治疗,但选择患者应更严格;③对发病 6 h 以内的急性缺血性脑卒中患者,在有经验和有条件的单位,可以考虑进行动脉内溶栓治疗研究;④基底动脉血栓形成的溶栓治疗时间窗和适应证,可以适当放宽;⑤超过时间窗溶栓,不会提高治疗效果,且会增加再灌注损伤和出血并发症,不宜溶栓,恢复期患者应禁用溶栓治疗。

美国《急性缺血性脑卒中早期处理指南》Ⅰ级建议:MCA 梗死＜6 h 的严重脑卒中患者,动脉溶栓治疗是可以选择的,或可选择静脉内滴注 rt-PA;治疗要求患者处于一个有经验、能够立刻进行脑血管造影,且提供合格的介入治疗的脑卒中中心。鼓励相关机构界定遴选能进行动脉溶栓的个人标准。Ⅱ级建议:对于具有使用静脉溶栓禁忌证,诸如近期手术的患者,动脉溶栓是合理的。Ⅲ级建议:动脉溶栓的可获得性不应该一般地排除静脉内给 rt-PA。

(二)降纤治疗

降纤治疗可以降解血栓蛋白质,增加纤溶系统的活性,抑制血栓形成或促进血栓溶解。此类药物也应早期应用,最好是在发病后 6 h 内,但没有溶栓药物严格,特别适应于合并高纤维蛋白原血症者。目前,国内纤溶药物种类很多,现介绍下面几种。

1.巴曲酶

巴曲酶又名东菱克栓酶,能分解纤维蛋白原,抑制血栓形成,促进纤溶酶的生成,而纤溶酶是溶解血栓的重要物质。巴曲酶的剂量和用法:第一天 10 BU,第三天和第五天各为 5~10 BU 稀释于100~250 mL 0.9%氯化钠注射液中,静脉滴注 1 h 以上。对治疗前纤维蛋白原在 4 g/L 以上和突发性耳聋(内耳卒中)的患者,首次剂量为 15~20 BU,以后隔天 5 BU,疗程 1 周,必要时可增至 3 周。

2.精纯溶栓酶

精纯溶栓酶又名注射用降纤酶,是以我国尖吻蝮蛇(又名五步蛇)的蛇毒为原料,经现代生物技术分离、纯化而精制的蛇毒制剂。本品为缬氨酸蛋白水解酶,能直接作用于血中的纤维蛋白α-链释放出肽 A。此时生成的肽 A 血纤维蛋白体的纤维系统,诱发 t-PA 的释放,增加t-PA 的活性,促进纤溶酶的生成,使已形成的血栓得以迅速溶解。本品不含出血毒素,因此很少引起出血并发症。剂量和用法:首次 10 U 稀释于 100 mL 0.9%氯化钠注射液中缓慢静脉滴注,第二天 10 U,第三天 5~10 U。必要时可适当延长疗程,1 次 5~10 U,隔天静脉滴注 1 次。

3.降纤酶

降纤酶曾用名蝮蛇抗栓酶、精纯抗栓酶和去纤酶。取材于东北白眉蝮蛇蛇毒,是单一成分蛋白水解酶。剂量和用法:急性缺血性脑卒中,首次 10 U 加入 0.9%氯化钠注射液 100~250 mL 中静脉滴注,以后每天或隔天 1 次,连用 2 周。

4.注射用纤溶酶

从蝮蛇蛇毒中提取纤溶酶并制成制剂,其原理是利用抗体最重要的生物学特性——抗体与抗原能特异性结合,即抗体分子只与其相应的抗原发生结合。纤溶酶单克隆抗体纯化技术,就是用纤溶酶抗体与纤溶酶进行特异性结合,从而达到分离纯化纤溶酶,同时去除蛇毒中的出血毒素和神经毒。剂量和用法:对急性脑梗死(发病后 72 h 内)第 1~3 d 每次 300 U 加入 5%葡萄糖注射液或 0.9%氯化钠注射液250 mL 中静脉滴注,第 4~14 d 每次 100~300 U。

5.安康乐得

安康乐得是马来西亚一种蝮蛇毒液的提纯物,是一种蛋白水解酶,能迅速有效地降低血纤维蛋白原,并可裂解纤维蛋白肽 A,导致低纤维蛋白血症。剂量和用法:2~5 AU/kg,溶于 250~500 mL 0.9%氯化钠注射液中,6~8 h 静脉滴注完,每天 1 次,连用 7 天。

《中国脑血管病防治指南》建议:①脑梗死早期(特别是 12 h 以内)可选用降纤治疗,高纤维蛋白血症更应积极降纤治疗;②应严格掌握适应证和禁忌证。

(三)抗血小板聚集药

抗血小板聚集药又称血小板功能抑制剂。随着对血栓性疾病发生机制认识的加深,发现血小板在血栓形成中起着重要的作用。近年来,抗血小板聚集药在预防和治疗脑梗死方面越来越引起人们的重视。

抗血小板聚集药主要包括血栓烷 A_2 抑制剂(阿司匹林)、ADP 受体拮抗剂(噻氯匹定、氯吡格雷)、磷酸二酯酶抑制剂(双嘧达莫)、糖蛋白(GP)Ⅱb/Ⅲa 受体拮抗剂和其他抗血小板药物。

1.阿司匹林

阿司匹林是一种强效的血小板聚集抑制剂。阿司匹林抗栓作用的机制,主要是基于对环氧化酶的不可逆性抑制,使血小板内花生四烯酸转化为血栓烷 A_2(TXA_2)受阻,因为 TXA_2 可使血小板聚集和血管平滑肌收缩。在脑梗死发生后，TXA_2 可增加脑血管阻力、促进脑水肿形成。小剂量阿司匹林，可以最大限度地抑制 TXA_2 和最低限度地影响前列环素（PGI_2），从而达到比较理想的效果。国际脑卒中实验协作组和 CAST 协作组两项非盲法随机干预研究表明，脑卒中发病后 48 h 内应用阿司匹林是安全有效的。

阿司匹林预防和治疗缺血性脑卒中效果的不恒定，可能与用药剂量有关。有些研究者认为每天给 75～325 mg 最为合适。有学者分别给患者口服阿司匹林每天 50 mg、100 mg、325 mg 和 1 000 mg，进行比较，发现 50 mg/d 即可完全抑制 TXA_2 生成，出血时间从 5.03 min 延长到 6.96 min，100 mg/d 出血时间 7.78 min，但 1 000 mg/d 反而缩减至 6.88 min。也有人观察到口服阿司匹林 45 mg/d，尿内 TXA_2 代谢产物能被抑制 95%，而尿内 PGI_2 代谢产物基本不受影响；每天 100 mg，则尿内 TXA_2 代谢产物完全被抑制，而尿内 PGI_2 代谢产物保持基线的 25%～40%；若用 1 000 mg/d，则上述两项代谢产物完全被抑制。根据以上试验结果和临床体会提示，阿司匹林每天 100～150 mg 最为合适，既能达到预防和治疗的目的，又能避免发生不良反应。

《中国脑血管病防治指南》建议：①多数无禁忌证的未溶栓患者，应在脑卒中后尽早（最好 48 h 内）开始使用阿司匹林；②溶栓患者应在溶栓 24 h 后，使用阿司匹林，或阿司匹林与双嘧达莫缓释剂的复合制剂；③阿司匹林的推荐剂量为 150～300 mg/d，分 2 次服用，2～4 周后改为预防剂量（50～150 mg/d）。

2. 氯吡格雷

由于噻氯匹定有明显的不良反应，已基本被淘汰，被第 2 代 ADP 受体拮抗剂氯吡格雷所取代。氯吡格雷和噻氯匹定一样对 ADP 诱导的血小板聚集有较强的抑制作用，对花生四烯酸、胶原、凝血酶、肾上腺素和血小板活化因子诱导的血小板聚集也有一定的抑制作用。与阿司匹林不同的是，它们对 ADP 诱导的血小板第 I 相和第 II 相的聚集均有抑制作用，且有一定的解聚作用。它还可以与红细胞膜结合，降低红细胞在低渗溶液中的溶解倾向，改变红细胞的变形能力。

氯吡格雷和阿司匹林均可作为治疗缺血性脑卒中的一线药物，多项研究都说明氯吡格雷的效果优于阿司匹林。氯吡格雷与阿司匹林合用防治缺血性脑卒中，比单用效果更好。氯吡格雷可用于预防颈动脉粥样硬化高危患者急性缺血事件。有文献报道 23 例颈动脉狭窄患者，在颈动脉支架置入术前常规服用阿司匹林 100 mg/d，介入治疗前晚给予负荷剂量氯吡格雷 300 mg，术后服用氯吡格雷 75 mg/d，3 个月后经颈动脉彩超发现，新生血管内皮已完全覆盖支架，无血管闭塞和支架内再狭窄。

氯吡格雷的使用剂量为每次 50～75 mg，每天 1 次。它的不良反应与阿司匹林比较，发生胃肠道出血的风险明显降低，发生腹泻和皮疹的风险略有增加，但明显低于噻氯匹定。主要不良反应有头昏、头胀、恶心、腹泻，偶有出血倾向。氯吡格雷禁用于对本品过敏者及近期有活动性出血者。

3. 双嘧达莫

双嘧达莫通过抑制磷酸二酯酶活性，阻止环腺苷酸（cAMP）的降解，提高血小板 cAMP 的水平，具有抗血小板黏附聚集的能力。双嘧达莫已作为预防和治疗冠心病、心绞痛的药物，而用于防治缺血性脑卒中的效果仍有争议。欧洲脑卒中预防研究（ESPS）大宗 RCT 研究认为，双嘧达莫与阿司匹林联合防治缺血性脑卒中，疗效是单用阿司匹林或双嘧达莫的 2 倍，并不会导致更多的出血不良反应。

美国 FDA 最近批准了阿司匹林和双嘧达莫复方制剂用于预防脑卒中。这一复方制剂每片含阿司匹林 50 mg 和缓释双嘧达莫 400 mg。一项单中心大规模随机试验发现,与单用小剂量阿司匹林比较,这种复方制剂可使脑卒中发生率降低 22%,但这项资料的价值仍有争论。

双嘧达莫的不良反应轻而短暂,长期服用可有头痛、头晕、呕吐、腹泻、面红、皮疹和皮肤瘙痒等。

4.血小板糖蛋白(glycoprotein,GP)Ⅱb/Ⅲa 受体拮抗剂

GPⅡb/Ⅲa 受体拮抗剂是一种新型抗血小板药,其通过阻断 GPⅡb/Ⅲa 受体与纤维蛋白原配体的特异性结合,有效抑制各种血小板激活剂诱导的血小板聚集,进而防止血栓形成。GPⅡb/Ⅲa 受体是一种血小板膜蛋白,是血小板活化和聚集反应的最后通路。GPⅡb/Ⅲa 受体拮抗剂能完全抑制血小板聚集反应,是作用最强的抗血小板药。

GPⅡb/Ⅲa 受体拮抗剂分 3 类,即抗体类如阿昔单抗、肽类如依替巴肽和非肽类如替罗非班。这 3 种药物均获美国 FDA 批准应用。

该药还能抑制动脉粥样硬化斑块的其他成分,对预防动脉粥样硬化和修复受损血管壁起重要作用。GPⅡb/Ⅲa 受体拮抗剂在缺血性脑卒中二级预防中的剂量、给药途径、时间、监护措施以及安全性等目前仍在探讨之中。

有报道对于阿替普酶(rt-PA)溶栓和球囊血管成形术机械溶栓无效的大血管闭塞和急性缺血性脑卒中患者,GPⅡb/Ⅲa 受体拮抗剂能够提高治疗效果。阿昔单抗的抗原性虽已减低,但仍有部分患者可引起变态反应。

5.西洛他唑

西洛他唑可抑制磷酸二酯酶(PDE),特别是 PDEⅢ,提高 cAMP 水平,从而起到扩张血管和抗血小板聚集的作用,常用剂量为每次 50～100 mg,每天 2 次。

为了检测西洛他唑对颅内动脉狭窄进展的影响,Kwan 进行了一项多中心双盲随机与安慰剂对照研究,将 135 例大脑中动脉 M1 段或基底动脉狭窄有急性症状者随机分为两组,一组接受西洛他唑 200 mg/d 治疗,另一组给予安慰剂治疗,所有患者均口服阿司匹林 100 mg/d,在进入试验和 6 个月后分别做 MRA 和 TCD 对颅内动脉狭窄程度进行评价。主要转归指标为 MRA 上有症状颅内动脉狭窄的进展,次要转归指标为临床事件和 TCD 的狭窄进展。西洛他唑组,45 例有症状颅内动脉狭窄者中有 3 例(6.7%)进展、11 例(24.4%)缓解;而安慰剂组 15 例(28.8%)进展、8 例(15.4%)缓解,两组差异有显著性意义。

有症状颅内动脉狭窄是一个动态变化的过程,西洛他唑有可能防止颅内动脉狭窄的进展。西洛他唑的不良反应可有皮疹、头晕、头痛、心悸、恶心、呕吐,偶有消化道出血、尿路出血等。

6.三氟柳

三氟柳的抗血栓形成作用是通过干扰血小板聚集的多种途径实现的,如不可逆性抑制环氧化酶(CoX)和阻断血栓素 A_2(TXA_2)的形成。三氟柳抑制内皮细胞 CoX 的作用极弱,不影响前列腺素合成。另外,三氟柳及其代谢产物 2-羟基-4-三氟甲基苯甲酸可抑制磷酸二酯酶,增加血小板和内皮细胞内 cAMP 的浓度,增强血小板的抗聚集效应,该药应用于人体时不会延长出血时间。

有研究将 2 113 例 TIA 或脑卒中患者随机分组,进行三氟柳(600 mg/d)或阿司匹林(325 mg/d)治疗,平均随访 30.1 个月,主要转归指标为非致死性缺血性脑卒中、非致死性心肌梗死和血管性疾病死亡的联合终点,结果两组联合终点发生率、各个终点事件发生率和存活率均无明显差异,三氟柳组出血性事件发生率明显低于阿司匹林组。

7.沙格雷酯(Sarpogrelate)

沙格雷酯是 5-HT$_2$ 受体拮抗剂,具有抑制由 5-HT 增强的血小板聚集作用和由 5-HT 引起的血管收缩的作用,增加被减少的侧支循环血流量,改善外周循环障碍等。口服沙格雷酯后 1~5 h 即有抑制血小板的聚集作用,可持续 4~6 h。口服每次 100 mg,每天 3 次。不良反应较少,可有皮疹、恶心、呕吐和胃部灼热感等。

8.曲克芦丁

曲克芦丁能抑制血小板聚集,防止血栓形成,同时能对抗 5-HT、缓激肽引起的血管损伤,增加毛细血管抵抗力,降低毛细血管通透性等。每次 200 mg,每天 3 次,口服;或每次 400~600 mg 加入 5%葡萄糖注射液或 0.9%氯化钠注射液 250~500 mL 中静脉滴注,每天 1 次,可连用 15~30 d。不良反应较少,偶有恶心和便秘。

(四)扩血管治疗

血管扩张药目前仍然是广泛应用的药物,但脑梗死急性期不宜使用,因为脑梗死病灶后的血管处于血管麻痹状态,此时应用血管扩张药,能扩张正常血管,对病灶区的血管不但不能扩张,还要从病灶区盗血,称"偷漏现象"。因此,血管扩张药应在脑梗死发病 2 周后才应用。常用的扩张血管药有以下几种。

1.丁苯酞

丁苯酞每次 200 mg,每天 3 次,口服。偶见恶心、腹部不适,有严重出血倾向者忌用。

2.倍他司汀

倍他司汀每次 20 mg 加入 5%葡萄糖注射液 500 mL 中静脉滴注,每天 1 次,连用 10~15 d;或每次 8 mg,每天 3 次,口服。有些患者会出现恶心、呕吐和皮疹等不良反应。

3.盐酸法舒地尔注射液

盐酸法舒地尔注射液每次 60 mg(2 支)加入 5%葡萄糖注射液或 0.9%氯化钠注射液 250 mL 中静脉滴注,每天 1 次,连用 10~14 d。可有一过性颜面潮红、低血压和皮疹等不良反应。

4.丁咯地尔

丁咯地尔每次 200 mg 加入 5%葡萄糖注射液或 0.9%氯化钠注射液 250~500 mL 中,缓慢静脉滴注,每天 1 次,连用 10~14 d。可有头痛、头晕、胃肠道不适等不良反应。

5.银杏达莫注射液

银杏达莫注射液每次 20 mL 加入 5%葡萄糖注射液或 0.9%氯化钠注射液 500 mL 中静脉滴注,每天 1 次,可连用 14 d。偶有头痛、头晕、恶心等不良反应。

6.葛根素注射液

葛根素注射液每次 500 mg 加入 5%葡萄糖注射液或 0.9%氯化钠注射液 500 mL 中静脉滴注,每天 1 次,连用 14 d。少数患者可出现皮肤瘙痒、头痛、头昏、皮疹等不良反应,停药后可自行消失。

7.灯盏花素注射液

灯盏花素注射液每次 20 mL(含灯盏花乙素 50 g)加入 5%葡萄糖注射液或 0.9%氯化钠注射液 250 mL 中静脉滴注,每天 1 次,连用 14 d。偶有头痛、头昏等不良反应。

(五)钙通道阻滞剂

钙通道阻滞剂是继 β 受体阻滞剂之后,脑血管疾病治疗中最重要的进展之一。正常时细胞内钙离子浓度为 10^{-9} mol/L,细胞外钙离子浓度比细胞内高 10 000 倍。在病理情况下,钙离子迅速内流到细胞内,使原有的细胞内外钙离子平衡破坏,结果造成:①由于血管平滑肌细胞内钙离子增多,导致血管痉挛,加重缺血、缺氧;②由于大量钙离子激活 ATP 酶,使 ATP 酶加速消耗,结果细胞内能量不足,多种代谢无法维持;③由于大量钙离子破坏了细胞膜的稳定性,使许多有害物质释放出来;④由于神经细胞内钙离子陡增,可加速已经衰竭的细胞死亡。使用钙通道阻滞剂的目的在于阻止钙离子内流到细胞内,阻断上述病理过程。

钙通道阻滞剂改善脑缺血和解除脑血管痉挛的机制可能是:①解除缺血灶中的血管痉挛;②抑制肾上腺素能受体介导的血管收缩,增加脑组织葡萄糖利用率,继而增加脑血流量;③有梗死的半球内血液重新分布,缺血区脑血流量增加,高血流区血流量减少,对临界区脑组织有保护作用。几种常用的钙通道阻滞剂介绍如下。

1.尼莫地平

尼莫地平为选择性扩张脑血管作用最强的钙通道阻滞剂。口服,每次 40 mg,每天 3～4 次。注射液,每次 24 mg,溶于 5％葡萄糖注射液 1 500 mL 中静脉滴注,开始注射时,1 mg/h,若患者能耐受,1 h 后增至 2 mg/h,每天 1 次,连续用药 10 d,以后改用口服。德国 Bayer 药厂生产的尼莫同(Nimotop),每次口服 30～60 mg,每天 3 次,可连用 1 个月。注射液开始 2 h 可按照 0.5 mg/h 静脉滴注,如果耐受性良好,尤其血压无明显下降时,可增至 1 mg/h,连用 7～10 d 后改为口服。该药规格为尼莫同注射液 50 mL 含尼莫地平 10 mg,一般每天静脉滴注 10 mg。不良反应比较轻微,口服时可有一过性消化道不适、头晕、嗜睡和皮肤瘙痒等。静脉给药可有血压下降(尤其是治疗前有高血压者)、头痛、头晕、皮肤潮红、多汗、心率减慢或心率加快等。

2.尼卡地平

尼卡地平对脑血管的扩张作用强于对外周血管的作用。每次口服 20 mg,每天 3～4 次,连用 1～2 个月。可有胃肠道不适、皮肤潮红等不良反应。

3.氟桂利嗪

氟桂利嗪每次 5～10 mg,睡前服。有嗜睡、乏力等不良反应。

4.桂利嗪

桂利嗪每次口服 25 mg,每天 3 次。有嗜睡、乏力等不良反应。

(六)防治脑水肿

大面积脑梗死、出血性梗死的患者多有脑水肿,应给予降低颅内压处理,如床头抬高 30°、避免有害刺激、解除疼痛、适当吸氧和恢复正常体温等基本处理;有条件行颅内压测定者,脑灌注压应保持在 9.3 kPa(70 mmHg)以上;避免使用低渗和含糖溶液,如脑水肿明显者应快速给予降颅内压处理。

1.甘露醇

甘露醇对缩小脑梗死面积与减轻病残有一定的作用。甘露醇除降低颅内压外,还可降低血液黏度、增加红细胞变形性、减少红细胞聚集、减少脑血管阻力、增加灌注压、提高灌注量、改善脑的微循环。同时,还可提高心排血量。每次 125～250 mL 静脉滴注,6 h 1 次,连用 7～10 d。甘露醇治疗脑水肿疗效快、效果好。不良反应:降颅内压有反跳现象,可能引起心力衰竭、肾功能损害、电解质紊乱等。

2.复方甘油注射液

复方甘油注射液能选择性脱出脑组织中的水分,可减轻脑水肿;在体内参加三羧酸循环代谢后转换成能量,供给脑组织,增加脑血流量,改善脑循环,因而有利于脑缺血病灶的恢复。每天

500 mL 静脉滴注,每天2次,可连用15~30 d。静脉滴注速度应控制在 2 mL/min,以免发生溶血反应。由于要控制静脉滴速,并不能用于急救。有大面积脑梗死的患者,有明显脑水肿甚至发生脑疝,一定要应用足量的甘露醇,或甘露醇与复方甘油同时或交替用药,这样可以维持恒定的降颅内压作用和减少甘露醇的用量,从而减少甘露醇的不良反应。

3.七叶皂苷钠注射液

七叶皂苷钠注射液有抗渗出、消水肿、增加静脉张力、改善微循环和促进脑功能恢复的作用。每次 25 mg 加入 5% 葡萄糖注射液或 0.9% 氯化钠注射液 250~500 mL 中静脉滴注,每天 1 次,连用 10~14 d。

4.手术减压治疗

手术减压治疗主要适用于恶性大脑中动脉(MCA)梗死和小脑梗死。

(七)提高血氧和辅助循环

高压氧是有价值的辅助疗法,在脑梗死的急性期和恢复期都有治疗作用。最近研究提示,脑广泛缺血后,纠正脑的乳酸中毒或脑代谢产物积聚,可恢复神经功能。高压氧向脑缺血区域弥散,可使这些区域的细胞在恢复正常灌注前得以生存,从而减轻缺血缺氧后引起的病理改变,保护受损的脑组织。

(八)神经细胞活化剂

据一些药物试验研究报告,这类药物有一定的营养神经细胞和促进神经细胞活化的作用,但确切的效果,尚待进一步大宗临床验证和评价。

1.胞磷胆碱

胞磷胆碱参与体内卵磷脂的合成,有改善脑细胞代谢的作用和促进意识的恢复。每次 750 mg 加入 5% 葡萄糖注射液 250 mL 中静脉滴注,每天 1 次,连用 15~30 d。

2.三磷酸胞苷二钠

三磷酸胞苷二钠主要药效成分是三磷酸胞苷,该物质不仅能直接参与磷脂与核酸的合成,而且还间接参与磷脂与核酸合成过程中的能量代谢,有营养神经、调节物质代谢和抗血管硬化的作用。每次 60~120 mg 加入 5% 葡萄糖注射液 250 mL 中静脉滴注,每天 1 次,可连用 10~14 d。

3.小牛血去蛋白提取物

小牛血去蛋白提取物是一种小分子肽、核苷酸和寡糖类物质,不含蛋白质和致热原。其可促进细胞对氧和葡萄糖的摄取和利用,使葡萄糖的无氧代谢转向为有氧代谢,使能量物质生成增多,延长细胞生存时间,促进组织细胞代谢、功能恢复和组织修复。每次 1 200~1 600 mg 加入 5% 葡萄糖注射液 500 mL 中静脉滴注,每天1次,可连用 15~30 d。

4.依达拉奉

依达拉奉是一种自由基清除剂,有抑制脂自由基的生成、抑制细胞膜脂质过氧化连锁反应及抑制自由基介导的蛋白质、核酸不可逆的破坏作用,是一种脑保护药物。每次 30 mg 加入 5% 葡萄糖注射液 250 mL 中静脉滴注,每天 2 次,连用 14 d。

(九)其他内科治疗

1.调节和稳定血压

急性脑梗死患者的血压检测和治疗是一个存在争议的领域。因为血压偏低会减少脑血流灌注,加重脑梗死。在急性期,患者会出现不同程度的血压升高。原因是多方面的,如脑卒中后的应激反应、膀胱充盈、疼痛及机体对脑缺氧和颅内压升高的代偿反应等,且其升高的程度与脑梗死病灶大小和部位、疾病前是否患高血压有关。脑梗死早期的高血压处理取决于血压升高的程度及患者的整体情况。美国脑卒中学会(ASA)和欧洲脑卒中促进会(EUSI)都赞同:收缩压超过29.3 kPa(220 mmHg)或舒张压超过16.0 kPa(120 mmHg)以上,则应给予谨慎缓慢降压治疗,并严密观察血压变化,防止血压降得过低。然而有一些脑血管治疗中心,主张只有在出现下列情况才考虑降压治疗,如合并夹层动脉瘤、肾衰竭、心力衰竭及高血压脑病时。但在溶栓治疗时,需及时降压治疗,应避免收缩压>24.7 kPa(185 mmHg),以防止继发性出血。降压推荐使用微输液泵静脉注射硝普钠,可迅速、平稳地降低血压至所需水平,也可用乌拉地尔、卡维地洛等。血压过低对脑梗死不利,应适当提高血压。

2.控制血糖

糖尿病是脑卒中的危险因素之一,并可加重急性脑梗死和局灶性缺血再灌注损伤。欧洲脑卒中组织(ESO)《缺血性脑卒中和短暂性脑缺血发作处理指南》指出,已证实急性脑卒中后高血糖与大面积脑梗死、皮质受累及其功能转归不良有关,但积极降低血糖能否改善患者的临床转归,尚缺乏足够证据。如果过去没有糖尿病史,只是急性脑卒中后血糖应激性升高,则不必应用降糖措施,只需输液中尽量不用葡萄糖注射液似可降低血糖水平;有糖尿病史的患者必须同时应用降糖药适当控制高血糖;血糖超过 10 mmol/L 时需降糖处理。

3.心脏疾病的防治

对并发心脏疾病的患者要采取相应防治措施,如果要应用甘露醇脱水治疗,则必须加用呋塞米以减少心脏负荷。

4.防治感染

对有吞咽困难或意识障碍的脑梗死患者,常常容易合并肺部感染,应给予相应抗生素和止咳化痰药物,必要时行气管切开,有利于吸痰。

5.保证营养和水、电解质的平衡

特别是对有吞咽困难和意识障碍的患者,应采用鼻饲,保证营养、水与电解质的补充。

6.体温管理

在实验室脑卒中模型中,发热与脑梗死体积增大和转归不良有关。体温升高可能是中枢性高热或继发感染的结果,均与临床转归不良有关。应积极迅速找出感染灶并予以适当治疗,并可使用对乙酰氨基酚进行退热治疗。

(十)康复治疗

脑梗死患者只要生命体征稳定,应尽早开始康复治疗,主要目的是促进神经功能的恢复。早期进行瘫痪肢体的功能锻炼和语言训练,防止关节挛缩和足下垂,可采用针灸、按摩、理疗和被动运动等措施。

七、预后与预防

(一)预后

(1)如果得到及时的治疗,特别是能及时在卒中单元获得早期溶栓疗法等系统规范的中西医结合治疗,可提高疗效,减少致残率,50%以上的患者能自理生活,甚至恢复工作能力。

(2)脑梗死国外病死率为 6.9%～20%,其中颈内动脉系梗死为 17%,椎-基底动脉系梗死为18%。秦震等观察随访经 CT 证实的脑梗死 1～7 年的预后,发现:①累计生存率,6 个月为

96.8％,12 个月为 91％,2 年为 81.7％,3 年为 81.7％,4 年为 76.5％,5 年为76.5％,6 年为 71％, 7 年为 71％。急性期病死率为22.3％,其中颈内动脉系 22％,椎-基底动脉系 25％。意识障碍、肢体瘫痪和继发肺部感染是影响预后的主要因素。②累计病死率在开始半年内迅速上升,一年半达高峰。说明发病后一年半不能恢复自理者,继续恢复的可能性较小。

(二)预防

1.一级预防

一级预防是指发病前的预防,即通过早期改变不健康的生活方式,积极主动地控制危险因素,从而达到使脑血管疾病不发生或发病年龄推迟的目的。从流行病学角度看,只有一级预防才能降低人群发病率,所以对于病死率及致残率很高的脑血管疾病来说,重视并加强开展一级预防的意义远远大于二级预防。

对血栓形成性脑梗死的危险因素及其干预管理有下述几方面:服用降血压药物,有效控制高血压,防治心脏病,冠心病患者应服用小剂量阿司匹林,定期监测血糖和血脂,合理饮食和应用降糖药物和降脂药物,不抽烟、不酗酒,对动脉狭窄患者及无症状颈内动脉狭窄患者一般不推荐手术治疗或血管内介入治疗,对重度颈动脉狭窄(≥70％)的患者在有条件的医院可以考虑行颈动脉内膜切除术或血管内介入治疗。

2.二级预防

脑卒中首次发病后应尽早开展二级预防工作,可预防或降低再次发生率。二级预防有下述几个方面:要对第 1 次发病机制正确评估,管理和控制血压、血糖、血脂和心脏病,应用抗血小板聚集药物,颈内动脉狭窄的干预同一级预防,有效降低同型半胱氨酸水平等。

(马世雷)

第五节　腔隙性脑梗死

腔隙性脑梗死是指大脑半球深部白质和脑干等中线部位,由直径为 $100\sim400~\mu m$ 的穿支动脉血管闭塞导致的脑梗死。所引起的病灶为 $0.5\sim15.0~mm^3$ 的梗死灶。大多由大脑前动脉、大脑中动脉、前脉络膜动脉和基底动脉的穿支动脉闭塞所引起。脑深部穿动脉闭塞导致相应灌注区脑组织缺血、坏死、液化,由吞噬细胞将该处组织移走而形成小腔隙。好发于基底节、丘脑、内囊和脑桥的大脑皮质贯通动脉供血区。反复发生多个腔隙性脑梗死,称多发性腔隙性脑梗死。临床引起相应的综合征,常见的有纯运动性轻偏瘫、纯感觉性卒中、构音障碍手笨拙综合征、共济失调性轻偏瘫和感觉运动性卒中。高血压和糖尿病是主要原因,特别是高血压尤为重要。腔隙性脑梗死占脑梗死的 $20\%\sim30\%$。

一、病因与发病机制

(一)病因

真正的病因和发病机制尚未完全清楚,但与下列因素有关。

1.高血压

长期高血压作用于小动脉及微小动脉壁,致脂质透明变性,管腔闭塞,产生腔隙性病变。舒张压增高是多发性腔隙性脑梗死的常见原因。

2.糖尿病

糖尿病时血浆低密度脂蛋白及极低密度脂蛋白的浓度增高,引起脂质代谢障碍,促进胆固醇合成,从而加速、加重动脉硬化的形成。

3.微栓子(无动脉病变)

各种类型小栓子阻塞小动脉导致腔隙性脑梗死,如胆固醇、红细胞增多症、纤维蛋白等。

4.血液成分异常

血液成分异常如红细胞增多症、血小板增多症和高凝状态,也可导致发病。

(二)发病机制

腔隙性脑梗死的发病机制还不完全清楚。微小动脉粥样硬化被认为是症状性腔隙性脑梗死常见的发病机制。在慢性高血压患者中,在粥样硬化斑为 $100\sim400\ \mu m$ 的小动脉中,也能发现动脉狭窄和闭塞。颈动脉粥样斑块,尤其是多发性斑块,可能会导致腔隙性脑梗死;脑深部穿动脉闭塞,导致相应灌注区脑组织缺血、坏死,由吞噬细胞将该处脑组织移走,遗留小腔,因而导致该部位神经功能缺损。

二、病理

腔隙性脑梗死灶呈不规则圆形、卵圆形或狭长形。累及管径在 $100\sim400\ \mu m$ 的穿动脉,梗死部位主要在基底节(特别是壳核和丘脑)、内囊和脑桥的白质。大多数腔隙性脑梗死位于豆纹动脉分支、大脑后动脉的丘脑深穿支和基底动脉的旁中央支供血区。阻塞常发生在深穿支的前半部分,因而梗死灶均较小,大多数直径为 $0.2\sim15$ mm。病变血管可见透明变性、玻璃样脂肪变、玻璃样小动脉坏死、血管壁坏死和小动脉硬化等。

三、临床表现

本病常见于 40 岁以上的中老年人。腔隙性脑梗死患者中高血压的发病率约为 75%,糖尿病的发病率为 $25\%\sim35\%$,有 TIA 史者约有 20%。

(一)症状和体征

临床症状一般较轻,体征单一,一般无头痛、颅内高压症状和意识障碍。由于病灶小,又常位于脑的静区,故许多腔隙性脑梗死在临床上无症状。

(二)临床综合征

Fisher 根据病因、病理和临床表现,归纳为 21 种综合征,常见的有以下几种。

1.纯运动性轻偏瘫(pure motor hemiparesis,PMH)

PMH 最常见,约占 60%,有病灶对侧轻偏瘫,而不伴失语、感觉障碍和视野缺损,病灶多在内囊和脑干。

2.纯感觉性卒中(pure sensory stroke,PSS)

PSS 约占 10%,表现为病灶对侧偏身感觉障碍,也可伴有感觉异常,如麻木、烧灼和刺痛感。病灶在丘脑腹后外侧核或内囊后肢。

3.构音障碍手笨拙综合征(dysarthric-clumsy hand syndrome,DCHS)

DCHS 约占 20%,表现为构音障碍、吞咽困难,病灶对侧轻度中枢性面、舌瘫,手的精细运动欠灵活,指鼻试验欠稳。病灶在脑桥基底部或内囊前肢及膝部。

4.共济失调性轻偏瘫(ataxic-hemiparesis,AH)

AH 病灶同侧共济失调和病灶对侧轻偏瘫,下肢重于上肢,伴有锥体束征。病灶多在放射冠汇集至内囊处,或脑桥基底部皮质脑桥束受损所致。

5.感觉运动性卒中(sensorimotor stroke,SMS)

SMS 少见,以偏身感觉障碍起病,再出现轻偏瘫,病灶位于丘脑腹后核及邻近内囊后肢。

6.腔隙状态

腔隙状态由 Marie 提出,由于多次腔隙性脑梗死后,有进行性加重的偏瘫、严重的精神障碍、痴呆、平衡障碍、二便失禁、假性延髓性麻痹、双侧锥体束征和类帕金森综合征等。近年,由于有效控制血压及治疗的进步,现在已很少见。

四、辅助检查

(一)神经影像学检查

1.颅脑 CT

非增强 CT 扫描显示为基底节区或丘脑呈卵圆形低密度灶,边界清楚,直径为 10~15 mm。由于病灶小,占位效应轻微,一般仅为相邻脑室局部受压,多无中线移位,梗死密度随时间逐渐减低,4 周后接近脑脊液密度,并出现萎缩性改变。增强扫描于梗死后 3 d 至 1 个月可能发生均一或斑块性强化,以 2~3 周明显,待达到脑脊液密度时,则不再强化。

2.颅脑 MRI

MRI 显示比 CT 优越,尤其是对脑桥的腔隙性脑梗死和新旧腔隙性脑梗死的鉴别有意义,增强后能提高阳性率。颅脑 MRI 检查在 T_2W 像上显示高信号,是小动脉阻塞后新的或陈旧的病灶。T_1WI 和 T_2WI 分别表现为低信号和高信号斑点状或斑片状病灶,呈圆形、椭圆形或裂隙形,最大直径常为数毫米,一般不超过 1 cm。急性期 T_1WI 的低信号和 T_2WI 的高信号,常不及慢性期明显,由于水肿的存在,使病灶看起来常大于实际梗死灶。注射造影剂后,T_1WI 急性期、亚急性期和慢性期病灶显示增强,呈椭圆形、圆形,也可呈环形。

3.CT 血管成像(CTA)、磁共振血管成像(MRA)

CTA、MRA 了解颈内动脉有无狭窄及闭塞程度。

(二)超声检查

经颅多普勒超声(TCD)了解颈内动脉狭窄及闭塞程度;三维 B 超了解颈内动脉粥样硬化斑块的大小和厚度。

(三)血液学检查

血液学检查了解有无糖尿病和高脂血症等。

五、诊断与鉴别诊断

(一)诊断

(1)中老年人发病,多数患者有高血压病史,部分患者有糖尿病史或 TIA 史。

(2)急性或亚急性起病,症状比较轻,体征比较单一。

(3)临床表现符合 Fisher 描述的常见综合征之一。

(4)颅脑 CT 或 MRI 发现与临床神经功能缺损一致的病灶。

(5)预后较好,恢复较快,大多数患者不遗留后遗症状和体征。

（二）鉴别诊断

1.小量脑出血

小量脑出血均为中老年发病,有高血压和急起的偏瘫和偏身感觉障碍。但小量脑出血头颅CT显示高密度灶即可鉴别。

2.脑囊虫病

CT均表现为低信号病灶。但是,脑囊虫病CT呈多灶性、小灶性和混合灶性病灶,临床表现常有头痛和癫痫发作,血液和脑脊液囊虫抗体阳性,可供鉴别。

六、治疗

（一）抗血小板聚集药物

抗血小板聚集药物是预防和治疗腔隙性脑梗死的有效药物。

1.肠溶阿司匹林(或拜阿司匹林)

肠溶阿司匹林每次 100 mg,每天 1 次,口服,可连用 6～12 个月。

2.氯吡格雷

氯吡格雷每次 50～75 mg,每天 1 次,口服,可连用半年。

3.西洛他唑

西洛他唑每次 50～100 mg,每天 2 次,口服。

4.曲克芦丁

曲克芦丁每次 200 mg,每天 3 次,口服;或每次 400～600 mg 加入 5%葡萄糖注射液或0.9%氯化钠注射液500 mL中静脉滴注,每天 1 次,可连用 20 d。

（二）钙通道阻滞剂

1.氟桂利嗪

氟桂利嗪每次 5～10 mg,睡前口服。

2.尼莫地平

尼莫地平每次 20～30 mg,每天 3 次,口服。

3.尼卡地平

尼卡地平每次 20 mg,每天 3 次,口服。

（三）血管扩张药

1.丁苯酞

丁苯酞每次 200 mg,每天 3 次,口服。偶见恶心、腹部不适,有严重出血倾向者忌用。

2.丁咯地尔

丁咯地尔每次 200 mg 加入 5%葡萄糖注射液或 0.9%氯化钠注射液 250 mL 中静脉滴注,每天 1 次,连用 10～14 d;或每次 200 mg,每天 3 次,口服。可有头痛、头晕和恶心等不良反应。

3.倍他司汀

倍他司汀每次 6～12 mg,每天 3 次,口服。可有恶心、呕吐等不良反应。

（四）内科病的处理

有效控制高血压、糖尿病、高脂血症等,坚持药物治疗,定期检查血压、血糖、血脂、心电图和有关血液流变学指标。

七、预后与预防

(一)预后

Marie 和 Fisher 认为腔隙性脑梗死一般预后良好,下述几种情况影响本病的预后。

(1)梗死灶的部位和大小,如腔隙性脑梗死发生在脑的重要部位——脑桥和丘脑,以及大的和多发性腔隙性脑梗死者预后不良。

(2)有反复 TIA 发作,有高血压、糖尿病和严重心脏病(缺血性心脏病、心房颤动和心脏瓣膜病等),症状没有得到很好控制者预后不良。据报道,1 年内腔隙性脑梗死的复发率为 10%～18%;腔隙性脑梗死,特别是多发性腔隙性脑梗死半年后约有 23%的患者发展为血管性痴呆。

(二)预防

控制高血压、防治糖尿病和 TIA 是预防腔隙性脑梗死发生和复发的关键。

(1)积极处理危险因素。①血压的调控:长期高血压是腔隙性脑梗死主要的危险因素之一。在降血压药物方面无统一规定应用的药物。选用降血压药物的原则是既要有效和持久的降低血压,又不至于影响重要器官的血流量。可选用钙通道阻滞剂,如硝苯地平缓释片,每次 20 mg,每天 2 次,口服;或尼莫地平,每次 30 mg,每天 1 次,口服。也可选用血管紧张素转化酶抑制剂(ACEI),如卡托普利,每次 12.5～25.0 mg,每天 3 次,口服;或贝拉普利,每次 5～10 mg,每天 1 次,口服。②调控血糖:糖尿病也是腔隙性脑梗死主要的危险因素之一。要积极控制血糖,注意饮食与休息。③调控高血脂:可选用辛伐他汀(Simvastatin),每次 10～20 mg,每天 1 次,口服;或洛伐他汀(Lovastatin),每次 20～40 mg,每天 1～2 次,口服。④积极防治心脏病:要减轻心脏负荷,避免或慎用增加心脏负荷的药物,注意补液速度及补液量;对有心肌缺血、心肌梗死者应在心血管内科医师的协助下进行药物治疗。

(2)可以较长时期应用抗血小板聚集药物,如阿司匹林、氯吡格雷和中药活血化瘀药物。

(3)生活规律,心情舒畅,饮食清淡,适宜的体育锻炼。

(马世雷)

第六节 梅尼埃病

一、概述

梅尼埃病是一种特发性膜迷路积水的内耳病,表现为反复发作的旋转性眩晕,波动性感音神经性听力损失,耳鸣和(或)耳胀满感。文献报道该病发病率差异较大。发病年龄高峰为 40～60 岁。男女发病率为(1～1.3):1。一般单耳发病,随着病程延长,可出现双耳受累。

病因迄今不明。基本病理改变是膜迷路积水。梅尼埃病发生机制主要是内淋巴产生和吸收失衡。主要学说:①内淋巴管机械阻塞与内淋巴吸收障碍学说;②免疫反应学说;③内耳缺血学说。此外,其他学说还包括内淋巴囊功能紊乱学说、病毒感染学说、遗传学说以及多因素学说。

二、诊断要点

(一)症状与体征

典型的梅尼埃病症状包括发作性眩晕,波动性、渐进性听力下降,耳鸣以及耳闷胀感。

1.眩晕

多呈突发旋转性,患者感到自身或周围物体旋转,或感摇晃、升降或漂浮。眩晕均伴有恶心、呕吐、面色苍白、出冷汗、脉搏迟缓、血压下降等自主神经反射症状。患者神志清醒,眩晕持续时间为 0.3~12 h。在缓解期可有不平衡或不稳感,可持续数天。眩晕常反复发作。

2.听力下降

患病初期可无自觉听力下降,多次发作后始感明显。一般为单侧,部分病例双侧受累。发作期加重,间歇期减轻,呈明显波动性听力下降。听力丧失轻微或极度严重时无波动。听力丧失的程度随发作次数的增加而每况愈下。

3.耳鸣

多出现在眩晕发作之前。耳鸣在眩晕发作时加剧,间歇期自然可减轻,但常不消失。

4.耳闷胀感

部分患者感耳内或头部有胀满、沉重或压迫感。

5.梅尼埃病的特殊临床表现形式

(1)Tumarkin 耳石危象:指患者突然倾倒而神志清楚,偶伴眩晕,又称发作性倾倒,发生率较低。

(2)Lermoyez 发作:患者表现先出现耳鸣及听力下降,而在一次眩晕发作之后,耳鸣和眩晕自行缓解消失。发生率极低。

(二)特殊检查

1.耳镜检查

鼓膜正常。

2.鼓室导抗测试

鼓室导抗图正常,咽鼓管功能良好。

3.前庭功能检查

发作期可观察到节律整齐、强度不同、初向患侧继而转向健侧的水平或水平性略带扭转的自发性眼震,在恢复期眼震转向患侧。间歇期自发性眼震和各种诱发试验结果可能正常,多次复发者患耳前庭功能可能减退或丧失。镫骨足板与膨胀的球囊粘连时,增减外耳道气压时诱发眩晕与眼震,称 Hennebert 征阳性。

4.听力学检查

呈感音性聋,纯音听力图早期为上升型或峰型、晚期可呈平坦型或下降型。阈上功能检查有重振现象,音衰试验正常。耳蜗电图的 $-SP$ 增大、SP-AP 复合波增宽, $-SP/AP$ 增加($-SP/AP$ >0.4)。长期发作患者的言语识别率降低。

5.脱水剂试验

目的是通过减少异常增加的内淋巴液监测听功能的变化,可协助诊断。临床常用甘油试验。甘油试验的阳性标准可为:患耳 0.25、0.5、1.0 kHz 平均听阈在服用甘油后下降 15 dB;或:①任何单一频率的听阈下降≥15 dB;②相邻的两个频率的听阈下降≥10 dB;③有 3 个或 3 个以上频率的阈值下降≥10 dB。此外,若上述频率的阈值不是下降,而是提高相应的数值,即"回跳"现象,也可认为是梅尼埃病的特有现象。言语识别率提高 16% 以上者也为阳性。本病患者常为阳性,但在间歇期、脱水等药物治疗期为阴性。而听力损害轻微或重度无波动者,结果也可能为阴性。

6.颞骨 CT

偶见前庭导水管周围气化差,导水管短而直。

7.膜迷路 MRI 成像

部分患者可显示前庭导水管变直变细。近年来应用造影剂钆(Gd),结合 MRI 进行内耳膜迷路显像,对内外淋巴液空间比较分析膜迷路积水程度。

(三)诊断标准

梅尼埃病的诊断主要依靠翔实的病史、全面的检查和仔细的鉴别诊断,在排除其他可引起眩晕的疾病后,可做出临床诊断,而甘油试验阳性或耳部症状的波动性有助于本病的诊断。诊断分为临床诊断和疑似诊断两级。

1.临床诊断

(1)2 次或 2 次以上眩晕发作,每次持续 0.3～12 h。

(2)至少有 1 次(眩晕发作前、中或后)听力学检查证实患耳有低到中频的感音神经性听力下降。

(3)患耳有波动性耳部症状:感音神经性听力下降、耳鸣和(或)耳闷胀感。

(4)排除了其他疾病引起的眩晕:如前庭性偏头痛、突发性聋、良性阵发性位置性眩晕、迷路炎、前庭神经元炎、前庭阵发症、药物中毒性眩晕、后循环缺血、颅内占位性病变等。

2.疑似诊断

(1)2 次或 2 次以上眩晕发作,每次持续 0.3～24 h。

(2)患耳有波动性耳部症状:感音神经性听力下降、耳鸣和(或)耳闷胀感。

(3)排除了其他疾病引起的眩晕:如前庭性偏头痛、突发性聋、良性阵发性位置性眩晕、迷路炎、前庭神经元炎、前庭阵发症、药物中毒性眩晕、后循环缺血、颅内占位性病变等。

三、鉴别诊断

(一)良性阵发性位置性眩晕

特定头位诱发的短暂(数秒钟)阵发性眩晕,伴有眼震,无耳蜗症状。

(二)前庭神经炎

该病可能因病毒感染所致。临床上以突发眩晕,向健侧的自发性眼震,恶心、呕吐为特征。前庭功能减弱而无耳鸣和耳聋。痊愈后极少复发。该病无耳蜗症状。

(三)前庭药物中毒

有应用耳毒性药物的病史,眩晕起病慢,程度轻,持续时间长,非发作性,可因逐渐被代偿而缓解,伴耳聋和耳鸣。

(四)迷路炎

迷路炎有化脓性中耳炎及中耳手术病史。

(五)突发性聋

约半数突发性聋患者伴眩晕,但极少反复发作。听力损失快而重,无波动。

(六)Hunt 综合征

Hunt 综合征可伴轻度眩晕、耳鸣和听力障碍,耳郭或其周围皮肤的带状疱疹及周围性面瘫有助于鉴别。

（七）Cogan 综合征

该病除眩晕及双侧耳鸣、耳聋外,非梅毒性角膜实质炎与脉管炎为其特点,糖皮质激素治疗效果显著,可资区别。

（八）迟发性膜迷路积水

该病患者先出现单耳或双耳听力下降,1 年至数年后出现发作性眩晕。

（九）外淋巴瘘

蜗窗或前庭窗自发性或继发性(继手术、外伤等之后的)外淋巴瘘,除波动性听力减退外,可合并眩晕及平衡障碍。可疑者宜行窗膜探查证实并修补之。

（十）听神经瘤

内耳道 MRI 可以鉴别。

（十一）前半规管裂隙综合征

其发作性眩晕常有强声或外耳道压力变化引起。高分辨率 CT 有助于鉴别。

四、治疗要点

由于梅尼埃病病因不明,其治疗原则是阻止或减少眩晕发作、保存听力、减轻耳鸣及耳闷胀感,最大程度保留内耳功能。其发作期、间歇期治疗方法如下。

（一）发作期治疗

治疗原则:控制眩晕、对症处理、减轻眩晕相关症状。

前庭抑制药可有效控制眩晕急性发作,药物包括苯二氮䓬类药物(如地西泮等)、抗组胺药(如美克洛嗪、异丙嗪、苯海拉明、茶苯海明等)、抗胆碱能类药(如格隆溴铵等)、抗多巴胺类药物(如普鲁氯嗪、氟哌利多等)等。如恶心、呕吐症状严重,可加用镇吐药。前庭抑制药原则上使用不超过 72 h。

此外,如果急性期眩晕症状严重,可酌情使用糖皮质激素。

（二）间歇期治疗

梅尼埃病间歇期治疗旨在消除、减少或预防眩晕症状的发作,并同时最大限度地保护患者的现存内耳功能。常用方法如下。

1.患者教育

向患者解释本病相关理论,使患者认识到本病的自然病程规律、可能的诱发因素(如加班、熬夜,遭遇工作及生活压力等)、治疗方法及预后。做好心理咨询和辅导工作,消除患者恐惧心理。

2.调整生活方式

规律作息、避免不良情绪、压力等。应鼓励所有梅尼埃病患者减少盐分摄入,避免咖啡因制品、烟草和乙醇类等制品摄入。避免诱发因素,如劳累、情绪焦虑、紧张等。改善睡眠质量。

3.倍他司汀

倍他司汀可以改善内耳血供,平衡双侧前庭神经核放电率,以及增加与中枢组胺受体的结合从而达到改善眩晕症状的作用。

4.利尿剂

利尿剂有减轻内淋巴积水的作用,是梅尼埃病患者相对安全的治疗选择之一,应用利尿剂时,需监测血钾浓度确保没有降低。

5.中耳给药治疗

目前常用的两类鼓室注射药物是氨基糖苷类抗生素和糖皮质激素。前者通过化学迷路切除作用达到治疗梅尼埃病,后者的作用原理可能与内淋巴液调节或免疫调节等有关。

6.中耳压力治疗

常用的方法有低压脉冲治疗,可短期及长期内控制眩晕症状。

7.手术治疗

凡眩晕发作频繁、剧烈、长期保守治疗无效,耳鸣且耳聋严重者可考虑手术治疗。手术方法较多,宜先选用破坏性较小又能保存听力的术式。

(1)听力保存手术:可按是否保存前庭功能分为两类。①前庭功能保存类:内淋巴囊减压术、内淋巴分流术。②前庭功能破坏类:前庭神经截除术。

(2)非听力保存手术:迷路切除术。此外,近年来出现的半规管阻塞术也可有效控制眩晕,该手术可破坏部分患者的耳蜗功能,对前庭功能有部分破坏作用。

8.前庭康复治疗

将前庭康复理念贯穿治疗全过程,对于已化学或手术迷路切除的梅尼埃病患者,则更要重视前庭康复治疗。

(程邦春)

第七节　良性阵发性位置性眩晕

一、概述

良性阵发性位置性眩晕(benign positional paroxysmal vertigo,BPPV)是头部运动到某一特定位置时诱发的、以短暂眩晕和眼球震颤为特征的周围性前庭疾病。可为特发性,也可为继发性,是引起眩晕的最常见内耳疾病。

二、临床分类

(一)病因分类

1.特发性

发病原因不明,占 50%～97%。

2.继发性

继发于中耳、内耳或系统性疾病,如中耳炎、前庭神经炎、梅尼埃病、突发性聋、头部外伤、医源性(口腔颌面术后、人工耳蜗植入术后、中耳内耳术后)、耳毒性药物等。

(二)受累半规管分类

1.后半规管 BPPV

最常见的 BPPV 类型。

2.外半规管 BPPV

仅次于后半规管 BPPV。

3.前半规管 BPPV

少见类型。

4.多半规管 BPPV

单侧或双侧 2 个以上半规管同时受累。

(三)发病机制分类

1.管结石症

耳石器的耳石颗粒脱落进入半规管管腔,当头位相对于重力方向改变时,耳石颗粒受重力作用移位,导致内淋巴流动,壶腹嵴顶偏移,从而出现眩晕及眼震。

2.嵴顶结石症

耳石器的耳石颗粒变形沉积于壶腹嵴顶,当头位相对于重力方向改变时,耳石颗粒受重力作用移位,直接引起壶腹嵴顶偏移,从而出现眩晕及眼震。

三、诊断要点

(一)症状与体征

(1)患者突然出现发作性眩晕、视物旋转,持续时间不超过 5 min,大部分在 1 min 左右。

(2)多于以下活动时眩晕发作:起床、躺下、床上翻身、弯腰屈身、仰视或仰头取物、系鞋带等。

(3)可同时伴有自主神经症状,如恶心、呕吐、出冷汗等。其他常见症状包括头晕、头重脚轻、漂浮感或平衡障碍。

(二)特殊检查

变位试验是诊断 BPPV 的金标准,包括 Dix-Hallpike 试验和滚转试验。

1.Dix-Hallpike 试验

Dix-Hallpike 试验是确定后或前半规管 BPPV 的常用方法。具体如下:患者坐位;头向一侧转 45°;快速躺下,使头悬至床下,与床平面成 20°～30°,观察有无眩晕和(或)眼震。

2.滚转试验

滚转试验是确定外半规管 BPPV 的常用方法。具体如下:患者仰卧,头正中前屈 20°,然后头快速向一侧转动 90°,观察有无眩晕和(或)眼震;头转回正中位,再快速转向对侧 90°,观察有无眩晕和(或)眼震。每个体位至少保持 30 s 或眩晕眼震消失后 30 s。

根据试验中出现短暂性眩晕和典型的变位性眼震,可诊断为 BPPV。不同半规管 BPPV 的特异性变位试验和对应的特征性眼震可查阅表 3-4。

表 3-4 BPPV 诊疗特征表

受累半规管	诊断试验	眼震特征	复位手法
后半规管	Dix-Hallpike 试验	方向:垂直上跳并扭转向患侧耳	Epley 耳石复位法
		潜伏期:2～10 s	Semont 耳石解脱法
		时程:管结石症<1 min;嵴顶结石症≥1 min	

续表

受累半规管	诊断试验	眼震特征	复位手法
外半规管	滚转试验	方向:向地性或背地性水平眼震;向地性眼震,眼震强侧为患侧;背地性眼震,眼震弱侧为患侧 潜伏期:0～5 s 时程:管结石症<1 min;嵴顶结石症≥1 min	Barbecue 耳石复位法强迫侧卧体位疗法
前半规管	Dix-Hallpike 试验	方向:垂直下跳并扭转向患侧耳 潜伏期:2～10 s 时程:管结石症<1 min;嵴顶结石症≥1 min	反向 Epley 耳石复位法

四、鉴别诊断

(一)梅尼埃病

以反复发作性眩晕,波动性、进行性感音神经性聋,耳鸣,耳内闷胀感为主要临床表现。

(二)突发性聋伴眩晕

以突然发生的、原因不明的感音神经性聋并同时伴有眩晕为主要临床表现。

(三)前庭神经炎

一般在上呼吸道感染后出现的眩晕,无耳鸣及听力下降。眩晕持续数天或数周。

(四)前半规管裂综合征

强声刺激、外耳道或中耳、颅内压力改变时引起眩晕和眼震。颞骨高分辨率 CT 可见前半规管骨质缺损。

(五)直立性低血压

由于体位的改变,如从平卧位突然转为直立,或长时间站立发生的头晕目眩。

(六)精神性眩晕

由于焦虑及其他精神障碍疾病引起的眩晕。

五、治疗要点

(一)复位法

复位治疗是目前治疗 BPPV 的首选方法,其操作简便,有效率高,患者耐受性好,无严重并发症。应根据不同半规管 BPPV 选择相应方法(表 3-4)。

1.后半规管 BPPV

Epley 耳石复位法和(或)Semont 耳石解脱法。

2.前半规管 BPPV

尚无公认有效的治疗手法,可试用反向 Epley 耳石复位法。

3.多半规管 BPPV

一次管石复位仅处理一个责任半规管,眩晕症状或眼震明显的责任半规管应优先处理。

(二)前庭康复

前庭康复可作为手法复位的辅助治疗,用于复位治疗失败、治疗后残留非特异性头晕或平衡障碍的患者。应根据患者的前庭功能障碍拟定个体化的康复训练方案。

(三)药物治疗

有明显自主神经症状的患者可短期使用前庭抑制药。合并其他内耳病变或系统性病变，或治疗后有明显的残余性头晕、平衡障碍等症状时，可酌情给予改善微循环或营养神经类药物。

(四)手术治疗

如上述保守治疗无效，病程持续 1 年以上且影响生命质量者，可行半规管阻塞术或后壶腹神经切断术。

（程邦春）

第八节　椎-基底动脉短暂缺血性眩晕

一、病因及发病机制

椎-基底动脉短暂缺血性眩晕（vertebrobasilar transient ischemic vertigo，VBTIV）的发病原因可能为多种。

(一)微栓子致动脉栓塞

本病的主要发病原因可能是由动脉粥样硬化斑脱落后成为微小栓子；或因某些疾病致血液黏滞度增加，血液处于高凝状态，血液循环中形成微栓子。这些栓子流向远端细小动脉而阻塞管腔，导致短暂缺血性发作（transient ischemic attacks，TIA）发作。因栓子小且易碎裂，故栓子可移至口径更小的动脉或自发碎裂，而使脑组织的血流及功能重新恢复，症状消失。由于层流的作用，致栓子反复地进入同一脑血管而出现同样的发作。

(二)血流动力学改变

某一支脑动脉原已存在狭窄，侧支循环健全时可维持局部脑组织的血液供应，当心律失常、心功能异常、直立性低血压或颈动脉窦过敏时，出现一过性血压下降，致心排血量减少，侧支循环血供减少而出现缺血症状，故常反复出现同一临床征象。当体位由卧位改变为坐位或直立位时，流体静力学下降，脑灌注不足，致脑供血不良，可减少脑供血量 30%。当仰卧位时，如躯体上抬65°位置，脑血流可减少 21%，故可说明患者症状常出现在起床过程时。另外，在早晨或入睡时，循环缓慢，少数患者血压下降可达 4.0 kPa（30 mmHg），体位改变为坐位时，血供突然减少，如已有血管狭窄存在则可出现症状。

(三)脑血管自动调节障碍

正常情况下，当血压下降时，脑循环能够得到自动调节，脑血流不减少，但是在一些老年患者，轻微的血压下降，如姿势性低血压，当从卧位至直立位时，收缩压下降>2.7 kPa（20 mmHg），舒张压下降>1.3 kPa（10 mmHg），则可出现眩晕、头晕、晕厥、黑蒙等症状，此类患者血压下降时，心率并不加快，TCD 检查可发现脑血流速度变化，直立位时，脑血流速度比卧位时减少20%，此乃由于自主神经功能障碍所致。

(四)血管痉挛

血管痉挛可为节段性或弥漫性血管痉挛。年轻女性脑神经系统功能不稳定、动脉舒缩功能过分活跃,易出现 Raynaud 现象,故常因情绪激动致颈及脑血管痉挛。痉挛也可因栓子占位于动脉管腔,严重的高血压,血压突然升高,血流速度变化,血液成分改变所导致。

(五)颈外椎动脉受压

椎动脉细而长,直径为 0.5～5.5 mm;长度却为 15～35 mm,进入第 6 颈椎横突孔内,向上至寰椎处,行程中先为垂直,继之偏向后外侧上升,在 C_2 处急剧转向内向前,位于椎体的后上表面,继续向上走行于寰椎与枕骨间之 C_1 后弓的椎动脉沟中,此段血管明显的扭曲,容许头向各个方向及不同形式的运动,头部向一侧旋转时,对侧椎动脉可受压,同侧椎动脉受到牵拉,当患者存在高位的颈椎关节炎、骨赘、椎间盘突出,以及纤维肌性发育不良时,特别是一侧椎动脉已存在发育不良或狭窄,则血管受压更易促使缺血性改变的出现,而致椎动脉血流障碍,出现 VBTIV。

另外,颅底凹入可致椎-基底动脉受压而出现本病发作。头部的过度转动可见于熟睡、昏迷、麻醉、疾病及术后长期卧床时而发病。

(六)血液成分的改变

血小板增多、血小板凝集性增加、巨球蛋白血症、真性及继发性红细胞增多症。避孕药、妊娠期、产褥期、术后皆可使血液黏稠度增加,或处于高凝状态,血流缓慢,当血管受压或一时性心排血量不足时,即出现 TIA。

(七)盗血综合征

锁骨下动脉、颈动脉近心端狭窄或闭塞时,可使同侧椎动脉逆流,对侧椎动脉血液经由患侧椎动脉流向上肢,引起脑干等处供血不足。后者则使椎-基底动脉血流经同侧后交通动脉分流入颈内动脉,致椎-基底动脉系供血不足。

(八)其他的血管病

如血管炎、结节性多动脉炎、系统性红斑狼疮;如病变侵犯至椎-基底动脉系统的分支,皆可致缺血性改变,而导致 VBTIV 出现。

引起 VBTIV 的主要机制:神经元代谢活性的需要与血液中氧和其他养料的供给发生暂时性矛盾。在分析病因时,对 50 岁以上患者多考虑动脉硬化,年轻女性应排除风湿性心脏病、胶原性血管病及血管痉挛等。另外,女性患者要考虑口服避孕药致血黏稠度增加、偏头痛及血管的肌纤维结构不良。

二、临床表现

临床表现极为复杂,与椎-基底动脉不同部位受累,不同侧支循环的建立有关。

(1)眩晕及平衡障碍:为常见症状,且可在较长时间内为唯一的症状,作为孤立症状的出现率为 10%～62%,作为首发症状可达 48%。病变发生于末梢部分,症状多为前庭及耳蜗症状,如发生于耳蜗上方以上,则以神经症状多见,眩晕可为旋转性眩晕(约 1/4),也可为头晕、头重脚轻、头沉重感、猝倒、共济失调等,且常发生于头转动及后仰时,而被称为"理发椅现象",眩晕发作常于 2～5 min 达最高峰,持续时间为 2～15 min,约 70% 患者持续时间<10 min。

(2)视觉症状:可有视力模糊、水平或垂直复视、单眼或双眼的同侧视野缺失。视力模糊为全脑缺血的一种表现。也可出现眼前"闪光样发作",或闪动的暗点(为大脑后动脉受累所致)、黑蒙。

(3)运动功能障碍:前庭脊髓束受损可出现上肢及下肢、两侧下肢、三肢体及四肢体的肢体无力,为两侧交叉的肢体无力、瘫痪、手脚不灵活。小脑功能障碍可出现共济失调。

一侧的偏瘫及对侧脑神经症状(交叉性瘫痪)及一侧肢体和对侧面部的痛温觉障碍(交叉感觉障碍)为脑干病变特征。

(4)感觉障碍:肢体或肢体的一部分、面部出现感觉缺失、麻木、感觉异常等。

(5)咽下困难,构语困难。

(6)猝倒发病时,两腿突然无力而坠地,为脑干网状结构缺血致肢体肌张力下降所致。

(7)黑蒙。

(8)意识模糊或丧失,由脑干网状结构缺血所致。

(9)枕部疼痛。

三、检查

耳科的常规检查。听力学及前庭功能检查。

(一)心血管功能检查

包括血压、双上肢血压比较、24 h 血压监测、常规心电图及长程心电图,心脏 B 超检查等。

(二)神经学检查

脑神经、感觉及运动系统检查。前庭功能检查中,张素珍发现自发性眼震为 13.6%,位置性眼震为 58%,温度实验反应低下,扫视眼速减退,视跟踪实验Ⅲ型。

(三)影像学检查

颈及颅的 CT 及 MRI 检查。CT 及 MRI 检查可无异常发现,极少数可有腔隙性梗死。Kikuchi 等指出,采用质子密度图像法 MRI 检查,可发现椎-基底动脉系存在慢血流状态。

(四)脑血流检查

脑血流检查包括以下几种。

1.经颅多普勒(TCD)检查

了解某一支动脉血流情况。

2.单光子发射扫描(ECT)

测定脑局部血流量,敏感度为 88%。

3.正电子发射扫描(PET)

测定脑局部血流量或局限性缺氧、葡萄糖代谢情况。

(五)实验室检查

实验室检查包括尿液及血液分析,血小板功能试验、血糖、尿糖、红细胞沉降率、血脂以及血液流变学测定,以明确有无糖尿病、动脉硬化、高血脂等疾病存在。

(六)高刺激率 ABR 测试

用高刺激率(51 次/秒)与低刺激率(11 次/秒)测试听性脑干反应(ABR),并计算两者差值,发现本病的刺激率差值明显大于同年龄组之正常耳。说明发作期的 VBTIV 患者 51 次/秒刺激率 ABR 波Ⅴ潜伏期与波Ⅰ~Ⅴ间期较刺激率为 11 次/秒者明显延长,波Ⅰ~Ⅲ间期也延长。

四、诊断

(一)诊断依据

具备临床表现第 1 项,并同时伴有 2~5 项中任意 1 项或 1 项以上者,同时经听力学、前庭功能,经颅多普勒脑血管检查(必要时可做颅 CT 检查),排除其他眩晕疾病后,可以做出诊断。

(二)症状特征

(1)发作时个体本身或个体间的症状常不相同,即无定型。常见症状出现的顺序为眩晕、感觉异常或障碍、共济失调、肢体力量变弱、轻瘫、视物模糊、复视、头痛。

(2)症状出现极为突然、发展极快,从无症状至症状高峰的时间多在 2 min 内。

(3)症状持续时间极短,约 1/2 患者症状持续时间不超过 5 min,1/4 患者症状消失于 1 h 内,另 1/4 患者症状消失于 24 h 内。

(4)发作次数、个体间变化很大,1 d 发作 1~5 次者占 80% 左右,或 1 周发作 1~2 次,可多至 12~20 次,也可数月或 1~2 年发作 1 次。次数多者为梗死之前兆。

(5)临床征象必须局限于某一血管供应之神经部位。

(6)两次发作之间无神经学异常体征出现,CT 多无异常发现。

(7)可由情绪激动,突然体位或头位改变、突然过分用力等促发。

临床表现持续时间>20 h,而在 2~3 d 消失,症状≤2 周者,称为可逆性缺血性神经功能缺陷(reversible ischemic neurological deficit,RIND);如症状>3 周者,则可能为脑干或小脑腔隙性梗死。三种疾病的病因及临床表现并无不同,仅是病程上的区别,此种分类对于治疗上并无帮助,目前认为应属于连续的临床整体。

(三)鉴别诊断

需与梅尼埃病、良性阵发性位置性眩晕、基底偏头痛、前庭性癫痫相鉴别。

五、治疗

(1)病因治疗:对动脉硬化、心血管疾病、高脂血症、血液高凝状态、糖尿病等原发病进行治疗。

(2)抗血小板聚集:阿司匹林 75~100 mg/d。

(3)氟桂利嗪 5 mg,每晚 1 次。

(4)都可喜 1 片,每天 2 次。

(5)抗眩晕药:用于急性发作的症状控制。

(程邦春)

第九节 颈 性 眩 晕

颈性眩晕是指颈椎及有关软组织(关节囊、韧带、神经、血管、肌肉等)发生器质性或功能性变化所引起的以眩晕为主的综合征,也称 Barre-Lieon 综合征。

本病名称繁多,根据病因及发病部位,而有不同名称。当前,在临床上常以颈椎疾病所致的临床表现,命名为颈椎性眩晕,实属不当,且以放射线摄片出现颈椎异常即下诊断,致使在诊断及治疗上产生紊乱,导致患者精神负担加重。

一、病因及发病机制

发病原因是多方面的,过去曾认为颈性眩晕是颈椎椎体病变或椎间关节障碍致椎动脉受压、血流障碍致前庭系统缺血而出现症状,故称为颈椎病性眩晕或颈椎综合征。但这两个名称不当,因颈椎病变的存在不一定引起眩晕,临床上经影像学诊断有颈椎肥大性改变,生理曲线变直者,不一定出现眩晕症状,如考虑到由于颈椎病变压迫椎动脉致血流障碍者,由于椎动脉的解剖特点,必须有一侧椎动脉已存在狭窄性改变,而另一侧椎动脉受压后才可致椎动脉血流障碍,故椎动脉受压而致眩晕者少见,而颈部转动虽轻度影响椎动脉血流,但对脑干的供血状态影响不明显,已为钟乃川的研究所证实。

引起颈性眩晕的病变如下。

(一)颈椎骨质损害

如颈椎退行性改变、骨质增生、炎症、外伤等。

(二)颈部软组织病变

如颈肌损伤、风湿性颈肌炎、关节囊肿胀、外伤、椎间盘突出、韧带损害、神经根炎、神经根损害等。

(三)颈椎凝滞

颈椎凝滞为颈椎节段性功能障碍,有功能障碍的颈椎节段运动受限后经伤害感受反射引起的症状,因颈椎负荷过重或不当所致。

二、临床表现

(1)眩晕:为主要征象,占60%～90%,形式多样。可为运动错觉性眩晕,也可为头昏、晃动、浮沉感,多在颈部运动时发生。时间短暂数秒至数分钟。一般无耳蜗症状。有时呈现坐起或躺卧时的变位性眩晕。少数可出现耳蜗症状。

(2)颈和(或)枕痛:多在晨起时发生。

(3)颈神经根压迫症状:手及臂发麻、感觉异常、无力,致持物不自主的坠落。

(4)可有咽异物感,视觉症状。

三、检查

(1)颈部检查:颈部检查时,可发现棘突、棘突间、横突、棘旁项肌、枕外隆凸外下方,肩胛上区有压痛、紧张、僵硬或硬结。甚至个别患者在按压某一部位时可出现眩晕及眼震或扣诊颈部时眩晕明显减轻、头及颈部运动受限情况。

(2)颈扭曲试验及颈性眼震检查:可呈阳性。

(3)其他的激发性眼震图检查:可无异常,或出现头位性眼震,少数可有冷热试验增强。

(4)影像学检查:如X线、CT、MRI及椎动脉造影。

(5)颈、脑多普勒检查。

四、诊断

诊断必须结合以下几点。

(1)病史与症状,尤其是眩晕的特征,时程、伴发症状、诱因等。

（2）检查极为重要。

（3）需对血管性颈性眩晕与颈椎功能障碍进行区别,并与椎-基底动脉缺血性眩晕相区别,老年人因颈部疾病致椎动脉受压而出现颈性眩晕,虽较少见,但也有可能引起症状。

五、治疗

（1）病因治疗。

（2）药物治疗:应用抑制眩晕症状的药物。

（程邦春）

第四章

心内科疾病

第一节　原发性高血压

原发性高血压是以体循环动脉血压升高为主要临床表现,引起心、脑、肾、血管等器官结构功能异常并导致心脑血管事件或死亡的心血管综合征,占高血压的绝大多数,通常简称为高血压。

一、病因

(一)遗传因素

60%的高血压患者有阳性家族史,患病率在具有亲缘关系的个体中较非亲缘关系的个体高,同卵双生子较异卵双生子高,而在同一家庭环境下具有血缘关系的兄妹较无血缘关系的兄妹高;大部分研究提示,遗传因素占高血压发病机制的35%～50%;已有研究报道过多种罕见的单基因型高血压。可能存在主要基因显性遗传和多基因关联遗传两种方式;高血压多数是多基因功能异常,其中每个基因对血压都有一小部分作用(微效基因),这些微效基因的综合作用最终导致了血压的升高。动物试验研究已成功地建立了遗传性高血压大鼠模型,繁殖几代后几乎100%发生高血压。不同个体的血压在高盐膳食和低盐膳食中也表现出一定的差异性,这也提示可能有遗传因素的影响。

(二)非遗传因素

近年来,非遗传因素的作用越来越受到重视,在大多数原发性高血压患者中,很容易发现环境(行为)对血压的影响。重要的非遗传因素如下。

1.膳食因素

日常饮食习惯明显影响高血压患病风险。高钠、低钾膳食是大多数高血压患者发病最主要的危险因素。人群中,钠盐摄入量与血压水平和高血压患病率呈正相关,而钾盐摄入量与血压水平呈负相关。我国人群研究表明,膳食钠盐摄入量平均每天增加 2 g,收缩压和舒张压分别增高0.3 kPa(2.3 mmHg)和 0.2 kPa(1.5 mmHg)。进食较少新鲜蔬菜水果会增加高血压患病风险,可能与钾盐及柠檬酸的低摄入量有关。重度饮酒人群中高血压风险升高,咖啡因可引起瞬时血压升高。

2.超重和肥胖

体质量指数(BMI)及腰围是反映超重及肥胖的常用临床指标。人群中体质量指数与血压水平呈正相关:体质量指数每增加 3 kg/m²,高血压风险在男性增加 50%,女性增加 57%。身体脂肪的分布与高血压发生也相关:腰围男性≥90 cm 或女性≥85 cm,发生高血压的风险是腰围正常者的 4 倍以上。目前认为,超过 50% 的高血压患者可能是肥胖所致。

3.其他

长期精神过度紧张、缺乏体育运动、睡眠呼吸暂停及服用避孕药物等也是高血压发病的重要危险因素。

二、发病机制

遗传因素与非遗传因素通过什么途径和环节升高血压,尚不完全清楚。已知影响动脉血压形成的因素包括心脏射血功能、循环系统内的血液充盈及外周动脉血管阻力。目前主要从以下几个方面阐述高血压的机制。

(一)交感神经系统活性亢进

各种因素使大脑皮质下神经中枢功能发生变化,各种神经递质浓度异常,最终导致交感神经系统活性亢进,血浆儿茶酚胺浓度升高。交感神经系统活性亢进可能通过多种途径升高血压,如儿茶酚胺单独的作用与儿茶酚胺对肾素释放刺激的协同作用,最终导致心排血量增加或改变正常的肾脏压力-容积关系。另外,交感神经系统分布异常在高血压发病机制方面也有重要作用,这些现象在年轻患者中更明显,越来越多的证据表明,交感神经系统亢进与心脑血管病发病率和病死率呈正相关。它可能导致了高血压患者在晨间的血压增高,引起了晨间心血管病事件的升高。

(二)肾素-血管紧张素-醛固酮系统

肾素-血管紧张素-醛固酮系统(RAAS)在调节血管张力、水电解质平衡和心血管重塑等方面都起着重要的作用。经典的 RAAS 肾小球入球动脉的球旁细胞分泌肾素,激活从肝脏产生的血管紧张素原,生成血管紧张 I(Ang I),然后经过血管紧张素转化酶(ACE)生成血管紧张素 II(Ang II)。Ang II 是 RAAS 的主要效应物质,可以作用于血管紧张素 II 受体,使小动脉收缩;并可刺激醛固酮的分泌,而醛固酮分泌增加可导致水钠潴留。另外,还可以通过交感神经末梢突触前膜的正反馈使去甲肾上腺素分泌增加。这些作用均可导致血压升高,从而参与了高血压的发病及维持。目前,针对该系统研制的降压药在高血压的治疗中发挥着重要作用。此外,该系统除上述作用外,还可能与动脉粥样硬化、心肌肥厚、血管中层硬化、细胞凋亡及心力衰竭等密切相关。

(三)肾脏钠潴留

相当多的详细证据支持钠盐在高血压发生中的作用。目前研究表明,血压随年龄升高直接与钠盐摄入水平的增加有关。给某些人短期内大量钠负荷,血管阻力和血压会上升,而限钠至 100 mmol/d,多数人血压会下降,而利尿剂的降压作用需要一个初始的排钠过程。在大多数高血压患者中,血管组织和血细胞内钠浓度升高;对有遗传倾向的动物给予钠负荷,会出现高血压。

过多的钠盐必须在肾脏被重吸收后才能引起高血压,因此肾脏在调节钠盐方面起着重要作用,研究表明老年高血压患者中盐敏感性增加,推测可能与肾小球滤钠作用下降及肾小管重吸收钠异常增高有关。另外,其他一些原因也可干扰肾单位对过多钠盐的代偿能力,进而可导致血压升高,如获得性钠泵抑制剂或其他影响钠盐转运物质的失调;一部分人群由于各种原因导致入球小动脉收缩或腔内固有狭窄而导致肾单位缺血,这些肾单位分泌的肾素明显增多,增多的肾素干扰了正常肾单位对过多钠盐的代偿能力,从而扰乱了整个血压的自身稳定性。

(四)高胰岛素血症和(或)胰岛素抵抗

高血压与高胰岛素血症之间的关系已被认识了很多年,高血压患者中约有一半存在不同程度的胰岛素抵抗(IR),尤其是伴有肥胖者。近年来的一些观点认为胰岛素抵抗是 2 型糖尿病和高血压发生的共同病理生理基础。大多观点认为血压的升高继发于高胰岛素血症。高胰岛素血症导致的升压效应机制:一方面导致交感神经活性的增加、血管壁增厚和肾脏钠盐重吸收增加等;另一方面高胰岛素血症也可导致一氧化氮扩血管作用的缺陷,从而升高血压。

(五)其他可能的机制

(1)内皮细胞功能失调:血管内皮细胞可以产生多种调节血管收缩舒张的递质,如一氧化氮、前列环素、内皮素-1 及内皮依赖性收缩因子等。当这些介质分泌失调时,可能导致血管的收缩舒张功能异常,如高血压患者对不同刺激引起的一氧化氮释放减少而导致的舒血管反应减弱;内皮素-1 可引起强烈而持久的血管收缩,阻滞其受体后则引起血管舒张,但内皮素在高血压中的作用仍然需要更多研究。

(2)细胞间离子转运失调及多种血管降压激素缺陷等也可能影响血压。

三、病理

高血压的主要病理改变是小动脉的病变和靶器官损害。长期高血压引起全身小动脉病变,主要表现为小动脉中层平滑肌细胞增生和纤维化,管壁增厚和管腔狭窄,导致心、脑、肾等重要靶器官缺血,以及相关的结构和功能改变。长期高血压可促进大、中动脉粥样硬化的发生和发展。

(一)心脏

左心室肥厚是高血压所致心脏特征性的改变。长期压力超负荷和神经内分泌异常,可导致心肌细胞肥大、心肌结构异常、间质增生、左心室体积和重量增加。早期左心室以向心性肥厚为主,长期病变时心肌出现退行性变,心肌细胞萎缩伴间质纤维化,心室壁可由厚变薄,左心室腔扩大。左心室肥厚将引起一系列功能失调,包括冠状动脉血管舒张储备功能降低、左心室壁机械力减弱及左心室舒张充盈方式异常等;随着血流动力学变化,早期可出现舒张功能变化,晚期可演变为舒张或收缩功能障碍,发展为不同类型的充血性心力衰竭。高血压在导致心脏肥厚或扩大的同时,常可合并冠状动脉粥样硬化和微血管病变,最终可导致心力衰竭或严重心律失常,甚至猝死。

(二)肾

长期持续性高血压可导致肾动脉硬化及肾小球囊内压升高,造成肾实质缺血、肾小球纤维化及肾小管萎缩,并有间质纤维化;相对正常的肾单位可代偿性肥大。早期患者肾脏外观无改变,病变进展到一定程度时肾表面呈颗粒状,肾体积可随病情的发展逐渐萎缩变小,最终导致肾衰竭。

(三)脑

高血压可造成脑血管从痉挛到硬化的一系列改变,但脑血管结构较薄弱,发生硬化后更为脆弱,加之长期高血压时脑小动脉易形成微动脉瘤,易在血管痉挛、血管腔内压力波动时破裂出血;高血压易促使脑动脉粥样硬化、粥样斑块破裂可并发脑血栓形成。高血压的脑血管病变特别容易发生在大脑中动脉的豆纹动脉、基底动脉的旁正中动脉和小脑齿状核动脉,这些血管直接来自压力较高的大动脉,血管细长而且垂直穿透,容易形成微动脉瘤或闭塞性病变。此外,颅内外动脉粥样硬化的粥样斑块脱落可造成脑栓塞。

(四)视网膜

视网膜小动脉在本病初期发生痉挛,以后逐渐出现硬化,严重时发生视网膜出血和渗出及视神经盘水肿。高血压视网膜病变分为4期(图4-1):Ⅰ期和Ⅱ期是视网膜病变早期,Ⅲ和Ⅳ期是严重高血压视网膜病变,对心血管病死率有很高的预测价值。

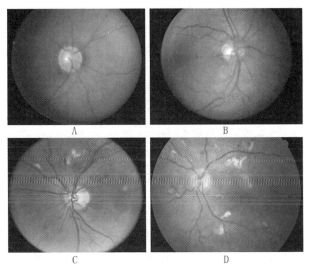

A.Ⅰ期(小动脉局灶性或普遍性狭窄);B.Ⅱ期(动静脉缩窄);
C.Ⅲ期(出血、严重渗出);D.Ⅳ期(视盘水肿)。

图 4-1 高血压视网膜病变分期

四、临床表现

(一)症状

高血压被称作沉默杀手,大多数高血压患者起病隐匿、缓慢,缺乏特殊的临床表现。有的仅在健康体检或因其他疾病就医或在发生明显的心、脑、肾等靶器官损害时才被发现。临床常见症状有头痛、头昏、头胀、失眠、健忘、注意力不集中、易怒及颈项僵直等,症状与血压升高程度可不一致,上述症状在血压控制后可减轻或消失。疾病后期,患者出现高血压相关靶器官损害或并发症时,可出现相应的症状,如胸闷、气短、口渴、多尿、视野缺损、短暂性脑缺血发作等。

(二)体征

高血压体征较少,除血压升高外,体格检查听诊可有主动脉瓣区第二心音亢进、收缩期杂音或收缩早期喀喇音等。有些体征常提示继发性高血压可能,若触诊肾脏增大,同时有家族史,提示多囊肾可能;腹部听诊收缩性杂音,向腹两侧传导,提示肾动脉狭窄;心律失常、严重低钾及肌无力的患者,常考虑原发性醛固酮增多症。

(三)并发症

1.心力衰竭

长期持续性高血压使左心室超负荷,发生左心室肥厚。早期心功能改变是舒张功能降低,压力负荷增大,可演变为收缩和(或)舒张功能障碍,出现不同类型的心力衰竭。同时高血压可加速动脉粥样硬化的发展,增大了心肌缺血的可能性,使高血压患者心肌梗死、猝死及心律失常发生率较高。

2.脑血管疾病

脑血管并发症是我国高血压患者最常见的并发症,也是最主要死因;主要包括短暂性脑缺血发作(TIA)、脑血栓形成、高血压脑病、脑出血及脑梗死等。高血压占脑卒中病因的50%以上,是导致脑卒中和痴呆的主要危险因素。在中老年高血压患者中,磁共振成像(MRI)上无症状脑白质病变(白质高密度)提示脑萎缩和血管性痴呆。

3.大血管疾病

高血压患者可合并主动脉夹层(远端多于近端)、腹主动脉瘤和外周血管疾病等,其中,大多数腹主动脉瘤起源肾动脉分支以下。

4.慢性肾脏疾病

高血压可引起肾功能下降和(或)蛋白尿排泄增加。血清肌酐浓度升高或估算的肾小球滤过率(eGFR)降低表明肾脏功能减退;蛋白尿和蛋白尿排泄率增加则意味着肾小球滤过屏障的紊乱。高血压合并肾脏损害大大增加了心血管事件的风险。大多数高血压相关性慢性肾脏病患者在肾脏功能全面恶化需要透析前,常死于心脏病发作或者脑卒中。

五、诊断与鉴别诊断

高血压患者的诊断:①确定高血压的诊断;②排除继发性高血压的原因;③根据患者心血管危险因素、靶器官损害和伴随的临床情况评估患者的心血管风险。需要正确测量血压、仔细询问病史(包括家族史)及体格检查,安排必要的实验室检查。

(一)目前高血压的定义

在未使用降压药物的情况下,非同日3次测量血压,收缩压(SBP)≥18.7 kPa(140 mmHg)和(或)舒张压(DBP)≥12.0 kPa(90 mmHg)[SBP≥18.7 kPa(140 mmHg)和DBP<12.0 kPa(90 mmHg)为单纯性收缩期高血压];患者既往有高血压,目前正在使用降压药物,血压虽然低于18.7/12.0 kPa(140/90 mmHg),也应诊断为高血压。根据血压升高水平,又进一步将高血压分为1级、2级和3级(表4-1)。

表4-1　血压水平分类和分级

分类	收缩压(mmHg)	舒张压(mmHg)
正常血压	<120	<80
正常高值血压	120~139	80~89
1级高血压	140~159	90~99
2级高血压	160~179	100~109
3级高血压	≥180	≥110
单纯收缩期高血压	≥140	<90
单纯舒张期高血压	<140	≥90

注:当收缩压和舒张压分属于不同级别时,以较高的分级为准,1 mmHg=0.13 kPa。

（二）心血管疾病风险分层的指标

血压水平、心血管疾病危险因素、靶器官损害、临床并发症和糖尿病，根据这些指标，可以将患者进一步分为低危、中危、高危和很高危 4 个层次，这有助于确定启动降压治疗的时机，确立合适的血压控制目标，采用适宜的降压治疗方案，实施危险因素的综合管理等。表 4-2 为高血压患者心血管疾病风险分层标准。

表 4-2　高血压患者心血管疾病风险分层

其他危险因素和病史	高血压		
	1 级	2 级	3 级
无	低危	中危	高危
1～2 个其他危险因素	中危	中危	很高危
≥3 个其他危险因素，或靶器官损伤	高危	高危	很高危
临床并发症或合并糖尿病	很高危	很高危	很高危

六、实验室检查

（一）血压测量

1.诊室血压测量

诊室血压是指由医护人员在标准状态下测量得到的血压，是目前诊断、治疗、评估高血压常用的标准方法，准确性好。正确的诊室血压测量规范：测定前患者应坐位休息 3～5 min；至少测定 2 次，间隔 1～2 min，如果 2 次测量数值相差很大，应增加测量次数；合并心律失常，尤其是心房颤动的患者，应重复测量以改善精确度；使用标准气囊（宽为 12～13 cm，长为 35 cm），上臂围＞32 cm 应使用大号袖带，上臂较瘦的应使用小号的袖带；无论患者体位如何，袖带应与心脏同水平；采用听诊法时，使用柯氏第 I 音和第 V 音（消失音）分别作为收缩压和舒张压。第 1 次应测量双侧上臂血压以发现不同，以后测量血压较高一侧；在老年人、合并糖尿病或其他可能易发生直立性低血压者第 1 次测量血压时，应测定站立后 1 min 和 3 min 的血压。

2.诊室外血压测量

诊室外血压通常指动态血压监测或家庭自测血压。诊室外血压是传统诊室血压的重要补充，最大的优势在于提供大量医疗环境以外的血压值，较诊室血压代表更真实的血压。

（1）家庭自测血压：可监测常态下白天血压，获得短期和长期血压信息，用于评估血压变化和降压疗效。适用于老年人、妊娠妇女、糖尿病、可疑白大衣性高血压、隐蔽性高血压和难治性高血压等，有助于提高患者治疗的依从性。

目前推荐国际标准认证的上臂式电子血压计，一般不推荐指式、手腕式电子血压计，肥胖患者或寒冷地区可用手腕式电子血压计。测量方法为每天早晨和晚上检测血压，测量后马上将结果记录在标准的日记上，连续 3～4 d，最好连续监测 7 d，在医师的指导下，剔除第一天监测的血压值后，取其他读数的平均值解读结果。

（2）24 h 动态血压：可监测日常生活状态下全天血压，获得多个血压参数，不仅可用于评估血压升高程度、血压晨峰、短时血压变异和昼夜节律，还有助于评估降压疗效鉴别白大衣性高血压和隐蔽性高血压，识别真性或假性顽固性高血压等。患者可通过佩戴动态血压计进行动态血压监测，通常佩戴在非优势臂上，持续 24～25 h，以获得白天活动时和夜间睡眠时的血压值。医师指导患者动态血压测量方法及注意事项,设置定时测量,日间一般每 15～30 min 测 1 次,夜间睡眠时每 30～60 min 测 1 次。袖带充气时,患者尽量保持安静,尤其佩带袖带的上肢。嘱咐患者提供日常活动的日记,除了服药时间,还包括饮食及夜间睡眠的时间和质量。表 4-3 为不同血压测量方法对于高血压的参考定义。

表 4-3　不同血压测量方法对于高血压的定义

分类	收缩压(mmHg)	舒张压(mmHg)
诊室血压	≥140	≥90
白昼血压	≥135	≥85
夜间血压	≥120	≥70
全天血压	≥130	≥80
家测血压	≥135	≥85

(二)心电图(ECG)

可诊断高血压患者是否合并左心室肥厚、左心房负荷过重及心律失常等。心电图诊断左心室肥厚的敏感性不如超声心动图,但对评估预后有帮助。心电图提示有左心室肥厚的患者病死率较对照组增高 2 倍以上;左心室肥厚并伴有复极异常图形者心血管病死率和病残率更高。心电图上出现左心房负荷过重也提示左心受累,还可作为左心室舒张顺应性降低的间接证据。

(三)胸部 X 线片

心胸比率>0.5 提示心脏受累,多由于左心室肥厚和扩大,胸部 X 线片上可显示为靴型心。主动脉夹层、胸主动脉及腹主动脉缩窄也可从胸部 X 线片中找到线索。

(四)超声心动图

超声心动图(UCG)能评估左右心房室结构及心脏收缩舒张功能。更为可靠地诊断左心室肥厚,其敏感性较心电图高。测定计算所得的左心室质量指数(LVMI),是一项反映左心室肥厚及其程度的较为准确的指标,与病理解剖的符合率和相关性好。如疑有颈动脉、股动脉、其他外周动脉和主动脉病变,应做血管超声检查;疑有肾脏疾病者,应做肾脏超声。

(五)脉搏波传导速度

大动脉变硬及波反射现象已被确认为是单纯收缩性高血压和老龄化脉压增加的最重要病理生理影响因素。颈动脉-股动脉脉搏波传导速度(PWV)是检查主动脉僵硬度的金标准,主动脉僵硬对高血压患者中的致死性和非致死性心血管事件具有独立预测价值。

(六)踝肱指数

踝肱指数(ABI)可采用自动化设备或连续波多普勒超声和血压测量计测量。踝肱指数低(即≤0.9)可提示外周动脉疾病,是影响高血压患者心血管预后的重要因素。

七、治疗

(一)治疗目的

大量的临床研究证据表明,抗高血压治疗可降低高血压患者心脑血管事件,尤其在高危患者中获益更大。高血压患者发生心脑血管并发症往往与血压严重程度有密切关系,因此降压治疗应该确立控制的血压目标值,同时高血压患者合并的多种危险因素也需要给予综合干预措施降低心血管风险。高血压治疗的最终目的是降低高血压患者心、脑血管事件的发生率和病死率。

（二）治疗原则

1.起始剂量

一般患者采用常规剂量；老年人及高龄老年人初始治疗时通常应采用较小的有效治疗剂量。根据需要，可考虑逐渐增加至足剂量。

2.长效降压药物

优先使用长效降压药物，以有效控制 24 h 血压，更有效预防心脑血管并发症发生。如使用中、短效制剂，则需每天 2～3 次给药，以达到平稳控制血压。

3.联合治疗

对血压≥21.3/13.3 kPa(160/100 mmHg)、高于目标血压 2.7/1.3 kPa(20/10 mmHg)的高危患者，或单药治疗未达标的高血压患者应进行联合降压治疗，包括自由联合或单片复方制剂。对血压≥18.7/12.0 kPa(140/90 mmHg)的患者，也可起始小剂量联合治疗。

4.个体化治疗

根据患者合并症的不同和药物疗效及耐受性，以及患者个人意愿或长期承受能力，选择适合患者个体的降压药物。

5.药物经济学

高血压是终身治疗，需要考虑成本/效益。

（三）高血压治疗方法

1.非药物治疗

非药物治疗主要指治疗性生活方式干预，即去除不利于身体和心理健康的行为和习惯。它不仅可以预防或延迟高血压的发生，而且还可以降低血压，提高降压药物的疗效及患者依从性，从而降低心血管风险。

（1）限盐：钠盐可显著升高血压及高血压的发病风险，所有高血压患者应尽可能减少钠盐的摄入量，建议摄盐＜6 g/d。主要措施有尽可能减少烹调用盐，减少味精、酱油等含钠盐的调味品用量，少食或不食含钠盐量较高的各类加工食品。

（2）增加钙和钾盐的摄入：多食用蔬菜、低脂乳制品和可溶性纤维、全谷类及植物源性蛋白（减少饱和脂肪酸和胆固醇），同时也推荐摄入水果，因为其中含有大量钙及钾盐。

（3）控制体质量：超重和肥胖是导致血压升高的重要原因之一。最有效的减重措施是控制能量摄入和增加体力活动；在饮食方面要遵循平衡膳食的原则，控制高热量食物的摄入，适当控制主食用量；在运动方面，规律的、中等强度的有氧运动是控制体质量的有效方法。

（4）戒烟：吸烟可引起血压和心率的骤升，血浆儿茶酚胺和血压同步改变，以及压力感受器受损都与吸烟有关。长期吸烟还可导致血管内皮损害，显著增加高血压患者发生动脉粥样硬化性疾病的风险。因此，除了对血压值的影响外，吸烟还是一个动脉粥样硬化性心血管疾病重要危险因素，戒烟是预防心脑血管疾病（包括卒中、心肌梗死和外周血管疾病）有效措施；戒烟的益处十分肯定，而且任何年龄戒烟均能获益。

（5）限制饮酒：饮酒、血压水平和高血压患病率之间呈线性相关。长期大量饮酒可导致血压升高，限制饮酒量则可显著降低高血压的发病风险。每天酒精摄入量男性不应超过 25 g，女性不应超过 15 g。不提倡高血压患者饮酒，饮酒则应少量：白酒、葡萄酒（或米酒）与啤酒的量分别少于 50 mL、100 mL、300 mL。

（6）体育锻炼：定期的体育锻炼可产生重要的治疗作用，可降低血压及改善糖代谢等。因此，建议进行规律的体育锻炼,即每周多于 4 d 且每天至少 30 min 的中等强度有氧锻炼,如步行、慢跑、骑车、游泳、做健美操、跳舞和非比赛性划船等。

2.药物治疗

(1)常用降压药物的种类和作用特点:常用降压药物包括钙通道阻滞剂(CCB)、血管紧张素转化酶抑制剂(ACEI)、血管紧张素Ⅱ受体阻滞剂(ARB)、β受体阻滞剂及利尿剂 5 类,以及由上述药物组成的固定配比复方制剂。5 类降压药物及其固定复方制剂均可作为降压治疗的初始用药或长期维持用药。①钙通道阻滞剂(CCB):主要包括二氢吡啶类及非二氢吡啶类,临床上常用于降压的 CCB 主要是二氢吡啶类。二氢吡啶类钙通道阻滞剂有明显的周围血管舒张作用,而对心脏自律性、传导或收缩性几乎没有影响。根据药物作用持续时间,该类药物又可分为短效和长效。长效包括长半衰期药物,如氨氯地平、左旋氨氯地平;脂溶性膜控型药物,如拉西地平和乐卡地平;缓释或控释制剂,如非洛地平缓释片、硝苯地平控释片。已发现该类药物对老年高血压患者卒中的预防特别有效,在延缓颈动脉粥样硬化和降低左心室肥厚方面优于β受体阻滞剂,但心动过速与心力衰竭患者应慎用。常见不良反应包括血管扩张导致头疼、面部潮红及脚踝部水肿等。非二氢吡啶类钙通道阻滞剂主要有维拉帕米和地尔硫䓬,主要影响心肌收缩和传导功能,不宜在心力衰竭、窦房结传导功能低下或心脏传导阻滞患者中使用,同样是有效的抗高血压药物,它们很少引起与血管扩张有关的不良反应,如潮红和踝部水肿。②血管紧张素转化酶抑制剂(ACEI):作用机制是抑制血管紧张素转化酶从而阻断肾素血管紧张素系统发挥降压作用。尤其适用于伴慢性心力衰竭、冠状动脉缺血、糖尿病或非糖尿病肾病、蛋白尿或微量蛋白尿患者。干咳是其中一个主要不良反应,可在中断 ACEI 数周后仍存在,可用 ARB 取代;皮疹、味觉异常和白细胞减少等罕见。肾功能不全或服用钾或保钾制剂的患者有可能发生高钾血症。禁忌证为双侧肾动脉狭窄、高钾血症及妊娠妇女等。③血管紧张素Ⅱ受体抑制剂(ARB):作用机制是阻断血管紧张素Ⅱ与血管紧张素受体结合,发挥降压作用。尤其适用于应该接受 ACEI,但通常因为干咳不能耐受的患者。禁忌证同 ACEI。④β受体阻滞剂:该类药物可抑制过度激活的交感活性,尤其适用于伴快速性心律失常、冠心病(尤其是心肌梗死后)、慢性心力衰竭、交感神经活性增高及高动力状态的高血压患者。常见的不良反应是疲乏,可能增加糖尿病发病率并常伴有脂代谢紊乱。β受体阻滞剂预防卒中的效果略差,可能归因于其降低中心收缩压和脉压能力较小。老年、慢性阻塞性肺疾病、运动员、周围血管病或糖耐量异常者慎用;高度房室传导阻滞、哮喘为禁忌证,长期应用者突然停药可发生反跳现象。β_1 受体阻滞剂具有高心脏选择性,且脂类和糖类代谢紊乱较小及患者治疗依从性较好。⑤利尿剂:主要有噻嗪类利尿剂、袢利尿剂和保钾利尿剂等。起始降压均通过增加尿钠的排泄,并通过降低血浆容量、细胞外液容量和心排血量而发挥降压作用。低剂量的噻嗪类利尿剂对于大多数高血压患者应是药物治疗的初始选择之一。噻嗪类利尿剂常和保钾利尿剂联用,保钾利尿剂中醛固酮受体拮抗剂是比较理想的选择,后者主要用于原发性醛固酮增多症、难治性高血压。袢利尿剂用于肾功能不全或难治性高血压患者,其不良反应与剂量密切相关,故通常应采用小剂量。此外,噻嗪类利尿剂可引起尿酸升高,痛风及高尿酸血症患者慎用。⑥血管紧张素受体-脑啡肽酶抑制剂(ARNI)是近些年推出的作用于射血分数减低型心力衰竭患者的一类新型药物,包含缬沙坦和沙库巴曲 2 种成分,可同时作用于肾素-血管紧张素-醛固酮系统(RAAS)和利尿钠肽系统(NPS),发挥利尿、利钠、舒张血管、拮抗 RAAS 等作用。新近研究发现,ARNI 也可用于高血压治疗,对高血压及其并发症均有显著作用。⑦其他类型降压药物:包括交感神经抑制剂,如利血平、可乐定;直接血管扩张药,如肼屈嗪;α_1 受体阻滞剂,如哌唑嗪、特拉唑嗪;中药制剂等。这些药物一般情况下不作为降压治疗的首选,但在某些复方制剂或特殊情况下可以使用。

(2)降压药物选择:应根据药物作用机制及适应证,并结合患者具体情况选药。推荐参照以下原则对降压药物进行优先考虑。①一般人群(包括糖尿病患者):初始降压治疗可选择噻嗪类利尿剂、CCB、ACEI 或 ARB。②一般黑种人(包括糖尿病患者):初始降压治疗包括噻嗪类利尿剂或 CCB。③≥18 岁的慢性肾脏疾病患者(无论其人种及是否伴糖尿病):初始(或增加)降压治疗应包括 ACEI 或 ARB,以改善肾脏预后。④高血压合并稳定性心绞痛患者:首选 β 受体阻滞剂,也可选用长效 CCB;急性冠脉综合征的患者,应优先使用 β 受体阻滞剂和 ACEI;陈旧性心肌梗死患者,推荐使用 ACEI、β 受体阻滞剂和醛固酮拮抗剂。⑤无症状但有心功能不全的患者:建议使用 ACEI 和 β 受体阻滞剂。

(3)联合用药推荐:以下 3 种药物治疗策略均可考虑。①在初始治疗高血压时,先选用一种降压药物,逐渐增加至最大剂量,如果血压仍不能达标则加用第二种药物。②在初始治疗高血压时,先选用一种降压药物,血压不达标时不增加该种降压药物的剂量,而是联合应用第 2 种降压药物。③若基线血压≥21.3/13.3 kPa(160/100 mmHg),或患者血压超过目标 2.7/1.3 kPa(20/10 mmIIg),可直接启用两种药物联合治疗(自由处方联合或单片固定剂量复方制剂)。

若经上述治疗血压不能达标,应指导患者继续强化生活方式改善,同时视患者情况尝试增加药物剂量或种类(仅限于噻嗪类利尿剂、ACEI、ARB 和 CCB 4 种药物,但不建议 ACEI 与 ARB 联合应用)。经上述调整血压仍不达标时,可考虑增加其他药物(如 β 受体阻滞剂、醛固酮受体拮抗剂等)。①联合用药的意义:采用单一药物的明显优点是能够将疗效和不良反应都归因于那种药物。但任何两类高血压药物的联用可增加血压的降低幅度,并远大于增加一种药物剂量所降压的幅度。初始联合疗法的优点是,对血压值较高的患者实现目标血压的可能性更大,以及因多种治疗改变而影响患者依从性的可能性较低,其他优点包括不同种类的药物间具有生理学和药理学的协同作用,不仅有较大的血压降幅,还可能不良反应更少,并且可能提供大于单一药物所提供的益处。②利尿剂加 ACEI 或 ARB:长期使用利尿剂可能导致交感神经系统及 RAAS 激活,联合使用 ACEI 或 ARB 后可抵消这种不良反应,增强降压效果。此外,ACEI 和 ARB 由于可使血钾水平稍上升,从而能防止利尿剂长期应用所致的电解质紊乱,尤其低血钾等不良反应。③CCB 加 ACEI 或 ARB:前者具有直接扩张动脉的作用,后者通过阻断 RAAS 和降低交感活性,既扩张动脉,又扩张静脉,故两药在扩张血管上有协调降压作用;二氢吡啶类 CCB 常见产生的踝部水肿可被 ACEI 或 ARB 消除;两药在心肾和血管保护,在抗增殖和减少蛋白尿上也有协同作用。此外,ACEI 或 ARB 可阻断 CCB 所致反射性交感神经张力增加和心率加快的不良反应。④CCB 加 β 受体阻滞剂:前者具有扩张血管和轻度增加心排血量作用,正好抵消 β 受体阻滞剂的缩血管及降低心排血量作用;两药对心率的相反作用可使患者心率不受影响。不推荐两种 RAAS 拮抗剂的联合使用。

3.器械治疗

去肾神经术(RDN)是一种新兴技术。尽管 SYMPLICITY HTN-3 研究是一个阴性结果,但并不能因此就否定 RDN 疗法。该研究给我们提出很多临床研究上需要重视的问题,比如患者筛选标准、手术医师技术水平、RDN 仪器改进和提高等,近年来 RDN 的新器械在不断发展,有望能更可靠地阻断肾神经。SPYRAL HTN-OFF MED 研究和 SPYRAL HTN-ON MED 研究的结果表明 RDN 可以安全有效治疗未用药高血压或轻中度高血压。鉴于目前有关 RDN 治疗难治性高血压的疗效和安全性方面的证据仍不充足,因此该方法仍处于临床研究阶段。

其他一些器械降压治疗方法,如压力感受性反射激活疗法、髂动静脉吻合术、颈动脉体化学感受器消融、深部脑刺激术和减慢呼吸治疗等也在研究中,安全性和有效性仍不明确,是否有临床应用前景尚不清楚。

(胡智涛)

第二节 继发性高血压

继发性高血压是病因明确的高血压,当查出病因并有效去除或控制病因后,作为继发症状的高血压可被治愈或明显缓解。其在高血压人群中占 5%～10%。临床常见病因为肾性、内分泌性、主动脉缩窄、阻塞性睡眠呼吸暂停低通气综合征及药物性等,由于精神心理问题而引发的高血压也时常可以见到。提高对继发性高血压的认识,及时明确病因并积极针对病因治疗将会大大降低因高血压及并发症造成的高致死及致残率。

一、肾性高血压

(一)肾实质性

肾实质性疾病是继发性高血压常见的病因,占 2%～5%。由于慢性肾小球肾炎已不太常见,高血压性肾硬化和糖尿病肾病已成为慢性肾病中最常见的原因。病因为原发或继发性肾脏实质病变,是最常见的继发性高血压之一。常见的肾脏实质性疾病包括急慢性肾小球肾炎、多囊肾、慢性肾小管间质病变、痛风性肾病、糖尿病肾病及狼疮性肾炎等;也少见于遗传性肾脏疾病(Liddle 综合征)、肾脏肿瘤等。

临床有时鉴别肾实质性高血压与高血压引起的肾脏损害较为困难。一般情况下,前者肾脏病变的发生常先于高血压或与其同时出现,血压水平较高且较难控制,易进展为恶性高血压,蛋白尿/血尿发生早、程度重、肾脏功能受损明显。常用的实验室检查:血尿常规、血电解质、肌酐、尿酸、血糖、血脂的测定,24 h 尿蛋白定量或尿清蛋白/肌酐、12 h 尿沉渣检查;肾脏 B 超可了解肾脏大小、形态及有无肿瘤,如发现肾脏体积及形态异常,或发现肿物,则需进一步做肾脏计算机断层/磁共振以确诊并查病因;必要时应在有条件的医院行肾脏穿刺及病理学检查,这是诊断肾实质性疾病的"金标准"。

肾实质性高血压应低盐饮食(<6 g/d);大量蛋白尿及肾功能不全者,宜选择摄入高生物效价蛋白;在针对原发病进行有效的治疗同时,积极控制血压在<18.7/12.0 kPa(140/90 mmHg),有蛋白尿的患者应首选 ACEI 或 ARB 作为降压药物,必要时联合其他药物。透析及肾移植用于终末期肾病。

(二)肾血管性

肾血管性疾病是继发性高血压最常见的病因。引起肾动脉狭窄的主要原因包括动脉粥样硬化(90%),主要是出现了其他系统性动脉硬化相关临床症状的老年患者;肌纤维发育不良(不到10%)(图 4-2),主要是健康状况较好的年轻女性,常有吸烟史;还有比较少见的多发性大动脉炎。单侧肾动脉狭窄时,患侧肾分泌肾素,激活 RAAS,导致水钠潴留。另外,健侧肾高灌注,产生压力性利尿,进一步导致 RAAS 激活,形成肾素依赖性高血压的恶性循环。双侧肾动脉狭窄时,同样存在 RAAS 激活,但无压力性利尿,因而血容量扩张使得肾素分泌抑制,因此产生容量依赖性高血压。当血容量减少时,容量依赖性高血压可再转变为肾素依赖性高血压,比如使用利尿剂治疗后容量减少,肾素再次分泌增多,可导致利尿剂抵抗性高血压。

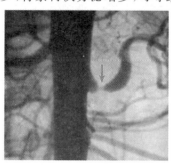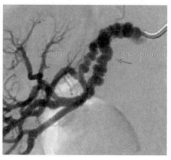

左侧为动脉粥样硬化(箭头所示);右侧为肌纤维发育不良(箭头所示)。

图 4-2　肾血管狭窄

以下临床证据有助于肾血管性高血压的诊断:所有需要住院治疗的急性高血压;反复发作的"瞬时"肺水肿;腹部或肋脊角处闻及血管杂音;血压长期控制良好的高血压患者病情在近期加重;年轻患者或 50 岁以后出现的恶性高血压;不明原因低钾血症;使用 ACEI 或 ARB 类药物后产生的急进性肾衰竭;左右肾脏大小不等;全身性动脉粥样硬化疾病。

彩色多普勒超声检查是一种无创检查,为诊断肾动脉狭窄的首选方法。造影剂增强性计算机断层 X 线照相术(contrast-enhanced computed tomography,CTA)及磁共振血管造影(magnetic resonance angiography,MRA)也常用于肾动脉狭窄的检查。肌纤维发育异常产生的肾动脉狭窄往往会在肾动脉中部形成一个"串珠样"改变;而动脉硬化导致的肾动脉狭窄其病变一般在动脉近端,且不连续。侵入性肾血管造影是肾动脉狭窄诊断的金标准。

治疗方法包括药物治疗、介入治疗和手术治疗,应根据病因来选择。肌纤维发育不良性肾动脉狭窄常选用球囊血管成形术(PTCA),总体来说预后较好。对于动脉硬化性肾动脉狭窄来说,控制血压及相关动脉硬化危险因素是首选治疗手段,推荐 AECI/ARB 作为首选,但双侧肾动脉狭窄,肾功能已受损或非狭窄侧肾功能较差者禁用,此外 CCB、β 受体阻滞剂及噻嗪类利尿剂等也能用于治疗。目前,进行球囊血管成形术的指征仅包括真性药物抵抗性高血压及进行性肾衰竭(缺血性肾病)。大多数动脉硬化造成的肾血管损伤并不会导致高血压或进行性肾衰竭,而肾脏血运重建(球囊血管成形术或支架术)对于多数患者来说并无益处,反而存在一些潜在的并发症风险。

二、内分泌性高血压

内分泌组织增生或肿瘤所致的多种内分泌疾病,由于其相应激素如醛固酮、儿茶酚胺及皮质醇等分泌过度增多,导致机体血流动力学改变而使血压升高。这种由内分泌激素分泌增多而致的高血压称为内分泌性高血压,也是较常见的继发性高血压,如能切除肿瘤,去除病因,高血压可被治愈或缓解。临床常见继发性高血压如下(表 4-4)。

表 4-4 常见内分泌性高血压鉴别

病因	病史	查体	实验室检查	筛查	确诊试验
库欣综合征	快速的体质量增加，多尿、多饮、心理障碍	典型的身体特征：向心性肥胖、满月脸、水牛背、多毛症、紫纹	高胆固醇血症、高血糖	24 h 尿游离皮质醇	小剂量地塞米松抑制试验
嗜铬细胞瘤	阵发性高血压或持续性高血压，头痛、出汗、心悸和面色苍白，嗜铬细胞瘤的阳性家族史	多发性纤维瘤可出现皮肤红斑	偶然发现肾上腺肿块	尿分离测量肾上腺素类物质或血浆游离肾上腺类物质	腹、盆部 CT、MRI，^{123}I标记的间碘苄胍，突变基因筛查
原发性醛固酮增多症	肌无力，有早发性高血压和早发脑血管事件（＜40 岁）的家族史	心律失常（严重低钾血症时发生）	低钾血症（自发或利尿剂引起），偶然发现的肾上腺肿块	醛固酮/肾素比（纠正低钾血症、停用影响 RAA 系统的药物）	定性试验（盐负荷试验、地塞米松抑制试验），肾上腺 CT，肾上腺静脉取血

（一）原发性醛固酮增多症

原发性醛固酮增多症（primary hyperaldosteronism，PHA）通常简称原醛症，是由于肾上腺自主分泌过多醛固酮，而导致水钠潴留、高血压、低血钾和血浆肾素活性受抑制的临床综合征，常见原因是肾上腺腺瘤、单侧或双侧肾上腺增生，少见原因为腺癌和糖皮质激素可调节性醛固酮增多症。近年的报告显示该病在高血压中占 5％～15％，在难治性高血压中接近 20％。

诊断原发性醛固酮增多症的步骤分 3 步：筛查、盐负荷试验及肾上腺静脉取血（图 4-3）。筛查包括测量血浆肾素和醛固酮水平。尽管用醛固酮/肾素比率测定法来筛选所有高血压患者的前景乐观，但这种方法的应用还是有很多局限性，比率升高完全可能仅由低肾素引起。阳性结果应该基于血浆醛固酮水平升高（＞15 ng/dL）和被抑制的低肾素水平。因此，筛查仅被推荐用于以下高度可能患有原发性醛固酮增多症的高血压患者：①没有原因的难以解释的低血钾；②由利尿剂引发的严重的低钾血症，但对保钾药有抵抗；③有原发性醛固酮增多症的家族史；④对合适的治疗有抵抗，而这种抵抗又难以解释；⑤高血压患者中偶然发现的肾上腺腺瘤。

如果需检测血浆醛固酮和肾素水平的话，无论是口服还是静脉都应进行盐抑制试验以明确自主性醛固酮增多症。如果存在，则应行肾上腺静脉取样，区分单侧性的腺瘤和双侧增生，并确定需经腹腔镜手术切除的腺体。CT 或 MRI 影像学可以帮助鉴别肾上腺腺瘤和双侧肾上腺增生症（图 4-4）。

一旦诊断原发性醛固酮增多症并确立病理类型，治疗方法的选择就相当明确：单发腺瘤应通过腹腔镜行肿瘤切除术；双侧肾上腺增生的患者可予以醛固酮受体拮抗剂治疗，螺内酯或依普利酮，必要时还可给予噻嗪类利尿剂和其他降压药。腺瘤切除后，约有半数患者血压会恢复正常，而另一些尽管有所改善但仍是高血压状态，这可能与原来就存在的原发性高血压或长期继发性高血压引起的肾脏损害有关。

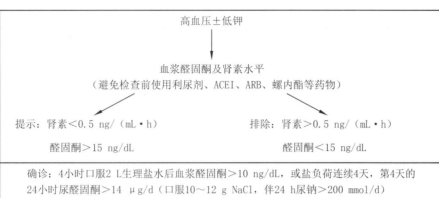

高血压±低钾

↓

血浆醛固酮及肾素水平
（避免检查前使用利尿剂、ACEI、ARB、螺内酯等药物）

提示：肾素＜0.5 ng/（mL·h）   排除：肾素＞0.5 ng/（mL·h）

醛固酮＞15 ng/dL   醛固酮＜15 ng/dL

确诊：4小时口服2 L生理盐水后血浆醛固酮＞10 ng/dL，或盐负荷连续4天，第4天的24小时尿醛固酮＞14 μg/d（口服10～12 g NaCl，伴24 h尿钠＞200 mmol/d）

定位：CT或MRI

如果以上检查仍不能明确诊断，可行肾上腺静脉取样

治疗：单侧可手术切除；双侧或无法手术者可予螺内酯、依普利酮或阿米洛利＋氢氯噻嗪

图 4-3　原发性醛固酮增多症患者的诊断及治疗流程

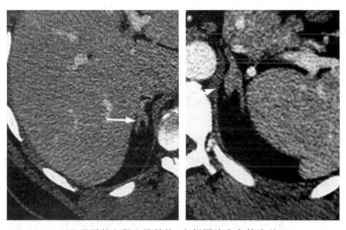

CT 显示的左肾上腺肿块（右侧图片白色箭头处）
与右侧肾上腺对比（左侧图片白色箭头处）。

图 4-4　CT 提示的肾上腺肿块

（二）库欣综合征

库欣综合征又称皮质醇增多症，是由于多种病因引起肾上腺皮质长期分泌过量皮质醇所产生的一组综合征（表 4-5）。80％的库欣综合征患者均有高血压，如不治疗，可引起左心室肥厚和充血性心力衰竭等，其存在时间越长，即使病因去除后血压恢复正常的可能性也越小。

表 4-5　库欣综合征的病因分类及相对患病率

病因分类	患病率
一、内源性库欣综合征	
ACTH 依赖性库欣综合征	
垂体性库欣综合征（库欣病）	60％～70％
异位 ACTH 综合征	15％～20％
异位 CRH 综合征	罕见

病因分类	患病率
ACTH 非依赖性库欣综合征	
肾上腺皮质腺瘤	10%～20%
肾上腺皮质腺癌	2%～3%
ACTH 非依赖性大结节增生	2%～3%
原发性色素结节性肾上腺病	罕见
二、外源性库欣综合征	
假库欣综合征	
大量饮酒	
抑郁症	
肥胖症	
药物源性库欣综合征	

注：ACTH 为促肾上腺皮质激素；CRH 为促皮质素释放激素。

推荐对以下人群进行库欣综合征的筛查：①年轻患者出现骨质疏松、高血压等与年龄不相称的临床表现；②具有库欣综合征的临床表现，且进行性加重，特别是有典型的症状如肌病、多血质、紫纹、瘀斑和皮肤变薄的患者；③体质量增加而身高百分位下降，生长停滞的肥胖儿童；④肾上腺意外瘤患者。如果临床特点符合，则通过测定 24 h 尿游离皮质醇或血清皮质醇昼夜节律检测进行筛查。当初步检测结果异常时，则应行小剂量地塞米松抑制试验进行确诊。当存在有异常筛查结果时，多数学者建议行另一项额外的大剂量地塞米松抑制试验，即每 6 h 口服 2 mg 地塞米松共服 2 d，然后测定尿液中游离皮质醇和血浆皮质醇水平。如果库欣综合征是由垂体 ACTH 过度分泌所致双侧肾上腺增生，那么尿游离皮质醇与对照组 2.0 mg 剂量相对比将被抑制到 50% 以下，而异位 ACTH 综合征对此负反馈机制不敏感。血浆 ACTH 测定有助于区分 ACTH 依赖性和 ACTH 非依赖性库欣综合征。肾上腺影像学包括 B 超、CT、MRI 检查。推荐首选双侧肾上腺 CT 薄层（2～3 mm）增强扫描。对促皮质激素释放激素的反应及颞骨岩下窦取样可用来确定库欣综合征的垂体病因。治疗主要采用手术、放射治疗（简称放疗）及药物方法治疗基础疾病，降压治疗可采用利尿剂或与其他降压药物联用。

（三）嗜铬细胞瘤

嗜铬细胞瘤是一种少见的由肾上腺嗜铬细胞组成的分泌儿茶酚胺的肿瘤，副神经节瘤是更加罕见的发生于交感神经和迷走神经神经节细胞的一种肾上腺外肿瘤。在临床上，嗜铬细胞瘤泛指分泌儿茶酚胺的肿瘤，包括了肾上腺嗜铬细胞瘤和功能性的肾上腺外的副神经节瘤。嗜铬细胞瘤大部分是良性肿瘤。嗜铬细胞瘤可发生在所有年龄段，主要沿交感神经链分布，较少发生在迷走区域。约 15% 的嗜铬细胞瘤是肾上腺外的，即副神经节瘤。

剧烈的血压波动及发作性的临床症状，常提示嗜铬细胞瘤的可能。然而在 50% 的患者中，高血压可能是持续性的。高血压可能合并头痛、出汗、心悸等症状。在以分泌肾上腺素为主的嗜铬细胞瘤患者中，由于血容量的下降和交感反射减弱易发生直立性低血压。如果在弯腰、运动、腹部触诊、吸烟或深吸气时引起血压反复骤升并在数分钟内骤降，应高度怀疑嗜铬细胞瘤。在发作期间可测定血或尿儿茶酚胺或血、尿间羟肾上腺素类似物，主要包括血浆甲氧基肾上腺素、血浆甲氧基去甲肾上腺素和尿甲氧基肾上腺素、尿甲氧基去甲肾上腺素。应用 CT 或 MRI 进行肿瘤定位。

嗜铬细胞瘤多数为良性肿瘤,约 10% 的嗜铬细胞瘤为恶性。手术切除效果较好,手术前应使用 α 受体阻滞剂,手术后血压多能恢复正常。手术前或恶性病变已多处转移无法手术者,可选用 α 和 β 受体阻滞剂联合治疗。

三、主动脉缩窄

主动脉缩窄多数为先天性,少数由多发性大动脉炎所致。先天性主动脉缩窄可发生在胸主动脉或腹主动脉,常起源于左锁骨下动脉起始段远端或动脉导管韧带的远端。主动脉缩窄的典型特征有上臂高血压、股动脉搏动微弱或消失、背部有响亮杂音。二维超声可检测到病变,诊断需依靠主动脉造影(图 4-5)。治疗主要为介入扩张支架置入或血管手术。病变纠正后患者可能仍然有高血压,应该仔细监测并治疗。

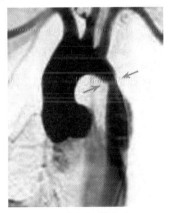

降主动脉缩窄(箭头示)。

图 4-5　主动脉造影提示降主动脉缩窄

四、妊娠期高血压

妊娠合并高血压的患病率占孕妇的 5%~10%,妊娠合并高血压分为慢性高血压、妊娠期高血压和先兆子痫/子痫 3 类。慢性高血压指的是妊娠前即证实存在或在妊娠的前 20 周即出现的高血压;妊娠期高血压为妊娠 20 周以后发生的高血压,不伴有明显蛋白尿,妊娠结束后血压可以恢复正常;先兆子痫定义为发生在妊娠 20 周后首次出现高血压和蛋白尿,常伴有水肿与高尿酸血症,可分为轻、重度,如出现抽搐可诊断为子痫。对于妊娠高血压,非药物措施(限盐、富钾饮食、适当活动、情绪放松)是安全有效的,应作为药物治疗的基础。由于所有降压药物对胎儿的安全性均缺乏严格的临床验证,而且动物试验中发现一些药物具有致畸作用,因此,药物选择和应用受到限制。妊娠期间的降压用药不宜过于积极,治疗的主要目的是保证母子安全和妊娠的顺利进行。必要时谨慎使用降压药,常用的静脉降压药物有甲基多巴、拉贝洛尔和硫酸镁等;口服药物包括 β 受体阻滞剂或钙通道阻滞剂。妊娠期间禁用 ACEI 或 ARB。

五、神经源性高血压

神经系统与血压调控密切相关。多种中枢和周围神经系统病变可以导致高血压。其机制主要与颅内压增高使血管舒缩中心的交感神经系统冲动增加及自主神经功能障碍有关。当今世界,社会压力大,精神心理疾病患病率大大提高,而精神心理异常可通过多种渠道导致血压升高,成为双心医学探讨的主要内容。

(一)颅内压增高与高血压

正常成人颅腔是由颅底骨和颅盖骨组成的腔体,有容纳和保护其内容物的作用。除了出入颅腔的血管系统(特别是颈静脉)及颅底孔(特别是枕骨大孔)与颅外相通外,可以把颅腔看作一个完全密闭的容器,而且由于组成颅腔的颅骨坚硬而不能扩张,所以每个人的颅腔容积是恒定的。

1.病因

(1)脑血管疾病:包括脑出血、蛛网膜下腔出血、大面积脑血栓形成、脑栓塞和颅内静脉窦血栓形成等。

(2)颅内感染性疾病:如病毒、细菌、结核、真菌等引起的脑膜炎、脑炎、脑脓肿等。

(3)颅脑损伤:如脑挫裂伤、颅内血肿、手术创伤、广泛性颅骨骨折、颅脑火器伤、外伤性蛛网膜下腔出血等。

(4)颅内占位性病变:包括各种癌瘤、脓肿、血肿、肉芽肿、囊肿、脑寄生虫等。

(5)各种原因引起的交通性和非交通性脑积水。

(6)各种原因引起的缺血缺氧代谢性脑病:如呼吸道梗阻、窒息、心搏骤停、肝性脑病、酸中毒、一氧化碳中毒、铅中毒、急性水中毒和低血糖等。

(7)未得到有效控制的癫痫持续状态。

(8)良性颅内压增高。

(9)先天性异常:如导水管的发育畸形、颅底凹陷和先天性小脑扁桃体下疝畸形等,可以造成脑脊液回流受阻,从而继发脑积水和颅内压增高狭颅症,由于颅腔狭小,限制了脑的正常发育,也常发生颅内压增高。

2.临床表现

(1)头痛:是因为颅内有痛觉的组织(如脑膜、血管和神经)受到压力的牵张所引起。颅内压增高引起的头痛的特点:头痛常是持续性的,伴有阵发性的加剧,常因咳嗽或打喷嚏等用力动作而加重。头痛的部位以额、颞、枕部明显;头痛的性质呈胀痛或搏动性疼痛;急性颅内压增高的患者,头痛常非常剧烈,伴烦躁不安,并常进入昏迷状态。儿童及老年人的头痛相对较成年人为少。

(2)呕吐:呕吐是头痛的伴发症状,典型表现为喷射性呕吐,一般与饮食无关,但较易发生于进食后,因此患者常常拒食,可导致失水和体质量锐减。也可见非喷射性呕吐。恶心、呕吐可因肿瘤直接压迫迷走神经核或第四脑室底部而引起。有人认为是因为迷走神经核团或其神经根受到刺激所引起。脑干肿瘤起源于迷走神经核团附近者,呕吐有时是其早期唯一的症状,可造成诊断上的困难,有时可误诊为功能性呕吐。

(3)视盘水肿:视盘水肿是颅内压增高的特征性体征之一。它是因颅内压增高使眼底静脉回流受阻所致。与颅内压增高发生发展的时间、速度和程度有关。颅内压增高早期或急性颅内压增高时,视盘水肿可不明显,对视力影响不大。而慢性颅内压增高的患者,70%以上均有视盘水肿,如视盘边界模糊,生理凹陷不清,静脉充盈、迂曲,视盘周围火焰状出血等。此时,患者的视力减退。随着视盘水肿的加重,可继发视神经萎缩,常伴不可逆视力减退甚至失明。

(4)意识障碍:意识障碍的病理解剖学基础是颅内压增高导致的全脑严重缺血缺氧和脑干网

状结构功能受累。患者可呈谵妄、呆木、昏沉甚至昏迷。

（5）库欣反应：是指在严重颅内压增高时出现的血压上升、心率缓慢和呼吸减慢等现象。其结果是确保一定的脑灌注压，使肺泡 O_2 和 CO_2 充分交换，增加脑供氧，是机体总动员和积极代偿的表现。

（6）复视：因展神经在颅底走行较长，极易受到颅内压增高的损伤，出现单侧或双侧展神经麻痹，早期表现为复视。颅内压增高持续较久的病例，眼球外展受限，甚至使眼球完全内斜。

（7）抽搐及去大脑强直：抽搐及去大脑强直多由脑干受压所致，表现为突然意识丧失、四肢强直、颈和背部后屈，呈角弓反张状。

（8）视野缺损：是后颅窝病变引起的脑室积水，第三脑室扩大压迫视交叉后部并引起蝶鞍的扩大所致。常可误诊为垂体瘤。

（9）脑疝的表现：颅内压升高到一定程度，部分脑组织发生移位，挤入硬脑膜的裂隙或枕骨大孔，压迫附近的神经、血管和脑干，产生一系列症状和体征。幕上的脑组织（颞叶的海马回、钩回）通过小脑幕切迹被挤向幕下，称为小脑幕切迹疝或颞叶钩回疝或海马沟回疝。幕下的小脑扁桃体及延髓经枕骨大孔被挤向椎管内，称为枕骨大孔疝或小脑扁桃体疝。一侧大脑半球的扣带回经镰下孔被挤入对侧分腔，称为大脑镰下疝或扣带回疝。

1）小脑幕切迹疝（颞叶钩回疝）：同侧动眼神经麻痹，表现为眼睑下垂、瞳孔扩大，对光反射迟钝或消失，不同程度的意识障碍，生命体征变化，对侧肢体瘫痪和出现病理反射。小脑幕切迹疝的临床表现如下。①颅内压增高：表现为头痛加重，呕吐频繁，躁动不安，提示病情加重。②意识障碍：患者逐渐出现意识障碍，由嗜睡、朦胧到浅昏迷、昏迷，对外界的刺激反应迟钝或消失，系脑干网状结构上行激活系统受累的结果。③瞳孔变化：最初可有时间短暂的患侧瞳孔缩小，但多不易被发现。以后该侧瞳孔逐渐散大，对光发射迟钝、消失，说明动眼神经背侧部的副交感神经纤维已受损。晚期则双侧瞳孔散大，对光反射消失，眼球固定不动。④锥体束征：由于患侧大脑脚受压，出现对侧肢体力弱或瘫痪，肌张力增高，腱反射亢进，病理反射阳性。有时由于脑干被推向对侧，使对侧大脑脚与小脑幕游离缘相挤，造成脑疝同侧的锥体束征，需注意分析，以免导致病变定侧的错误。⑤生命体征改变：表现为血压升高、脉缓有力、呼吸深慢、体温上升。到晚期，生命中枢逐渐衰竭，出现潮式或叹息样呼吸，脉频弱，血压和体温下降；最后呼吸停止，继而心跳也停止。

2）枕骨大孔疝（小脑扁桃体疝）：①枕下疼痛、项强或强迫头位，疝出组织压迫颈上部神经根，或因枕骨大孔区脑膜或血管壁的敏感神经末梢受牵拉，可引起枕下疼痛。为避免延髓受压加重，机体发生保护性或反射性颈肌痉挛，患者头部维持在适当位置。②颅内压增高，表现为头痛剧烈、呕吐频繁，慢性脑疝患者多有视盘水肿。③后组脑神经受累，由于脑干下移，后组脑神经受牵拉，或因脑干受压，出现眩晕、听力减退等症状。④生命体征改变，慢性疝出者生命体征变化不明显；急性疝出者生命体征改变显著，迅速发生呼吸和循环障碍，先呼吸减慢，脉搏细速，血压下降，很快出现潮式呼吸和呼吸停止，如不采取措施，不久心跳也停止。与小脑幕切迹疝相比枕骨大孔疝的特点：生命体征变化出现较早，瞳孔改变和意识障碍出现较晚。

3）大脑镰下疝：引起病侧大脑半球内侧面受压部的脑组织软化坏死，出现对侧下肢轻瘫、排尿障碍等症状。一般活体不易诊断。

（10）与颅内原发病变相关的症状体征：主要是与病变部位相关的神经功能刺激症状或局灶体征，如癫痫、失语、智能障碍、运动障碍、感觉障碍和自主神经功能障碍等。

(11)心血管舒缩中枢障碍症状体征:可表现为血压忽高忽低,最高可达 29.3/18.7 kPa(220/140 mmHg)以上,最低至 12.0/8.0 kPa(90/60 mmHg)以下;伴心动过速、心动过缓或心律失常。心率或心律、血压具有波动幅度大、不稳定及对药物干预敏感等特点。

(12)与血压增高相关的症状体征:头痛、头晕、心悸、气短、耳鸣、乏力等,甚至出现高血压所致的心、脑、肾、眼等靶器官损害的表现。

3.治疗

颅内原发疾病的治疗是解除颅内压增高所致高血压的根本,而降低颅内压治疗是降低血压的直接手段,如手术清除颅内血肿、脓肿、肉芽肿、肿瘤等颅内占位病变;脑室穿刺引流或脑脊液分流,改善脑脊液循环;脑静脉血栓局部溶栓,促进脑静脉回流等。多数情况下,随着颅内压的下降,血压恢复或接近正常。所以对血压的调控应持谨慎的态度,不能盲目地予以降压药物干预。降颅内压治疗应当是一个平衡的、逐步的过程。从简单的措施开始,降颅内压治疗需同步监测颅内压和血压,以维持脑灌注压>9.3 kPa(70 mmHg)。具体措施如下。

(1)抬高头位:床头抬高 30°,可减少脑血流容积,增加颈静脉回流,降低脑静脉压和颅内压,且安全有效。理想的头位角度应依据患者 ICP 监测的个体反应而定,枕部过高或颈部过紧可导致 ICP 增加,应予以避免。

(2)止痛和镇静:当颅内压顺应性降低时,躁动、对抗束缚、行气管插管或其他侵入性操作等均可使胸腔内压和颈静脉压增高,颅内压增高;另焦虑或恐惧使交感神经系统功能亢进,导致心动过速、血压增高、脑代谢率增高、脑血流增加、颅内压增高。因此,积极进行镇静治疗尤为重要。胃肠外镇静剂有呼吸抑制和血压降低的危险,所以必须先行气管插管和动脉血压监测,然后再用药。异丙酚是一种理想的静脉注射镇静药,其半衰期很短,且不影响患者的神经系统临床评估,还有抗癫痫及清除自由基作用,通常剂量为 0.3~4 mg/(kg·h)。应避免使用麻痹性神经肌肉阻滞剂,因其影响神经系统功能的正确评估。

(3)补液:颅内压增高患者只能输注等渗液如 0.9%生理盐水,禁用低渗液如 5%右旋糖酐或 0.45%盐水。应积极纠正机体低渗状态(<280 mOsm/L),轻度高渗状态(>300 mOsm/L)对病情是有利的。脑灌注压(CPP)降低可使 ICP 反射性增加,可输注等渗液纠正低血容量。不应使用 5%或 10%葡萄糖溶液,禁忌使用 50%高渗葡萄糖溶液。因为会增加脑组织内乳酸堆积,加重脑水肿和神经元损害。当然,临床医师应根据患者血糖和血浆电解质含量动态监测及时调整补液种类和补液量。

(4)降颅内压。①渗透性利尿剂:如甘露醇、甘油、高渗盐水等;②人血白蛋白:应用人血白蛋白可明显地增加血浆胶体渗透压,使组织间水分向血管中转移,从而减轻脑水肿,降低颅内压,尤其适用于血容量不足、低蛋白血症的颅内高压、脑水肿患者;③髓袢利尿剂:主要为呋塞米,作用于髓袢升支髓质部腔面的细胞膜,抑制 Na^+ 和 Cl^- 重吸收;④糖皮质激素:主要是利用糖皮质激素具有稳定膜结构的作用减少了因自由基引发的脂质过氧化反应,从而降低脑血管通透性、恢复血管屏障功能、增加损伤区血流量及改善 Na^+-K^+-ATP 酶的功能,使脑水肿得到改善。

(5)巴比妥类药物:巴比妥类药物具有收缩脑血管、降低脑代谢率、抑制脑脊液分泌、减低脑耗氧量和脑血流量及抑制自由基介导的脂质过氧化作用。大剂量巴比妥可使颅内压降低。临床试验证实,输入戊巴比妥负荷剂量 5~20 mg/kg,维持量 1~4 mg/(kg·h),可改善难治性颅内压增高。美国和欧洲脑卒中治疗指南推荐可用大剂量巴比妥类药物治疗顽固性颅内高压,但心血管疾病患者不宜使用。

(6)过度通气:过度换气可使肺泡和血中的二氧化碳分压降低,导致低碳酸血症,低碳酸血症使脑阻力血管收缩和脑血流减少,从而缩小脑容积和降低颅内压。也有认为是增加呼吸的负压使中心静脉压下降,脑静脉血易于回流至心脏。因而使脑血容量减少。但当 $PaCO_2$ 低于 4.0 kPa (30 mmHg)时,会引起脑血管痉挛,导致脑缺血缺氧,加重颅内高压。以往认为采用短时程(<24 h)轻度过度通气[($PaCO_2$ 4.0~4.7 kPa(30~35 mmHg)],这样不但可以降低颅内压,而且不会导致和加重脑缺血。近年来随着脑组织氧含量直接测定技术的问世,研究发现短时程轻度过度通气也不能提高脑组织氧含量,相反会降低脑组织氧含量。所以,国内外学者已不主张采用任何形式过度通气治疗颅内高压,而采用正常辅助呼吸,维持动脉血 $PaCO_2$ 在正常范围为宜。

(7)亚低温治疗:动物试验证实,温度升高使脑的氧代谢率增加,脑血流量增加,颅内压增高,尤其是缺血缺氧性损伤恶化。通常每降低 1 ℃,脑耗氧量与血流量即下降 6.7%,有资料表明当体温降至 30 ℃时,脑耗氧量为正常时的 50%~55%,脑脊液压力较降温前低 56%。因此,首先应对体温增高的患者进行降温治疗(应用对乙酰氨基酚、降温毯、吲哚美辛等)。近年来,随着现代重症监护技术的发展,亚低温降颅内压治疗的研究发展很快。无论是一般性颅内压增高还是难治性颅内压增高,亚低温治疗都是有效的,且全身降温比孤立的头部降温更有效。降温深度依病情而定,以 32 ℃~34 ℃为宜,过高达不到降温目的,过低有发生心室纤颤的危险。降温过程中切忌发生寒战、冻伤及水电解质失调,一般持续 3~5 d 即可停止物理降温,使患者自然复温,逐渐减少用药乃至停药。在欧洲、美国、日本等国家已推广使用。但由于亚低温治疗需要使用肌松剂和持续使用呼吸机,目前国内中小医院尚难以开展此项技术。

(8)减少脑脊液:以迅速降低颅内压,缓解病情。也是常用的颅脑手术前的辅助性抢救措施之一。①脑脊液外引流:是抢救脑疝危象患者的重要措施。控制性持续性闭式脑室引流,既可使脑脊液缓慢流出以将颅内压控制在正常范围,从而避免突然压力下降而导致脑室塌陷、小脑幕切迹疝、脑充血、脑水肿加重或颅内压动力学平衡的紊乱,而且有利于保持引流的通畅。关闭式引流有利于预防感染。②脑脊液分流术:不论何种原因引起的阻塞性或交通性脑积水,凡不能除去病因者均可行脑脊液分流术。根据阻塞的不同部位,可使脑脊液绕过阻塞处到达大脑表面,再经过蛛网膜颗粒吸收,以达到降低颅内压的目的。或将脑脊液引流到右心房或腹腔等部位而被吸收。若分流术成功,效果是比较肯定的。常用的脑脊液分流方法有侧脑室-枕大池分流术、侧脑室-右心房分流术、侧脑室-腹腔引流术、腰椎蛛网膜下腔-腹腔分流术。目前临床最常用的是侧脑室-腹腔引流术。③乙酰唑胺:一种碳酸酐酶抑制剂,它能使脑脊液产生减少 50%,从而降低颅内压。常用剂量是每次 0.25 g,每天 3 次。

(9)颅内占位病变:如肿瘤、脑脓肿等颅内占位性病变应手术切除,若不能切除可考虑脑室引流或行颅骨切开去骨瓣减压,可迅速降低颅内压。有学者认为,通过各种降颅内压措施,如脱水、过度换气、巴比妥昏迷、亚低温等治疗不能控制的颅内高压,应考虑标准大骨瓣开颅术。

(10)去大骨瓣减压术:能使脑组织向减压窗方向膨出,以减轻颅内高压对重要脑结构的压迫,尤其是脑干和下丘脑,以挽救患者生命。但越来越多的临床实践证明去大骨瓣减压术不但没有降低重型颅脑伤患者死残率,而且可能会增加重型颅脑伤患者残死率。原因:①去大骨瓣减压术会导致膨出的脑组织在减压窗处嵌顿,嵌出的脑组织静脉回流受阻、脑组织缺血水肿坏死,久之形成脑穿通畸形;②去大骨瓣减压术不缝合硬脑膜会增加术后癫痫发作;③去大骨瓣减压术会导致脑室脑脊液向减压窗方向流动,形成间质性脑水肿;④去大骨瓣减压术不缝合硬脑膜,使手术创面渗血进入脑池和脑室系统,容易引起脑积水;⑤去大骨瓣减压术不缝合硬脑膜会导致脑在颅腔内不稳定,会引起再损伤;⑥去大骨瓣减压术不缝合硬脑膜会增加颅内感染、切口裂开机会等。

(11)预防性抗癫痫治疗:越来越多的临床研究表明使用预防性抗癫痫药不但不会降低颅脑损伤后癫痫发生率,而且会加重脑损害和引起严重毒副作用。严重脑挫裂伤脑内血肿清除术后是否常规服用预防性抗癫痫治疗仍有争议,也无任何大规模临床研究证据。国外学者不提倡预防性抗癫痫治疗。但若颅脑损伤患者一旦发生癫痫,则应该正规使用抗癫痫药。

(12)高压氧治疗:当动脉二氧化碳分压正常而氧分压增高时,也可使脑血管收缩,脑体积缩小,从而达到降颅内压的目的。在两个大气压下吸氧,可使动脉氧分压增加到 133.3 kPa(1 000 mmHg)以上,使增高的颅内压下降 30%,然而这种治疗作用只是在氧分压维持时才存在。如血管已处于麻痹状态,高压氧则不能起作用。有文献报道高压氧吸入后因肺泡与肺静脉氧分压差的增大,血氧弥散量可增加近 20 倍,从而大大提高组织氧含量,可中断因为脑缺血缺氧导致的脑水肿,可促进昏迷患者的觉醒,减少住院天数,能显著改善脑损伤患者的认知功能障碍,有利于机体功能的恢复,对抢救生命和提高生存质量有较好的疗效。绝对禁忌证:未经处理的气胸、纵隔气肿,肺大疱,活动性内出血及出血性疾病,结核性空洞形成并咯血,心脏二度以上房室传导阻滞。相对禁忌证:重症上呼吸道感染,重症肺气肿,支气管扩张,重度鼻窦炎,血压高于 21.3/13.3 kPa(160/100 mmHg),心动过缓<50 次/分钟,未做处理的恶性肿瘤,视网膜脱离,早期妊娠(3 个月内)。

(13)调控血压:调控血压时应考虑系统动脉血压与颅内压和脑灌注压的关系。尤其是脑卒中急性期的血压管理,脑卒中急性期降压治疗目前仍无定论。由于病灶周边脑组织的充分血液供应对挽救缺血半暗带区濒危脑细胞至关重要,而这时 CBF 自我调节机制受损,CPP 严重依赖MAP,但血压过高也会引起血-脑屏障破坏及其他相关脏器功能损伤。大量研究结果表明,75%以上的脑卒中患者急性期血压升高,尤其是那些既往有高血压病史的患者。在脑卒中发生后的1 周内血压有自行下降的趋势,有些患者数小时内即可看到血压明显降低。因此,对脑卒中急性期的血压,要持慎重的态度,而非简单的降低血压。

(二)自主神经功能障碍与高血压

自主神经主要分布于内脏、心血管和腺体。由于内脏反射通常是不能随意控制,故名自主神经。自主神经系统的功能在于调节心肌、平滑肌和腺体的活动,交感和副交感神经对内脏的调节具有对立统一作用。血管运动中枢位于脑干,它通过胸腰段交感神经元及第 Ⅸ、Ⅹ 对脑神经(副交感神经)对主动脉弓、窦房结、颈动脉压力感受器的控制,调节和维持交感神经和副交感神经的相对平衡,保持心血管系统的稳定性。因此,凡累及自主神经系统的病变大多可引起血压的变化。

1.脊髓损伤后自主神经反射不良

自主神经反射不良(autonomic dysreflexia,AD)或称自主神经反射亢进,是指脊髓 T_6 或 T_6以上平面的脊髓损伤(spinal cord injury,SCI)而引发的以血压阵发性骤然升高为特征的一组临床综合征。常见的 SCI 的病因有外伤、肿痛、感染等。

2.致死性家族性失眠症

致死性家族性失眠症(fatal familial insomnia,FFI)是罕见的家族性人类朊蛋白(prion protein,PrP)疾病,是常染色体显性遗传性疾病,也是近年来备受关注的人类传染性海绵状脑病(transmissible spongiform encephalopathy,TSH)之一。1986 年,意大利 Bologna 大学医学院Lugaresi 等首先报道并详细描述了本病的第一个病例,以进行性睡眠障碍和自主神经失调为主要表现,尸检证实丘脑神经细胞大量脱失,命名为致死性家族性失眠症。随着基因监测技术的发展和对朊蛋白疾病认识的深入,全世界 FFI 散发病例及家系报道逐渐增多。因 FFI 是罕见病,目前为止尚无流行病学资料。FFI 由于自主神经失调可表现出高血压征象;同时可因严重睡眠障碍导致血压昼夜节律异常。

3.吉兰-巴雷综合征与高血压

吉兰-巴雷综合征(guillain-barre syndrome,GBS)是一类免疫介导的急性炎性周围神经病。临床特征为急性起病,症状多在 2 周左右达到高峰,主要表现为多发神经根及周围神经损害,常有脑脊液蛋白-细胞分离现象,多呈单时相自限性病程,静脉注射免疫球蛋白和血浆置换治疗有效。该病还包括急性炎性脱髓鞘性多发神经根神经病(acute inflammatory demyelinating poly-neuropathies,AIDP)、急性运动轴索性神经病(acute motor axonal neuropathy,AMAN)、急性运动感觉轴索性神经病(acute motor-sensory axonal neuropathy,AMSAN)、Miller Fisher 综合征(Miller Fisher syndrome,MFS)、急性泛自主神经病(acute sensory neuropathy,ASN)等亚型。其中 AIDP 和 ASN 常损害自主神经,引起包括血压波动在内的诸多自主神经功能障碍的症状体征。国外报道 GBS 自主神经损害发生率占 65%,国内杨清成报道为 54%,鹿寒冰等报道为39.4%,略低于国外。因白主神经的损害与 GBS 预后直接相关,临床上应引起足够的重视。

4.自主神经性癫痫

自主神经性癫痫又称间脑癫痫、内脏性癫痫等。间脑位于中脑之上,尾状核和内囊的内侧,可分为五个部分,即丘脑、丘脑上部、丘脑底部、丘脑后部、丘脑下部,后者是自主神经中枢。间脑癫痫是指这个部位病变引起的发作性症状,实际上病变并非累及整个间脑。但由于这一名称应用已久,所以至今仍被临床上沿用。1925 年 Heko 报道首例间脑癫痫,至 1929 年 Penfield 提出间脑性癫痫的概念。这是一种不同病因引起的下丘脑病变导致的周期性发作性自主神经功能紊乱综合征。同其他自主神经病变一样,此类癫痫可致阵发性血压的升高,临床表现复杂多样,且缺乏特异性,易误诊。

(胡智涛)

第三节　冠状动脉粥样硬化性心脏病

一、概述

冠状动脉粥样硬化性心脏病(CHD)的简称为冠心病,是一种最常见的心脏病。年龄是其重要的发病因素之一,所以是老年人心血管病中常见的致残及死亡原因,其中以冠状动脉粥样硬化最为常见。动脉硬化可导致血管狭窄或阻塞,造成心肌缺血、缺氧或坏死,进而引发的心脏病通常称为"冠心病",其他如栓塞、炎症、痉挛也可成为冠状动脉病变的原因。世界卫生组织将冠心病分为无症状性心肌缺血(隐匿型冠心病)、心绞痛、心肌梗死、缺血性心力衰竭(缺血性心肌病)和猝死 5 种临床类型。年龄是冠心病的独立危险因素,由于老年人群生理和病理生理的特殊性、药物代谢及相互作用的不良反应等,且老年人群基础合并症较多,因此在风险评估和治疗策略选择方面与青壮年有很大的差异。

(一)老龄对心血管系统的影响

1.老龄过程的血管结构及功能变化

增龄是血管病变主要影响因素。随着年龄的增长,大动脉延长、迂曲、血管腔扩大、管壁增厚,动脉壁厚度增加成为动脉硬化的危险因素。健康老年人血管内皮相对完整,但内皮细胞形态不规则,细胞厚度增加,血管平滑肌细胞迁移和(或)增生,伴有粒细胞和巨噬细胞异常增多。

血管功能变化主要是扩张性受损,主动脉及分支缓冲功能改变,动脉分支中弹力型血管较肌肉型血管变化更为明显,脉搏波速度增加,表现为收缩压升高、脉压增大、血管壁弹性减低及僵硬度增加。无明显动脉硬化的人群血管僵硬度也会增加,说明僵硬度可能与动脉硬化无关。

血管僵硬度增加不仅与血管结构变化(如胶原增加、弹力蛋白减少、断裂、钙化)有关,还受体液和内皮调节对血管平滑肌张力影响。不同部位的血管床(包括冠状动脉血管床),内皮通透性增加、对乙酰胆碱反应降低、NO 释放减少,从而引起血管收缩。这些变化可见于血压正常且无动脉硬化的老年人,但在有动脉硬化的老年人中更为多见。与单纯老龄血管变化不同,动脉硬化血管僵硬度更高,可见血管局灶性病变、狭窄,最终出现斑块破裂。血管老化与动脉硬化过程中的生物化学变化相似。血管老化是动脉硬化疾病的前驱表现,而动脉硬化可加速血管老化。但两者发生原因不同,许多老龄相关血管变化显著的老年人并不发展成明显的局灶性动脉硬化病变。尽管目前公认,随着年龄的增长,冠心病的发生是难以避免的,然而尸检也发现 90 余岁人群中有 40% 未发现堵塞性冠状动脉疾病。老龄化相关血管变化会影响全身血流动力学改变,总外周血管阻力增加,导致收缩压增加、脉压增大,进一步刺激血管壁变厚、硬化,形成恶性循环。研究显示,脉压增大是发生心血管病事件的独立危险因素。年龄越高,脉压增加幅度越大,其中老年女性更为显著。

在人体的动脉内皮中,平滑肌细胞促炎症表型变化促进了机体老化,而该血管炎症机制又与血管内皮凋亡、免疫系统血管间质重构及代谢改变等相互关联,这一系列复杂的生物学现象称为"血管老化"。血管老化是年龄相关的血管疾病,是某些疾病(如动脉硬化、阿尔茨海默病)的特征。"健康"老年人机体各器官系统也存在细胞因子不平衡状态,循环促炎细胞因子水平也增加,而促炎细胞因子水平与老年人发病率及死亡率密切相关。老龄过程中血管壁可产生促炎微环境,改变循环及内分泌系统(如肾素-血管紧张素-醛固酮系统、免疫系统)间互相调节关系,这种与老化相关促炎机制促进血管炎症发生。目前研究也发现除炎症外,基因、端粒酶、自由基等与老化相关的多种学说还有待进一步研究。

2.老龄过程的心脏结构及功能变化

老龄过程心脏发生一系列重要变化,与增龄伴随出现的心脏病三联症——左心室肥厚、心力衰竭、心房颤动发生率增高关系密切。无明显心血管病的健康老年人随年龄增加(50~90 岁),心脏收缩、舒张功能下降,高龄老年人(≥90 岁)心脏收缩、舒张功能异常可能是发生心力衰竭(HF)的原因之一。由于随年龄增加心肌舒张和顺应性下降,左心室充盈受损,左心室压力-容量关系改变,心室容量轻度增加可导致舒张压明显增加,心室充盈异常,左心房、肺静脉、肺毛细血管压力增加,因此老年人易发肺充血和 HF。60 岁以下人群的"舒张性"HF 发生率<10%,75 岁后可超过 50%。

(二)老年冠心病的临床特点

老年冠心病患者由于其老龄而具有特殊的临床特点。

(1)老年冠心病患者常合并多种疾病,单纯冠心病的患者少见,如合并糖尿病、脑血管疾病等,有些老年患者由于老化,伴有听力下降,反应迟钝,理解力、表达力下降,甚至老年痴呆(阿尔茨海默病)等症状,常常主诉多种临床症状,似是而非,如全身不舒服、腹痛、疲劳、惶恐或者忧郁,难以辨别,沟通困难,这些症状经常被单纯误解为老化。尤其是合并其他系统肿瘤及需要手术的外科病,在老年人手术风险评估中,冠心病及病变程度、稳定度成为评估的重要内容及要点。

(2)老年患者痛阈增高,对于心肌缺血的反应迟钝,较少表现为典型的胸痛。此外还有研究发现,年龄>70岁的冠心病患者,在心电图出现心肌缺血改变后,出现心绞痛症状的时间是普通患者的2倍,因而推迟了他们的就诊时间。

(3)老年人由于其年龄因素,即便没有任何疾病其预期寿命也有限,患者年龄越大越是如此,因此,家庭成员对于老年患者的治疗相对保守,期望值低,对介入治疗或冠状动脉旁路移植等有创治疗手段普遍接受程度较低。

正因如此,老年冠心病患者常常出现诊治延迟的情况,全球急性冠状动脉事件注册研究显示,症状不典型的患者接受恰当的药物治疗和(或)介入治疗的可能性更小,并且再住院率和死亡风险更高。有研究显示,年龄>65岁的急性心肌梗死患者中,超过2/3的患者不能在发病6 h内到达急诊室。

二、急性心肌梗死

急性心肌梗死(AMI)是在冠状动脉病变的基础上,发生冠状动脉血流供给急剧减少或中断,对应心肌严重而持久地急性缺血导致心肌坏死的疾病。临床表现有持久的胸骨后剧烈疼痛、发热、血白细胞计数和血清心肌坏死标记物增高及心电图进行性改变;可发生心律失常、休克或心力衰竭,属冠心病的严重类型。AMI的常见诱因有过度疲劳、情绪激动、饱餐、睡眠差或用力排便等。

(一)临床症状

老年人AMI的临床表现及体征往往不典型或不明显,有些以上腹部不适、恶心、呕吐、食欲差等消化道症状为突出表现,严重患者甚至以意识丧失、休克或急性左心衰竭为首发症状。

1.疼痛

部位仍以心前区为主,但疼痛程度、性质、持续时间有的可能较短,而有的可持续1~2 h甚至迁延数天,其间往往有间歇性发作。具有心肌梗死典型症状的患者死亡率较低,可能与其及时就诊有关。

2.消化道症状

以消化道症状为主要表现者约占30%,突出表现为上腹痛、恶心、呕吐,少数出现肠麻痹、消化道出血,甚至出现上腹部饥饿样疼痛,容易误诊为急腹症,可能是心肌膈面心肌梗死后刺激膈神经而出现牵涉痛,此类型在老年患者中并不少见。

3.充血性心力衰竭

以心力衰竭为首发症状的患者约占20%,而>70岁老年人以心力衰竭为主要表现的可达74%。除非有明显的病因,老年人突然发作的严重呼吸困难,似哮喘样发作,均应考虑心肌梗死的征兆。反复出现端坐呼吸或夜间阵发性呼吸困难,有可能是AMI的唯一表现。以上述症状为首发症状的患者,其死亡率明显增加。

4.休克

休克型AMI往往为大面积心肌梗死,乳头肌断裂、室间隔穿孔及心室游离壁破裂所致,此型患者常伴有心律失常发生,易引起各种急性脑缺血症状,出现晕厥或一过性意识丧失、短暂昏迷、抽搐等,也可发展为脑卒中。

5.脑循环障碍

以脑循环障碍为首发症状的患者占无痛性心肌梗死发病的 13.2%～23%,老年患者可达 40%。其中脑卒中的发生率可达 24%,脑部症状与心脏症状可同时或先后出现,两者并存者其预后更差,病死率可达 23.8%。

6.心脏性猝死

老年 AMI 患者中约有 8%出现猝死,有报道其比例更高。应引起注意的是,在看起来完全健康的老年人突发冠状动脉阻塞时引发的猝死并非少见,可能是突发致死性心律失常或心脏破裂等。

(二)诊断和鉴别诊断

1.诊断

老年人特别是高龄老年人心肌梗死的临床诊断有一定的困难,同成年人一样凭借典型的临床表现、心电图的变化、心肌酶谱的动态变化,是能做出正确诊断的。但高龄老年人其临床症状极不典型,且有时老人和家属均不能描述确切的发病时间,心肌酶谱难以提供符合心肌梗死诊断的变化。老年人心肌梗死范围小,更易发生急性非 ST 段抬高型心肌梗死(NSTEMI),这使其心电图变化也不典型(也因老年人和家属不能及时发现和就诊所致)。通常将三者综合分析后做出诊断,症状不典型者密切观察早期心电图和心肌酶的动态变化,心电图不典型者应重视心肌酶变化和临床表现,老年人 AMI 的肌酸磷酸激酶(CPK)峰值低,更应强调 CPK-MB 在 CPK 中所占的比例,若 CPK 正常时,CPK-MB>8%时,应结合临床和心电图考虑诊断为 AMI。如测定肌钙蛋白 I(cTnI)和(或)高敏肌钙蛋白(hs-cTnI)连续动态监测更为准确,易于做出诊断。

2.鉴别诊断

因老年人多病共存的特点,在做出 AMI 的诊断时,还应与急性肺动脉栓塞、主动脉夹层分离、急腹症、食管裂孔疝等老年人常见疾病相鉴别。

(三)治疗

1.一般治疗

老年患者 AMI 一旦诊断明确,应即刻进入监护病房,更应注重特别护理。在早期均应吸氧,使氧饱和度>90%,加速氧气向缺氧心肌的弥散。镇痛镇静治疗十分必要,老年患者可选用哌替啶 25～50 mg 静脉注射,必要时 1～2 h 后重复使用,也可应用苯二氮䓬类药物镇静治疗。发病第一周须绝对卧床休息,定时翻身,注意按摩肢体,预防静脉血栓形成,进食要清淡,保持大便通畅。第 2 周可在床上做四肢活动,自己翻身,第 3～4 周可下床进食,床旁大小便。

2.再灌注疗法

再灌注疗法是一种积极的治疗措施,可直接改善冠状动脉供血、挽救濒死心肌、缩小梗死范围,有利于梗死后心肌重构。

溶栓疗法:大规模的临床试验已证实溶栓治疗是行之有效的再灌注方法,但由于受老年患者存在共病、病情危重、心电图及临床症状不典型、就诊时间晚等条件限制,加之老年人溶栓致颅内出血的危险增加,致使老年 AMI 患者应用溶栓药物比例减少。因此以往的心肌梗死指南中,年龄大于 75 岁为溶栓禁忌。而后于 19 世纪 80 年代末期,全球最大的两组溶栓试验中则无年龄上限。两组试验分别纳入约 1 300 例和 1 400 例年龄>75 岁的患者,其中一组与对照组比较,5 周的心血管死亡率明显下降。在 GUSTO-Ⅰ研究中,年龄≥75 岁与<70 岁患者溶栓后获得心肌梗死溶栓治疗(TIMI)3 级的血流大致相似(37% vs 38%,$P=0.593$)。1992 年美国溶栓年会将年龄限制放宽至 75 岁以上。我国的 2010 年版指南中在溶栓治疗适合人群上适当予以放宽,建议>75 岁患者应首选经皮冠状动脉介入治疗(PCI),但溶栓治疗并非禁忌。老年人在发病 6 h 内就诊较中青年人少,晚期溶栓(24 h 内)能使更多的老年患者得到溶栓治疗,并从中获益。

老年人溶栓除应严格掌握适应证和禁忌证外,必须考虑溶栓药物和辅助药物的选择和用量问题。因此指南建议谨慎选择并酌情减少溶栓药物的剂量,密切关注其出血并发症。高龄、低体质量、女性、既往有脑血管病病史,入院时收缩压和舒张压升高是颅内出血的明显预测因子。一旦发生头晕、头痛、肢体麻木、无力、意识障碍、喷射性呕吐等症状,应立即停止溶栓及抗血小板、抗凝治疗,行急诊头部 CT 检查以排除颅内出血。监测凝血指标和血小板,必要时给予逆转溶栓、抗凝和抗血小板药物。

PCI 应用已进入成熟阶段,因此急诊 PCI 似乎更为合理。急诊 PCI 比溶栓疗法效果好,发生脑出血危险性小,老年人应用更加安全,所以 PCI 治疗为首选。我国 2010 年版指南建议:老年急性 STEMI 的再灌注策略应与非老年患者相似,应在再灌注窗内积极寻求再灌注治疗。对于年龄≥75 岁应用已进入成熟阶段,因此急诊 PCI 似乎更为合理。急诊 PCI 比溶栓疗法效果好,发生脑出血危险性小,老年人应用更加安全,所以 PCI 治疗为首选。我国 2010 年版指南建议:老年急性 STEMI 的再灌注策略应与非老年患者相似,应在灌注窗内积极寻求再灌注治疗。对于≥75 岁的老年 STEMI 患者,如既往心功能状态好,适宜血管重建并同意介入治疗,可行直接PCI(Ⅱa,B);年龄≥75 岁,发病 36 h 内已接受溶栓治疗的心源性休克,适合进行血管重建的患者,也可行溶栓后紧急 PCI。而对于老年 NSTEMI,包括不稳定型心绞痛(UA)的患者,相关指南未作出明确规定,但年龄≥65 岁是其临床危险评分因素之一。2011 年 ACC/AHA 对UA/NSTEMI 的治疗指南建议与我国的指南相符:对于反复心绞痛、心律失常及血流动力学障碍的患者,如无严重合并症及禁忌证的情况,应尽早行冠状动脉造影及介入治疗(Ⅰ,B);对于临床事件高风险者,尽管病情稳定,也应尽早行冠状动脉造影及介入治疗(Ⅰ,A)。总之,在 PCI 策略的整体获益强度方面,老年与非老年相比至少相当,甚至有可能获益更大。

对比剂诱导的急性肾损伤,又名对比剂肾病(CIN),是指应用对比剂 24~72 h 后血清肌酐(Scr)水平较原有基础升高>25% 或绝对值升高>44.2 $\mu mol/L$ 以上,并排除其他影响肾功能的原因。老年人作为一特殊群体,鉴于其增龄性肾功能减退,肾脏储备及代偿功能较中青年人群差。在 CIN 风险评分量表中,年龄>75 岁是一项重要的评分指标,故老年冠心病患者是发生CIN 的高危人群。其风险因素包括:肾小管分泌和浓缩能力及肾脏血流量随增龄下降,冠状动脉病变复杂严重,需使用更多对比剂,合并症多,因此,2010 年专家共识建议对老年患者应权衡介入治疗与其他治疗方式的利弊,确定 PCI 策略的必要性。术前评估肾功能状况,操作前积极水化治疗[术前 12 h 至术后 6~24 h 给予等渗盐水 1~1.5 mL/(kg·h)],尽量选择等渗或低渗对比剂,最大剂量不宜超过 150 mL。值得注意的是,国内有学者回顾分析 668 例经 PCI 治疗的60 岁以上冠心病患者的资料,其 CIN 发病率为 16.1%,并总结了一套国人 60 岁以上冠心病患者行 PCI 前评估发生 CIN 风险的评分系统,有待临床推广应用。

3.抗凝和抗血小板治疗

抗凝治疗对于老年 AMI 患者依然是一个重要的手段,但高龄又是抗凝治疗引发出血的独立危险因素。2010 年我国指南建议年龄≥75 岁者,低分子量肝素不用静脉负荷量,直接给予日常剂量,最长使用 8 d。OASIS-5 研究显示,抗凝对于 65 岁以上患者出血发生率显著高于 65 岁以下患者,但是与依诺肝素相比,磺达肝癸纳(Ⅹa 因子抑制剂)出血风险更低,且无肾功能受损的老年患者(≥75 岁)无须调整剂量(2.5 mg,每天 1 次,皮下注射)。

抗血小板治疗无论是 AMI 早期乃至预防梗死再次发作或作为 PCI 后的维持治疗都是不可或缺的策略。2009 年中国专家共识中指出,尽管年龄是出血的独立危险因素,但临床的研究结果显示,65 岁以上的老年 ACS 患者依然可以从阿司匹林和氯吡格雷治疗中获益,且老年患者的绝对和相对获益,均比非老年者更为显著,故年龄不应成为应用抗血小板治疗的障碍,老年 AMI 患者也应接受规范化治疗,在长期应用上述药物时也无须调整剂量。由于老年患者消化道出血等风险可能性增大,共识建议阿司匹林剂量不超过 100 mg/d,ACS 急性期抗血小板药物的首次负荷量可酌情减少或不用。

4.抗心肌缺血药物的应用

虽然溶栓、介入、抗栓疗法极大地改善和促进了 AMI 患者再灌注、血运重建、心室重构等,但硝酸酯类、β 受体阻滞剂、ACEI、ARB 等药物仍是老年 AMI 患者治疗的基石。由于患者年龄大、基础病变多等特点,应遵照循证医学的证据,采取谨慎合理选择或酌情减少剂量的方法来实施个体化治疗。

(四)预后

在 AMI 患者中,老年患者病死率明显高于中青年,且随年龄增长而上升,占死亡率的60%~80%。老年 AMI 的死亡原因以泵衰竭多见(54%),心脏破裂次之(21%),部分患者也可以以感染、消化道出血、脑血管事件、肾衰竭和肿瘤等心外因素为主。

三、心绞痛

(一)慢性稳定型心绞痛

稳定型心绞痛是在冠状动脉狭窄的基础上,由于心肌负荷的增加引起心肌急剧的、暂时的缺血缺氧的临床综合征。其特点为阵发性的前胸压榨性疼痛,主要位于胸骨后,可放射至心前区和左上肢尺侧,持续数分钟,休息或含服硝酸甘油后消失。慢性稳定型心绞痛是指心绞痛发作的程度、频度、性质及诱发因素在数周内无显著变化的患者。慢性稳定型心绞痛是老年冠心病最常见的临床类型,其常见病因仍多是冠状动脉粥样硬化或痉挛,但是,非冠状动脉因素所致心肌缺血,如老年主动脉瓣狭窄、严重贫血等也可为老年心绞痛的病因。心绞痛严重程度的分级参照加拿大心血管学会(CCS)心绞痛严重度分级(表 4-6)。

表 4-6 加拿大心血管学会(CCS)心绞痛严重度分级

分级	判断标准
Ⅰ级	一般体力活动不引起心绞痛,例如行走和上楼,但紧张、快速或持续用力可引起心绞痛的发作
Ⅱ级	日常体力活动稍受限制,快步行走或上楼、登高、饭后行走或上楼、寒冷或风中行走、情绪激动可发作心绞痛或仅在睡醒后数小时内发作。在正常情况下以一般速度平地步行 200 m 以上或登一层以上的楼梯受限
Ⅲ级	日常体力活动明显受限,在正常情况下以一般速度平地步行 100~200 m 或登一层楼梯时可发作心绞痛
Ⅳ级	轻微活动或休息时即可出现心绞痛症状

1.临床特点

与老年 AMI 临床特点相同,其症状常不典型,老年患者疼痛部位不典型发生率为 35.4%,明显高于中青年11%,疼痛部位可以在牙齿与上腹部之间的任何部位,尤其是老年患者更易合并其他症状而误诊为其他疾病,如食欲缺乏、疲倦、胃部灼热感、出汗等。但是,老年患者一般病史较长,详细询问病史有助于疾病的诊断,并且需要与消化道疾病、肺病、颈椎病等进行鉴别诊断。

2.诊断

(1)心电图:心绞痛发作时的心电图对诊断很有帮助,ST-T的变化有助于心肌缺血的诊断。老年人因高龄多合并其他器官功能不全、运动不便,不适合进行运动负荷试验,而动态心电图进行长时间的监测,有利于老年患者心绞痛的诊断。

(2)超声心动图:超声心动图存在室壁节段运动和老年性瓣膜改变,如重度主动脉瓣狭窄,也有助于老年患者心绞痛的诊断。

(3)核素心肌灌注扫描:为协助诊断CHD的检查之一,其优势包括可以评估心肌缺血风险及陈旧梗死面积、评估左心室射血分数、准确定位心肌缺血区域,缺点为费时费力且价格较高。其敏感性为89%,特异性为75%。

(4)CT冠状动脉造影:CT冠状动脉造影为显示冠状动脉病变及形态的无创检查方法,有较高阴性预测价值。若CT冠状动脉造影未见狭窄病变,一般可不进行有创检查。但CT冠状动脉造影对狭窄病变及程度的判断仍有一定限度,特别是当钙化存在时会显著影响狭窄程度的判断,而钙化在老年冠心病患者中相当普遍,因此,仅能作为参考。

(5)冠状动脉造影:冠状动脉造影虽然为有创检查,但仍然是用来诊断冠状动脉解剖异常及动脉粥样硬化程度的金标准。如果条件允许且后续的血运重建术可以实行则应行冠状动脉造影。中国慢性稳定型心绞痛诊断与治疗指南强调冠状动脉造影对于糖尿病、>65岁老年患者、>55岁女性胸痛患者临床价值更大,因此,老年患者如无禁忌,应重视冠状动脉造影在临床上的应用。

3.治疗

(1)药物治疗:药物治疗是慢性稳定型心绞痛治疗的主要措施,改善缺血、缓解症状和改善远期预后是主要原则。中国慢性稳定型心绞痛诊断与治疗指南将治疗心绞痛的药物分为两大类型:缓解症状的药物和改善预后的药物。

缓解症状的药物:主要包括三类,即硝酸酯类药物、β受体阻滞剂和CCB,其中β受体阻滞剂兼有减轻症状及改善预后两方面的作用。①硝酸酯类:为内皮依赖性血管扩张药,能减少心肌需氧和改善心肌灌注,从而改善心绞痛症状。舌下含服或喷雾用硝酸甘油仅作为心绞痛发作时缓解症状用药,也可在运动前数分钟使用,以减少或避免心绞痛发作。长效硝酸酯制剂用于减低心绞痛发作的频率和程度,并可能增加运动耐量。长效硝酸酯类不适宜用于心绞痛急性发作的治疗,而适宜用于慢性长期治疗。对由老年严重主动脉瓣狭窄或肥厚型梗阻性心肌病引起的心绞痛,不宜用硝酸酯制剂。②CCB:通过改善冠状动脉血流和减少心肌耗氧起缓解心绞痛作用,对变异型心绞痛或以冠状动脉痉挛为主的心绞痛,钙通道阻滞剂是一线药物。地尔硫䓬和维拉帕米能减慢房室传导,常用于伴有心房颤动或心房扑动的心绞痛患者,这两种药不应用于已有严重心动过缓、高度房室传导阻滞和病态窦房结综合征的患者。老年稳定型心绞痛常合并心力衰竭可选择氨氯地平或非洛地平。③曲美他嗪:通过调节心肌能源底物,抑制脂肪酸氧化,优化心肌能量代谢,改善心肌缺血及左心功能,缓解心绞痛。④尼可地尔:是一种钾通道开放剂,与硝酸酯类制剂具有相似药理特性,对稳定型心绞痛治疗可能有效。⑤流感疫苗:2013年ESC冠心病指南建议慢性稳定型心绞痛的老年患者每年至少接种流感疫苗一次。

改善预后的药物:主要包括阿司匹林、氯吡格雷、β受体阻滞剂等。①阿司匹林:所有患者只要没有禁忌证都应该服用。随机对照研究证实了慢性稳定型心绞痛患者服用阿司匹林可降低心肌梗死、脑卒中或心血管死亡的风险。阿司匹林的最佳剂量范围为 75~150 mg/d。其主要不良反应为胃肠道出血或对阿司匹林过敏。不能耐受阿司匹林的患者,可改用氯吡格雷作为替代治疗。②氯吡格雷:主要用于支架置入以后及对阿司匹林有禁忌证的患者。③β受体阻滞剂:推荐使用无内在拟交感活性的β受体阻滞剂,如美托洛尔、比索洛尔等。β受体阻滞剂的使用剂量应个体化,从较小剂量开始,逐渐增加剂量,以能缓解症状、静息心率不低于 50 次/分钟为宜。对不能耐受β受体阻滞剂或心率控制不佳的患者近来推荐使用伊伐布雷定,可选择性抑制窦房结起搏电流,减低心率和心肌耗氧量,而对心肌收缩和血压无影响。

(2)调脂治疗:从总胆固醇(TC)<4.68 mmol/L 开始,TC 水平与发生冠心病事件呈连续的分级关系,最重要的危险因素是低密度脂蛋白胆固醇(LDL-C)。他汀类药物治疗还有延缓斑块进展,稳定斑块、抗炎、免疫抑制等多效性作用。冠心病患者控制 LDL-C 的目标值应 <2.60 mmol/L(100 mg/dL)。为达到更好的调脂效果,在他汀类治疗基础上,可加用胆固醇吸收抑制剂依扎麦布。对于老年患者,在应用他汀类药物时,应严密监测谷丙转氨酶及肌酸激酶等生化指标,及时发现药物可能引起的肝脏损害和肌病。

(3)血管紧张素转化酶抑制剂(ACEI):在稳定型心绞痛患者中,合并糖尿病、心力衰竭或左心室收缩功能不全的高危患者应该使用 ACEI。所有冠心病患者均能从 ACEI 治疗中获益,但低危患者获益可能较小。

(4)血运重建。①PCI:是慢性稳定型冠心病的有效治疗措施,其死亡风险<5%,首选推荐第二代药物洗脱支架(DES),可减少支架内血栓发生率。建议置入新一代 DES 的患者维持 6~12 个月的双联抗血小板治疗,对于高出血风险等特殊情况的患者 1~3 个月双抗也是可行的。血流储备分数(FFR)>0.8 的患者,首选药物治疗,不推荐血运重建,FFR≤0.8 的患者可从 PCI 联合最佳药物治疗上获益。②冠状动脉旁路移植术(CABG):内乳动脉桥明显优于静脉桥,能提高患者的存活率。双支内乳动脉移置获益更大,尤其是糖尿病患者。桡动脉已被作为第二移植动脉。③血运重建的一般原则:于慢性稳定型心绞痛患者血运重建应根据患者冠状动脉的解剖情况、缺血程度、症状、获益及预后进行评价,优先考虑血运重建的临床情况包括以下 5 条。合理药物治疗难以控制的心绞痛;心肌梗死后心绞痛;左心功能不全;多支血管病和大范围心肌缺血(>10%);左主干狭窄>50%。由于 CABG 术中及术后并发症发生率高,且该类患者常多病共存,手术耐受性差,故老年慢性稳定型心绞痛患者在临床中更易优选 PCI 治疗。

(二)不稳定型心绞痛

其临床特点和治疗特点与急性 NSTEMI 相类似,指南中多将其合并推荐统称为非 ST 段抬高型急性冠状动脉综合征(NSTE-ACS)。此类患者不宜溶栓,而以抗凝和抗血小板治疗为主。

(胡智涛)

第四节 扩张型心肌病

扩张型心肌病(dilated cardiomyopathy,DCM)以左心室或双心室扩张并伴收缩功能受损为特征。可以是特发性、家族性/遗传性、病毒性和(或)免疫性、乙醇性/中毒性、或虽伴有已知的心血管疾病但其心肌功能失调程度不能用异常负荷状况或心肌缺血程度来解释。组织学检查无特异性。常表现为进行性心力衰竭、心律失常、血栓栓塞、猝死,且可发生于任何阶段。以中年男性多见,男性与女性之比为 2.5：1,年发病率为(6～10)/10 万。

一、病因与发病机制

大多数患者病因不明。扩张型心肌病可能代表着由各种迄今尚未确定的因素所导致心肌损害的一种共同表现。尽管病因尚未阐明,但主要的可能机制包括有家族遗传性、病毒感染及免疫异常。另外,心肌能量代谢紊乱、交感-肾上腺素能系统及肾素-血管紧张素系统功能紊乱等可能都与扩张型心肌病的发生发展有关。病毒感染在扩张型心肌病的发生机制中占有较重要地位,业已发现病毒性心肌炎可以演变为扩张型心肌病。1/5 患者在 DCM 发生之前患过严重的流感综合征,并在部分患者心肌活检标本中检测到病毒颗粒,同时发现该组患者柯萨奇病毒抗体滴度明显高于健康人。在动物试验中,以肠道病毒感染小鼠引起病毒性心肌炎伴有持久的免疫功能异常,最后发展形成 DCM。急性病毒性心肌炎患者经长期随访,有 6%～48% 可转变为 DCM。不少临床诊断 DCM 患者,心内膜心肌活检发现心肌炎的证据。由病毒性心肌炎发展为 DCM 的过程是一个心肌重塑的过程,涉及多种细胞膜蛋白、胞质钙超载和核蛋白的调节失控。有学者认为,在病毒性心肌炎向 DCM 发展的过程中,微循环痉挛发挥了重要作用,内皮细胞感染或免疫损伤导致微血管功能异常,反复的微循环痉挛引起心肌骨架蛋白的溶解,心肌细胞减少,最终导致心力衰竭。病毒性心肌炎向 DCM 发展的确切机制尚未阐明。也有学者认为,DCM 和病毒性心肌炎是同一病理过程中的不同阶段。

(1)病毒感染:在扩张型心肌病患者中已发现体液免疫和细胞免疫功能异常。自身抗体介导的免疫反应在分子水平引起心肌细胞功能紊乱,可能是扩张型心肌病发生、发展的重要机制。扩张型心肌病患者体内可以检出多种自身抗体。

(2)免疫异常:目前,能在患者血清中检测到与 DCM 相关的自身抗体有抗肌凝蛋白抗体、抗线粒体腺苷载体(ATP/ADP 载体)抗体、抗 M_7 抗原抗体、抗 α 酮戊二酸脱氢酶支链复合物抗体、抗 β 受体(β-AR)抗体、抗 M_2 受体(M_2R)抗体等,抗内皮细胞抗体、抗核抗体和抗心肌纤维抗体也与 DCM 有关。细胞免疫紊乱可能也参与扩张型心肌病的发病过程。有研究显示,扩张型心肌病患者存在细胞毒性 T 细胞、抑制性 T 淋巴细胞和自然杀伤细胞等各种 T 细胞功能异常。流行病学调查发现扩张型心肌病有家族聚集性,但比肥厚型心肌病少见。Abelmann 等根据多个家族性 DCM 的研究认为 DCM 遗传方式有以下三种:①常染色体显性遗传,其特点是有近 50% 的外显率,家族中可能有一半成员患 DCM,男女患病率相似;②常染色体隐性遗传,特点是家族成员中很少或没有人患 DCM,发病可能与环境因素如病毒感染关系密切;③X-染色体伴性遗传,特点是家族中女性成员携带 DCM 相关基因但不发病,患病者均为男性。目前应用分子遗传学技术发现 DCM 发病与基因异常密切相关。应用免疫组化技术检测 DCM 患者的心肌组织,发现有胎儿型肌凝蛋白重链的重新表达,提示胎儿型肌凝蛋白的重新表达与 DCM 发病有关。心肌病动物模型中某些原癌基因如 *c-myc* 表达增加,可能与心肌病发病有关。线粒体 DNA (mtDNA)是人体内唯一的核外 DNA,编码呼吸链的 13 种酶的亚单位。DCM 时 mtDNA 异常,心肌内 ATP 酶含量及活性下降,导致能量代谢障碍,从而引发心功能不全。

与疾病关联的特定人类白细胞抗原(HLA)型别作为遗传易感性标志,可反应特定个体对疾病的易感状态。近年来,人白细胞抗原(HLA)多态性被认为是 DCM 发生发展的独立危险因素。

已有报道 DCM 患者 HLA-B27、HLA-A2、HLADR4、HLA-DQ4、HLA-DQW4、HLA-DQ8 表达增加,而 HLADRW6 表达明显减低。

(3)遗传因素:能量代谢是维持心肌细胞结构完整和功能正常的重要支柱。心肌细胞在病理状态下线粒体内 Ca^{2+} 超载及氧自由基产生过多,导致线粒体损伤,从而损害氧化磷酸化过程,ATP 生成障碍。近来报道,心肌病心肌线粒体 DNA 缺失和突变,其编译相应氧化还原酶的结构和功能异常导致心肌能量代谢紊乱。

(4)心肌能量代谢紊乱。

(5)交感-肾上腺素能系统、肾素-血管紧张素系统及其受体、受体后信号通路的改变可能也参与 DCM 的发病过程。

二、诊断

(一)临床表现特点

本病起病缓慢,多在临床症状明显时方就诊。最突出的症状是左心衰竭的症状,如胸闷、气促甚至端坐呼吸。疲乏、无力也很常见。右心衰竭属晚期表现,可能提示更差的预后。部分患者有胸痛症状,可能提示合并有缺血性心脏病,也可能与 DCM 时冠状微血管扩张储备能力降低有关。胸痛也可继发于肺栓塞。

体格检查可有心尖冲动外移、心脏浊音界扩大、心音低钝。第二心音往往呈正常分裂,但当存在左束支传导阻滞时,第二心音也可呈逆分裂。若有肺动脉高压,则第二心音的肺动脉成分增强。收缩期前奔马律(S_4)几乎普遍存在,且往往在明显的充血性心力衰竭之前就已出现。心脏功能一旦失代偿,则通常都会存在室性奔马律(S_3)。如同时伴有心动过速,则可闻及重叠性奔马律。收缩期杂音常见,多为二尖瓣反流引起,也可见于三尖瓣反流。收缩压通常正常或偏低,脉压小。左心衰竭严重时可出现交替脉。右心衰竭时可见颈静脉怒张、肝脏充血性肿大并有搏动、下肢水肿,严重时可出现腹水。来自左心房、左心室的血栓脱落所造成的体循环栓塞,以及由下肢静脉系统来源的血栓所造成的肺栓塞可出现相应的症状与体征。约有 10% 患者心力衰竭时血压升高,心力衰竭控制后血压可正常。

(二)辅助检查

1.超声心动图(UCG)

UCG 可提供形态学和血流动力学信息,对 DCM 的诊断和鉴别具有重要价值,可排除心包疾病、瓣膜病、先天性心脏病和肺源性心脏病等。DCM 超声心动图的典型特征可以概括为"一大、一小、一薄、一弱",即心脏扩大、二尖瓣开放幅度小、心室壁变薄、心室壁运动普遍减弱。心脏扩大可以表现为全心扩大,尤以左心室、左心房扩大最为常见,并伴心室收缩功能普遍减弱,收缩或舒张期心室容量增加,室壁厚度可正常、增厚或变薄,但其增厚率降低,二、三尖瓣可因心室显著扩大、瓣环扩张和乳头肌移位而发生相对性关闭不全伴反流。另外,也可见心腔内附壁血栓,多发生于左室心尖部。UCG 还可以测定左心室射血分数(LVEF)、左心室内径缩短率、左心室舒张功能及肺动脉高压等。收缩期末室壁厚度、LVEF 与预后有关,室壁越薄、LVEF 越低,预后越差。UCG 也有助于扩张型心肌病与缺血性心肌病的鉴别诊断。年龄>50 岁,室壁局限性变薄及节段性运动异常,并伴有主动脉瓣区退行性病变,有利于缺血性心肌病的诊断;而年龄较轻,心脏普遍增大,伴多瓣膜反流、右心增大、室壁运动弥漫性减弱则有利于 DCM 诊断。DCM 左心室呈球形改变,心尖部心肌不变薄,收缩期可见内缩运动,室壁运动弥漫性减低,二尖瓣与室间隔之间的间距明显增大;而缺血性心肌病则左心室呈"圆拱门形"改变,心尖圆钝变薄且搏动明显减弱,室壁节段性运动减弱及主动脉内径增宽为其特征表现。

2.放射性核素显像

其主要包括心血池动态显影和心肌血流灌注显像。心血池动态显影可测定心室腔大小、心室收缩功能、射血分数和局部射血分数,也可观察室壁运动情况。心肌血流灌注显像可用以了解心肌局部血流灌注情况和缺血程度,判断心肌病变部位的形态、范围和程度。DCM 放射性核素心血池显影主要特征:心腔明显扩大,尤以左心室腔扩大显著;心腔容量增加,心腔扩大呈舒张状态,形成球形或椭圆形;室壁运动普遍减弱,整体射血分数及各节段局部射血分数均下降,心室相角程增大;DCM 放射性核素心肌血流灌注显像则可见多节段性花斑状改变或节段性减低。

3.心电图

DCM 的心电图表现以多样性、复杂性而又缺乏特异性为特征。可有左心室、右心室或双侧心室肥大,也可有左心房、右心房或双侧心房肥大,可有 QRS 低电压、ST 段压低及 T 波低平或倒置,少数病例有病理性 Q 波。DCM 患者出现病理性 Q 波提示病情较重,病死率明显高于无病理性 Q 波者。可见各种心律失常,以室性心律失常、房颤、房室传导阻滞及束支传导阻滞多见。动态心电图监测可发现 90% 的患者有复杂性心律失常,如多源性室性期前收缩、成对室性期前收缩或短阵室速。

4.X 线检查

病程早期可无变化,随着病情的发展,显示不同程度的心影扩大,心胸比例＞0.5,心脏搏动减弱,肺淤血征。也可见胸腔积液、心包积液。

5.CT 检查

CT 检查可见左心室、室间隔和游离壁均变薄,左心室腔明显扩张,致使室间隔凸出向右心室流出道而表现出右心室梗阻,即 Bernheim 综合征。少数情况以左心房或右心室增大为主。有时也可见到心脏内有充盈缺损的附壁血栓。也可测出心肌重量和左心室容量增加。也可见到胸腔积液、心包积液及肺栓塞的表现。

6.磁共振成像(MRI)

MRI 可对心肌病患者的心脏结构提出可靠的、可重复的定量信息。DCM 患者行 MRI 检查可见左、右心室扩大,左心室壁厚度通常正常且均匀一致,左心室重量增加。MRI 对心室容量、心室壁厚度及重量的定量检查准确,重复性好,可用于治疗效果的评价。

7.心导管和心血管造影检查

只对经过选择的扩张型心肌病患者(如主诉有胸痛并怀疑有缺血性心脏病可能的患者)行心导管检查,常可显示左心室舒张末压、左心房压力及肺动脉楔压增高。中等程度的肺动脉高压常见。重症病例可出现右心室扩张、右心衰竭,心导管检查可见右心室舒张末压、右心房压力及中心静脉压升高。左心室造影可证实左心室腔扩大,伴有室壁运动弥漫性减弱,射血分数降低,收缩末期容积增大。有时可见左心室腔内附壁血栓,表现为左心室腔内充盈缺损。二尖瓣反流也可见到。冠状动脉造影常呈现正常血管影像,但是冠状动脉扩张能力可以受损,这可能与某些病例左心室充盈压显著升高有关。对于心电图显示有病理性 Q 波的患者或在非侵入性检查中发现局限性或节段性室壁运动异常的患者,冠状动脉造影有助于区分病理性 Q 波,以及局限性或节段性室壁运动异常究竟是由心肌梗死所致,还是继发于 DCM 广泛局灶性心肌纤维化。

8.心内膜心肌活检(EMB)

EMB 可见心肌细胞肥大、变性、间质纤维化等。目前认为,由于 DCM 的心肌组织病理改变缺乏特异性,EMB 对 DCM 的诊断价值有限。但 EMB 仍具有组织形态学诊断价值,有助于与特异性(继发性)心肌病和急性或慢性心肌炎的鉴别诊断。对 EMB 标本行免疫组化、聚合酶链反应(PCR)或原位杂交等分子生物学检测,有助于感染病因的诊断及特异性细胞异常的基因分析。

9.抗体检测

EMB 的有创性及至今尚未找出可用于建立 DCM 诊断或明确其病因的免疫组化、形态结构或生物学标志,均使其应用于临床受到限制而难以推广。以 ELISA 法检测 DCM 患者血清中抗心肌抗体,如抗心肌线粒体 ADP/ATP 载体抗体、抗肌球蛋白抗体、抗 β_1 受体抗体、抗 M_2-胆碱能受体抗体对扩张型心肌病的诊断具有较高的特异性和敏感性。抗 ADP/ATP 载体抗体敏感性为 52%~95%、特异性为 95%~100%,抗肌球蛋白重链抗体敏感性为 44.4%、特异性为 96.4%,抗 β 受体抗体敏感性为 30%~64%、特异性为 88%,抗 M_2-胆碱能受体抗体敏感性为 38.8%、特异性为 92.5%。检测 T 淋巴细胞亚群和细胞因子,如 IL-1、IL-2、IL-6、INF-γ、TNF,了解患者的免疫调节功能。Th/Ts 上升,提示易患自身免疫疾病。检测淋巴细胞 HLA 表型,了解患者的免疫基因和遗传易感性。

10.血清肌钙蛋白

另外,血清肌钙蛋白是诊断心肌损伤的高敏感性、高特异性心肌损伤指标。已有研究表明,DCM 病程中血清肌钙蛋白(cTn)T 或 I、CK-MB 增高常提示预后不良。也有研究显示,DCM 患者血清 cTnT、cTnI 值均明显高于正常人,表明对疑诊 DCM 患者测定血清 cTnT、cTnI 有助于 DCM 的临床诊断。

(三)诊断注意事项

特发性(原发性)DCM 是一种原因不明的心肌病,其主要特征是心脏扩大和心肌收缩功能减低。起病隐匿,早期可表现为心室扩大,可有心律失常,静态时射血分数正常,运动后射血分数降低,然后逐渐发展为充血性心力衰竭。

中青年人出现心力衰竭、心律失常或心脏扩大者应考虑有心肌病的可能,通过病史、体检和有关的辅助检查等方法,若无风湿性、高血压性、先天性、冠状动脉性、肺源性心脏病或心包疾病证据,应考虑为心肌病。诊断时须仔细与下列心脏病进行鉴别。

1.风湿性心脏病

心肌病也可有二尖瓣或三尖瓣区收缩期杂音,但一般不伴舒张期杂音,且在心力衰竭时较响,心力衰竭控制后减轻或消失,风湿性心脏病则与此相反。心肌病时常有多心腔同时扩大,不像风湿性心脏病以左心房、左心室或右心室为主。超声心动图检查有助于区别。

2.心包积液

心肌病时心尖冲动向左下方移位,与心浊音界的左外缘相符;心包积液时心尖冲动常不明显或处于心浊音界左外缘之内侧。二尖瓣或三尖瓣区收缩期杂音,心电图上心室肥大、异常 Q 波、各种复杂的心律失常,均提示心肌病。超声心动图有助于鉴别。

3.高血压性心脏病

心肌病可有暂时性高血压,但舒张压多不超过 14.7 kPa(110 mmHg),且出现于急性心力衰竭时,心力衰竭好转后血压下降。眼底、尿常规、肾功能正常。

4.冠心病

中年以上患者,有高血压、高血脂或糖尿病等易患因素,室壁活动呈节段性异常者有助于冠心病的诊断。冠脉造影可确诊。

5.先天性心脏病

多数具有明显的体征,心导管检查和超声心动图检查可明确诊断。

6.特异性心肌病

全身性疾病如系统性红斑狼疮、硬皮病、血色病、淀粉样变性、糖原累积症、神经肌肉疾病等都有其原发病的表现可资区别。

2007年中华医学会心血管病学分会、中国心肌病诊断与治疗建议工作组提出的扩张型心肌病的诊断参考标准如下。

(1)临床表现为以左心室、右心室或双心腔扩大和收缩功能障碍等为特征,导致左心室收缩功能降低、进行性心力衰竭、室性和室上性心律失常、传导系统异常、血栓栓塞和猝死。DCM是心肌疾病的常见类型,是心力衰竭的第三位原因。

(2)DCM的诊断标准:①临床常用左心室舒张期末内径(LVEDd)>50 mm(女性)和>55 mm(男性);②LVEF<45%(或)左心室缩短速率(FS)<25%;③更为科学的是LVEDd≥27 mm/m²,体表面积(m²)=0.0061×身高(cm)+0.0128×体质量(kg)-0.1529,更为保守的评价方法是LVEDd大于年龄和体表面积预测值的117%,即预测值的2倍标准差(SD)+5%。临床上主要以超声心动图作为诊断依据,胸部X线片、心脏同位素、心脏CT有助于诊断,磁共振检查对于一些心脏局限性肥厚的患者,具有确诊意义。

(3)在进行DCM诊断时需要排除引起心肌损害的其他疾病,如高血压、冠心病、心脏瓣膜病、先天性心脏病、酒精性心肌病、心动过速性心肌病、心包疾病、系统性疾病、肺源性心脏病和神经肌肉性疾病等。

三、治疗

目前对DCM尚缺乏有效而特异的治疗手段,因而临床上对其治疗的主要目标即在于改善症状、预防并发症和阻止或延缓病情进展、提高生存率,包括抗心力衰竭、抗心律失常及预防血栓栓塞的抗凝治疗等并发症的治疗。对积极的内科治疗无效者,可考虑非药物治疗。

(一)一般治疗

适当休息可减轻心脏负荷,改善重要脏器的供血,有利于水肿消退和心功能改善。休息的方式和时间应视病情而定。重度心力衰竭患者应完全卧床休息,心功能改善后应及早开始活动,以不加重症状为前提逐渐增加活动量。患者的饮食以高蛋白、富含维生素并且容易消化的食物为主。水肿的患者应适当限制钠盐的摄入。适当控制体质量也可以减轻心脏的负荷,戒烟酒、防治呼吸道感染均是重要的基础治疗措施。

(二)控制心力衰竭

心力衰竭是DCM的主要临床表现。近年来,慢性充血性心力衰竭治疗的主要进展就体现在对扩张型心肌病心力衰竭的治疗。迄今为止,已有39个应用治疗的临床试验结果证明可以提高患者生活质量,并可使死亡危险性下降24%,同时还发现不管何种病因所导致的心功能改变,不论轻、中、重,也无论年龄、性别均因而受益。临床实践中,慢性心功能不全患者不论是收缩性抑或舒张性心功能不全均应使用,有或无症状心功能不全,除非患者不能耐受或存在禁忌证;使用时小剂量开始,逐步增量,达到合适剂量,长期维持治疗。一般每隔 3~7 d 剂量倍增 1 次,剂量调整的快慢取决于每个患者的临床情况。

1.血管紧张素转化酶抑制剂(ACEI)

以下情况须慎用 ACEI:① 双侧肾动脉狭窄;② 血肌酐水平显著升高[>225.2 μmol/L(3 mg/dL)];③高血钾(>5.5 mmol/L);④低血压[收缩压<12.0 kPa(90 mmHg)],低血压患者须经其他处理,待血流动力学稳定后再决定是否应用 ACEI。对 ACEI 曾有致命性不良反应的患者(如有血管神经性水肿)、无尿性肾衰竭患者或妊娠妇女绝对禁用 ACEI。

2.血管紧张素Ⅱ受体阻滞剂(ARB)

与 ACEI 不同,ARB 可阻断经 ACE 和非 ACE 途径产生的Ⅱ与1受体 AngⅡ结合。因此,理论上此类药物对 AngⅡ不良作用的阻断比 ACEI 更直接、更完全。应用 ARB 后,血清 AngⅡ水平上升与2型 AngⅡ受体结合增加,可能发挥有利的效应。ARB 对缓激肽的代谢无影响,因此不能通过提高血清缓激肽浓度发挥可能对心力衰竭有利的作用,但也不会产生可能与之有关的咳嗽不良反应。大型临床试验如 ELITE、ELITEⅡ、Val-HeFT、CHARM 等证实了 ARB 治疗慢性心力衰竭的有效性,但其效应是否相当于或是优于 ACEI 尚未定论,当前仍不宜以 ARB 取代 ACEI 广泛用于心力衰竭治疗。未应用过 ACEI 和能耐受 ACEI 的心力衰竭患者,仍以 ACEI 为首选。ARB 可用于不能耐受 ACEI 不良反应的心力衰竭患者,如有咳嗽、血管神经性水肿时。ARB 和 ACEI 相同,也能引起低血压、高血钾及肾功能恶化,应用时仍需小心。

3.β受体阻滞剂

β受体阻滞剂是治疗 DCM 慢性心力衰竭的标准用药之一。大型临床试验如美托洛尔控释剂/缓释剂干预充血性心力衰竭试验(MERIT-HF)、比索洛尔心功能不全研究Ⅱ(CIBISⅡ)、美国卡维地洛治疗心力衰竭研究(US Carvedilol heart failure study)、卡维地洛前瞻性随机累积生存试验(COPERNICUS)均证明,β受体阻滞剂是治疗慢性心力衰竭的有效药物。β受体阻滞剂成功地用于慢性心力衰竭的治疗正是心力衰竭的治疗从短期的血流动力学措施转为长期的修复性策略的具体体现。目前,用于治疗慢性心力衰竭的β受体阻滞剂有美托洛尔、比索洛尔、卡维地洛等。

β受体阻滞剂治疗慢性心力衰竭的可能机制:①上调心肌β受体密度与活性;②防止儿茶酚胺的毒性作用;③抑制肾素-血管紧张素-醛固酮系统的激活;④抗心律失常作用;⑤扩张冠状动脉,增加冠脉血流量;⑥减慢心率,延长舒张期时间,改善心内膜供血;⑦防止或减轻心室重构;⑧抗氧化;⑨促使心肌能量代谢由游离脂肪酸代谢向糖代谢转化等。

所有慢性收缩性心力衰竭,NYHA 心功能Ⅱ~Ⅲ级患者,LVEF<40%,病情稳定者,均必须应用β受体阻滞剂,除非有禁忌证或不能耐受。NYHA 心功能Ⅳ级患者,需病情稳定(4 d 内未静脉用药、已无液体潴留、体质量恒定)后,在严密监护下应用。一般在血管紧张素转化酶抑制剂和利尿剂应用基础上加用β受体阻滞剂,从小剂量开始(美托洛尔 12.5 mg/d、比索洛尔 1.25 mg/d、卡维地洛 3.125 mg/d,每天 2 次),2~4 周剂量倍增,达最大耐受剂量或目标剂量后长期维持。症状改善常在治疗 2~3 个月才出现,即使症状不改善,也能防止疾病的进展。β受体阻滞剂的禁忌证:支气管痉挛性疾病,心动过缓(心率<60 次/分钟),二度及二度以上房室传导阻滞(除非已安装起搏器),明显液体潴留、需大剂量利尿者。

4.醛固酮拮抗剂及利尿剂

醛固酮(ALD)除引起低镁、低钾外,可激活交感神经,增加 ACE 活性,升高 AngⅡ水平,并降低副交感神经活性。更重要的是,ALD 有独立于 AngⅡ和相加于 AngⅡ的对心脏结构和功能的不良作用。人类发生心力衰竭时,心室醛固酮生成及活化增加,且与心力衰竭严重程度呈正比。因而,ALD 促进心室重塑,从而促进心力衰竭的发展。心力衰竭患者短期应用 ACEI 时,可降低 ALD 水平,但长期应用时,血 ALD 水平却不能保持稳定、持续的降低,即所谓"醛固酮逃逸现象"。因此如能在 ACEI 应用基础上加用 ALD 拮抗剂,能进一步抑制 Ald 的有害作用,获益可能更大。RALES(randomized aldactone evaluation study)试验显示,对于缺血性或非缺血性心肌病伴重度心力衰竭(近期或目前为 NYHA 心功能Ⅳ级)患者,在常规治疗基础上加用螺内酯(最大剂量 25 mg/d),可以降低心力衰竭住院率和总死亡率。根据上述结果建议,对近期或目前为 NYHA 心功能Ⅳ级心力衰竭患者,可考虑应用小剂量的螺内酯 20 mg/d。EPHESUS 试验证明,新型 ALD 拮抗剂依普利酮对心肌梗死后心力衰竭安全有效。

如恰当使用,利尿剂仍是治疗心力衰竭的基石。所有心力衰竭患者,有液体潴留的证据或原先有过液体潴留者,均应给予利尿剂。NYHA 心功能Ⅰ级患者一般不需应用利尿剂。应用利尿剂后心力衰竭症状得到控制,临床状态稳定,也不能将利尿剂作为单一治疗。一般应与 ACEI 和 β 受体阻滞剂联合应用。氯噻嗪适用于轻度液体潴留、肾功能正常的心力衰竭患者,如有显著液体潴留,特别当有肾功能损害时,宜选用袢利尿剂如呋塞米。利尿剂通常从小剂量开始(氢氯噻嗪 25 mg/d,呋塞米 20 mg/d)逐渐加量,氯噻嗪 100 mg/d 已达最大效应,呋塞米剂量不受限制。一旦病情控制(肺部啰音消失,水肿消退,体质量稳定),即可以最小有效量长期维持,一般无须限期使用。在长期维持期间,仍应根据液体潴留情况随时调整剂量。每天体质量的变化是最可靠的监测利尿剂效果和调整利尿剂剂量的指标。利尿剂用量不当有可能改变其他治疗心力衰竭药物的疗效和不良反应。如利尿剂用量不足致液体潴留可减 AECI 的疗效和增加 β 受体阻滞剂治疗的危险。反之,剂量过大引起血容量减少,可增加 ACEI 和血管扩张药的低血压反应及 ACEI 和 AngⅡ受体阻滞剂出现肾功能不全的危险。在应用利尿剂过程中,如出现低血压和氮质血症而患者已无液体潴留,则可能是利尿过量、血容量减少所致,应减少利尿剂剂量。如患者有持续液体潴留,则低血压和氮质血症很可能是心力衰竭恶化,终末器官灌注不足的表现,应继续利尿,并短期使用能增加肾灌注的药物如多巴胺或多巴酚丁胺。出现利尿剂抵抗时(常伴有心力衰竭恶化),可用以下方法:①静脉给予利尿剂,如呋塞米持续静脉滴注;②2 种或 2 种以上利尿剂联合应用;③应用增加肾血流的药物,如短期应用小剂量的多巴胺或多巴酚丁胺 [2～5 μg/(kg·min)]。

5.洋地黄及其他正性肌力药物

大型临床试验(digitalis investigation group trial,DIG)证实,地高辛能够改善心力衰竭患者的运动耐量和左心室功能,降低心力衰竭住院率,对死亡率的影响是中性的,是正性肌力药中唯一的长期治疗不增加死亡率的药物。DCM 心力衰竭时地高辛使用剂量宜适当减小。

在 DCM 心力衰竭病情危重期间、心脏移植前的终末期心力衰竭、心脏手术后心肌抑制所致的急性心力衰竭及难治性心力衰竭可考虑短期使用非洋地黄正性肌力药物如多巴酚丁胺或米力农支持 3～5 d,渡过危重期。推荐剂量:多巴酚丁胺 2～5 μg/(kg·min)静脉滴注,米力农 50 μg/kg 负荷量静脉推注,继以 0.375～0.750 μg/(kg·min)静脉滴注。

非洋地黄正性肌力药物不改善患者的远期预后,不主张对慢性心力衰竭患者长期、间歇静脉滴注此类正性肌力药。

（三）钙通道阻滞剂

由于缺乏支持钙通道阻滞剂有效性的证据，这类药物不宜用于心力衰竭的治疗。有部分研究提示，地尔硫䓬能够改善 DCM 患者的心功能和运动耐力，可能适合于 DCM 的早期干预治疗。然而，有关钙通道阻滞剂用于治疗扩张型心肌病的问题仍属探索的范畴。

（四）抗心律失常治疗

在采用抗心律失常治疗之前，首先应加强对心力衰竭的治疗，消除引起心律失常的一些诱因，如缺氧、心肌缺血、水电解质酸碱平衡紊乱（尤其是低血钾、低血镁）、交感神经和肾素-血管紧张素-醛固酮系统的激活等。DCM 心律失常的治疗应认真权衡利弊，大部分抗心律失常药物并不能提高患者的生存率，相反有致心律失常的危险，并有负性肌力作用。因此在选用抗心律失常药物时应充分注意药物对生存率的影响，不宜把对心律失常的抑制作为治疗的最终目标。

Ⅱ类抗心律失常药物如β受体阻滞剂、Ⅲ类抗心律失常药物胺碘酮可降低心律失常死亡率，可以选用于各种快速性心律失常如房性心动过速、心房颤动、频发室性期前收缩及室速。而Ⅰ类抗心律失常药物可增加死亡率，尽量避免使用。尽管对于短阵室速患者可以短期静脉应用Ⅰ类抗心律失常药物中的利多卡因，但仍以选用胺碘酮为佳。对于顽固性室速患者，应选用胺碘酮或采用射频消融治疗。新型Ⅲ抗心律失常药物如伊布利特、多非利特的疗效并不优于胺碘酮。室性心律失常引起明显血流动力学障碍时，必须立即予以电复律。发作持续性室速、室颤引起晕厥或心搏骤停的患者需要考虑安装 ICD。DCM 患者同时有左心室功能降低和频繁发作的非持续性室速的患者，猝死危险增大。对于具有室速或室颤的左心室功能受损患者，植入 ICD 可能是可取的。在一项大规模的前瞻性研究中，左心室功能降低和频繁发作非持续性室速者占研究人群的 10%，植入 ICD 者的生存率高于经验性胺碘酮治疗者。

（五）抗凝治疗

DCM 伴心力衰竭时，心室内血流淤滞，易发生周围动脉栓塞及肺栓塞。尽管抗凝剂对 DCM 伴心力衰竭者的实际效果尚缺乏临床对照试验的证实，但对这类患者仍推荐使用抗凝剂。对于 DCM 合并心房颤动或以前有缺血性卒中的患者，如无特殊的抗凝剂使用禁忌证，即使从临床或超声心动图上均未发现血栓形成的直接证据，也应进行抗凝治疗。一般选用华法林 1～3 mg，每天 1 次，使凝血酶原时间延长 1～1.5 倍，国际标准化比值（INR）在 2.0～3.0。

（六）改善心肌代谢

有的 DCM 发病与心肌能量代谢障碍有关，DCM 发生后也存在一定程度的心肌能量代谢紊乱。适当应用改善心肌能量代谢的药物，可能有助于 DCM 病情的稳定和改善。根据临床情况可以选用辅酶 Q_{10}、辅酶 A、三磷酸腺苷（ATP）、肌苷、维生素 C、极化液、1,6-二磷酸果糖（FDP）、磷酸肌酸、曲美他嗪等。

（七）肾上腺皮质激素

肾上腺皮质激素不宜常规应用。有人认为，心肌活检或核素心肌扫描证实心肌有炎性渗出改变者，应用肾上腺皮质激素可使炎性病灶减轻或消退，有利于改善心功能；合并急性左心衰竭者，短时间使用大剂量肾上腺皮质激素，有利于控制心力衰竭。

（八）免疫调节治疗及中医药治疗

近年来，国内外有学者应用免疫调节剂如干扰素治疗 DCM 取得了良好效果，可使患者血清肠道病毒 RNA、抗β受体抗体、抗 M_2 受体抗体明显下降，提高 LVEF，改善心功能，降低顽固室性心律失常和反复心力衰竭的发生率。然而其确切疗效尚有待更多临床试验的验证。

黄芪、牛磺酸、生脉制剂具有抗病毒、调节机体免疫、改善心脏功能的作用。我国完成的一项多中心中西医结合治疗 DCM 的临床研究显示,采用中西医结合治疗(黄芪、生脉、牛磺酸、泛葵利酮及强心、利尿、扩血管等)能够提高患者的 LVEF,改善心功能。中西医结合治疗 DCM 不失为一种可取的药物治疗手段。

(九)其他药物

包括钙离子增敏剂、重组人生长激素(rhGH)、甲状腺素、利钠利尿肽等。已有几项临床试验证明钙离子增敏剂如左西孟旦、利钠利尿肽对充血性心力衰竭有效。由于这些制剂在临床上使用的时间很短,还需要更深入的研究。

(十)其他治疗措施

其他包括心室再同步化治疗、外科治疗(心脏移植、动力性心肌成形术、部分左心室切除术、心室辅助系统和人工心脏)、心肌干细胞移植等。

DCM 的病程长短各异,一旦发生充血性心力衰竭则预后不良。死亡原因多为心力衰竭、严重心律失常和血栓栓塞,不少患者猝死。以往认为症状出现后 5 年生存率在 40% 左右,近年来,随着治疗手段的进步,存活率有明显提高。对预后影响不良的因素:①年龄>55 岁;②心胸比例>0.55;③明显心力衰竭,心脏指数<2.5 L/(min·m²),左心室舒张末压>2.7 kPa(20 mmHg),LVEF<0.30,肺动脉楔压(PCWP)>2.7 kPa(20 mmHg);④心脏重量/容积减少;⑤血浆肾上腺素、心房利钠肽、肾素水平增高,心肌活检示有明显的组织学异常;⑥左心室内传导阻滞、复杂性室性心律失常。

(魏艳芳)

第五节　肥厚型心肌病

肥厚型心肌病(HCM)是最常见的遗传性心血管病,目前发现引起 HCM 的致病基因有 13 个,均为编码肌原纤维粗、细肌丝蛋白的基因,这些蛋白参与心脏的结构、收缩或调节功能。美国调查显示年轻人的发病率达 0.2%,阜外心血管病医院的研究调查发现成年人群的发病率达 0.08%,HCM 是一种原发于心肌的疾病,有猝死的危险性,猝死原因主要是心室颤动。45% 的 HCM 患者存在猝死危险因素。在美国 HCM 是运动相关性猝死的最常见的原因。常发生于平素健康的年轻人(包括运动员)。

一、临床特点

从毫无症状到心脏性猝死跨度很大。HCM 的症状大多开始于 30 岁以前,见于各个年龄段:婴儿期、儿童期、成年期等,偶见于老年患者,男、女性患病比例无明显差异。年轻的患者多无或者仅有轻微的临床症状,然而已经出现明显的左心室肥厚。主要临床症状有呼吸困难、胸痛、心慌、乏力、头晕甚至晕厥,15%～25% 的 HCM 至少发生过一次晕厥。

心源性猝死(SCD):SCD 是 HCM 最为严重的并发症,并有可能是其第一临床表现。HCM 是青少年和运动员猝死的主要原因。SCD 常见于 10～35 岁年轻、无其他异常的患者和运动员,相反心力衰竭死亡多发生于中老年患者,HCM 有关的房颤导致的中风则几乎都见于老年患者。

SCD 的危险性随年龄增长而逐渐下降,但不会消失,直至晚年仍会出现。到三级医疗中心就诊的患者年死亡率为 $2\%\sim4\%$,儿童患者甚至高达 6%。心肌缺血、心律失常、流出道梗阻等是其可能机制之一。

HCM 扩张相为 HCM 终末阶段表现之一,$10\%\sim15\%$ 的患者出现左心室的扩张,肌肉组织缺失和纤维替代是其机制之一,后者是由供应心肌的小动脉的病变而引起的心肌缺血所致。HCM 进展为扩张相其他机制包括透壁心肌梗死、酗酒和乙醇消融术后左心室几何形状扭曲等,遗传因素也可能参与其中。有人认为 HCM 扩张相是 HCM 合并 DCM,也有人认为这种观点不正确,应该是 HCM 的不同发展阶段。

大多数 HCM 患者无明显的体征。约 1/4 的患者可出现由于左心室流出道梗阻引发的收缩期杂音,该杂音出现于胸骨左缘,此杂音的一个典型特征是它依赖于心室容积,降低后负荷及静脉回流的生理学和药理学措施能增强杂音的程度(如 Valsalva 动作的站立位、吸入亚硝酸异戊酯),而增强后负荷及静脉回流的干预则能减低杂音(如 Valsalva 动作的下蹲位、应用肾上腺素)。这对梗阻性肥厚型心肌病的用药有重要意义。大多数存在明显左心室流出道压力阶差的患者还出现二尖瓣反流。极少数情况下,在肺部可闻及收缩期杂音,这是由于右心室流出道梗阻所致。

根据血流动力学和心肌肥厚的部位等不同,HCM 可分为不同的类型。

(一)根据血流动力学的不同分型

根据血流动力学的不同,临床上将 HCM 分两型。

1.非梗阻性 HCM

无论是在静息时还是在受激惹时,左心室流出道(LVOT)均无压力阶差出现[超声心动图检查 LVOT 压力阶差不超过 4.0 kPa(30 mmHg)]。

2.梗阻性 HCM(HOCM)

主要表现为 LVOT 梗阻和左心室中腔的梗阻,可能主要与肥厚的部位有关。一般情况下所说的梗阻性 HCM 主要指 LVOT 梗阻。另外根据左心室流出道梗阻的变化情况,可分为静息梗阻型——该型患者静息时即存在左心室流出道压力阶差[超声心动图检查 LVOT 压力阶差超过 4.0 kPa(30 mmHg)];隐匿梗阻型——该型患者在静息时不存在 LVOT 压力阶差,但在受激惹后,如吸入亚硝酸异戊酯、期前收缩后等即出现 LVOT 压力阶差[超声心动图检查 LVOT 压力阶差超过 4.0 kPa(30 mmHg)]。这是临床上最常用的分型,有利于指导治疗措施的选择。

(二)根据肥厚的部位分型

根据肥厚的部位,HCM 分为以下三型。

1.心室间隔肥厚

此型最多见,其中 1/3 累及心室间隔基底部,构成主动脉瓣下狭窄,1/3 为整个心室间隔肥厚,1/3 肥厚的室间隔延长至乳头肌。心室间隔常与左心室后壁厚度之比＞1.3,称为不对称性 HCM。

2.心尖肥厚

肥厚主要局限于左心室的心尖部,这种类型的肥厚多见于亚洲尤其是日本和中国香港,占所有 HCM 患者的 $25\%\sim40\%$,而欧美人群少见。

3.全心肥厚

约 5% 的 HCM 表现为心室的弥漫性肥厚,这种类型的肥厚难以与继发性心肌肥厚鉴别。

其他非常少见的还有腱索或乳头肌 HCM、单心室或者单心房 HCM。

(三)根据家族史和遗传学规律分型

根据家族史和遗传学规律,HCM 可分为两种类型。

1.家族性 HCM(FHCM)

60%～70%的 HCM 患者呈家族性聚集,我们称之为 FHCM,绝大部分的家族性 HCM 为常染色体显性遗传性疾病,父母双方有一方携带致病的遗传缺陷,后代就有 50%的机会继承这个遗传缺陷。

2.散发性 HCM

对于无家族性聚集的 HCM 患者我们称之为散发性 HCM。该分型有利于指导遗传学分析。

HCM 的诊断和分型主要依靠以下几种检查方法。

(1)超声心动图:超声心动图是诊断 HCM 极为重要的无创性方法,更重要的是可以根据各种测量数据,将 HCM 做进一步的分型,以利于临床诊治。超声心动图对于心尖部和非典型部位的诊断灵敏度差。

(2)心电图:80%以上的 HCM 患者的心电图有 ST-T 改变,大多数患者冠状动脉正常,少数心尖部局限性心肌肥厚的患者由于冠状动脉异常而有巨大倒置的 T 波;约 60%的患者有左心室肥大;有异常 Q 波的存在于 I、aVL、V_5、V_6 导联,大多见深而不宽的 Q 波,反映不对称性室间隔肥厚;部分患者合并预激综合征。心电图变化较早,且较为灵敏,但特异性差。

(3)动态心电图:24 h 动态心电图能够明确心律失常,尤其是室性心动过速,指导 HCM 的危险分层。

(4)运动试验:根据运动中血压的变化有助于危险分层。

(5)X 线检查:X 线检查没有明显的特点,可能见到左心室增大,也可能在正常范围。可见肺部淤血,但严重肺水肿少见。

(6)心脏磁共振:其敏感性高于超声心动图,但费用较高,对于诊断特殊部位的肥厚和不典型的肥厚最为灵敏。尤其近年来发现延迟显像可以明确心肌纤维化。

(7)基因诊断:基因诊断有望成为新的诊断标准的重要依据。但目前仅在大的医疗中心中开展,临床上尚未大规模应用。

(8)其他检查:核素心肌扫描可显示心肌肥厚的部位和程度。心肌活检是诊断 HCM 的金标准之一,但目前我国临床中少有开展。

二、诊断标准

2011 年 12 月,美国心脏病基金会(ACCF)和美国心脏学会(AHA)发表了肥厚型心肌病诊断与治疗指南,进一步明确了肥厚型心肌病是一种不明原因的以左心室肥厚为特征的疾病,且不伴有心室腔扩大,除外了其他引起心脏肥厚的心血管或全身疾病。基因型阳性而表型为阴性者(无明显的心肌肥厚)应高度警惕。临床上,通常认为超声提示最大左心室壁厚度≥15 mm(修订了1995 年国际卫生组织≥13 mm 的标准)可诊断为肥厚型心肌病,13～14 mm 为临界值,特别是伴有其他危险因素(如 HCM 家族史)。

2007 年,中华心血管病杂志发表的我国心肌病诊断与治疗建议制订了 HCM 详细的诊断标准。

（一）HCM 诊断标准

1.临床诊断 HCM 的主要标准

（1）超声心动图提示左心室壁和（或）室间隔厚度超过 15 mm。

（2）组织多普勒、磁共振发现心尖、近心尖室间隔部位肥厚，心肌致密或间质排列紊乱。

2.次要标准

（1）35 岁以内患者，12 导联心电图 I、aVL、$V_4 \sim V_6$ 导联 ST 下移，深对称性倒置 T 波。

（2）二维超声室间隔和左心室壁厚 $11 \sim 14$ mm。

（3）基因筛查发现已知基因突变，或新的突变位点，与 HCM 连锁。

3.排除标准

（1）系统疾病，如高血压病、风湿性心脏病二尖瓣病、先天性心脏病（房间隔、室间隔缺损）及代谢性疾病伴发心肌肥厚。

（2）运动员心脏肥厚。

4.临床确诊 HCM 标准

符合以下任何一项者：1 项主要标准＋排除标准；1 项主要标准＋次要标准（3）即阳性基因突变；1 项主要标准＋排除标准（2）；次要标准（2）和（3）；次要标准（1）和（3）。

（二）FHCM 诊断标准

除发病就诊的先证者以外，三代直系亲属中有两个或以上成员诊断 HCM 或存在相同 DNA 位点变异。

诊断 FHCM 依据如下：①依据临床表现、超声诊断的 HCM 患者，除本人（先证者）以外，三代直系亲属中有两个或以上被确定为 HCM 或 HCM 致猝死患者；②HCM 患者家族中，两个或以上的成员发现同一基因，同一位点突变，室间隔或左心室壁超过 13 mm、青少年成员 $11 \sim 14$ mm；③HCM 患者及三代亲属中有与先证者相同基因突变位点，伴或不伴心电图、超声心动图异常者。符合三条中任何一条均诊断为 FHCM，该家族为 FHCM 家系。

心电图诊断标准：①在至少 2 个导联上出现 Q 波时间＞0.04 s 或深度超过其同一导联 R 波的 1/3；②Romhilt-Estes 计分方法判断为左心室肥厚≥4 分。

FHCM 诊断标准如下。①QRS 波幅：a.肢体导联最大的 R 波或 S 波＞2.0 mV；b.V_1 或者 V_2 导联的 S 波＞3.0 mV；c.V_5 或 V_6 导联 R 波＞3.0 mV。具有以上任何一项者记 3 分。②出现典型的 ST-T 左心室劳损征象：ST-T 向量与 QRS 波平均向量相反。a.在未合并应用洋地黄类制剂时出现记 3 分；b.在合并应用洋地黄类制剂时出现记 1 分。③出现左心房扩大（V_1 导联 P 波终末负电位＞0.1 mV，时限＞0.04 s）时记 3 分。④电轴左偏＞－30°时记 2 分。⑤QRS 波群时限＞0.09 s 时记 1 分。⑥V_5 或 V_6 室壁激动（内转折）时间＞0.05 s 时记 1 分。

在不存在束支传导阻滞的情况下，至少 2 个导联出现复极的异常，即 T 波的倒置。

绝大部分的 HCM 为家族性，因此患者在临床就诊时，医师一般建议患者的亲属也要到医院进行检查。肥厚型心肌病诊断与治疗 2003 年美国心脏病学会/欧洲心脏病学会专家共识中提倡对 HCM 患者的一级亲属（父母和子女）和其他的家族成员进行基因突变筛查，如果当地医院不具备基因诊断技术，也应该每年对有血缘关系的青春期的家系成员（$12 \sim 18$ 岁）进行体格检查、12 导心电图和超声心动图检查。而对 18 岁以上的成年家系成员即使临床表现正常，也应该每 5 年进行一次检查，因为有些基因突变所导致的 HCM 在成年后发病，也就是说呈年龄依赖性。而对 12 岁以下的儿童不建议进行常规检查，除非其家族患者危险性较高或者本人从事竞技性的体育运动。通过家族筛查发现的 HCM 患者,应该每 1～1.5 年进行一次临床检查,评定其危险性,有任何不适时应随时就诊。

原发性 HCM 的临床诊断并不难,凡是原因不明的心肌肥厚,不论是全心肥大还是局限性肥大,经超声心动图、心电图、心室造影等检查证实的患者,符合上述诊断标准可诊断。心室间隔增厚与左心室游离壁的厚度之比>1.3 的患者,并不一定为原发性非对称性 HCM 的必需条件。临床中可见有些高血压性心脏病患者比值>1.3,所以有人提出室间隔增厚与左心室游离壁的厚度之比>1.5,甚至>1.8 时才能诊断 HCM。HCM 应和以下几种疾病相鉴别。①高血压病引起的心肌肥厚:有长期的高血压病史,常伴有眼底、肾功能等动脉硬化的临床指征。心脏超声检查没有 HCM 的特征表现,尽管有少部分患者可能有心室间隔增厚与左心室游离壁的厚度之比>1.3,但不伴有其他 HCM 的超声特点。目前指南认为对于 HCM 合并高血压的患者,认为有肌小节基因突变或左心室的厚度显著增厚大于 25 mm 或伴有收缩期二尖瓣前叶前移(SAM)现象、左心室流出道梗阻(LVOT)者可协助诊断肥厚型心肌病。②冠心病:冠心病患者年龄多 40 岁以上,有冠心病的易患因素,如高血压病、高脂血症、长期吸烟、糖尿病等。冠心病患者的心室间隔可以增厚,很少见,但可能有室壁节段性运动异常而且也没有 HCM 的超声心动图特征。③主动脉瓣狭窄:该病为瓣膜本身受累,继发出现心肌肥厚,超声心动图可以明确病变特点及部位。④心肌淀粉样变性:心肌淀粉样变性导致的心肌肥厚从传统的检查手段难以与 HCM 鉴别,但一般情况下淀粉样变性患者除心肌受累外,心外器官或者组织受累更为常见,心肌或者腹壁脂肪活检是最为可靠的确诊手段。

此外,在肥厚型心肌病的终末期,需要与扩张型心肌病相鉴别。其他如先天性心室间隔缺损、动脉导管未闭等疾病都各有特点,借助超声心动图、心电图、心导管等技术,可以和 HCM 相鉴别。

三、危险分层

预防猝死是关键。尽管 HCM 的猝死易发生于年轻人(<30 岁),但也可以发生于中年或更大年龄的患者,因此,年龄较大的患者并不能排除猝死的可能性。对所有 HCM 患者,特别是<60 岁的患者应该进行完善的、动态的危险分层评估,包括详细询问病史和家族史及体格检查、12 导联 ECG、二维超声心动图、Holter ECG 监测及运动试验。危险分层应该根据时间和临床变化动态分析。HCM 的表现如左心室流出道梗阻、诱发性心肌缺血、心房颤动尽管队列分析不是猝死的独立危险因素,但可能增加某些患者的危险性。电生理检查心室程序刺激不作为 HCM 的常规检查,因为,其诱发的室性心动过速为非特异性的。实验室基因分型对患者进行危险分层,目前还未常规用于临床,在研究中心也受到很大限制。

2013 年 O'Mahony 等评估了 2003 年美国心脏病学会和欧洲心脏病学会及 2011 年美国心脏病学会和美国心脏学会关于肥厚型心肌病危险分层和猝死预防策略,发现非持续性室性心动过速、左心室极度肥厚、猝死家族史、不明原因的晕厥和运动时出现血压异常反应 5 个危险因素中,危险因素越多,猝死风险越大。

四、治疗注意事项

HCM 治疗的目标是降低疾病的危险性,缓解症状,控制并发症。

应避免劳累、情绪波动等,禁止参加竞技性的体育运动和突然的剧烈的活动,许多患者在登楼梯或者赶公共汽车时突然晕厥或猝死,这时应更加谨慎。建议戒烟戒酒,饮酒往往能够使流出道梗阻加重或者激惹静息状态下没有流出道梗阻的患者出现梗阻。体形肥胖的患者应该减肥。禁止使用加强心肌收缩力的药如洋地黄类、异丙肾上腺素,以及减轻心脏负荷的药物如硝酸甘油等,因能使左心室流出道梗阻加重。

非梗阻型 HCM 的治疗没有特异性,晚期心脏移植是有效的手段之一。而梗阻型的 HCM 可选择的治疗方法较多。对无症状的 HCM 患者是否用药存在分歧,部分学者主张无症状不用药。

(一)药物治疗

1.β 受体阻滞剂

β 受体阻滞剂是治疗 HOCM 的一线药物,该类药物能使心肌收缩力减弱,减缓收缩期二尖瓣前向运动和减轻流出道梗阻,减少心肌氧耗,增加舒张期心室扩张,而且能减慢心率,延长舒张期,增加心搏出量和心肌有效灌注时间,同时本身有抗心律失常作用。初始用药有效率达60%～80%。使用β 受体阻滞剂通常从小剂量开始,根据心率、左心室流出道压差逐渐调整剂量至最大耐受剂量,以能最大限度改善临床症状而又不引起心率过慢、血压过低为原则。常用的有普萘洛尔、美托洛尔等。

2.钙通道阻滞剂

钙通道阻滞剂是β 受体阻滞剂的替代用药,该药阻断钙通道,减少钙内流,降低心肌收缩力,改善心肌的顺应性有利于心脏的舒张。代表药物维拉帕米。常用维拉帕米 240～480 mg/d,顿服或分次口服,可使症状长期缓解;近年来还常用硫氮草酮 30～60 mg,每天 3 次口服,有良好的效果。但对于严重流出道梗阻的患者使用钙通道阻滞剂需要慎重。

3.抗心律失常药

主要用于控制快速室性心律失常与心房颤动,常用胺碘酮治疗,不仅能减少恶性心律失常,还可以缓解症状,使心绞痛发作减少。开始从每次 200 mg,每天 3～4 次口服,5～7 d 心率减慢后,改为每天 100～200 mg 维持。另外,胺碘酮也能和普萘洛尔联合使用,具有缓解心绞痛的优点,但剂量宜适当减少。

4.丙吡胺

丙吡胺为 Ia 类抗心律失常的药物,用于梗阻型 HCM 能够有效地降低流出道的压差,缓解梗阻,减轻患者的不适。日用量 300～600 mg。对于不能耐受β 受体阻滞剂或者维拉帕米的患者,丙吡胺是有效的选择之一。在 HCM 合并房颤时,丙吡胺可与β 受体阻滞剂合用。使用此药物时注意监测 QT 间期。丙吡胺具有较强的负性肌力作用,合并心力衰竭时慎用。HCM 患者伴前列腺肥大者不用或慎用。

5.其他

螺内酯、辛伐他汀等药物能够逆转 HCM 心肌纤维化和心肌肥厚,改善心脏功能,有可能成为治疗 HCM 的有效药物,但目前尚缺乏一定规模的临床试验支持。

(二)外科手术治疗

外科手术是治疗内科治疗无效的梗阻型 HCM 的"金"方法,治疗效果较好,病死率较低为1%～2%。适应证:药物治疗无效、症状明显、LVOT 压差静息时≥4.0 kPa(30 mmHg)或应激时≥6.7 kPa(50 mmHg),且室间隔心肌极度肥厚、能够耐受手术。手术目的是使 LVOT 增宽,消除二尖瓣收缩期前移和间隔与二尖瓣的接触(SAM 征),手术有效率为 70%～80%。最常用的手术方式是经主动脉途径的室间隔心肌切开或部分切除术（Morrow 术），对于二尖瓣前叶明显冗长的患者可同时行二尖瓣前叶缝折术，以减少术后 SAM 征持续存在的可能。目前，外科治疗已经进展为"RPR"修复术式即切除-折叠-松解，对一些前室间隔上段厚度≤18 mm、手术切除易于导致室间隔穿孔或不适当的血流动力学改变者，心室腔中部梗阻、Morrow 术后仍持续有严重症状和 LVOT 梗阻者及二尖瓣本身病变伴严重二尖瓣反流（如二尖瓣脱垂）者，则需行二尖瓣置换术。手术可明显减少 LVOT 压差及二尖瓣关闭不全症状。主要并发症包括完全性房室传导阻滞、室间隔缺损和主动脉瓣反流等。

（三）经皮经腔间隔心肌消融术（PTSMA）

经皮经腔间隔心肌消融术是通过导管将乙醇注入前降支的一条或多条间隔支中，造成相应肥厚部分的心肌梗死，使室间隔基底部变薄，减轻左心室流出道压差和梗阻的方法，又称乙醇消融术。从 15 年前开展到目前为止，全世界超过 3 000 例的患者接受了这种治疗措施，中短期的研究显示该方法能够有效地降低流出道压差，改善症状和增加活动耐量，但是，效果不及外科手术。我国目前有 10 数家医院能够开展此类治疗。

1.适应证

超声心动图证实符合 HOCM 的诊断标准，梗阻位于主动脉瓣下而非心室中部或其他部位，室间隔厚度≥15 mm；有明显的临床症状，例如明显劳累性气短、心绞痛、晕厥等；药物治疗效果不佳，或不能耐受药物不良反应；导管测压显示 LVOT 压力阶差静息时≥6.7 kPa（50 mmHg），或 LVOT 压力阶差静息时在 4.0～6.7 kPa（30～50 mmHg），应激时≥9.3 kPa（70 mmHg）。若有明显晕厥（需除外其他原因）等临床症状，压差可适当放宽；心脏血管解剖适于行 PTSMA。

2.非适应证

非梗阻型肥厚型心肌病；合并必须进行心脏外科手术的疾病，如严重二尖瓣病变、冠状动脉三支病变等；无或仅有轻微临床症状，即使 LVOT 压差高也不应进行 PTSMA 治疗；不能确定靶间隔支或球囊在间隔支固定不确切。年龄虽无限制，但原则上对年幼及高龄患者应更慎重，权衡利弊后再决定是否行 PTSMA 治疗。

PTSMA 并发症：①治疗相关死亡率在 2%～4%；②高度或三度房室传导阻滞，需要安装起搏器治疗，占 2%～10%；③束支传导阻滞：发生率可达 50%，以右束支为主；④非控制性心肌梗死：与前降支撕裂、乙醇泄漏、注入部位不当等有关；⑤急性二尖瓣关闭不全，需要急诊外科手术治疗。

PTSMA 虽是很有潜力的治疗方法，但有关经验和长期安全性随访资料均有限。因为毕竟是造成了局部的心肌瘢痕，所以术中、术后均会有室性心律失常发生的可能，建议最好局限于一些有经验的医院和专家，以便将治疗危险性降到最低，避免造成不必要的心肌损伤和医源性心律失常。

（四）安置 DDD 型永久起搏器

植入双腔 DDD 起搏器对有严重症状的梗阻型 HCM 可能有用，但其确切的疗效仍有待证实。在肥厚型心肌病的治疗中，美国心脏病学会/欧洲心脏病学会专家共识中仍建议把安置 DDD 型永久起搏器作为外科手术的替代措施。缓解梗阻的机制推测与心室电极放置于右心室心尖部，左心室壁收缩方式发生变化，收缩时二尖瓣向室间隔移位减少所致。有研究发现，永久起搏缓解梗阻的效果与安慰组相同。因此不鼓励置入双腔起搏器作为药物难治性 HCM 患者的首选方案。

(五)心源性猝死的预防

埋藏式心脏复律除颤器(ICD)是预防 HCM 猝死最有效的治疗措施。有几项研究支持这种观点,包括一个 HCM 高危患者多中心前瞻性研究。3 年中 ICDs 在近 25% 的患者中有效终止了致命性心律失常,无论左心室肥厚的特点如何。置入 ICD 每年有 11% 用于二级预防,约 5% 用于一级预防。初次适时放电的平均年龄为 40 岁,为较年轻的 HCM 患者,有 1/4 发生于致命性心律失常。临床上推荐有一个或多个危险因素的患者预防性安装 ICD(如有猝死家族史的患者),作为一级预防。有些调查(大多在欧洲)存在局限性,在考虑安装 ICD 前,患者需要具备 2 个或 2 个以上危险因素。然而,许多尚不够安装 ICD 指征的仅有一个危险因素的 HCM 患者仍然存在猝死的危险性。如 LV 显著肥厚(≥30 mm),即使没有严重心律失常,仍是未来发生猝死的独立危险因素。对于这样的患者临床上需要慎重考虑。

目前发现 β 受体阻滞剂、钙通道阻滞剂和 I-A 类抗心律失常药(如奎尼丁、普鲁卡因胺)对预防猝死无效。小剂量胺碘酮能有效改善 HCM 患者的生存率,但是应该监测药物的毒性作用。

(魏艳芳)

第六节　病毒性心肌炎

病毒性心肌炎是指由病毒直接或与病毒感染有关的心肌炎症反应。心肌的损伤可以由病毒直接引起,也可由细胞介导的免疫过程所致。病毒性心肌炎不一定限于心肌组织,也可累及心包及心内膜。临床可呈暴发性、急性和慢性过程。大多数患者预后良好,少数患者可由急性病毒性心肌炎转成慢性,个别患者发展成扩张性心肌病。

一、病因

许多病毒可引起病毒性心肌炎,最常见的是肠道柯萨奇 A(CVA)和 B 型病毒(CVB)、埃可病毒(ECHO)、脊髓灰质炎病毒和呼吸道流感病毒、副流感病毒、腺病毒、风疹病毒、流行性腮腺炎病毒及全身性感染的 EB 病毒等。其中 CVB 为最常见的病毒,约占心肌炎病毒的 50%,以 CVB_3 最常见,CVB_3 中有对心肌有特殊亲和力的亲细胞株。近年来轮状病毒所致心肌炎报道也很多。

近年来由于细胞毒性药物的应用,致命性巨细胞病毒(CMV)时有报道,特别是在白血病及肿瘤化学治疗(简称化疗)期间常并发此致命性 CMV 心肌炎。丙肝病毒(HCV)不但可引起病毒性心肌炎,也可引起扩张性心肌病。更重要的是以上两种病毒性心肌炎血中特异性病毒抗体常为阴性,临床诊断困难,均经尸体解剖及心内膜活检发现病毒 RNA 得以确诊。

二、发病机制

病毒性心肌炎的发病机制目前尚未完全明了。多数学者认为其发病机制主要包括两个方面,即病毒直接损害感染的心肌细胞和多种因素包括病毒本身触发的继发性免疫反应引起的心肌损伤。

(一)病毒直接损害心肌

对病毒性心肌炎动物模型的研究显示,CVB_3病毒感染小鼠 3 d,就可产生心肌坏死病灶,出现心肌细胞纤维断裂、溶解和坏死,1 周之内有明显的细胞浸润和心肌坏死。利用无免疫功能的动物模型如裸鼠或去胸腺小鼠研究显示,感染柯萨奇病毒后,细胞浸润等心肌炎症可以减轻或消失,但心肌细胞坏死仍然存在表明病毒对心肌可以产生直接损害。既往因检测方法的限制,心肌组织不容易分离出病毒,但近年来随着分子生物学技术的发展,使病毒性心肌炎心肌病毒检出率明显增高。有研究显示,通过心肌活检证实为急性心肌炎的患者,利用原位杂交和 PCR 技术,发现患者心肌几乎均能检测出肠道病毒 mRNA;对那些免疫组织学阴性而临床考虑急性或慢性的心肌炎患者,也有 30% 可检测出肠道病毒 mRNA。目前认为,病毒性心肌炎的急性期可能与病毒直接损害心肌有关。病毒感染后对心肌的损伤可能与细胞受体有关,病毒作用于受体,引起病毒复制和细胞病变,最终细胞功能丧失,细胞溶解。

(二)自身免疫对心肌细胞的损伤

病毒性心肌炎急性期由于病毒的直接侵袭和在心肌细胞的大量复制,对心肌细胞产生直接损害,此时心肌的损害和心脏功能降低程度取决于病毒的毒力。急性期过后机体的体液和细胞免疫开始发挥作用,这既可能局限心肌的损害程度和损伤范围,也可能引起心肌的持续损害。在这一过程中,可产生抗心肌抗体、细胞因子的释放,体液和细胞毒性反应及细胞浸润。对轻度的病毒性心肌炎进行免疫组织学分析发现,心肌组织首先出现活化的巨噬细胞,提示免疫反应的初期过程。

三、病理解剖

病毒性心肌炎早期表现为感染细胞肿胀,细胞纹理不清,细胞核固缩和碎裂。随着病情进展,前述病变发展可形成大小不一的炎症病灶和散在、小灶性的心肌坏死及细胞浸润,浸润的炎性细胞主要为单核细胞和淋巴细胞。疾病晚期纤维细胞逐渐增加,胶原纤维渗出增多,直至瘢痕形成。组织病理学分析是诊断病毒性心肌炎尤其是急性心肌炎的重要手段。根据美国心脏病学会制定的 Dallas,标准病毒性心肌炎急性期组织学检查应有淋巴细胞的浸润和心肌细胞的坏死,慢性心肌炎则应有淋巴细胞的浸润,而无其他心肌组织损伤的形态学改变。

四、临床表现

(一)症状

起病前 1~4 周有上呼吸道和消化道感染病史,暴发性和隐匿性起病者,前驱感染史可不明显。乏力、活动耐力下降、面色苍白、心悸、心前区不适和胸痛为常见症状。重症患者出现充血性心力衰竭和心源性休克时可有呼吸急促、呼吸困难、四肢发凉和厥冷等。有三度房室传导阻滞时,可出现意识丧失和 Adams-Stokes 综合征。

(二)体征

心脏可增大;窦性心动过速,与体温和运动没有明确的关系;第一心音低钝,偶可听到第三心音。出现充血性心力衰竭时,心脏增大、肺底部可听到细湿啰音、心动过速、奔马律、呼吸急促和发绀等;出现心源性休克时有脉搏细弱、血压下降和面色青灰等。病毒性心肌炎心力衰竭和心源性休克除心肌泵功能本身衰竭外,也可继发于合并的心律失常(如室上性心动过速和室性心动过速)导致的血流动力学改变。

新生儿病毒性心肌炎可在宫内和分娩时感染,也可在出生后感染。前者多在出生后 3~4 d 起病,后者在出生后 1~2 周起病。部分患者起病前可有发热和腹泻等。病情进展,可出现高热、食欲缺乏、嗜睡、呼吸困难、皮肤苍白和发绀等,严重者可很快发展为心力衰竭和心源性休克。由于新生儿免疫功能发育不完善,病毒除侵犯心肌外,尚可累及到神经系统引起惊厥和昏迷,累及肝脏引起肝功能损害,累及肺脏引起肺炎等。

五、辅助检查

(一)X 线检查

心脏大小正常或不同程度的增大。有心力衰竭时心脏明显增大,肺静脉淤血。透视下可见心脏搏动减弱。

(二)心电图

心电图可见以下变化。

(1)窦性心动过速。

(2)ST-T 改变,QRS 波低电压,异常 Q 波(类似心肌梗死 QRS 波形),QT 间期延长。

(3)心律失常:包括各种期前收缩(房性、室性和房室交界性)、室上性和室性阵发性心动过速、心房颤动、心房扑动及各种传导阻滞(窦房、房室及束支阻滞)等,其中以室性和房性期前收缩多见,24 h 动态心电图可显示上述各种心律失常。

病毒性心肌炎心律失常的发生机制可能与心肌细胞膜的完整性、流动性和通透性等性质改变有关。病毒性心肌炎心电图改变缺乏特异性,如能在病程中和治疗过程中动态观察心电图变化,将有助于判断心肌炎的存在和心肌炎症的变化过程。

(三)心肌血生化指标

1.心肌酶谱

心肌酶谱包括乳酸脱氢酶(LDH)、谷草转氨酶(AST)、肌酸激酶(CK)及其同工酶(CK-MB)、α-羟丁酸脱氢酶(α-HBDH),心肌炎早期主要是 CK 和 CK-MB 增高,其高峰时间一般在起病 1 周内,以 2~3 d 最明显,1 周后基本恢复正常;晚期主要是 LDH 和 α-HBDH 增高为主。由于影响心肌酶谱的因素较多,儿童正常值变异较大,在将其作为心肌炎诊断依据时,应结合临床表现和其他辅助检查。

(1)LDH:由 M、H 两种亚基按不同比例组成四聚体,形成 5 种不同的同工酶 $LDH_{1\sim5}$,这 5 种同工酶在各种组织中分布各异,大致分为 3 类。第一类为 LDH 含 H 亚基丰富的组织,如心脏、肾脏、红细胞、脑等,同工酶的形式主要为 LDH_1 和 LDH_2。第二类为 LDH 含 H、M 亚基大致相同的组织,如胰、脾、肺、淋巴结等,同工酶主要为 LDH_3、LDH_4,LDH_2。第三类为 LDH 含 M 亚基丰富的组织,如肝脏、皮肤、骨骼肌等,同工酶形式主要为 LDH_5,由此可以看出,LDH 广泛分布在人体的多种脏器、组织中,能引起各脏器损伤的许多疾病都可导致血清中 LDH 总活性增高,而其同工酶在各种组织中的分布却显著不同,具有较高的组织特异性。健康小儿血清中 LDH 同工酶以 LDH_2 为多,其次为 LDH_1、LDH_3、LDH_4、LDH_5。心肌的 LDH 同工酶主要由 LDH_1、LDH_2 组成,且以 LDH_1 占优势,当发生心肌损伤时,LDH_1、LDH_2 从心肌细胞中逸出,使血清 LDH_1、LDH_2 明显增高,并接近心肌组织酶谱的型式,一般认为,若 $LDH_1 \geqslant 40\%$,$LDH_1/LDH_2 > 1.0$ 提示多存在心肌损伤。当血清 LDH_1、LDH_2 都明显增高时,区别是来源于心肌还是红细胞可用 LDH/AST 比值来判断,若比值 < 20,一般情况下表明主要来源于病损的心

肌细胞。

（2）CK：CK 为由 M 亚基、B 亚基组成的二聚体并进一步形成 3 种异构同工酶，即 CK-MM、CK-MB、CK-BB。骨骼肌中主要含 CK-MM；心肌中 70% 为 CK-MM，20%～30% 为 CK-MB；脑组织、胃肠、肺及泌尿生殖系统主要含 CK-BB。就 CK-MB 来说，主要分布在心肌内，在骨骼肌、脑等组织中也有少量。检测 CK 同工酶可以区分增高的 CK 究竟来源于哪种病变组织。正常人血清中 CK 几乎全是 CK-MM，占 94%～96%，CK-MB 在 5% 以下。若血清中 CK-MB 明显增高，则多提示心肌受累，与 CK 总活性增高相比，对判断心肌损伤有较高的特异性和敏感性。目前 CK-MB 检测方法较多，一般认为血清 CK≥6%（即 MB 占 CK 总活性的 6% 以上）是心肌损伤的特异性指标。骨骼肌病变时 CK-MB 虽可增高，但通常＜5%。

CK-MM 同工酶的亚型：近年来发现 CK-MM 有 3 种亚型，即 $CK-MM_1$、$CK-MM_2$、$CK-MM_3$。人体心肌、骨骼肌中的 CK-MM 均以 $CK-MM_3$ 的型式存在，又称组织型或纯基因型。当心肌损伤时 $CK-MM_3$ 从心肌细胞中逸出，入血后在羧肽酶-N 的作用下，其中一个 M 亚基 C 末端肽链上的赖氨酸被水解下来而转变为 $CK-MM_2$，随后另一个赖氨酸又从 $CK-MM_2$ 的 M 亚基 C 末端被水解下来，$CK-MM_2$ 转变成 $CK-MM_1$。正常血清中以 $CK-MM_1$ 为主，$CK-MM_2$ 和 $CK-MM_3$ 较少。当心肌损伤时 $CK-MM_3$ 释放入血，使 $CK-MM_3/CK-MM_1$ 迅速升高。若比值＞1，常提示心肌损伤且为早期。

（3）AST：AST 广泛分布于人体的心、肝、脑、肾、胰腺和红细胞等组织中，对心肌损伤的敏感性低于 CK，且特异性较差。目前已知 AST 有两种同工酶：s-AST 存在于细胞质中，m-AST 存在于线粒体中。正常血清中仅有 s-AST，一般无 m-AST。当心肌损伤，尤其心肌细胞发生坏死时，血清 m-AST 含量增高。若 m-AST 含量/T-AST 含量＞0.25，并除外其他组织病变时则提示已发生心肌细胞坏死。

（4）α-HBDH：本检测实际上是用 α-羟丁酸代替乳酸或丙酮酸作底物，测定 LDH 总活性。用本法测定的 LDH_1、LDH_2 的活性比 LDH_5 大得多，因此等于间接测定 LDH_1、LDH_2，然而其特异性低于由电泳等方法分离的 LDH 同工酶。

（5）丙酮酸激酶（PK）：近年来国内外学者的研究表明，血清丙酮酸激酶对判断心肌损伤是一项比较敏感而特异的指标，与 CK-MB 具有相同的诊断价值。

（6）糖原磷酸化酶（GAPP）：国外已有人把 GAPP 作为判断心肌急性损伤的早期诊断指标，由于目前没有商品化试剂供应，故临床应用受到限制。

2.心肌肌钙蛋白（cTn）

心肌肌钙蛋白是心肌收缩单位的组成成分之一，主要对心肌收缩和舒张起调节作用。cTn 有 3 个亚单位，分别为 cTnT、cTnI 和 cTnC，目前认为 cTn 是反映心肌损伤的高敏感和特异性的标志物，常用的指标是 cTnT 和 cTnI。

（1）心肌肌钙蛋白 T（cTnT）：Katus 于 1989 年首先建立一种夹心酶免疫分析法来测定 cTnT。近十年的临床研究表明它是一种高度敏感、高度特异反映心肌损伤的非酶类蛋白标志物。cTnT 是心肌细胞特有的一种抗原，与骨骼肌中的 TnT 几乎没有交叉反应，而心肌细胞中的 CK-MB 与骨骼肌中的 CK-MB 却有 12% 的同源性，存在一定的交叉反应，也就是说血清 CK-MB 增高对判断心肌损伤可有假阳性，所以 cTnT 的特异性高于 CK-MB。心肌细胞内的 TnT 94% 呈复合体状态，6% 游离在胞质中且为可溶性。在心肌细胞膜完整的情况下不能透过。正常人血清中 cTnT 含量很少（0～0.3 μg/L，一般低于 0.1 μg/L），几乎测不到。当心肌细胞受损时,cTnT 分子量较小容易透过细胞膜释放入血,使血清中 cTnT 迅速增高。有资料表明若心肌发生急性重度损伤(如心肌梗死),血清 cTnT 可明显升高,常达正常参考值上限的 40 倍左右(15～200 倍),而 CK、CK-MB 的增高幅度多为正常参考值上限的数据。在心肌损伤急性期血清 cTnT 浓度均高于正常上限,敏感性可达 100%。也有资料显示发生心肌轻度损伤时血清 cTnT 就明显升高,而 CK-MB 活性仍可正常,因此它对检测心肌微小病变的敏感性高于 CK-MB,这一点对诊断心肌炎有重要意义。cTnT 半衰期为 120 min。在急性重度损伤时发病后 2～3 h 血清 cTnT 开始升高,1～4 d 达高峰,2/3 的患者持续 2 周左右才降至正常,约 1/3 的患者可持续 3 周以上。cTnT 与 CK-MB、LDH 相比持续时间长,存在一个"长时间诊断窗"。

(2)心肌肌钙蛋白 I(cTnI):cTnI 与 cTnT 一样是心肌肌钙蛋白的一个亚单位,属抑制性蛋白。它有自己独立的基因编码,为心肌所特有,仅存在于心房肌和心室肌中。在心肌细胞膜受损前 cTnI 不能透过胞膜进入血液中,只有当心肌细胞发生变性、坏死时 cTnI 才能被释放入血。正常人血清中 cTnI 含量很少,用不同检测方法测得的正常值上限也有差异,0.03～0.50 μg/L 不等。较常用的方法有放射免疫法(RIA)、酶免疫测定法(EIA)、酶免疫化学发光法等。在急性重度心肌损伤时,多呈阳性或强阳性,发病 2 周后开始转阴,少数可延至 3 周后,但未见阳性持续 1 个月以上者;病毒性心肌炎时多数呈弱阳性,常于发病 1 个月后转阴,少数可持续 3 个月以上。有资料显示,对心肌病变较轻微、损伤持续时间较长者 cTnI 的敏感性明显高于心肌酶学。同时 cTnI 对心肌损伤诊断的特异性优于 CK-MB。它是反映心肌损伤的高度敏感、特异性指标。

(四)超声心动图

超声心电图可显示心房和心室大小、收缩和舒张功能的受损程度、心肌阶段性功能异常和心室壁增厚(心肌水肿)及心包积液和瓣膜功能情况。超声心电图在病毒性心肌炎诊断中的重要价值在于其能很快排除瓣膜性心脏病(左心房室瓣脱垂)、心肌病(肥厚型心肌病)、心脏肿瘤(左心房黏液瘤)和先天性心脏病等心脏结构病变。

(五)放射性核素显像

放射核素心肌灌注显像对小儿病毒性心肌炎有着较高的灵敏度和特异性。心肌的坏死、损伤及纤维化,使局部病变心肌对 ^{201}Tl 或 ^{99m}Tc-MIBI 的摄取减少,由于这一改变多呈灶性分布,与正常心肌相间存在,因此在心肌平面或断层显像时可见放射性分布呈"花斑"样改变。断层显像优于平面显像。^{67}Ga 心肌显像是直接显示心肌炎症病灶,因 ^{67}Ga 能被心肌炎症细胞摄取,对心肌炎的诊断具有重要意义。

(六)心肌活检

目前沿用的诊断标准是美国心脏病学会提出的 Dallas 标准,虽然它对规范心肌炎的诊断标准起了重要作用,但由于其临床阳性率过低,限制了其临床广泛使用。为此,近年来提出应用免疫组织学来诊断心肌炎,通过相应的单克隆抗体来检测心肌组织中具有各种标志的浸润淋巴细胞,可明显提高诊断阳性率。曾有学者对 359 例临床诊断病毒性心肌炎的患者依据 Dallas 标准进行病理形态学分析,发现阳性率(包括确诊和临界)仅为 10%,而应用免疫组织学分析阳性率达到 50% 以上。对心肌活检组织进行原位杂交和 PCR 方法检测,可使病毒的检出率明显提高。

(七)病毒学检查

可以通过咽拭子、粪便、血液、心包穿刺液和心肌进行病毒分离、培养、核酸和抗体检测等。

六、诊断标准

(一)临床诊断依据

(1)心功能不全、心源性休克或心脑综合征。

(2)心脏扩大(X线、超声心动图检查具有的表现之一)。

(3)心电图改变:以R波为主的2个或2个以上主要导联(I、II、aVF、V_5)的ST-T改变持续4 d以上伴动态变化,窦房传导阻滞、房室传导阻滞,完全性右束支或左束支阻滞,成联律、多形、多源、成对或并行性期前收缩,非房室结及房室折返引起的异位性心动过速,低电压(新生儿除外)及异常Q波。

(4)CK-MB升高或心肌肌钙蛋白(cTnI或cTnT)阳性。

(二)病原学诊断依据

1.确诊指标

自患者心内膜、心肌、心包(活检、病理)或心包穿刺液检查,发现以下之一者可确诊心肌炎由病毒引起。

(1)分离到病毒。

(2)用病毒核酸探针查到病毒核酸。

(3)特异性病毒抗体阳性。

2.参考依据

有以下之一者结合临床表现可考虑心肌炎为病毒引起。

(1)自患者粪便、咽拭子或血液中分离到病毒,且恢复期血清同抗体滴度较第一份血清升高或降低4倍以上。

(2)病程早期患者血中特异性IgM抗体阳性。

(3)用病毒核酸探针自患者血中查到病毒核酸。

(三)确诊依据

(1)具备临床诊断依据2项,可临床诊断为心肌炎。发病同时或发病前1～3周有病毒感染的证据支持诊断。

(2)同时具备病原学确诊依据之一,可确诊为病毒性心肌炎,具备病原学参考依据之一,可临床诊断为病毒性心肌炎。

(3)凡不具备确诊依据,应给予必要的治疗或随诊,根据病情变化,确诊或除外心肌炎。

(4)应除外风湿性心肌炎、中毒性心肌炎、先天性心脏病、结缔组织病及代谢性疾病的心肌损害、甲状腺功能亢进症、原发性心肌病、原发性心内膜弹力纤维增生症、先天性房室传导阻滞、心脏自主神经功能异常、β受体功能亢进及药物引起的心电图改变。

(四)分期

1.急性期

新发病,症状及检查阳性发现明显且多变,一般病程在半年以内。

2.迁延期

临床症状反复出现,客观检查指标迁延不愈,病程多在半年以上。

3.慢性期

进行性心脏增大,反复心力衰竭或心律失常,病情时轻时重,病程在1年以上。

七、分型

临床上常简单地按病情分为轻型、重型,或按病程分为急性型、迁延型、慢性型,缺乏统一标准。美国达拉斯标准曾就心肌炎的定义和病理分类进行过如下描述:心肌炎即为心肌以炎细胞浸润为特征,并有心肌细胞坏死和(或)变性(但不如冠状动脉疾病的缺血性改变那么典型)。

心肌炎病理类型按首次活检分为 3 类。①心肌炎:有炎症细胞浸润,有(或)纤维化;②可疑心肌炎:病理检查为临界状态,可能需重做心内膜心肌活检(EMB);③无心肌炎:活检正常。

治疗后 EMB 复查,结果也可分 3 类。①进行性心肌炎:病变程度与首次检查相同或恶化,有或无纤维化;②消散性心肌炎:炎症浸润减轻,并有明显的修复改变;③已愈心肌炎:无炎细胞浸润或细胞坏死溢流。

(一)暴发型心肌炎

暴发型心肌炎起病急骤,先有(或无)短暂的非特异性临床表现,病情迅速恶化,短时间内出现严重的血流动力学改变、心源性休克、重度心功能不全等心脏受累征象。心肌活检显示广泛的急性炎细胞浸润和多发性(≥5 个)心肌坏死灶。免疫抑制剂治疗不能改变自然病程,1 个月内完全康复或死亡(少数)。

(二)急性心肌炎

急性心肌炎起病为非特异性临床表现,逐渐出现心功能降低征象,可有轻度左心室增大及心力衰竭表现。心肌活检早期显示 Dallas 病理诊断标准中的急性活动性或临界性心肌炎改变,持续 3 个月以上转为消散性改变,无纤维化。免疫抑制剂治疗部分有效,多数预后好,可完全康复,少数无反应者继续进展,或恶化,或转为终末期扩张型心肌病。

(三)慢性活动型心肌炎

慢性活动型心肌炎起病不典型,以慢性心功能不全为主要临床表现,有反复性、发作性、进行性加重的特点。心肌细胞活检早期显示活动性心肌炎改变,但炎性持续(1 年以上),可见巨细胞、有心肌细胞肥大和广泛纤维化。免疫抑制剂治疗无效。预后差,最终转为终末期扩张型心肌病。

(四)慢性持续型心肌炎

慢性持续型心肌炎起病为非特异性临床表现,可有胸闷、胸痛、心动过速等心血管症状,但无心力衰竭,心功能检查正常。心内膜心肌活检显示持续性(1 年以上)轻微炎性浸润,可有灶性心肌细胞坏死,无纤维化。免疫抑制剂治疗无效,预后较好。

上述临床病理分型是否恰当,尚待进一步探讨。

八、鉴别诊断

(一)风湿性心肌炎

风湿性心肌炎多见于 5 岁以后学龄前和学龄期儿童,有前驱感染史,除心肌损害外,病变常累及心包和心内膜,临床有发热、大关节肿痛、环形红斑和皮下小结,体检心脏增大、窦性心动过速,心前区可听到收缩期反流性杂音,偶可听到心包摩擦音。抗"O"增高,咽拭子培养 A 族链球菌生长,红细胞沉降率增快,心电图可出现一度房室传导阻滞。

(二)β 受体功能亢进症

β 受体功能亢进症多见于 6～14 岁学龄儿童,疾病的发作和加重常与情绪变化(如生气)和精神紧张(如考试前)有关,症状多样性,但都类似于交感神经兴奋性增高的表现。体检可见心音增强,心电图有 T 波低平或倒置和 ST 改变,普萘洛尔试验阳性,多巴酚丁胺负荷超声心动图试验心脏 β 受体功能亢进。

(三)先天性房室传导阻滞

先天性房室传导阻滞多为三度阻滞,患者病史中可有晕厥和 Adams-Stokes 综合征发作,但多数患者耐受性好,一般无胸闷、心悸、面色苍白等。心电图提示三度房室传导阻滞,QRS 波窄,房室传导阻滞无动态变化。

(四)自身免疫性疾病

自身免疫性疾病多见于全身型幼年类风湿关节炎和红斑狼疮。全身型幼年型类风湿关节炎主要临床特点为发热、关节疼痛、淋巴结、肝脾大、充血性皮疹、红细胞沉降率增快、C 反应蛋白增高、白细胞增多、贫血及相关脏器的损害。累及心脏可有心肌酶谱增高,心电图异常。对抗生素治疗无效而对激素和阿司匹林等药物治疗有效。红斑狼疮多见于学龄儿童,可有发热、皮疹,血白细胞、红细胞和血小板减低,血中可查到狼疮细胞,抗核抗体阳性。

(五)皮肤黏膜淋巴结综合征

皮肤黏膜淋巴结综合征多见于 2～4 岁幼儿,发热,眼球结膜充血,口腔黏膜弥散性充血,口唇皲裂,杨梅舌,浅表淋巴结肿大,四肢末端硬性水肿,超声心动图冠状动脉多有病变。需要注意的是,重症皮肤黏膜淋巴结综合征并发冠状动脉损害严重时,可出现冠状动脉梗死心肌缺血,此时心电图可出现异常 Q 波,应根据临床病情和超声心动图进行鉴别诊断。

(六)癫痫

急性心肌炎合并三度房室传导阻滞发生阿-斯综合征应与癫痫区分。由于儿科惊厥很常见,年长儿发生的未明原因惊厥者常想到癫痫。这两种惊厥发作时症状不同,癫痫无明确感染史,发作时因喉痉挛缺氧而发绀,过后面色苍白。阿-斯综合征发作时心脏排血障碍、脑血流中断,发作时面色苍白,无脉,弱或缓,过后面色很快转红。

(七)甲状腺功能亢进

甲状腺功能亢进儿科较为少见,由于近年来对心肌炎较为重视,因此一见到不明原因窦性心动过速,就想到心肌炎,常将甲状腺功能亢进误为心肌炎。当心脏增大时诊断为慢性心肌炎。但患者心功能指数不是减少而是增加,和心肌炎不一样。有青春发育期女孩出现不明原因窦性心动过速时,应常规除外甲状腺功能亢进。

九、治疗

本症目前尚无特殊治疗。应结合患者病情采取有效的综合措施,可使大部分患者痊愈或好转。

(一)休息

急性期应卧床休息至热退 3～4 周,有心功能不全或心脏扩大者更应强调绝对卧床休息,以减轻心脏负荷及减少心肌耗氧量。

(二)抗生素的应用

细菌感染是病毒性心肌炎的重要条件因子之一,为防止细常感染,急性期可加用青霉素 1～2 周。

(三)维生素 C 治疗

大剂量高浓度维生素 C 缓慢静脉推注,能促进心肌病变恢复。用 10％～12.5％维生素 C 溶液,每次 $100\sim200$ mg/kg,静脉注射,在急性期用于重症病例,每天 1 次,疗程 $15\sim30$ d;抢救心源性休克时,第一天可用 $3\sim4$ 次。

(四)心肌代谢酶活性剂

多年来常用的如极化液、ATP 等均因难进入心肌细胞内,故疗效差,近年来多推荐下列药物。

1.辅酶 Q_{10}

辅酶 Q_{10} 存在于人细胞线粒体内,参与能量转换的多个酶系统,但需特殊的脱辅基酶的存在才能发挥作用,而其生物合成需 $2\sim3$ 个月时间。剂量:1 mg/(kg·d)口服。

2.1,6-二磷酸果糖

1,6-二磷酸果糖是一种有效的心肌代谢酶活性剂,有明显的保护心肌的作用,减轻心肌所致的组织损伤。剂量为 $0.7\sim1.6$ mL/kg 静脉注射,最大量不超过 2.5 mL/kg(75 mg/mL),静脉注射速度 10 mL/min,每天1次,每 $10\sim15$ d 为 1 个疗程。

(五)免疫治疗

1.肾上腺皮质激素

应用激素可抑制体内干扰素的合成,促使病毒增殖及病变加剧,故对早期一般病例不主张应用。仅限于抢救危重病例及其他治疗无效的病例可试用,一般起病 10 d 内尽可能不用。口服泼尼松每天 $1.0\sim1.5$ mg/kg,用 $3\sim4$ 周,症状缓解后逐渐减量停药。对反复发作或病情迁延者,依据近年来对本病发病机制研究的进展,可考虑较长期的激素治疗,疗程不少于半年,对于急重抢救病例可采用大剂量,如地塞米松每天 $0.3\sim0.6$ mg/kg,或氢化可的松每天 $15\sim20$ mg/kg,静脉滴注。

2.抗病毒治疗

动物试验中联合应用利巴韦林和干扰素可提高生存率,目前欧洲正在进行干扰素治疗心肌炎的临床试验,其疗效尚待确定。

3.丙种球蛋白

动物及临床研究均发现丙种球蛋白对心肌有保护作用。在美国波士顿及洛杉矶儿童医院已将静脉注射丙种球蛋白作为病毒性心肌炎治疗的常规用药。

(六)控制心力衰竭

心肌炎患者对洋地黄耐受性差,易出现中毒而发生心律失常,故应选用快速作用的洋地黄制剂。病重者用地高辛静脉滴注,一般病例用地高辛口服,饱和量用常规的 2/3 量,心力衰竭不重,发展不快者,可用每天口服维持量法。

(七)抢救心源性休克

镇静;吸氧;扩容,为维持血压,恢复循环血量,可先用 2:1 液,10 mL/kg;有酸中毒者可用 5% $NaHCO_3$ 5 mL/kg 稀释成等渗液均匀滴入。其余液量可用 $1/3\sim1/2$ 张液体补充,见尿补钾;激素;升压药,常用多巴胺和多巴酚丁胺各 7.5 μg/(kg·min),加入 5%葡萄糖注射液维持静脉滴注,根据血压调整速度,病情稳定后逐渐减量停药;改善心功能;改善心肌代谢;应用血管扩张药硝普钠,常用剂量为 $5\sim10$ mg 溶于 5%葡萄糖注射液 100 mL 中,开始 0.2 μg/(kg·min)静脉滴注,以后每隔 5 min 增加 0.1 μg/kg,直到获得疗效或血压降低,最大剂量每分钟不超过 4 μg/kg。

(魏艳芳)

第七节 急性心力衰竭

急性心力衰竭(AHF)是临床医师面临的最常见的心脏急症之一。许多国家随着人口老龄化及急性心肌梗死患者存活率的升高,慢性心力衰竭患者的数量快速增长,同时也增加了心功能失代偿患者的数量。AHF 患者中 60%～70% 是由冠心病所致,尤其是在老年人。在年轻患者,AHF 的原因更多见于扩张型心肌病、心律失常、先天性或瓣膜性心脏病、心肌炎等。

AHF 患者预后不良。急性心肌梗死伴有严重心力衰竭患者病死率非常高,12 个月的病死率为 30%。据报道,急性肺水肿院内病死率为 12%,1 年病死率为 40%。

2008 年欧洲心脏病学会更新了急性和慢性心力衰竭指南。2010 年中华医学会心血管病分会公布了我国急性心力衰竭诊断和治疗指南。

一、急性心力衰竭的临床表现

AHF 是指由于心脏功能异常而出现的急性临床发作。无论既往有无心脏病病史,均可发生。心功能异常可以是收缩功能异常,也可为舒张功能异常,还可以是心律失常或心脏前负荷和后负荷失调。它通常是致命的,需要紧急治疗。

急性心力衰竭可以在既往没有心功能异常者首次发病,也可以是慢性心力衰竭(CHF)的急性失代偿。急性心力衰竭患者的临床表现如下。

(一)基础心血管疾病的病史和表现

大多数患者有各种心脏病的病史,存在引起急性心力衰竭的各种病因。老年人中的主要病因为冠心病、高血压和老年性退行性心瓣膜病,而在年轻人中多由风湿性心瓣膜病、扩张型心肌病、急性重症心肌炎等所致。

(二)诱发因素

常见的诱因:①慢性心力衰竭药物治疗缺乏依从性;②心脏容量超负荷;③严重感染,尤其肺炎和败血症;④严重颅脑损害或剧烈的精神心理紧张与波动;⑤大手术后;⑥肾功能减退;⑦急性心律失常如室性心动过速(室速)、心室颤动(室颤)、心房颤动(房颤)或心房扑动(房扑)伴快速心室率、室上性心动过速及严重的心动过缓等;⑧支气管哮喘发作;⑨肺栓塞;⑩高心排血量综合征,如甲状腺功能亢进危象、严重贫血等;⑪应用负性肌力药物如维拉帕米、地尔硫草、β受体阻滞剂等;⑫应用非甾体抗炎药;⑬心肌缺血;⑭老年急性舒张功能减退;⑮吸毒;⑯酗酒;⑰嗜铬细胞瘤。这些诱因使心功能原来尚可代偿的患者骤发心力衰竭,或者使已有心力衰竭的患者病情加重。

(三)早期表现

原来心功能正常的患者出现急性失代偿的心力衰竭(首发或慢性心力衰竭急性失代偿)伴有急性心力衰竭的症状和体征,出现原因不明的疲乏或运动耐力明显降低及心率增加 15～20 次/分钟,可能是左心功能降低的最早期征兆。继续发展可出现劳力性呼吸困难、夜间阵发性呼吸困难、睡觉需用枕头抬高头部等,检查可发现左心室增大、闻及舒张早期或中期奔马律、肺动脉瓣区第二心音亢进、两肺尤其肺底部有细湿啰音,还可有干啰音或哮鸣音,提示已有左心功能障碍。

(四)急性肺水肿

起病急骤,病情可迅速发展至危重状态。突发的严重呼吸困难、端坐呼吸、喘息不止、烦躁不安并有恐惧感,呼吸频率可达 30~50 次/分钟;频繁咳嗽并咳出大量粉红色泡沫样血痰;听诊心率快,心尖部常可闻及奔马律;双肺满布湿啰音和哮鸣音。

(五)心源性休克

主要表现如下。

(1)持续低血压,收缩压降至 12.0 kPa(90 mmHg)以下,或原有高血压的患者收缩压降幅 ≥8.0 kPa(60 mmHg),且持续 30 min 以上。

(2)组织低灌注状态,可有:①皮肤湿冷、苍白和发绀,出现紫色条纹;②心动过速>110 次/分钟;③尿量显著减少(<20 mL/h),甚至无尿;④意识障碍,常有烦躁不安、激动焦虑、恐惧和濒死感,收缩压低于 9.3 kPa(70 mmHg),可出现抑制症状如神志恍惚、表情淡漠、反应迟钝,逐渐发展至意识模糊甚至昏迷。

(3)血流动力学障碍:肺毛细血管楔压(PCWP)≥2.4 kPa(18 mmHg),心脏指数(CI) ≤36.7 mL/(s·m²)[≤2.2 L/(min·m²)]。

(4)低氧血症和代谢性酸中毒。

二、急性心力衰竭严重程度分级

主要分级有 Killip 法(表 4-7)、Forrester 法(表 4-8)和临床程度分级(表 4-9)三种。Killip 法主要用于急性心肌梗死患者,分级依据临床表现和胸部 X 线的结果。

表 4-7　急性心肌梗死的 Killip 法分级

分级	症状与体征
Ⅰ级	无心力衰竭
Ⅱ级	有心力衰竭,两肺中下部有湿啰音,占肺野下 1/2,可闻及奔马律。胸部 X 线片有肺淤血
Ⅲ级	严重心力衰竭,有肺水肿,细湿啰音遍布两肺(超过肺野下 1/2)
Ⅳ级	心源性休克、低血压[收缩压<12.0 kPa(90 mmHg)]、发绀、出汗、少尿

注:1 mmHg=0.133 kPa。

表 4-8　急性心力衰竭的 Forrester 法分级

分级	PCWP(mmHg)	CI[mL/(s·m²)]	组织灌注状态
Ⅰ级	≤18	>36.7	无肺淤血,无组织灌注不良
Ⅱ级	>18	>36.7	有肺淤血
Ⅲ级	<18	≤36.7	无肺淤血,有组织灌注不良
Ⅳ级	>18	≤36.7	有肺淤血,有组织灌注不良

注:PCWP,肺毛细血管楔压;CI,心脏指数,其法定单位[mL/(s·m²)]与旧制单位[L/(min·m²)]的换算因数为16.67。

表 4-9　急性心力衰竭的临床程度分级

分级	皮肤	肺部啰音
Ⅰ级	干、暖	无
Ⅱ级	湿、暖	有

续表

分级	皮肤	肺部啰音
Ⅲ级	干、冷	无/有
Ⅳ级	湿、冷	有

Forrester 分级依据临床表现和血流动力学指标,可用于急性心肌梗死后 AHF,最适用于首次发作的急性心力衰竭。临床程度的分类法适用于心肌病患者,它主要依据临床发现,最适用于慢性失代偿性心力衰竭。

三、急性心力衰竭的诊断

AHF 的诊断主要依据症状和临床表现,同时辅以相应的实验室检查,如 ECG、胸部 X 线片、生化标志物、多普勒超声心动图等,诊断的流程如图 4-6 所示。

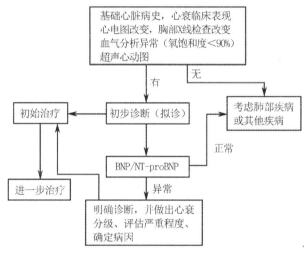

图 4-6　急性心力衰竭的诊断流程

在急性心力衰竭患者,需要系统地评估外周循环、静脉充盈、肢端体温。

在心力衰竭失代偿时,右心室充盈压通常可通过中心静脉压评估。AHF 时中心静脉压升高应谨慎分析,因为在静脉顺应性下降合并右心室顺应性下降时,即便右心室充盈压很低也会出现中心静脉压的升高。

左心室充盈压可通过肺部听诊评估,肺部存在湿啰音常提示左心室充盈压升高。进一步的确诊、严重程度的分级及随后可出现的肺淤血、胸腔积液应进行胸部 X 线片检查。左心室充盈压的临床评估常被迅速变化的临床征象所误导。应进行心脏的触诊和听诊,了解有无室性和房性奔马律（S_3、S_4）。

四、实验室检查及辅助检查

（一）心电图（ECG）检查

急性心力衰竭时 ECG 多有异常改变。ECG 可以辨别节律,可以帮助确定 AHF 的病因及了解心室的负荷情况。这在急性冠脉综合征中尤为重要。ECG 还可了解左、右心室/心房的劳损情况、有无心包炎及既往存在的病变如左右心室的肥大。心律失常时应分析 12 导联心电图,同时应进行连续的 ECG 监测。

(二)胸部 X 线片及影像学检查

对于所有 AHF 的患者,胸部 X 线片和其他影像学检查宜尽早完成,以便及时评估已经存在的肺部和心脏病变(心脏的大小及形状)及肺淤血的程度。它不但可以用于明确诊断,还可用于了解随后的治疗效果。胸部 X 线片还可用作左心衰竭的鉴别诊断,除外肺部炎症或感染性疾病。胸部 CT 或放射性核素扫描可用于判断肺部疾病和诊断大的肺栓塞。CT、经食管超声心动图可用于诊断主动脉夹层。

(三)实验室检查

AHF 时应进行一些实验室检查。动脉血气分析可以评估氧合情况(PaO_2)、通气情况($PaCO_2$)、酸碱平衡和碱缺失,在所有严重 AHF 患者应进行此项检查。脉搏血氧测定及潮气末(呼气末)CO_2 测定等无创性检测方法可以替代动脉血气分析,但不适用于低心排血量及血管收缩性休克状态。静脉血氧饱和度(如颈静脉内)的测定对于评价全身的氧供需平衡很有价值。

血浆脑钠尿肽(B 型钠尿肽,BNP)是在心室室壁张力增加和容量负荷过重时由心室释放的,现在已用于急诊室呼吸困难的患者作为排除或确立心力衰竭诊断的指标。BNP 对于排除心力衰竭有着很高的阴性预测价值。如果心力衰竭的诊断已经明确,升高的血浆 BNP 和 N 末端脑钠尿肽前体(NT-proBNP)可以预测预后。

(四)超声心动图检查

超声心动图对于评价基础心脏病变及与 AHF 相关的心脏结构和功能改变是极其重要的,同时对急性冠脉综合征也有重要的评估值。

多普勒超声心动图应用于评估左右心室的局部或全心功能改变、瓣膜结构和功能、心包病变、急性心肌梗死的机械性并发症和比较少见的占位性病变。通过多普勒超声心动图测定主动脉或肺动脉的血流时速曲线可以估测心排血量。多普勒超声心动图还可估计肺动脉压力(三尖瓣反流射速),同时可监测左心室前负荷。

(五)其他检查

在涉及与冠状动脉相关的病变,如不稳定型心绞痛或心肌梗死时,血管造影是非常重要的,现已明确血运重建能够改善预后。

五、急性心力衰竭患者的监护

急性心力衰竭患者应在进入急诊室后尽快地开始监护,同时给予相应的诊断性检查以明确基础病因。

(一)无创性监护

在所有的危重患者,必须监测的项目有血压、体温、心率、呼吸、心电图。有些实验室检查应重复做,如电解质、肌酐、血糖及有关感染和代谢障碍的指标。必须纠正低钾或高钾血症。如果患者情况恶化,这些指标的监测频率也应增加。

1.心电监测

在急性失代偿阶段 ECG 的监测是必需的(监测心律失常和 ST 段变化),尤其是心肌缺血或心律失常是导致急性心力衰竭的主要原因。

2.血压监测

开始治疗时维持正常的血压很重要,其后也应定时测量(如每 5 min 测量 1 次),直到血管活性药、利尿剂、正性肌力药剂量稳定时。在无强烈的血管收缩和不伴有极快心率时,无创性自动袖带血压测量是可靠的。

3.血氧饱和度监测

脉搏血氧计是测量动脉氧与血红蛋白结合饱和度(SaO_2)的无创性装置。通常从联合血氧计测得的SaO_2的误差在2%之内,除非患者处于心源性休克状态。

4.心排血量和前负荷

可应用多普勒超声的方法监测。

(二)有创性监测

1.动脉置管

置入动脉导管的指征是因血流动力学不稳定需要连续监测动脉血压或需进行多次动脉血气分析。

2.中心静脉置管

中心静脉置管联通了中心静脉循环,所以可用于输注液体和药物,也可监测中心静脉压(CVP)及静脉氧饱和度(SvO_2)(上腔静脉或右心房处),后者用以评估氧的运输情况。

在分析右心房压力时应谨慎,避免过分注重右心房压力,因为右心房压力几乎与左心房压力无关,因此也与 AHF 时的左心室充盈压无关。CVP 也会受到重度三尖瓣关闭不全及呼气末正压通气(PEEP)的影响。

3.肺动脉导管

肺动脉导管(PAC)是一种漂浮导管,用于测量上腔静脉(SVC)、右心房、右心室、肺动脉压力、肺毛细血管楔压及心排血量。现代导管能够半连续性地测量心排血量及混合静脉血氧饱和度、右心室舒张末容积和射血分数。

虽然置入肺动脉导管用于急性左心衰竭的诊断通常不是必需的,但对于伴发有复杂心肺疾病的患者,它可以用来鉴别是心源性机制还是非心源性机制。对于二尖瓣狭窄、主动脉瓣关闭不全、高气道压或左心室僵硬(如左心室肥厚、糖尿病、纤维化、使用正性肌力药、肥胖、缺血)的患者,肺毛细血管楔压并不能真实反映左心室舒张末压。

建议 PAC 用于对传统治疗未产生预期疗效的血流动力学不稳定的患者,以及合并淤血和低灌注的患者。在这些情况下,置入肺动脉导管以保证左心室最恰当的液体负荷量,并指导血管活性药物和正性肌力药的使用。

六、急性心力衰竭的治疗

(一)临床评估

对患者均应根据上述各种检查方法及病情变化做出临床评估,包括:①基础心血管疾病;②急性心力衰竭发生的诱因;③病情的严重程度和分级,并估计预后;④治疗的效果。此种评估应多次和动态进行,以调整治疗方案。

(二)治疗目标

(1)控制基础病因和矫治引起心力衰竭的诱因:应用静脉和(或)口服降压药物以控制高血压;选择有效抗生素控制感染;积极治疗各种影响血流动力学的快速性或缓慢性心律失常;应用硝酸酯类药物改善心肌缺血。糖尿病伴血糖升高者应有效控制血糖水平,又要防止出现低血糖。对血红蛋白含量<60 g/L 的严重贫血者,可输注浓缩红细胞悬液或全血。

（2）缓解各种严重症状。①低氧血症和呼吸困难：采用不同方式的吸氧，包括鼻导管吸氧、面罩吸氧及无创或气管插管的呼吸机辅助通气治疗。②胸痛和焦虑：应用吗啡。③呼吸道痉挛：应用支气管解痉药物。④淤血症状：利尿剂有助于减轻肺淤血和肺水肿，也可缓解呼吸困难。

（3）稳定血流动力学状态，维持收缩压≥12.0 kPa（90 mmHg），纠正和防止低血压可应用各种正性肌力药物。血压过高者的降压治疗可选择血管扩张药。

（4）纠正水、电解质紊乱和维持酸碱平衡。

（5）保护重要脏器如肺、肾、肝和大脑，防止功能损害。

（6）降低死亡危险，改善近期和远期预后。

（三）急性心力衰竭的处理流程

急性心力衰竭确诊后，即按图4-7的流程处理。初始治疗后症状未获明显改善或病情严重者应行进一步治疗。

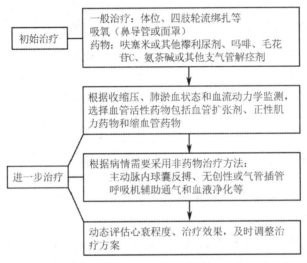

图4-7 急性心力衰竭的处理流程

1.一般处理

（1）体位：静息时明显呼吸困难者应半卧位或端坐位，双腿下垂以减少回心血量，降低心脏前负荷。

（2）四肢交换加压：四肢轮流绑扎止血带或血压计袖带，通常同一时间只绑扎三肢，每隔15～20 min轮流放松一肢。血压计袖带的充气压力应较舒张压低1.3 kPa（10 mmHg），使动脉血流仍可顺利通过，而静脉血回流受阻。此法可降低前负荷，减轻肺淤血和肺水肿。

（3）吸氧：适用于低氧血症和呼吸困难明显（尤其指端血氧饱和度＜90%）的患者。应尽早采用，使患者SaO_2≥95%（伴COPD者SaO_2＞90%），可采用不同的方式。①鼻导管吸氧：低氧流量（1～2 L/min）开始，如仅为低氧血症，动脉血气分析未见二氧化碳潴留，可采用高流量给氧6～8 L/min。乙醇湿化吸氧可使肺泡内的泡沫表面张力降低而破裂，改善肺泡的通气。方法是在氧气通过的湿化瓶中加50%～70%乙醇或有机硅消泡剂，用于肺水肿患者。②面罩吸氧：适用于伴呼吸性碱中毒患者。必要时还可采用无创性或气管插管呼吸机辅助通气治疗。

（4）做好救治的准备工作：至少开放2条静脉通道，并保持通畅。必要时可采用深静脉穿刺置管，以随时满足用药的需要。血管活性药物一般应用微量泵泵入，以维持稳定的速度和正确的剂量。固定和维护好漂浮导管、深静脉置管、心电监护的电极和导联线、鼻导管或面罩、导尿管及指端无创血氧仪测定电极等。保持室内适宜的温度、湿度,灯光柔和,环境幽静。

(5)饮食:进易消化食物,避免一次大量进食,在总量控制下,可少量多餐(6～8 次/天)。应用袢利尿剂情况下不要过分限制钠盐摄入量,以避免低钠血症,导致低血压。利尿剂应用时间较长的患者要补充多种维生素和微量元素。

(6)出入量管理:肺淤血、体循环淤血及水肿明显者应严格限制饮水量和静脉输液速度,对无明显低血容量因素(大出血、严重脱水、大汗淋漓等)者的每天摄入液体量一般宜在 1 500 mL 以内,不要超过 2 000 mL。保持每天水出入量负平衡约 500 mL,严重肺水肿者的水负平衡为 1 000～2 000 mL/d,甚至可达 3 000～5 000 mL/d,以减少水、钠潴留和缓解症状。3～5 d 后,如淤血、水肿明显消退,应减少水负平衡量,逐渐过渡到出入水量大体平衡。在水负平衡下应注意防止发生低血容量、低血钾和低血钠等。

2.药物治疗

(1)AHF 时吗啡及其类似物的使用:吗啡一般用于严重 AHF 的早期阶段,特别是患者不安和呼吸困难时。吗啡能够使静脉扩张,也能使动脉轻度扩张,并降低心率。应密切观察疗效和呼吸抑制的不良反应。伴明显和持续低血压、休克、意识障碍、COPD 等患者禁忌使用。老年患者慎用或减量。也可应用哌替啶 50～100 mg 肌内注射。

(2)AHF 治疗中血管扩张药的使用:对大多数 AHF 患者,血管扩张药常作为一线药,它可以用来开放外周循环,降低前或后负荷。

1)硝酸酯类药物:急性心力衰竭时此类药在不减少每搏心排血量和不增加心肌氧耗情况下能减轻肺淤血,特别适用于急性冠脉综合征伴心力衰竭的患者。临床研究已证实,硝酸酯类静脉制剂与呋塞米合用治疗急性心力衰竭有效;应用大剂量硝酸酯类药物联合小剂量呋塞米的疗效优于单纯大剂量的利尿剂。静脉应用硝酸酯类药物应十分小心滴定剂量,经常测量血压,防止血压过度下降。硝酸甘油静脉滴注起始剂量 5～10 μg/min,每 5～10 min 递增 5～10 μg/min,最大剂量 100～200 μg/min;也可每 10～15 min 喷雾一次(400 μg),或舌下含服,每次 0.3～0.6 mg。硝酸异山梨酯静脉滴注剂量 5～10 mg/h,也可舌下含服,每次 2.5 mg。

2)硝普钠(SNP):适用于严重心力衰竭。临床应用宜从小剂量 10 μg/min 开始,可酌情逐渐增加剂量至 50～250 μg/min。由于其强效降压作用,应用过程中要密切监测血压,根据血压调整合适的维持剂量。长期使用时其代谢产物(硫代氰化物和氰化物)会产生毒性反应,特别是在严重肝肾衰竭的患者应避免使用。减量时,硝普钠应该缓慢减量,并加用口服血管扩张药,以避免反跳。AHF 时硝普钠的使用尚缺乏对照试验,而且在 AMI 时使用,病死率增高。在急性冠脉综合征所致的心力衰竭患者,因为 SNP 可引起冠脉窃血,故在此类患者中硝酸酯类的使用优于硝普钠。

3)奈西立肽:这是一类新的血管扩张药,近期被用以治疗 AHF。它是人 BNP 的重组体,是一种内源性激素物质。它能够扩张静脉、动脉、冠状动脉,由此降低前负荷和后负荷,在无直接正性肌力的情况下增加心排血量。慢性心力衰竭患者输注奈西立肽对血流动力学产生有益的作用,可以增加钠排泄,抑制肾素-血管紧张素-醛固酮和交感神经系统。它和静脉使用硝酸甘油相比,能更有效地促进血流动力学改善,并且不良反应更少。该药临床试验的结果尚不一致。近期的两项研究(VMAC 和 PROACTION)表明,该药的应用可以带来临床和血流动力学的改善,推荐应用于急性失代偿性心力衰竭。国内一项 Ⅱ 期临床研究提示,该药较硝酸甘油静脉制剂能够更显著降低 PCWP,缓解患者的呼吸困难。应用方法:先给予负荷剂量 1.500 μg/kg,静脉缓慢推注,继以 0.007 5～0.015 0 μg/(kg·min)静脉滴注;也可不用负荷剂量而直接静脉滴注。疗程一般 3 d,不建议超过 7 d。

4)乌拉地尔:该药具有外周和中枢双重扩血管作用,可有效降低血管阻力,降低后负荷,增加心排血量,但不影响心率,从而减少心肌耗氧量。适用于高血压心脏病、缺血性心肌病(包括急性心肌梗死)和扩张型心肌病引起的急性左心衰竭;可用于 CO 降低、PCWP>2.4 kPa(18 mmHg)的患者。通常静脉滴注 100～400 μg/min,可逐渐增加剂量,并根据血压和临床状况予以调整。伴严重高血压者可缓慢静脉注射12.5～25.0 mg。

应用血管扩张药的注意事项。下列情况下禁用血管扩张药:①收缩压<12.0 kPa(90 mmHg),或持续低血压并伴症状尤其有肾功能不全的患者,以避免重要脏器灌注减少;②严重阻塞性心瓣膜疾病患者,如主动脉瓣狭窄、二尖瓣狭窄患者,有可能出现显著的低血压,应慎用;③梗阻性肥厚型心肌病。

(3)急性心力衰竭时血管紧张素转化酶抑制剂(ACEI)的使用:ACEI 在急性心力衰竭中的应用仍存在诸多争议。急性心力衰竭的急性期、病情尚未稳定的患者不宜应用。急性心肌梗死后的急性心力衰竭可以试用,但须避免静脉应用,口服起始剂量宜小。在急性期病情稳定 48 h 后逐渐加量,疗程至少 6 周,不能耐受 ACEI 者可以应用 ARB。

在心排血量处于边缘状况时,ACE 抑制剂应谨慎使用,因为它可以明显降低肾小球滤过率。当联合使用非甾体抗炎药,以及出现双侧肾动脉狭窄时,不能耐受 ACE 抑制剂的风险增加。

(4)利尿剂使用注意事项如下。

1)适应证:AHF 和失代偿心力衰竭的急性发作,伴有液体潴留的情况是应用利尿剂的指征。利尿剂缓解症状的益处及其在临床上被广泛认可,无须再进行大规模的随机临床试验来评估。

2)作用效应:静脉使用袢利尿剂也有扩张血管效应,在使用早期(5～30 min)它降低肺阻抗的同时也降低右心房压力和肺毛细血管楔压。如果快速静脉注射大剂量(>1 mg/kg)时,就有反射性血管收缩的可能。它与慢性心力衰竭时使用利尿剂不同,在严重失代偿性心力衰竭使用利尿剂能使容量负荷恢复正常,可以在短期内减少神经内分泌系统的激活。特别是在急性冠脉综合征的患者,应使用低剂量的利尿剂,最好已给予扩血管治疗。

3)实际应用:静脉使用袢利尿剂(呋塞米、托拉塞米),它有强效快速的利尿效果,在 AHF 患者优先考虑使用。在入院以前就可安全使用,应根据利尿效果和淤血症状的缓解情况来选择剂量。开始使用负荷剂量,然后继续静脉滴注呋塞米或托拉塞米,静脉滴注比一次性静脉注射更有效。噻嗪类和螺内酯可以联合袢利尿剂使用,低剂量联合使用比高剂量使用一种药更有效,而且继发反应也更少。将袢利尿剂和多巴酚丁胺、多巴胺或硝酸盐联合使用也是一种治疗方法,它比仅仅增加利尿剂更有效,不良反应也更少。

4)不良反应、药物的相互作用:虽然利尿剂可安全地用于大多数患者,但它的不良反应也很常见,甚至可威胁生命。它们包括:神经内分泌系统的激活,特别是肾素-血管紧张素-醛固酮系统和交感神经系统的激活;低血钾、低血镁和低氯性碱中毒可能导致严重的心律失常;可以产生肾毒性及加剧肾衰竭。过度利尿可过分降低静脉压、肺毛细血管楔压及舒张期灌注,由此导致每搏输出量和心排血量下降,特别见于严重心力衰竭和以舒张功能不全为主的心力衰竭或缺血所致的右心室功能障碍。

(5)β受体阻滞剂使用注意事项如下。

1)适应证和基本原理:目前尚无应用β受体阻滞剂治疗 AHF,改善症状的研究。相反,在

AHF 时是禁止使用 β 受体阻滞剂的。急性心肌梗死后早期肺部啰音超过基底部的患者，以及低血压患者均被排除在应用 β 受体阻滞剂的临床试验之外。急性心肌梗死患者没有明显心力衰竭或低血压，使用 β 受体阻滞剂能限制心肌梗死范围，减少致命性心律失常，并缓解疼痛。

2）当患者出现缺血性胸痛对阿片类制剂无效、反复发生缺血、高血压、心动过速或心律失常时，可考虑静脉使用 β 受体阻滞剂。在 Gothenburg 美托洛尔研究中，急性心肌梗死后早期静脉使用美托洛尔或安慰剂，接着口服治疗 3 个月。美托洛尔组发展为心力衰竭的患者明显减少。如果患者有肺底部啰音的肺淤血征象，联合使用呋塞米、美托洛尔治疗可产生更好的疗效，降低病死率和并发症。

实际应用：当患者伴有明显急性心力衰竭，肺部啰音超过基底部时，应慎用 β 受体阻滞剂。对出现进行性心肌缺血和心动过速的患者，可以考虑静脉使用美托洛尔。

但是，对急性心肌梗死伴发急性心力衰竭患者，病情稳定后，应早期使用 β 受体阻滞剂。对于慢性心力衰竭患者，在急性发作稳定后（通常 4 d 后），应早期使用 β 受体阻滞剂。

在大规模临床试验中，比索洛尔、卡维地洛或美托洛尔的初始剂量很小，然后逐渐缓慢增加到日标剂量。应个体化增加剂量。β 受体阻滞剂可能过度降低血压，减慢心率。一般原则是，在服用 β 受体阻滞剂的患者由于心力衰竭加重而住院，除非必须用正性肌力药物维持，否则应继续服用 β 受体阻滞剂。但如果疑为 β 受体阻滞剂剂量过大（如有心动过缓和低血压）时，可减量继续用药。

（6）正性肌力药：此类药物适用于低心排血量综合征，如伴症状性低血压或 CO 降低伴有循环淤血的患者，可缓解组织低灌注所致的症状，保证重要脏器的血液供应。血压较低和对血管扩张药及利尿剂不耐受或反应不佳的患者尤其有效。使用正性肌力药有潜在的危害性，因为它能增加耗氧量、增加钙负荷，所以应谨慎使用。

对于失代偿的慢性心力衰竭患者，其症状、临床过程和预后很大程度上取决于血流动力学。所以，改善血流动力学参数成为治疗的目的。在这种情况下，正性肌力药可能有效，甚至挽救生命。但它改善血流动力学参数的益处，部分被它增加心律失常的危险抵消了。而且在某些病例，由于过度增加能量消耗引起心肌缺血和心力衰竭的慢性进展。但正性肌力药的利弊比率，不同的药并不相同。对于那些兴奋 β_1 受体的药物，可以增加心肌细胞胞内钙的浓度，可能有更高的危险性。有关正性肌力药用于急性心力衰竭治疗的对照试验研究较少，特别对预后的远期效应的评估更少。

1）洋地黄类：此类药物能轻度增加 CO 和降低左心室充盈压；对急性左心衰竭患者的治疗有一定帮助。一般应用毛花苷 C 0.2～0.4 mg 缓慢静脉注射，2～4 h 后可以再用 0.2 mg，伴快速心室率的房颤患者可酌情适当增加剂量。

2）多巴胺：小剂量＜2 μg/(kg·min)的多巴胺仅作用于外周多巴胺受体，直接或间接降低外周阻力。在此剂量下，对于肾脏低灌注和肾衰竭的患者，它能增加肾血流量、肾小球滤过率、利尿和增加钠的排泄，并增强对利尿剂的反应。大剂量＞2 μg/(kg·min)的多巴胺直接或间接刺激 β 受体，增加心肌的收缩力和心排血量。当剂量＞5 μg/(kg·min)时，它作用于 α 受体，增加外周血管阻力。此时，虽然它对低血压患者很有效，但它对 AHF 患者可能有害，因为它增加左心室后负荷，增加肺动脉压和肺阻力。

多巴胺可以作为正性肌力药[＞2 μg/(kg·min)]用于 AHF 伴有低血压的患者。当静脉滴注低剂量≤2 μg/(kg·min)时，它可以使失代偿性心力衰竭伴有低血压和尿量减少的患者增加肾血流量,增加尿量。但如果无反应,则应停止使用。

3)多巴酚丁胺:多巴酚丁胺的主要作用在于通过刺激 β_1 受体和 β_2 受体产生剂量依赖性的正性变时、正性变力作用,并反射性地降低交感张力和血管阻力,其最终结果依个体而不同。小剂量时,多巴酚丁胺能产生轻度的血管扩张反应,通过降低后负荷而增加射血量。大剂量时,它可以引起血管收缩。心率通常呈剂量依赖性增加,但增加的程度弱于其他儿茶酚胺类药物。但在房颤的患者,心率可能增加到难以预料的水平,因为它可以加速房室传导。全身收缩压通常轻度增加,但也可能不变或降低。心力衰竭患者静脉滴注多巴酚丁胺后,观察到尿量增多,这可能是它提高心排血量而增加肾血流量的结果。

多巴酚丁胺用于外周低灌注(低血压,肾功能下降)伴或不伴有淤血或肺水肿、使用最佳剂量的利尿剂和血管扩张药无效时。

多巴酚丁胺常用来增加心排血量。它的起始静脉滴注速度为 $2\sim3~\mu g/(kg\cdot min)$,可以逐渐增加到 $20~\mu g/(kg\cdot min)$。无须负荷量。静脉滴注速度根据症状、尿量反应或血流动力学监测结果来调整。它的血流动力学作用和剂量成正比,在静脉滴注停止后,它的清除也很快。

在接受 β 受体阻滞剂治疗的患者,需要增加多巴酚丁胺的剂量,才能恢复它的正性肌力作用。

单从血流动力学看,多巴酚丁胺的正性肌力作用增加了磷酸二酯酶抑制剂(PDEI)作用。PDEI 和多巴酚丁胺的联合使用能产生比单一用药更强的正性肌力作用。

长时间地持续静脉滴注多巴酚丁胺(24 h 以上)会出现耐药,部分血流动力学效应消失。长时间应用应逐渐减量。

静脉滴注多巴酚丁胺常伴有心律失常发生率的增加,可来源于心室和心房。这种影响呈剂量依赖性,可能比使用 PDEI 时更明显。在使用利尿剂时应及时补钾。心动过速时使用多巴酚丁胺要慎重,多巴酚丁胺静脉滴注可以促发冠心病患者的胸痛。现在还没有关于 AHF 患者使用多巴酚丁胺的对照试验,一些试验显示它增加不利的心血管事件。

4)磷酸二酯酶抑制剂:米力农和依诺昔酮是两种临床上使用的Ⅲ型磷酸二酯酶抑制剂(PDEI)。在 AHF 时,它们能产生明显的正性肌力、松弛性及外周扩血管效应,由此增加心排血量和搏出量,同时伴随有肺动脉压、肺毛细血管楔压的下降,全身和肺血管阻力下降。它在血流动力学方面,介于纯粹的扩血管剂(如硝普钠)和正性肌力药(如多巴酚丁胺)之间。因为它们的作用部位远离 β 受体,所以在使用 β 受体阻滞剂的同时,PDEI 仍能够保留其效应。

Ⅲ型 PDEI 用于低灌注伴或不伴有淤血,使用最佳剂量的利尿剂和血管扩张药无效时应用。

当患者在使用 β 受体阻滞剂时,或对多巴酚丁胺没有足够的反应时,Ⅲ型 PDEIs 的疗效可能优于多巴酚丁胺。

由于其过度的外周扩血管效应可引起的低血压,静脉推注较静脉滴注时更常见。有关 PDEI 治疗对 AHF 患者的远期疗效目前数据尚不充分,但人们已提高了对其安全性的重视,特别是在缺血性心脏病所致心力衰竭患者。

5)左西孟旦:这是一种钙增敏剂,通过结合于心肌细胞上的肌钙蛋白 C 促进心肌收缩,还通过介导 ATP 敏感的钾通道而发挥血管舒张作用和轻度抑制磷酸二酯酶的效应。其正性肌力作用独立于 β 肾上腺素能刺激,可用于正接受 β 受体阻滞剂治疗的患者。左西孟旦的乙酰化代谢产物,仍然具有药理活性,半衰期约 80 h,停药后作用可持续 48 h。

临床研究表明,急性心力衰竭患者应用本药静脉滴注可明显增加 CO 和每搏输出量,降低 PCWP、全身血管阻力和肺血管阻力;冠心病患者不会增加病死率。用法:首剂 $12\sim24\ \mu g/kg$ 静脉注射($>10\ min$),继以 $0.1\ \mu g/(kg \cdot min)$ 静脉滴注,可酌情减半或加倍。对于收缩压 $<13.3\ kPa(100\ mmHg)$ 的患者,不需要负荷剂量,可直接用维持剂量,以防止发生低血压。

在比较左西孟旦和多巴酚丁胺的随机对照试验中,已显示左西孟旦能改善呼吸困难和疲劳等症状,并产生很好的结果。不同于多巴酚丁胺的是,当联合使用 β 受体阻滞剂时,左西孟旦的血流动力学效应不会减弱,甚至会更强。

在大剂量使用左西孟旦静脉滴注时,可能会出现心动过速、低血压,对收缩压 $<11.3\ kPa$ ($85\ mmHg$)的患者不推荐使用。在与其他安慰剂或多巴酚丁胺比较的对照试验中显示,左西孟旦并没有增加恶性心律失常的发生率。

3.非药物治疗

(1)主动脉内球囊反搏(IABP):临床研究表明,这是一种有效改善心肌灌注同时又降低心肌耗氧量和增加 CO 的治疗手段。

IABP 的适应证:①急性心肌梗死或严重心肌缺血并发心源性休克,且不能由药物治疗纠正;②伴血流动力学障碍的严重冠心病(如急性心肌梗死伴机械并发症);③心肌缺血伴顽固性肺水肿。

IABP 的禁忌证:①存在严重的外周血管疾病;②主动脉瘤;③主动脉瓣关闭不全;④活动性出血或其他抗凝禁忌证;⑤严重血小板缺乏。

(2)机械通气。急性心力衰竭者行机械通气的指征:①出现心搏呼吸骤停而进行心肺复苏时;②合并Ⅰ型或Ⅱ型呼吸衰竭。机械通气的方式有下列两种。

1)无创呼吸机辅助通气:这是一种无须气管插管、经口/鼻面罩给患者供氧、由患者自主呼吸触发的机械通气治疗。分为持续气道正压通气(CPAP)和双相间歇气道正压通气(BiPAP)两种模式。

作用机制:通过气道正压通气可改善患者的通气状况,减轻肺水肿,纠正缺氧和二氧化碳潴留,从而缓解Ⅰ型或Ⅱ型呼吸衰竭。

适用对象:Ⅰ型或Ⅱ型呼吸衰竭患者经常规吸氧和药物治疗仍不能纠正时应及早应用。主要用于呼吸频率≤25 次/分钟、能配合呼吸机通气的早期呼吸衰竭患者。在下列情况下应用受限:不能耐受和合作的患者、有严重认知障碍和焦虑的患者、呼吸急促(频率>25 次/分钟)、呼吸微弱和呼吸道分泌物多的患者。

2)气道插管和人工机械通气:应用指征为心肺复苏时、严重呼吸衰竭经常规治疗不能改善者,尤其是出现明显的呼吸性和代谢性酸中毒并影响到意识状态的患者。

(3)血液净化治疗要点如下。

1)机制:此法不仅可维持水、电解质和酸碱平衡,稳定内环境,还可清除尿毒症毒素(肌酐、尿素、尿酸等)、细胞因子、炎症介质及心脏抑制因子等。治疗中的物质交换可通过血液滤过(超滤)、血液透析、连续血液净化和血液灌流等来完成。

2)适应证:本法对急性心力衰竭有益,但并非常规应用的手段。出现下列情况之一时可以考虑采用:①高容量负荷如肺水肿或严重的外周组织水肿,且对袢利尿剂和噻嗪类利尿剂抵抗;②低钠血症(血钠<110 mmol/L)且有相应的临床症状,如神志障碍、肌张力减退、腱反射减弱或消失、呕吐及肺水肿等,在上述两种情况应用单纯血液滤过即可;③肾功能进行性减退,血肌酐 $>500\ \mu mol/L$ 或符合急性血液透析指征的其他情况。

3）不良反应和处理：建立体外循环的血液净化均存在与体外循环相关的不良反应，如生物不相容、出血、凝血、血管通路相关并发症、感染、机器相关并发症等。应避免出现新的内环境紊乱，连续血液净化治疗时应注意热量及蛋白的丢失。

（4）心室机械辅助装置：急性心力衰竭经常规药物治疗无明显改善时，有条件的可应用此种技术。此类装置有体外膜式氧合（ECMO）、心室辅助泵（如可置入式电动左心辅助泵、全人工心脏）。根据急性心力衰竭的不同类型，可选择应用心室辅助装置，在积极纠治基础心脏病的前提下，短期辅助心脏功能，可作为心脏移植或心肺移植的过渡。ECMO 可以部分或全部代替心肺功能。临床研究表明，短期循环呼吸支持（如应用 ECMO）可以明显改善预后。

（王培宁）

第八节　舒张性心力衰竭

心力衰竭是一个包括多种病因和发病机制的临床综合征。其中，舒张性心力衰竭（DHF）是近 20 年才得到研究和认识的一类心力衰竭。其主要特点：有典型的心力衰竭的临床症状、体征和实验室检查证据（如胸部 X 线检查肺淤血表现），而超声心动图等影像检查显示左心室射血分数（LVEF）正常，并除外了瓣膜病和单纯右心衰竭。研究发现，DHF 患者约占所有心力衰竭患者的 50%。与收缩性心力衰竭（SHF）比较，DHF 有更长的生存期，而且两者的治疗措施不尽相同。

一、病因特点

DHF 通常发生于年龄较大的患者，女性比男性发病率和患病率更高。最常发生于高血压患者，特别是有严重心肌肥厚的患者。冠心病也是常见病因，特别是由一过性缺血发作造成的可逆性损伤及急性心肌梗死早期，心肌顺应性急剧下降，左心室舒张功能损害。DHF 还见于肥厚型心肌病、糖尿病性心肌病、心内膜弹力纤维增生症、浸润型心肌病（如心肌淀粉样变性）等。DHF急性发生常由血压短期内急性升高和快速心率的心房颤动发作引起。DHF 与 SHF 可以合并存在，这种情况见于冠心病心力衰竭，既可以因心肌梗死造成的心肌丧失或急性缺血发作导致心肌收缩力急剧下降而致 SHF，也可以由非扩张性的纤维瘢痕替代了正常的可舒张心肌组织，心室的顺应性下降而引起 DHF。长期慢性 DHF 的患者，如同 SHF 患者一样，逐渐出现劳动耐力、生活质量下降。瓣膜性心脏病同样会引起左心室舒张功能异常，特别是在瓣膜病的早期，表现为舒张时间延长，心肌僵硬度增加，甚至换瓣术后的部分患者，舒张功能不全也会持续数年之久，即使此刻患者的收缩功能正常。通常所说的 DHF 是不包括瓣膜性心脏病等的单纯 DHF。

二、病理生理特点

心脏的舒张功能取决于心室肌的主动松弛和被动舒张的特性。被动舒张特性的异常通常是由心脏的质量增加和心肌内的胶原网络变化共同导致的，心肌主动松弛性的异常与各种原因造成的细胞内 Ca^{2+} 调节异常有关。其结果是心肌的顺应性下降，左心室充盈时间变化，左心室舒张末压增加，表现为左心室舒张末压力与容量的关系曲线变得更加陡直。在这种情况下，中心血容量、静脉张力或心房僵硬度的轻度增加,或它们共同增加即可导致左心房或肺静脉压力骤然增加,甚至引起急性肺水肿。

心率对舒张功能有明显影响,心率增快时心肌耗氧量增加,同时使冠状动脉灌注时间缩短,即使在没有冠心病的情况下,也可引起缺血性舒张功能不全。心率过快时舒张期缩短,使心肌松弛不完全,心室充盈压升高,产生舒张功能不全。

舒张功能不全时的血流动力学改变和代偿机制:舒张功能不全时舒张中晚期左心室内压力升高,左心室充盈受限,虽然射血分数正常,但每搏输出量降低,心排血量减少。左心房代偿性收缩增强,以增加左心室充盈。长期代偿结果是左心房内压力增加,左心房逐渐扩大,到一定程度时发生心房颤动。在前、后负荷突然增加,急性应激,快速房颤等使左心室充盈压突然升高时,发生急性失代偿心力衰竭,出现急性肺淤血、水肿,表现出急性心力衰竭的症状和体征。

舒张功能不全的患者,不论有无严重的心力衰竭临床表现,其劳动耐力均是下降的,主要有两个原因:一是左心室舒张压和肺静脉压升高,导致肺的顺应性下降,这可引起呼吸做功增加或呼吸困难的症状;二是运动时心排血量不能充分代偿性增加,结果导致下肢和辅助呼吸肌的显著乏力。这一机制解释了较低的运动耐力和肺毛细血管楔压(PCWP)变化之间的关系。

三、临床表现

舒张性心力衰竭的临床表现与收缩性心力衰竭近似,主要为肺循环淤血和体循环淤血的症状和体征,如劳动耐力下降、劳力性呼吸困难、夜间阵发性呼吸困难、颈静脉怒张、淤血性肝大和下肢水肿等。胸部 X 线片可显示肺淤血,甚至肺水肿的改变。超声心动图显示 LVEF>50% 和左心室舒张功能减低的证据。

四、诊断

对于有典型的心力衰竭的临床表现,而超声心动图显示左心室射血分数正常(LVEF>50%)或近乎正常(LVEF 40%~50%)的患者,在除外瓣膜性心脏病、各种先天性心脏病、各种原因的肺心病、高动力状态的心力衰竭(严重贫血、甲状腺功能亢进、动静脉瘘等)、心脏肿瘤、心包缩窄或压塞等疾病后,可初步诊断为舒张性心力衰竭,并在进一步检查获得左心室舒张功能不全的证据后,确定舒张性心力衰竭的诊断。

超声心动图在心力衰竭的诊断中起着重要的作用,因为物理检查、心电图、胸部 X 线片等都不能够提供用于鉴别收缩或舒张功能不全的证据。超声心动图所测的左心室射血分数正常(LVEF>50%)或近乎正常(LVEF 40%~50%)是诊断 DHF 的必需条件。超声心动图能够简便、快速地用于鉴别诊断,如明确是否有急性二尖瓣、主动脉瓣反流或缩窄性心包炎等。

多普勒超声能够测量心内的血流速度,这有助于评价心脏的舒张功能。在正常窦性心律条件下,穿过二尖瓣的血流频谱从左心房到左心室有两个波形,E 波反映左心室舒张早期充盈;A 波反映舒张晚期心房的收缩。因为跨二尖瓣的血流速度有赖于二尖瓣的跨瓣压差,E 波的速率受到左心室性期前收缩期舒张和左心房压力的影响。而且,研究发现,仅在轻度舒张功能不全时可以看出 E/A<1,一旦患者的舒张功能达到中度或严重损害,则由于左心房压的显著升高,其超声的表现仍为 E/A>1,近似于正常的图像。由此也可以看出,二尖瓣标准的血流模式对容量状态(特别是左心房压)极度敏感,但是这一速率的变化图像还是能够部分反映左心室的舒张功能(特别是在轻度左心室舒张功能减低时)。其他评价舒张功能的无创检测方法有多普勒超声评价由肺静脉到左心房的血流状态,组织多普勒显像能够直接测定心肌长度的变化速率。而对于缺血性心脏病患者,心导管技术则可以反映左心室充盈压的增高,在实际应用中,更适合于由心绞痛发作诱发的心力衰竭患者的评价。

DHF 的诊断标准目前还不完全统一。美国心脏病学会和美国心脏病协会(ACC/AHA)建议的诊断标准是:有典型的心力衰竭症状和体征,同时超声心动图显示患者没有心脏瓣膜异常,左心室射血分数正常。欧洲心脏病学会建议 DHF 的诊断应当符合下面 3 个条件:①有心力衰竭的证据;②左心室收缩功能正常或轻度异常;③左心室松弛、充盈、舒张性或舒张僵硬度异常的证据。欧洲心力衰竭工作组和ACC/AHA使用的术语"舒张性心力衰竭"有别于广义的"有正常射血分数的心力衰竭",后者包括了急性二尖瓣反流和其他原因的循环充血状态。

在实际工作中,临床医师诊断 DHF 时常常面临挑战。主要是要取得心力衰竭的临床证据,其中,胸部 X 线片在肺水肿的诊断中有很高的价值。血浆 BNP 和 NT-proBNP 的检测也有重要诊断价值,心源性呼吸困难患者的血浆 BNP 水平升高,尽管有资料显示,DHF 患者的 BNP 水平增加不如 SHF 患者的增加显著。

五、治疗

DHF 的治疗目的同其他各种心力衰竭,即缓解心力衰竭的症状,减少住院次数,增加运动耐量,改善生活质量和预后。治疗措施也同其他心力衰竭,包括三方面的内容:①对症治疗,缓解肺循环和体循环淤血的症状和体征;②针对病因和诱因的治疗,即积极治疗导致 DHF 的危险因素或原发病,如高血压、左心室肥厚、冠心病、心肌缺血、糖尿病及心动过速等,对阻止或延缓 DHF 的进展至关重要;③针对病理生理机制的治疗。在具体的治疗方法上 DHF 有其自己的特点。

(一)急性期治疗

在急性肺水肿时,可以给予氧疗(鼻导管或面罩吸氧)、吗啡、静脉用利尿剂和硝酸甘油。需要注意的是,对于 DHF 患者过度利尿可能会导致严重的低血压,因为 DHF 时左心室舒张压与容量的关系呈一个陡直的曲线。如果有严重的高血压,则有必要使用硝普钠等血管活性药物。如果有缺血发作,则使用硝酸甘油和相关的药物治疗。心动过速能够导致心肌耗氧量增加和降低冠状动脉的灌注时间,容易导致心肌缺血,即使在非冠心病患者;还可因缩短了舒张时间而使左心室的充盈受损,所以,在舒张功能不全的患者,快心室率的心房颤动常常会导致肺水肿和低血压,在一些病例中需要进行紧急心脏电复律。预防心动过速的发生或降低患者的心率,可以积极应用 β 受体阻滞剂(如比索洛尔、美托洛尔和卡维地洛)或非二氢吡啶类钙通道阻滞药(如地尔硫䓬),剂量依据患者的心率和血压调整,这点与 SHF 时不同,因为 SHF 时 β 受体阻滞剂要谨慎应用、逐渐加量,并禁用非二氢吡啶类钙通道阻滞药。对大多数 DHF 患者,无论在急性期与慢性期都不能从正性肌力药物治疗中获益。重组人脑钠尿肽(rh-BNP)是近年来用于治疗急性心力衰竭疗效显著的药物,它具有排钠利尿和扩张血管的作用,对那些急性发作或加重的 SHF 的临床应用收到了肯定的疗效。但对 DHF 的临床研究尚不多。从药理作用上看,它有促进心肌早期舒张的作用,加上排钠利尿、减轻肺淤血的作用,对 DHF 的急性发作可收到显著效果。

(二)长期药物治疗

1.血管紧张素转化酶抑制剂(ACEI)和血管紧张素 Ⅱ 受体阻滞剂(ARB)

ACEI 和 ARB 不但可降低血压,而且对心肌局部的 RAAS 也有直接的作用,可减轻左心室肥厚,改善心肌松弛性。非常适合用于治疗高血压合并的 DHF,在血压降低程度相同时,ACEI

和 ARB 减轻心肌肥厚的程度优于其他抗高血压药物。

2.β 受体阻滞剂

β 受体阻滞剂具有降低心率和负性肌力作用。对左心室舒张功能障碍有益的机制可能是：①降低心率可使舒张期延长,改善左心室充盈,增加舒张期末容积；②负性肌力作用可降低耗氧量,改善心肌缺血及心肌活动的异常非均一性；③抑制交感神经的血管收缩作用,降低心脏后负荷,也可改善冠状动脉的灌注；④能阻止通过儿茶酚胺引起的心肌损害和灶性坏死。已有研究证明,此类药物可使左心室容积-压力曲线下移,具有改善左心室舒张功能的作用。

目前认为,β 受体阻滞剂对改善舒张功能最主要的作用来自减慢心率和延长舒张期。在具体应用时可以根据患者的具体情况选择较大的初始剂量和较快地增加剂量。这与 SHF 有明显的不同。在 SHF 患者,β 受体阻滞剂的机制是长期应用后上调 β 受体,改善心肌重塑,应从小剂量开始,剂量调整常需要 2～4 周。应用 β 受体阻滞剂时一般将基础心率维持在 60～70 次/分钟。

3.钙通道阻滞剂

钙通道阻滞剂可减低细胞质内钙浓度,改善心肌的舒张和舒张期充盈,并能减轻后负荷和心肌肥厚,在扩张血管降低血压的同时可改善心肌缺血,维拉帕米和地尔硫草等还可通过减慢心率而改善心肌的舒张功能。因此在 DHF 的治疗中,钙通道阻滞剂发挥着重要的作用。这与 SHF 不同,由于钙通道阻滞剂有一定程度的负性肌力作用而不宜应用于 SHF 的治疗。

4.利尿剂

通过利尿能减轻水、钠潴留,减少循环血量,降低肺及体循环静脉压力,改善心力衰竭症状。当舒张性心力衰竭为代偿期时,左心房及肺静脉压增高虽为舒张功能障碍的结果,但同时也是其重要的代偿机制,可以缓解因心室舒张期充盈不足所致的舒张期末容积不足和心排血量的减少,从而保证全身各组织的基本血液供应。如此时过量使用利尿剂,可能加重已存在的舒张功能不全,使其由代偿转为失代偿。当 DHF 患者出现明显充血性心力衰竭的临床表现并发生肺水肿时,利尿剂则可通过减少部分血容量使症状得以缓解。

5.血管扩张药

由于静脉血管扩张药能扩张静脉,使回心血量及左心室舒张期末容积减小,故对代偿期 DHF 可能进一步降低心排血量；而对容量负荷显著增加的失代偿期患者,可减轻肺循环、体循环压力,缓解充血症状。动脉血管扩张药能有效地降低心脏后负荷,对周围血管阻力增加的患者(如高血压心脏病)可能有效改善心室舒张功能,但对左心室流出道梗阻的肥厚型心肌病患者可能加重梗阻,使心排血量进一步减少。因此,扩张剂的应用应结合实际病情并慎重应用。

6.正性肌力药物

由于单纯 DHF 患者的左心室射血分数通常正常,因而正性肌力药物没有应用的指征,而且有使舒张性心功能不全恶化的危险,尤其是在老年急性失代偿 DHF 患者中。例如,洋地黄类药物通过抑制 Na^+-K^+-ATP 酶,并通过 Na^+-Ca^{2+} 交换的机制增加细胞内 Ca^{2+} 浓度,在心脏收缩期增加能量需求,而在心脏舒张期增加钙负荷,可能会促进舒张功能不全的恶化。DIG 研究的数据也显示,在使用地高辛过程中,与心肌缺血及室性心律失常相关的终点事件增加。对于那些伴有快室率房颤的 DHF 患者,应用洋地黄是有指征也有益处的。因为可以通过控制心室率改善肺充血及心排血量。

7.抗心律失常药物

心律失常,特别是快速性心律失常对 DHF 患者的血流动力学常产生很大影响,故预防心律失常的发生对DHF患者有重要意义：①快速心律失常增加心肌氧耗，减少冠状动脉供血时间，从而可诱发心肌缺血，加重DHF，在左心室肥厚者尤为重要；②舒张期缩短使心肌舒张不完全，导致舒张期心室内容量相对增加；③DHF患者，左心室舒张速度和心率呈相对平坦甚至负性关系，当心率增加时，舒张速度不增加甚至减慢，从而引起舒张末期压力增加。因此当DHF患者伴有心律失常时，应根据其不同的病因和病情特点来选用抗心律失常药物。

8.其他药物

抑制心肌收缩的药物如丙吡胺，具有较强的负性肌力作用，可用于左心室流出道梗阻的肥厚型心肌病。此药缩短射血时间，增加心排血量，降低左心室舒张期末压。多数患者长期服用此药有效。丙吡胺的另一个作用是抗心律失常，而严重肥厚型心肌病患者，尤其是静息时有流出道梗阻者，常有心律失常，此时用丙吡胺可达到一举两得的效果。

目前，我们尚无充分的随机临床试验来评价不同药物对CHF或其他心血管事件的疗效，也没有充分的证据说明某一单药或某一组药物比其他的优越。已经建议，将那些有生物学效应的药物用于DHF的治疗，治疗心动过速和心肌缺血，如β受体阻滞剂或非二氢吡啶类钙通道阻滞剂；逆转左心室重塑，如利尿剂和血管紧张素转化酶抑制剂；减轻心肌纤维化，如螺内酯；阻断肾素-血管紧张素-醛固酮系统的药物能够产生这样一些生物学效应，还需要更多的资料来说明这些生物学效应能够降低心力衰竭的危险。

总之，在现阶段，对于DHF的发病机制、病理生理、直到诊断和治疗还需要有更多的临床试验和试验证据来不断完善。

（胡智涛）

第九节　慢性收缩性心力衰竭

慢性收缩性心力衰竭传统称之为充血性心力衰竭，是指心脏由于收缩和舒张功能严重低下或负荷过重，使泵血明显减少，不能满足全身代谢需要而产生的临床综合征，出现动脉系统供血不足和静脉系统淤血甚至水肿，伴有神经内分泌系统激活的表现。心力衰竭根据其产生机制可分为收缩功能（心室泵血功能）衰竭和舒张功能（心室充盈功能）衰竭两大类；根据病变的解剖部位可分为左心衰竭、右心衰竭和全心衰竭；根据心排血量（CO）高低可分为低心排血量心力衰竭和高心排血量心力衰竭；根据发病情况可分为急性心力衰竭和慢性心力衰竭。临床上为了评价心力衰竭的程度和疗效，将心功能分为4级，即纽约心脏病协会（NYHA）心功能分级如下。

Ⅰ级：体力活动不受限制。日常活动不引起过度乏力、呼吸困难和心悸。

Ⅱ级：体力活动轻度受限。休息时无症状，日常活动即引起乏力、心悸、呼吸困难。

Ⅲ级：体力活动明显受限。休息时无症状，轻于日常活动即可引起上述症状。

Ⅳ级：体力活动完全受限。不能从事任何体力活动，休息时也有症状，稍有体力活动即加重。

其中，心功能Ⅱ、Ⅲ、Ⅳ级临床上分别代表轻、中、重度心力衰竭，而心功能Ⅰ级可见于心脏疾病所致左心室收缩功能低下（LVEF≤40%）而临床无症状者，也可以是心功能完全正常的健康人。

一、左心衰竭

左心衰竭是指由于左心室心肌病变或负荷增加引起的心力衰竭。通常是由于大面积心肌急慢性损伤、缺血和(或)梗死产生心室重塑致左心室进行性扩张伴收缩功能进行性(或急性)降低所致,临床以动脉系统供血不足和肺淤血甚至肺水肿为主要表现。心功能代偿时,症状较轻,可慢性起病,急性失代偿时症状明显加重,通常起病急骤,在有(或无)慢性心力衰竭基础上突发急性左心衰竭肺水肿。病理生理和血流动力学特点为每搏输出量(SV)和心排血量(CO)明显降低,肺毛细血管楔压(PCWP)或左心室舒张末压(LVEDP)异常升高[$\geqslant$3.3 kPa(25 mmHg)],伴交感神经系统和肾素-血管紧张素-醛固酮系统(RAAS)为代表的神经内分泌系统的激活。高心排血量心力衰竭时 SV、CO 不降低。

(一)病因

(1)冠状动脉粥样硬化性心脏病,大面积心肌缺血、梗死或顿抑,或反复多次小面积缺血、梗死或顿抑,或慢性心肌缺血冬眠时。

(2)高血压心脏病。

(3)中、晚期心肌病。

(4)重症心肌炎。

(5)中、重度心脏瓣膜病如主动脉瓣和(或)二尖瓣的狭窄和(或)关闭不全。

(6)中、大量心室或大动脉水平分流的先天性或后天性心脏病如室间隔缺损、破裂、穿孔、主肺动脉间隔缺损、动脉导管未闭(PDA)和主动脉窦瘤破裂。

(7)高动力性心脏病,如甲亢、贫血、脚气病和动静脉瘘。

(8)急性肾小球肾炎和输液过量等。

(9)大量心包积液心脏压塞时(属"极度"的舒张性心力衰竭范畴)。

(10)严重肺动脉高压或合并急性肺栓塞,右心室压迫左心室致左心室充盈受阻时(也属"极度"舒张性心力衰竭范畴)。

(二)临床表现

1.症状

呼吸困难是左心衰竭的主要症状,是由于肺淤血或肺水肿所致。程度由轻至重表现为:轻度时活动中气短乏力、不能平卧或平卧后咳嗽,咳白色泡沫样痰,坐起可减轻或缓解;重度时夜间阵发性呼吸困难、端坐呼吸、心源性哮喘和急性肺水肿。急性肺水肿时多伴咳粉红色泡沫样痰或咯血(二尖瓣狭窄时),易致低氧血症和二氧化碳潴留而并发呼衰,同时伴随心悸、头晕、嗜睡(二氧化碳潴留时)或烦躁等体循环动脉供血不足的症状,严重时可发生休克、晕厥甚至猝死。

2.体征

轻中度时,高枕卧位。出汗多、面色苍白、呼吸增快、血压升高、心率增快($\geqslant$100 次/分钟)、心脏扩大,第一心音减弱、心尖部可闻及 S_3 奔马律,肺动脉瓣区第二心音亢进,若有瓣膜病变可闻及二尖瓣、主动脉瓣和三尖瓣区的收缩期或舒张期杂音。两肺底或满肺野可闻及细湿啰音或水泡音;吸气时明显,呼气时可伴哮鸣音(心源性哮喘时)。慢性左心衰竭患者可伴有单侧或双侧胸腔积液和双下肢水肿。脉细速,可有交替脉,严重缺氧时肢端可有发绀。严重急性失代偿左心衰竭时端坐呼吸、大汗淋漓、焦虑不安、呼吸急促(>30 次/分钟);两肺满布粗湿啰音或水泡音(肺水肿时)伴口吐鼻喷粉红色泡沫样痰,初起时常伴有哮鸣音,甚至有哮喘(心源性哮喘时)存在。血压升高或降低甚至休克,此时病情非常危重,只有紧急抢救才有望成功。稍有耽搁,患者就可能随时死亡。

(三)实验室检查

1.心电图(ECG)检查

窦性心动过速,可见二尖瓣 P 波、V_1 导联 P 波终末电势增大和左心室肥大劳损等反映左心房、左心室肥厚、扩大及与所患心脏病相应的变化;可有左、右束支传导阻滞和室内传导阻滞;急性、陈旧性梗死或心肌大面积严重缺血,以及多种室性或室上性心律失常等表现。少数情况下,上述 ECG 表现可不特异。

2.胸部 X 线片检查

心影增大,心胸比例增加,左心房、左心室或全心扩大,尤其是肺淤血、间质性肺水肿(Kerley B 线、叶间裂积液)和肺泡性肺水肿,是诊断左心衰竭的重要依据。慢性心力衰竭时可有上、下腔静脉影增宽,以及胸腔积液等表现。

3.多普勒超声心动图检查

可见左心房、室扩大或全心扩大,或有左心室室壁瘤存在;左心室整体或节段性收缩运动严重低下,左心室射血分数(LVEF)严重降低(≤40%);左心室壁厚度可变薄或增厚。有病因诊断价值;重度心力衰竭时,反映 SV 的主动脉瓣区的血流频谱也降低;也可发现二尖瓣或主动脉瓣严重狭窄或反流,或在心室或大动脉水平的心内分流,或大量心包积液,或严重肺动脉高压巨大右心室压迫左心室等左心衰竭时的解剖和病理生理基础,对左心衰竭有重要的诊断和鉴别诊断价值。

4.血气分析

早期可有低氧血症伴呼吸性碱中毒(过度通气),后期可伴呼吸性酸中毒(二氧化碳潴留)。血常规、生化全套和心肌酶学可有明显异常,或正常范围。

(四)诊断和鉴别诊断

依据临床症状、体征、结合胸部 X 线片有典型肺淤血和肺水肿的征象伴心影增大及超声心动图左心室扩大(内径≥55 mm)和 LVEF 降低(<40%)典型改变,诊断慢性左心衰竭和急性左心衰竭肺水肿并不难;难的是对慢性左心衰竭的病因诊断,特别是对扩张型心肌病的病因诊断,需确定原发性、缺血性、高血压性、酒精性、围产期、心动过速性、药物性、应激性、心肌致密化不全和右心室致心律失常性心肌病等病因。通过结合病史、ECG、超声心动图、核素心肌显像、心脏 CT 和磁共振成像(MRI)等影像检查综合分析和判断,多能够鉴别。心内膜心肌活检对此帮助不大。同时,也可确定或除外肥厚型和限制型心肌病的诊断。

心源性哮喘与肺源性哮喘的鉴别十分重要,不可回避。根据肺内"水"与"气"的差别,可在肺部叩诊、胸部 X 线片和湿啰音"有或无"上充分显现,加上病史不同,可得以鉴别。

(五)治疗

急性左心衰竭通常起病急骤,病情危重而变化迅速,需给予紧急处理。治疗目标是迅速纠正低氧和异常血流动力学状态;消除肺淤血、肺水肿;增加 SV、CO,从而增加动脉系统供血。治疗原则为加压给纯氧、静脉给予吗啡、利尿、扩血管(包括连续舌下含服硝酸甘油 2~3 次)和强心。

经过急救处理,多数患者病情能迅速有效控制,并在半小时左右渐渐平稳,呼吸困难减轻,增快心率渐减慢,升高的血压缓缓降至正常范围,两肺湿啰音渐减少或消失,血气分析恢复正常范围,直到 30 min 左右可排尿 500~1 000 mL。病情平稳后,治疗诱因,防止反弹,继续维持上述治疗并调整口服药,继续心电、血压和血氧饱和度监测,必要时选用抗生素预防肺部感染。最终应治疗基础心脏病。

慢性左心衰竭的治疗参见全心衰竭治疗。

二、右心衰竭

右心衰竭是由于右心室病变或负荷增加引起的心力衰竭。以肺动脉血流减少和体循环淤血或水肿为表现。大多数右心衰竭是由左侧心力衰竭发展而来,两者共同形成全心衰竭。其病理生理和血流动力学特点为右心室心排血量降低,右心室舒张末压或右心房压异常升高。

(一)病因
(1)各种原因的左心衰竭。

(2)急、慢性肺动脉栓塞。

(3)慢性支气管炎、肺气肿并发慢性肺源性心脏病。

(4)原发性肺动脉高压。

(5)先天性心脏病包括肺动脉瓣狭窄(PS)、法洛四联症、三尖瓣下移畸形、房室间隔缺损和艾森门格综合征。

(6)右心室扩张型、肥厚型和限制型或闭塞型心肌病。

(7)右心室心肌梗死。

(8)三尖瓣狭窄或关闭不全。

(9)大量心包积液。

(10)缩窄性心包炎。

(二)临床表现
1.症状

主要是由于体循环和腹部脏器淤血引起的症状,如食欲缺乏、恶心、呕吐、腹胀、腹泻、右上腹痛等,伴有心悸、气短、乏力等心脏病和原发病的症状。

2.体检

颈静脉充盈、怒张,肝大伴压痛、肝颈静脉反流征(+),双下肢或腰骶部水肿、腹水或胸腔积液,可有周围性发绀和黄疸。心率快、可闻及与原发病有关的心脏杂音,P_2可亢进或降低(如肺动脉瓣狭窄或法洛四联症),若不伴左心衰竭和慢性阻塞性肺疾病合并肺部感染时,通常两肺呼吸音清晰或无干、湿啰音。

(三)实验室检查
1.ECG 检查

显示 P 波高尖、电轴右偏、aVR 导联 R 波为主,V_1 导联 R/S>1、右束支传导阻滞等右心房、室肥厚扩大及与所患心脏病相应的变化,可有多种形式的房、室性心律失常与传导阻滞及室内传导阻滞,可有 QRS 波群低电压。有肺气肿时可出现顺钟向转位。

2.胸部 X 线检查

显示右心房、室扩大和肺动脉段凸(有肺动脉高压时)或凹(如肺动脉瓣狭窄或法洛四联症)等与所患心脏病相关的形态变化;可见上、下腔静脉增宽和胸腔积液征;若无左心衰竭存在,则无肺淤血或肺水肿征象。

3.多普勒超声心动图检查

可见右心房、室扩大或增厚，肺动脉增宽和高压，心内解剖异常，三尖瓣和肺动脉瓣狭窄或关闭不全及心包积液等与所患心脏病有关的解剖和病理生理的变化。

4.心导管检查

必要时做心导管检查，显示中心静脉压增高[>1.5 kPa(15 cmH$_2$O)]。

(四)诊断与鉴别诊断

依据体循环淤血的临床表现，结合胸部X线片肺血正常或减少伴右心房室影增大和超声心动图右心房室扩张或右心室肥厚伴或不伴肺动脉压升高的典型征象，诊断不难。病因诊断的鉴别需要结合临床和多种影像学检查综合判断而定。

(五)治疗

(1)右心衰竭的治疗关键是原发病和基础心脏病的治疗。

(2)抗心力衰竭的治疗参见全心衰竭部分。

三、全心衰竭

全心衰竭是指左、右心衰竭同时存在的心力衰竭，传统被称为充血性心力衰竭。全心衰竭几乎都是由左心衰竭缓慢发展而来，即先有左心衰竭，然后出现右心衰竭；也不除外极少数情况下是由于左、右心室病变同时或先后导致左、右心衰竭并存之可能。一般来说，全心衰竭的病程多属慢性。其病理生理和血流动力学特点为左心室、右心室心排血量均降低，体、肺循环均淤血或水肿伴神经内分泌系统激活。

(一)病因

(1)同左心衰竭(参见左心衰竭)。

(2)不除外极少数情况下有右心衰竭的病因(参见右心衰竭)并存。

(二)临床表现

1.症状

先有左心衰竭的症状(见左心衰竭)，随后逐渐出现右心衰竭的症状(见右心衰竭)；由于右心衰竭时，右心排血量下降能减轻肺淤血或肺水肿，故左心衰竭症状可随右心衰竭症状的出现而减轻。

2.体检

既有左心衰竭的体征(见左心衰竭)，又有右心衰竭的体征(见右心衰竭)。全心衰竭时，由于右心衰竭存在，左心衰竭的体征可因肺淤血或水肿的减轻而减轻。

(三)检查

1.ECG检查

显示反映左心房、左心室肥厚扩大为主或左右心房室均肥厚扩大(见左、右心衰竭)和所患心脏病的相应变化，以及多种形式的房、室性心律失常，房室传导阻滞、束支传导阻滞和室内传导阻滞图形。可有QRS波群低电压。

2.胸部X线检查

心影普大或以左心房、左心室增大为主及与所患心脏病相关的形态变化；可见肺淤血、肺水肿(左心衰竭)，上、下腔静脉增宽和胸腔积液(右心衰竭)。

3.多普勒超声心动图检查

可见左、右心房和心室均增大或以左心房、左心室扩大为主,左心室整体和节段收缩功能低下,LVEF 降低(<40%),并可显示与所患心肌、瓣膜和心包疾病相关的解剖和病理生理的特征性改变。

4.心导管检查(必要时)

肺毛细血管楔压(左心衰竭时)和中心静脉压(右心衰竭)均增高,分别>2.4 kPa(18 mmHg)和>1.5 kPa(15 cmH_2O)。

(四)诊断和鉴别诊断

同左、右心衰竭。

(五)治疗

和左心衰竭一样,全心衰竭治疗的基本目标是减轻或消除体、肺循环淤血或水肿,增加 SV 和 CO,改善心功能;最终目标不仅要改善症状,提高生活质量,而且要阻止心室重塑和心力衰竭进展,提高生存率。这不仅需要改善心力衰竭的血流动力学,而且也要阻断神经内分泌异常激活不良效应。治疗原则为利尿、扩血管、强心并使用神经内分泌阻滞药。治疗措施如下。

(1)去除心力衰竭诱因。

(2)体力和精神休息。

(3)严格控制静脉和口服液体入量,适当(无须严格)限制钠盐摄入(应用利尿剂者可放宽限制),低钠患者还应给予适量咸菜或直接补充氯化钠治疗纠正。

(4)急性失代偿时,给予呼吸机加压吸纯氧和静脉缓慢推注吗啡 3 mg(必要时可重复 1～2 次)。

(5)利尿剂:能减轻或消除体、肺循环淤血或水肿,同时可降低心脏前负荷,改善心功能。可选用噻嗪类如氢氯噻嗪 25～50 mg,每天 1 次;袢利尿剂,如呋塞米 20～40 mg,每天 1 次;利尿效果不好者可选用布美他尼(丁尿胺)1～2 mg,每天 1 次;或托拉塞米(伊迈格)20～40 mg,每天 1 次;也可选择以上两种利尿剂,每两天交替使用,待心力衰竭完全纠正后,可酌情减量并维持。利尿必须补钾,可给缓释钾 1.0 g,每天 2～3 次,与传统保钾利尿剂合用,如螺内酯 20～40 mg,每天 1 次;或氨苯蝶啶 25～50 mg,每天 1 次;也应注意低钠低氯血症的预防(不必过分严格限盐),利尿期间仍应严格控制入量直至心力衰竭得到纠正时。螺内酯 20～40 mg,每天 1 次,作为醛固酮拮抗剂,除有上述保钾作用外,更有拮抗肾素-血管紧张素-醛固酮系统(RAAS)的心脏毒性和间质增生作用,能作为神经内分泌拮抗剂阻滞心室重塑,延缓心力衰竭进展。RALES 研究显示,螺内酯能使中重度心力衰竭患者的病死率在血管紧张素转化酶抑制剂(ACEI)和 β 受体阻滞剂基础上再降低 27%,因此,已成为心力衰竭治疗的必用药。需特别注意的是,螺内酯若与 ACEI 合用时,潴钾作用较强,为预防高钾血症发生,口服补钾量应酌减或减半,并监测血钾水平和肾功能。螺内酯特有的不良反应是男性乳房发育症,伴有疼痛感,停药后可消失。

(6)血管扩张药:首选 ACEI,除扩血管作用外,还能拮抗心力衰竭时 RAAS 激活的心脏毒性作用,从而延缓心室重塑和心力衰竭的进展,降低心力衰竭患者的病死率 27%,是慢性心力衰竭患者的首选用药,可选用卡托普利、依那普利、贝那普利、赖那普利和雷米普利等,从小剂量开始渐加至目标剂量,如卡托普利 6.25～50.00 mg,每天 3 次;依那普利 2.5～10.0 mg,每天 2 次。不良反应除降低血压外,还有剧烈咳嗽。若因咳嗽不能耐受时,可换用血管紧张素 II 受体(AT_1)阻滞剂,如氯沙坦 12.5～50.0 mg,每天 2 次,或缬沙坦 40～160 mg,每天 1 次。若缺血性心力衰竭有心肌缺血发作时,可加用硝酸酯类如亚硝酸异山梨酯 10～20 mg,6 h 1 次,或单硝酸异山梨醇 10～20 mg,每天 2～3 次;若合并高血压和脑卒中史可加用钙通道阻滞药如氨氯地平 2.5～10.0 mg,每天 1 次。历史上使用的小动脉扩张剂,如肼屈嗪、α_1 受体阻滞剂,如哌唑嗪不再用于治疗心力衰竭。服药期间,应密切观察血压变化,并根据血压水平来调整用药剂量。

中、重度心力衰竭时可同时应用硝普钠或酚妥拉明或乌拉地尔静脉滴注(见左心衰竭),心力衰竭好转后停用并酌情增加口服血管扩张药的用量。

(7)正性肌力药:轻度心力衰竭患者,可给予地高辛 0.125～0.25 mg,每天 1 次,口服维持,对中、重度心力衰竭患者,可短期加用正性肌力药物,如静脉内给去乙酰毛花苷注射液、多巴酚丁胺、多巴胺和磷酸二酯酶抑制剂,如氨力农或米力农(见左心衰竭)等。

(8)β 受体阻滞剂:能拮抗和阻断心力衰竭时的交感神经系统异常激活的心脏毒性作用,从而延缓心室重塑和心力衰竭的进展。大规模临床试验显示,β 受体阻滞剂能使心力衰竭患者的病死率降低 35%～65%,故也是治疗心力衰竭之必选,只是应在心力衰竭血流动力学异常得到纠正并稳定后使用,应从小剂量开始,渐渐(每周或每 2 周加量 1 次)加量至所能耐受的最大剂量,即目标剂量。可选用卡维地洛 3.125～25 mg,每天 2 次,或美托洛尔 6.25～50 mg,每天 2 次,或比索洛尔 1.25～10 mg,每天 1 次。不良反应有低血压、窦性心动过缓、房室传导阻滞和心功能恶化,故用药期间应密切观察血压、心率、节律和病情变化。

(9)支气管解痉:对伴有支气管痉挛或喘鸣的患者,应用间羟异丙肾上腺素或氨茶碱 0.1 g,每天 3 次。

(10)经过上述治疗一段时间(1～2 周)后,临床效果不明显甚至出现恶化者,应按难治性心力衰竭处理。

四、难治性心力衰竭

严重的慢性心力衰竭患者,经上述常规利尿剂、血管扩张药、血管紧张素转化酶抑制剂和正性肌力药物积极治疗后,心力衰竭症状和体征无明显改善甚至恶化,称为难治性心力衰竭。其血流动力学特征是严重的肺和体循环的淤血、水肿和 SV、CO 的降低。难治性心力衰竭的处理重点如下。

(一)纠治引起难治性心力衰竭的原因

(1)重新评价并确定引起心力衰竭的心脏病病因,给予纠治。如甲状腺功能亢进或减退、贫血、脚气病、先天性心脏病、瓣膜病、心内膜炎、风湿热等。可通过特殊的内科或外科治疗而得以纠治。

(2)重新评价并确定引起心力衰竭的病理生理机制,有针对性地治疗。如确定以收缩性心力衰竭抑或舒张性心力衰竭为主,前负荷过重抑或后负荷过重为主,有无严重心律失常等。

(3)寻找使心力衰竭加重或恶化的诱因,并加以纠治。如肺部感染、肺栓塞、泌尿道感染、电解质平衡失调、药物的不良反应等。

(4)重新评价已用的治疗措施到位与否,给予加强治疗。如洋地黄剂量是否不足或过量;积极利尿和过分限盐引起了低血钾、低血钠和低血氯使利尿更加困难;是否应用了抑制心肌的或使液体潴留的药物;是否患者饮水或入量过多或未按医嘱服药等。极个别患者出现高血钠、高血氯,机制不明,可能还是摄入或补充氯化钠过多所导致。

(二)加强治疗措施

1.严格控制液体入量,并加强利尿

24 h 液体总入量宜控制在<1 500 mL,尿量>1 500 mL,并使 24 h 液体出入量呈负平衡(出>入)并维持 3～5 d,将体内潴留的钠和水充分排出体外,以逐渐消除严重的肺水肿和组织水肿。每天出、入量负平衡的程度应依据临床和床旁胸部 X 线片所示肺水肿的程度而定,间质性肺水肿应负 500～1 000 mL,肺泡性肺水肿应负 1 000～1 500 mL,极重度肺泡性肺水肿(大白肺)时 24 h 负平衡 1 500～2 000 mL 也不为过。经过 3～5 d 的加强利尿治疗,临床上肺水肿或组织水肿均能明显地减轻或消失,以床旁胸部 X 线片显示肺水肿渐渐减轻或消退的影像为治疗目标和评价标准。加强利尿期间,尿量多时应补钾,可给缓释钾 1.0 g,每天 3 次,也可以 0.3% 左右浓度静脉补钾;尤其特别注意低钠和低氯的预防(不必过分限盐)。若出现低钠(<130 mmol/L)和低氯(<90 mmol/L)血症,则利尿效果不好,可使心力衰竭加重,故必须先给予纠正(3%NaCl 100 mL静脉内缓慢输注),再同时加强利尿,既要纠正低氯和低钠血症,又要排出体内潴留的水和钠。需要强调的是,严格控制液体总入量,比出>入量的负平衡对于难治性心力衰竭患者的心功能保护更重要。因为患者保持负 500 mL 液体平衡不变,若入量严格控制在 24 h 内<1 500 mL(出量>2 000 mL)和控制入量>3 000 mL(出量>3 500 mL)对心功能的容量负荷完全不同,前者可使心脏去前负荷减轻,而后者则会大大加重心脏前负荷。

2.给予合理足量的血管扩张药治疗

以静脉扩张剂(硝酸酯类)和动脉扩张剂(硝普钠、基因重组 BNP、ACEI 和 α 受体阻滞剂,如酚妥拉明和乌拉地尔)联合应用并给予足量治疗[将血压控制在 13.3～14.7/8.0～9.3 kPa(100～110/60～70 mmHg)],才能充分降低心室前、后负荷,既能大大降低 PCWP 和 LVEDP,又能明显增加 SV 和 CO,达到最佳血流动力学效果。多数患者的心力衰竭会明显好转。

3.加用正性肌力药物

适用于左心室功能严重低下,上述治疗效果差的严重的心力衰竭患者。可使用多巴酚丁胺[5～10 μg/(kg·min)]+硝普钠(10～50 μg/min)或 α 受体阻滞剂酚妥拉明或乌拉地尔持续静脉滴注,通过正性肌力和降低外周阻力的作用能显著增加 SV 和 CO,同时降低 PCWP 和 LVEDP,明显改善心功能,使心力衰竭明显好转。对于尿量偏少(非低钠和低氯血症所致)或血压偏低[≤12.0/8.0 kPa(90/60 mmHg)]的重症心力衰竭伴心源性休克患者,应改用多巴胺[3～15 μg/(kg·min)]+小剂量硝普钠(5～30 μg/min)或 α 受体阻滞剂联合持续静脉滴注,除能改善心功能外,还可升压、增加肾血流量并改善组织灌注。

4.血流动力学监测指导治疗

适用上述积极治疗依然反应差的重症心力衰竭患者。依据 PCWP、CO 和外周阻力等重要血流动力学指标调整用药方案。若 PCWP 高[>2.4 kPa(18 mmHg)],应加强利尿并使用静脉扩张剂如硝酸酯类,降低左心室充盈压,减轻肺水肿;若 CO 低(<5.0 L/min)且外周阻力高(>1 400 dyn·s/cm⁵)应用动脉扩张剂,如硝普钠、重组 BNP 或 α 受体阻滞剂(酚妥拉明或乌拉地尔),降低外周阻力,增加 CO,改善心功能;若 CO 低(<5.0 L/min),而外周阻力正常(1 000～1 200 dyn·s/cm⁵),则应使用正性肌力药物,如多巴酚丁胺或多巴胺,增加心肌收缩力,增加 CO;若 PCWP 高,CO 低,外周阻力高和动脉血压低[<10.7 kPa(80 mmHg)],已是心源性休克时,则应在多巴胺升压和正性肌力作用的基础上,联合应用动、静脉血管扩张药和利尿剂。必要时应考虑插入主动脉内球囊泵(IABP)给予循环支持。

5.纠正低钠、低氯血症

对于严重肺水肿或外周组织水肿而利尿效果不佳者,若是由于严重稀释性低钠(<130 mmol/L)血症和低氯(<90 mmol/L)血症所致,则应在补充氯化钠(每天 3 g 口服或严重时静脉内给予)的基础上应用大剂量的袢利尿剂(呋塞米 100~200 mg,布美他尼 1~3 mg)静脉注射或静脉滴注,边纠正稀释性低钠、低氯血症,边加强利尿效果,可望排出过量水潴留,使心力衰竭改善。对出现少尿或无尿伴有急性肾衰竭,药物治疗难以见效者,可考虑用血液超滤或血液透析或腹膜透析治疗。

6.气管插管和呼吸机辅助呼吸

对严重肺水肿伴严重低氧血症[吸氧状态下 PaO_2<6.7 kPa(50 mmHg)]和(或)二氧化碳潴留[$PaCO_2$>6.7 kPa(50 mmHg)],药物治疗不能纠正者,应尽早使用,既可纠正呼吸衰竭,又有利于肺水肿的治疗与消退。

7.纠正快速心律失常

对伴有快速心律失常如心房颤动、心房扑动心室率快者,可用胺碘酮治疗。

8.左心辅助治疗

对左心室心功能严重低下,心力衰竭反复发作,药物治疗难以好转的患者,有条件可考虑行体外膜式氧合(ECMO)、左心辅助治疗,为心脏移植术做准备。

(胡智涛)

第五章

呼吸内科疾病

第一节 急性上呼吸道感染与急性气管支气管炎

一、定义

(一)急性上呼吸道感染的定义

急性上呼吸道感染是包括鼻腔、咽或喉部急性炎症的总称。它不是一个疾病诊断,而是一组疾病的总称,包括普通感冒、病毒性咽炎、疱疹性咽峡炎、咽结膜热、细菌性咽-扁桃体炎、喉炎。主要病原体是病毒,少数为细菌。

(二)急性气管支气管炎的定义

急性气管支气管炎是由感染、物理或化学刺激、过敏因素引起的气管支气管黏膜的急性炎症,常发生于寒冷季节或气温突然变冷时。

二、流行病学

(一)急性上呼吸道感染的流行病学

急性上呼吸道感染全年皆可发病,冬春季节多发,可通过含有病毒的飞沫或被污染的手及用具传播,多为散发,但可在气候突变时小规模流行。引起急性上呼吸道感染的病毒类型较多,机体对各种病毒感染后产生的免疫力较弱且短暂,病毒之间无交叉免疫,同时在健康人群也可携带。成人平均每年患上呼吸道感染 2～4 次,学龄前儿童每年 4～8 次。

(二)急性气管支气管炎的流行病学

急性气管支气管炎属于常见病、多发病,尤其以儿童和老年人多见。根据流行病学的调查,多由流感病毒、呼吸道合胞病毒和副流感病毒、鼻病毒等引起,细菌、支原体和衣原体引起者少见。常发生于寒冷季节或气候多变时,也可由急性上呼吸道感染迁延不愈所致。

三、病因、分类

(一)急性上呼吸道感染的病因及分类

大约有 200 种病毒可以引起上呼吸道感染。70%～80%的急性上呼吸道感染是由病毒引起,另有 20％～30％由细菌引起。细菌感染可直接感染或继发于病毒感染之后。老幼体弱、免疫功能低下或患有慢性呼吸道疾病的患者易感。受凉、淋雨、气候突变、过度疲劳等可使原已存在于上呼吸道的或从外界侵入的病毒或细菌迅速繁殖,从而诱发本病。通常病情轻、病程短,多可自愈,预后好,但发病率高,有时可伴有严重并发症,需积极防治。

根据临床表现的不同,急性上呼吸道感染分为以下几种类型。

1.普通感冒

该病俗称"伤风",又称急性鼻咽炎,以鼻咽部卡他性症状为主要临床表现。多由鼻病毒引起,其次为冠状病毒、副流感病毒、呼吸道合胞病毒、埃可病毒、柯萨奇病毒等。

起病较急,主要表现为鼻部症状,如打喷嚏、鼻塞、流清水样鼻涕,也可表现为咳嗽、咽干、咽痒或灼热感,甚至鼻后滴漏感。发病同时或数小时后可有打喷嚏、鼻塞、流清水样鼻涕等症状。2～3 d 后鼻涕变稠,常伴咽痛、流泪、味觉减退、呼吸不畅、声嘶等。一般无发热及全身症状,或仅有低热、不适、轻度畏寒、头痛。体检可见鼻腔黏膜充血、水肿,有分泌物,咽部轻度充血。一般5～7 d 可痊愈。

普通感冒需要注意与流行性感冒(简称流感)相互区分。流感是由流感病毒引起的急性呼吸道传染性疾病,起病急,鼻咽部症状较轻,但全身症状较重,伴高热、全身酸痛和眼结膜症状。

2.急性病毒性咽炎或喉炎

(1)急性病毒性咽炎:多由鼻病毒、腺病毒、流感病毒、副流感病毒、肠道病毒及呼吸道合胞病毒等引起。临床特征为咽部发痒或灼热感,咳嗽少见,一般咽痛不明显。当吞咽疼痛时,常提示有链球菌感染。体检咽部明显充血、水肿,颌下淋巴结肿大且触痛。

(2)急性病毒性喉炎:多由鼻病毒、流感病毒、副流感病毒及腺病毒等引起。临床特征为声嘶、发声困难、咳嗽时疼痛,常有发热、咽痛或咳嗽。体检可见喉部水肿、充血,局部淋巴结轻度肿大和触痛,可闻及喉部的喘鸣音。

3.急性疱疹性咽峡炎

该病多于夏季发作,儿童多见,偶见于成人。常由柯萨奇病毒 A 引起,表现为明显咽痛、发热,体检可见咽充血,软腭、悬雍垂、咽及扁桃体表面有灰白色疱疹及浅表溃疡,周围有红晕,以后形成疱疹。病程约为1周。

4.急性咽结膜炎

该病表现为急性滤泡性结膜炎,并伴有上呼吸道感染和发热的病毒性结膜炎,常发生于夏季,儿童多见,游泳者易于传播。病原体为腺病毒、柯萨奇病毒等。临床主要表现为发热、咽炎、结膜炎三大症状。病程为 4～6 d。

5.细菌性咽-扁桃体炎

病原体主要为溶血性链球菌,其次为流感嗜血杆菌、肺炎链球菌、葡萄球菌等引起。起病急,临床表现为咽痛、畏寒、发热(体温可达 39 ℃以上)。体检可见咽部明显充血,扁桃体肿大、充血,表面可有黄色脓性分泌物,可伴有颌下淋巴结肿大、压痛,肺部无异常体征。

(二)急性气管支气管炎的病因

病因包括微生物感染、理化因素、变态反应等。急性气管支气管炎可以由病毒和细菌直接感染所致。物理、化学刺激,如冷空气、粉尘、刺激性气体或烟雾(如二氧化硫、二氧化氮、氨气、氯气、臭氧等)的吸入均可引起气管支气管黏膜的急性炎症。多种变应原均可引起气管和支气管的变态反应,常见变应原包括花粉、有机粉尘、真菌孢子等;钩虫、蛔虫的幼虫在肺内移行及细菌蛋白质也可引起机体的过敏。

四、治疗管理

(一)治疗原则

急性上呼吸道感染一般无须积极抗病毒治疗,以对症处理、休息、戒烟、多饮水、保持室内空气流通和防治继发细菌感染为主。一般不用抗菌药物,如合并有细菌感染,可根据急性上呼吸道感染当地流行病学史和常见病原菌经验性选用抗菌药物。

急性气管支气管炎与病毒感染最为相关,治疗策略在于最大程度地减轻症状。对于许多轻微咳嗽患者,日常活动及睡眠不受影响时,可选择观察。患者如果出现发热,解热药可有助于缓解不适。嘱患者适当休息、注意保温、多饮水,避免吸入粉尘和刺激性气体。对于有显著喘鸣、活动后或夜间咳嗽明显的患者可予对症治疗,但相关对症治疗并不能缩短病程。选择相关镇咳、祛痰、解痉抗过敏药物应参考患者咳嗽咳痰特点、肝肾功能、年龄、职业、伴随用药及药物本身不良反应等因素。根据患者病情及伴随生理情况酌情减量。

(二)常见治疗药物特点

临床常用于治疗急性上呼吸道感染的药物主要是解热镇痛药,缓解普通感冒症状的药物主要为复方非处方药制剂,常用药物的用法及注意事项见表5-1。临床常用于治疗急性气管支气管炎的药物主要是镇咳药、祛痰药、解痉抗过敏药、复方制剂等,常用药物的用法及注意事项见表5-2。

表5-1 常用解热镇痛类药物用法及注意事项

药物	用法	注意事项
对乙酰氨基酚	6~12岁儿童每次0.25 g,12岁以上儿童或成人每次0.5 g,每4~6 h用药1次	用于解热,连续使用不超过3 d;用于镇痛,连续使用不超过5 d
阿司匹林	儿童每次5~15 mg/kg,每天3~4次;成人每次0.3~0.6 g,必要时每4~6 h重复1次	用于解热,连续使用不超过3 d;用于镇痛,连续使用不超过5 d
布洛芬	口服肠溶/缓释剂型:儿童每次5~10 mg/kg,每天3~4次;成人每次0.2~0.4 g,每4~6 h用药1次	最大限量为2.4 g/d,用于解热,连续使用不超过3 d;用于镇痛,连续使用不超过5 d
	口服溶液剂型:12岁以下儿童每次5~10 mg/kg,必要时每隔4~6 h重复1次	每24 h用药不超过4次
	缓释控释剂型:12岁以上儿童及成人每次0.3~0.6 g,每天2次	—
赖氨匹林	成人每次0.9~1.8 g,每天2次;儿童10~25 mg/(kg·d),肌内或静脉注射	—
复方氨基比林	注射剂型:每次2 mL,肌内注射 口服剂型:每次1~2片,每天3次	不宜长期使用,造血功能障碍者禁用
去痛片	口服,每次1~2片,每天1~3次	长期使用导致肾功能损害
双氯芬酸	缓释控释剂型:成人每次50 mg,每天1~2次 口服常释剂型:成人每次25~50 mg,每天2~3次	24 h用量不超过150 mg
吲哚美辛	缓释剂型:25~50 mg,每天2次	—

表 5-2 常用治疗急性气管支气管炎药物用法及注意事项

药物类型	药物	用法	注意事项
镇咳片	右美沙芬片	口服,每次 15～30 mg,每 6～8 h 用药 1 次	—
	喷托维林片	口服,每次 25 mg,每天 3～4 次	青光眼和心功能不全者慎用
	苯丙哌林片	口服,每次 20～40 mg,每天 3～4 次	服用时需整片吞服,切勿嚼碎,以免引起口腔麻木
祛痰药	溴己新片	口服,每次 8～16 mg,每天 1～3 次	胃炎或胃溃疡患者慎用
	氨溴索片	口服,每次 30 mg,每天 3 次	避免与中枢性镇咳药(如右美沙芬)同时使用,以免稀化的痰液堵塞气道
	标准桃金娘肠溶胶囊	口服,每次 300 mg,每天 3 次	勿将胶囊掰开或咀嚼服用
	桉柠蒎肠溶软胶囊	口服,每次 300 mg,每天 3 次	不可打开或嚼破后服用
	乙酰半胱氨酸片	口服,每次 600 mg,每天 2 次	—
	羧甲司坦片	口服,每次 250～500 mg,每天 3 次	消化性溃疡活动期间禁用
	厄多司坦	口服,每次 300 mg,每天 2 次	
解痉抗过敏药	沙丁胺醇气雾剂	每次 100～200 μg(1～2 喷),每 4～6 h 用药 1 次,24 h 内不超过 8～12 喷	—
	吸入用沙丁胺醇溶液	雾化吸入,每次 2.5 mg,需要时每 4～6 h用药 1 次	
	马来酸氯苯那敏片	口服,每次 4～8 mg,每天 2～3 次	—
复方制剂	氯化铵甘草合剂	口服,每次 5～10 mL,每天 3 次	
	愈美片(每片含氢溴酸右美沙芬 15 mg,愈创木酚甘油醚 100 mg)	口服,每次 2 片,每天 3 次	
	复方甲氧那明胶囊(每粒含盐酸甲氧那明 12.5 mg,那可丁 7 mg,马来酸氯苯那敏 2 mg)	口服,每次 1 粒,每天 3 次	
	美敏伪麻溶液(每毫升含氢溴酸右美沙芬 1 mg,盐酸伪麻黄碱 3 mg,马来酸氯苯那敏 0.2 mg)	口服,每次 10 mL,每天 3～4 次	—

(三)药物治疗方案

1.对症治疗

(1)一般治疗:发热、病情较重或年老体弱者应卧床休息,多饮水,保持室内空气流通,防止受凉。

(2)解热镇痛:有头痛、发热、全身肌肉酸痛等症状者,可酌情使用解热镇痛药,如对乙酰氨基酚、阿司匹林、布洛芬等。儿童感冒慎用阿司匹林,以防瑞氏综合征。

(3)缓解鼻塞:有鼻塞、鼻黏膜充血水肿、咽痛等症状者可应用盐酸伪麻黄碱等可选择性收缩上呼吸道黏膜血管的药物,也可用 1% 麻黄碱滴鼻。有频繁打喷嚏、多量流涕等症状的患者可酌情选用马来酸氯苯那敏、氯雷他定或苯海拉明等抗过敏药。这类药物有头晕、嗜睡等不良反应，故宜在睡前服用，驾驶员和高空作业者避免使用。

（4）镇咳：对于频繁或剧烈咳嗽造成的不适，影响学习、生活、工作和睡眠，甚至可能引起气胸、肋骨骨折、晕厥等并发症的患者，可酌情应用右美沙芬、可待因、喷托维林或苯丙哌林等镇咳剂。但对于痰多者不宜用可待因等强力镇咳药，以免影响痰液排出。对于白天需要精神警觉（如驾驶员）的患者，慎用可待因或其他含阿片镇咳剂。可待因和右美沙芬不宜使用时间过长，可能出现药物依赖。兼顾镇咳与祛痰的复方制剂目前在临床应用较为广泛。

（5）化痰：复方氯化铵、溴己新、乙酰半胱氨酸、氨溴索和标准桃金娘油等均具化痰作用。

（6）解痉平喘：对于支气管痉挛（喘鸣）的患者，可给予解痉平喘和抗过敏治疗，如氨茶碱、沙丁胺醇和马来酸氯苯那敏等。急性上呼吸道感染出现呼吸困难的表现、存在窒息风险的患者，应用抗菌药物同时给予糖皮质激素，以减轻喉头水肿，缓解症状，常用泼尼松，$1 \sim 2$ mg/(kg·d)，分次口服；重症可用地塞米松静脉注射，每次 $2 \sim 5$ mg，继续以 1 mg/(kg·d) 的剂量静脉滴注，用 $2 \sim 3$ d，至症状缓解。

2.病因治疗

（1）抗病毒治疗：一般无须积极抗病毒治疗。免疫缺陷患者可早期使用。广谱抗病毒药利巴韦林和奥司他韦对呼吸道合胞病毒等有较强的抑制作用，可缩短病程。利巴韦林成人常用剂量是 1 次 0.15 g，1 d 3 次，连续服用 7 d。奥司他韦成人常用剂量是 1 次 75 mg，1 d 2 次，连续服用 5 d。

（2）抗菌药物治疗：单纯病毒感染无须使用抗菌药物，急性上呼吸道感染患者如有血白细胞计数升高、咽部脓苔、咳黄痰等细菌感染证据时，可酌情使用青霉素类、头孢菌素类、大环内酯类或喹诺酮类抗菌药物。对于急性气管支气管炎患者，抗菌药物可能对某些患者（例如存在共病的老年患者）有益，但应权衡该益处与潜在的不良反应及耐药性。对存在过去一年曾住院治疗、口服类固醇药物、患糖尿病或充血性心力衰竭其中一项且年龄≥80 岁的患者，或者存在两项且年龄≥65 岁的患者，可酌情使用抗菌药物，一般可选用青霉素类、头孢菌素类、大环内酯类或喹诺酮类。

（刘建军）

第二节　慢性阻塞性肺疾病

一、定义

慢性阻塞性肺疾病是一种常见的可预防和可治疗的肺部疾病，以持续呼吸症状和气流受限为特征，病情呈进行性发展，通常由长期暴露于有害颗粒或气体所引起气道和（或）肺泡异常所致。

二、流行病学

慢性阻塞性肺疾病目前为世界上第四大死亡病因，其患病率、发病率和死亡率因不同国家和不同群体而异,且在发展中国家有暴发性增长趋势。慢性阻塞性肺疾病作为一种慢性疾病,患者长年患病,并过早死于该疾病或其并发症。患者因肺功能进行性减退,严重影响日常工作和生活质量,从而导致经济和社会负担加重。

根据2022年版《慢性阻塞性肺疾病全球倡议》(以下简称2022 GOLD指南)报道,目前全球每年约有300万人死于慢性阻塞性肺疾病。由于持续暴露于慢性阻塞性肺疾病危险因素和人口逐渐老龄化,预计慢性阻塞性肺疾病的发病率在未来40年仍会继续上升,截至2060年可能每年有超过540万人死于慢性阻塞性肺疾病及其相关疾病。大多数国家数据显示,与高患病率相比,低于6%的成人被告知他们患有慢性阻塞性肺疾病,这反映了慢性阻塞性肺疾病患者普遍存在对疾病认知度低和诊断不足等问题。此外,数据显示40岁以上人群患病率更高,男性患病率比女性高。

三、病因与发病机制

(一)病因

慢性阻塞性肺疾病的病因目前尚未完全明确,危险因素包括环境暴露(吸烟、生物燃料暴露、空气污染等)与宿主因素(基因异常、肺发育异常和衰老等)。

(二)发病机制

慢性阻塞性肺疾病的发病机制包括炎症机制、蛋白酶-抗蛋白酶失衡机制、氧化应激机制和细支气管周围与间质纤维化。此外,自主神经功能失衡、营养不良、气温变化等也可能参与了慢性阻塞性肺疾病的发生发展过程。

四、病情评估与疾病分期

(一)综合评估

2022年GOLD指南中,根据患者肺功能情况、症状评估和疾病恶化风险评估,可对患者的整体病情做出综合评估并分组。

(二)疾病分期

根据慢性阻塞性肺疾病患者在不同时期可有不同的临床表现,可划分为稳定期和急性加重期。

1.稳定期

主要表现为咳嗽、咳痰、气促等症状稳定或较轻。确诊为慢性阻塞性肺疾病的患者,一般情况下通过教导其正确使用吸入装置,督促其保持良好的用药依从性,可使病情得到良好控制。

2.急性加重期

主要表现为短期内咳嗽、咳痰、气促或喘息加重,痰量增多并呈脓性或黏液脓性,以及伴发热等症状。导致慢性阻塞性肺疾病急性加重的常见原因包括环境影响(如天气变化、空气污染和有害气体等)、病毒或细菌感染、患者用药不规范或依从性差、吸入装置使用不正确等。

五、治疗管理

(一)治疗原则

1.稳定期治疗

减少症状,降低急性发作的频率和严重程度,缓解或阻止肺功能进行性下降,预防疾病进展,并改善运动耐量和健康状况。

2.急性加重期治疗

减轻急性加重的病情,治疗并发症,缩短住院时间和降低死亡率。

(二)常见治疗药物

慢性阻塞性肺疾病药物治疗是以支气管扩张药为核心,在扩张支气管的情况下结合患者实际情况,还可进行祛痰、抗感染等其他对症处理。

1.支气管扩张药

支气管扩张药是增加第一秒用力呼气量和(或)改变其他肺活量变量的药物,通过改变气道平滑肌张力起作用,呼气流量的改善反映了呼吸道的扩张。支气管扩张药倾向于减少休息和运动期间的动态过度充气,并改善运动表现。这些变化的程度并不容易通过休息时测量的第一秒用力呼气量的改善来预测,尤其是在严重和非常严重的慢性阻塞性肺疾病患者当中。慢性阻塞性肺疾病的治疗中支气管扩张药通常定期用于预防或减轻症状,其毒性与剂量有关,通常不建议定期使用短效支气管扩张药。

(1)β_2受体激动剂:①作用机制是选择性兴奋支气管平滑肌 β_2 受体,激活腺苷酸环化酶,使腺苷三磷酸转化为环腺苷酸,发挥扩张支气管的作用;增加气道黏液运输的速度,有助于分泌物清除;不被儿茶酚-O-甲基转移酶灭活,支气管舒张作用持久,对 β_1 受体兴奋所产生的心血管不良反应轻,适用于肺源性心脏病患者。②常用药物:短效 β_2 受体激动剂,如沙丁胺醇、特布他林;长效 β_2 受体激动剂既有单药也有与吸入性糖皮质激素或长效抗胆碱能药物联合应用的制剂,具有选择性作用的长效 β_2 受体激动剂包括福莫特罗、沙美特罗、茚达特罗、维兰特罗。③使用注意事项:详见表5-3、表5-4。④不良反应:β_2受体激动剂可以产生窦性心动过速,并有可能在敏感患者中引起心律失常。无论以何种方式给药,在使用较高剂量的 β_2 受体激动剂治疗的一些老年患者中,可能会出现剧烈的躯体震颤等现象。尽管可能发生低钾血症,特别是当与噻嗪类利尿剂联合使用时,在慢性心力衰竭患者的静息条件下可导致血氧消耗增加,但这些代谢效应会随着时间的推移而降低(即显示快速耐受)。使用短效 β_2 受体激动剂和长效 β_2 受体激动剂后,可发生轻微的氧分压下降,但这些变化的临床意义尚不确定。尽管之前有关于在哮喘治疗中使用 β_2 受体激动剂的担忧,但研究表明慢性阻塞性肺疾病患者使用 β_2 受体激动剂与肺功能丧失或死亡率升高没有联系。

表 5-3　短效 β_2 受体激动剂使用注意事项

药物	特点	禁忌	相互作用
沙丁胺醇 特布他林 丙卡特罗	起效快,3～5 min 见效,主要用于缓解症状,按需使用。 主要用于维持症状的缓解,需多次反复用药	对本品及肾上腺素受体激动剂有过敏史者禁用	与其他肾上腺素受体激动剂联用,可能导致不良反应增加。 与茶碱类药物联用可增强松弛支气管平滑肌的作用,不良反应增加。 联用单胺氧化酶抑制剂和三环类抗抑郁药不良反应增加

表 5-4　长效 β_2 受体激动剂使用注意事项

药物	特点	禁忌	相互作用
福莫特罗	吸入 2～5 min 起效;药效持续 12 h,半衰期为 14 h。 口服 30 min 起效,药效持续 20 h	对本品及肾上腺素受体激动剂有过敏史者禁用	联用肾上腺素及异丙肾上腺素等儿茶酚胺可能引起心律不齐,或引起心搏骤停,应避免联用。 联用黄嘌呤衍生物、糖皮质激素及利尿剂,可能造成低钾血症而导致心律不齐
福莫特罗/布地奈德	—	对布地奈德、福莫特罗或吸入乳糖(含少量牛乳蛋白质)有变态反应的患者禁用	联用伊曲康唑可升高布地奈德血药浓度。 联用 β 受体阻滞剂能减弱或抑制福莫特罗的作用。 联用单胺氧化酶抑制剂,包括特性相似的物质,如呋喃唑酮和丙卡巴肼,可能会突然引起高血压反应
沙美特罗	10～20 min 起效;药效持续 12 h,半衰期为 14 h	对本品中任何成分有过敏史者禁用	联用 β 受体阻滞剂,可能使哮喘患者产生严重的支气管痉挛
沙美特罗/氟替卡松	—	不适用于缓解急性哮喘发作,缓解急性哮喘发作需要使用快速短效的支气管扩张药(如沙丁胺醇)。 应建议患者随时携带能够快速缓解哮喘急性发作的药物	联用 β 受体阻滞剂,可能使哮喘患者产生严重的支气管痉挛。联合酮康唑(吸入制剂),可使丙酸氟替卡松血浆含量增加
茚达特罗	5 min 起效;半衰期为 40～52 h	未使用长期哮喘控制药物的哮喘患者禁用所有的长效 β_2 受体激动剂。 对茚达特罗或其他辅料有过敏史的患者禁用	联用甲基黄嘌呤衍生物、类固醇或非保钾利尿剂可能会增强潜在的低钾血症效应

　　(2)M 受体拮抗剂:①作用机制是抑制气道平滑肌 M 受体,阻止胆碱能神经兴奋导致的气道平滑肌收缩,抑制节后胆碱能神经兴奋引起的黏液过量分泌。与其他支气管扩张药一起使用,可增加运动量和改善症状及生活质量。②常用药物:短效抗胆碱能药物,如异丙托溴铵;长效抗胆碱能药物,如噻托溴铵、阿地溴铵、格隆溴铵、芜地溴铵。③使用注意事项:详见表 5-5、表 5-6。④不良反应:部分 M 受体拮抗剂可抑制腺体分泌,使痰液难以咳出,还可引起心率加快、瞳孔扩大和尿潴留等不良反应,故不宜用于纤毛-黏液清除功能减退、咳嗽无力的老年人,特别是患有前列腺肥大、膀胱排尿无力、青光眼(可能与患者戴面罩雾化吸入导致溶液与眼睛接触有关)或有心脏疾病的老年人。

表 5-5　短效 M 受体拮抗剂使用注意事项

药物	特点	禁忌	相互作用
异丙托溴铵	吸入 5 min 起效;药效持续 4～6 h	本品禁用于梗阻性肥厚型心肌病、快速性心律失常。对大豆卵磷脂或有关的食品(如大豆和花生)过敏者禁用本品。这些患者可以不含大豆卵磷脂的本品的雾化吸入剂。对阿托品或其衍生物或本品其他成分过敏者禁用	联用黄嘌呤衍生物、β 肾上腺素类和抗胆碱类药物可增加不良反应。吸入卤化羟类麻醉剂(如卤烷、三氯乙烯和恩氟烷)可以增加 β 受体激动剂对心血管作用的易感性

表 5-6　长效 M 受体拮抗剂使用注意事项

药物	特点	禁忌	相互作用
噻托溴铵	吸入 5 min 可达血药浓度峰值;药效持续 24 h,半衰期为 36 h	禁用于对噻托溴铵或本品所含有其他成分(如乳糖)过敏者。禁用于对阿托品或其衍生物过敏者	同短效抗胆碱能药物

2.甲基黄嘌呤类

关于黄嘌呤衍生物的作用机制仍然存在争议,它们可能作为非选择性磷酸二酯酶抑制剂发挥作用,也有报道称其具有一系列非支气管扩张药作用。茶碱是最常用的甲基黄嘌呤类药物,该药由细胞色素 P450 酶代谢。多种因素可导致茶碱代谢改变,包括年龄、患者病理生理状态、联用药物的性质等。

(1)作用机制:抑制磷酸二酯酶活性,减少环腺苷酸水解,支气管平滑肌环腺苷酸水平上升,支气管舒张;增加气道廓清,促进排痰,使通气顺畅;增加机体免疫调节作用;强心利尿,兴奋呼吸中枢,消除膈肌疲劳,改善呼吸功能。

(2)常用药物:如氨茶碱、茶碱和多索茶碱等。

(3)使用注意事项:详见表 5-7。

表 5-7　甲基黄嘌呤类使用注意事项

药物	特点	禁忌	相互作用
氨茶碱 茶碱	—	对本品过敏的患者、活动性消化性溃疡和未经控制的惊厥性疾病患者禁用	联用地尔硫䓬、维拉帕米、美西律、西咪替丁、雷尼替丁、红霉素、氧氟沙星、环丙沙星等,其血药浓度升高,毒性增加。联用苯巴比妥、苯妥英、利福平,其血药浓度降低。增加锂盐的肾排泄。增加咖啡因或其他黄嘌呤类药物作用和毒性
多索茶碱	松弛支气管平滑肌痉挛的作用较氨茶碱强 10～15 倍,并具有茶碱所没有的镇咳作用。无腺苷受体拮抗作用,故与茶碱相比,较少引起中枢、胃肠道及心血管等肺外系统的不良反应	同上	同上

(4)不良反应:治疗窗狭窄是黄嘌呤衍生物的特点,治疗剂量与中毒剂量很接近,且毒性与剂量有关。甲基黄嘌呤是磷酸二酯酶的非特异性抑制剂,这解释了它广泛的毒性作用。常见不良反应包括由房性和室性心律失常引起的心悸和严重的惊厥(无论先前是否有癫痫病史都可能发生),其他不良反应包括头痛、失眠、恶心。

3.糖皮质激素

慢性阻塞性肺疾病药物治疗过程中,糖皮质激素占有重要地位,给药方式包括吸入用药(吸入性糖皮质激素)和全身用药(口服/静脉)。稳定期患者通常采用吸入性糖皮质激素联合长效 β_2 受体激动剂或长效抗胆碱能药物控制病情。急性加重期通常采用全身应用糖皮质激素。糖皮质激素对支气管哮喘的治疗效果较好,但对慢性阻塞性肺疾病的效果目前尚不明确,因此慢性阻塞性肺疾病患者应用糖皮质激素需谨慎。

(1)作用机制:①减少炎性细胞如巨噬细胞、中性粒细胞、嗜酸性粒细胞、肥大细胞、淋巴细胞的数量,进而减少白细胞介素-8、肿瘤坏死因子-α等细胞因子的分泌。②使炎症部位血管通透性降低,减少炎性细胞和体液的渗出。③阻断花生四烯酸代谢,减少前列腺素和白三烯的合成等。

(2)常用药物:①吸入性糖皮质激素,如丙酸倍氯米松、布地奈德和氟替卡松。②全身用糖皮质激素,如泼尼松、泼尼松龙或甲泼尼龙等。

(3)糖皮质激素联合疗法:①双联吸入疗法(吸入性糖皮质激素+一种长效支气管扩张药)联合不同作用机制和持续时间药物进行治疗可以增加支气管扩张的程度,而不良反应相等或更少。对于伴有急性加重或中-重度的慢性阻塞性肺疾病患者,吸入性糖皮质激素联合长效 β_2 受体激动剂对于改善肺功能及健康状况,以及减少急性加重比单一组分更有效。常用的吸入性糖皮质激素+长效 β_2 受体激动剂有沙美特罗替卡松粉吸入剂、布地奈德福莫特罗粉吸入剂、倍氯米松福莫特罗吸入气雾剂等。②三联吸入疗法(吸入性糖皮质激素+两种长效支气管扩张药):吸入性糖皮质激素+长效 β_2 受体激动剂+长效抗胆碱能药物的三联治疗是常见的治疗方案。在吸入性糖皮质激素+长效 β_2 受体激动剂基础上增加长效抗胆碱能药物可改善肺功能及症状,特别是急性加重风险。

(4)注意事项:详见表5-8、表5-9。

表 5-8　全身用糖皮质激素使用注意事项

药物	特点	禁忌	相互作用
可的松 氢化可的松	短效,药效持续 8～12 h	对本品及肾上腺皮质激素类药物有过敏史的患者禁用;高血压、血栓症、胃与十二指肠溃疡、精神病、电解质代谢异常、心肌梗死、内脏手术、青光眼等患者一般不宜使用;特殊情况下权衡利弊使用,但应注意病情恶化的可能	联用巴比妥类、苯妥英、利福平,本品代谢促进作用减弱。 联用水杨酸类药物可增加其毒性。 可减弱抗凝血药、口服降血糖药的作用,应调整剂量。 联用利尿剂(保钾利尿剂除外)可引起低钾血症,应注意用量
甲泼尼龙 泼尼松 泼尼松龙	中效,药效维持 12～36 h	同上	同上
地塞米松 倍他米松	长效,药效持续 36～54 h	同上	同上

表 5-9　吸入性糖皮质激素使用注意事项

药物	特点	禁忌	相互作用
倍氯米松	—	对本品及肾上腺皮质激素类药物有过敏史的患者禁用;高血压、血栓症、胃与十二指肠溃疡、精神病、电解质代谢异常、心肌梗死、内脏手术、青光眼等患者一般不宜使用;特殊情况下权衡利弊使用,但应注意病情恶化的可能	联用巴比妥类、苯妥英、利福平,本品代谢促进作用减弱。联用水杨酸类药物可增加其毒性。可减弱抗凝血药、口服降血糖药的作用,应调整剂量。联用利尿剂(保钾利尿剂除外)可引起低钾血症,应注意用量
布地奈德	抗炎作用较强,是倍氯米松的2倍,氢化可的松的600倍,地塞米松的20~30倍	同上	同上
氟替卡松	脂溶性居所有糖皮质激素之首	同上	同上
曲安奈德	其抗炎和抗过敏作用较强而持久。肌内注射后在数小时内生效,经1~2 d达到最大效应,作用可维持2~3周	同上	同上

（5）不良反应:①吸入性糖皮质激素,来自随机对照试验的高质量证据表明,吸入性糖皮质激素使用与口腔念珠菌感染、声音嘶哑、皮肤瘀伤和肺炎的患病率升高有关。吸入性糖皮质激素单独使用,有证据表明血嗜酸性粒细胞计数<2%会增加患肺炎的风险。在中度慢性阻塞性肺疾病患者的研究中,吸入性糖皮质激素单独使用或与长效 β_2 受体激动剂联合使用并未增加肺炎的风险。不同的随机对照试验研究结果显示,接受吸入性糖皮质激素治疗后骨密度降低和骨折风险增加得到不同的结果,这可能是研究设计的差异和(或)吸入性糖皮质激素化合物之间的差异引起的。观察性研究结果表明,吸入性糖皮质激素治疗也可能与糖尿病风险增加/糖尿病控制不良相关。此外,白内障和分枝杆菌感染(包括结核病)的发生是否与使用吸入性糖皮质激素相关,由于没有这些方面的随机对照试验数据,尚不能得出确切结论。但在观察性研究和随机对照试验的荟萃分析中发现结核病风险增加。②全身用糖皮质激素:口服糖皮质激素有许多不良反应,包括类固醇疾病,可导致慢性阻塞性肺疾病重度患者的肌肉无力、功能减退和呼吸衰竭。对于急性加重期住院患者或急诊患者,全身用糖皮质激素的疗效已被证明能够降低治疗失败率和疾病复发率,同时改善肺功能和呼吸困难。但是对于稳定期患者,其疗效缺乏高质量的临床证据,故不推荐在稳定期常规全身用糖皮质激素。

4.磷酸二酯酶 4 抑制剂

该类药物主要指罗氟司特,本品虽没有直接扩张支气管的作用,但对于重度或极重度慢性阻塞性肺疾病患者可通过每天口服 1 次,减轻支气管炎症。罗氟司特与长效支气管扩张药联用,也可起到改善肺功能的作用。有报道指出,在有急性加重住院史的患者中,使用罗氟司特可得到更大获益。

（1）作用机制:磷酸二酯酶 4 是炎症和免疫细胞中的一种主要环腺苷酸代谢酶,磷酸二酯酶 4 抑制剂则有包括抑制炎症介质释放和抑制免疫细胞激活在内的广泛抗炎活性。

（2）常用药物：如罗氟司特。

（3）不良反应：与吸入用制剂相比，磷酸二酯酶4抑制剂具有更多的不良反应。最常见的是腹泻、恶心、食欲减退、体质量减轻、腹痛、睡眠障碍和头痛。这些不良反应通常在治疗的早期出现且是可逆的，并随时间推移而持续减轻。在对照研究中，体质量不足者应避免使用罗氟司特治疗，并建议治疗期间监测体质量。此外，抑郁患者也应慎用罗氟司特。

5.抗菌药物

一些早期研究结果显示，预防性持续使用抗菌药物对慢性阻塞性肺疾病急性加重的发生率没有影响。但也有一些研究却表明，使用一些抗菌药物（如大环内酯类）可能会降低病情的恶化率。对于易诱发急性加重的患者，使用阿奇霉素或红霉素1年可减少急性加重的风险。阿奇霉素的使用与细菌耐药性的增加、Q-Tc间隔延长和听力受损有关。分析表明，主动吸烟者使用大环内酯类的获益较少。目前，尚无数据证明长期使用阿奇霉素预防治疗慢性阻塞性肺疾病1年以上的安全性和有效性。此外，慢性支气管炎和频繁发作的患者使用莫西沙星进行脉冲治疗，对整体急性加重无明显影响。

6.黏液溶解剂/抗氧化剂

在没有接受吸入糖皮质激素治疗的慢性阻塞性肺疾病患者中，使用黏液溶解剂/抗氧化剂（如厄多司坦、羟甲司坦和乙酰半胱氨酸）进行常规治疗，可减少患者病情恶化和适度改善健康状况。此外，由于研究人群、治疗剂量和并发症治疗的异质性，现有的研究数据并不能准确地识别慢性阻塞性肺疾病中该类药物的潜在适用群体。

7.其他具有抗炎作用的药物

两项以前的随机对照试验研究结果显示，在慢性阻塞性肺疾病患者中应用免疫调节剂，可使急性加重的严重程度降低和发作次数减少。但是这种疗法对慢性阻塞性肺疾病患者的维持治疗的长期影响，需要进一步的研究来明确。

白三烯调节剂（如孟鲁司特钠）的疗效尚未在慢性阻塞性肺疾病患者中进行充分测试，现有证据不支持其使用。

使用英夫利西单抗治疗中度至重度慢性阻塞性肺疾病后，没有证据显示其有益，也没有证据显示其有害，包括导致恶性肿瘤和肺炎。

没有证据表明补充维生素D对未经选择的患者的急性加重有积极影响。

对于没有心血管或代谢疾病适应证的慢性阻塞性肺疾病患者，应用辛伐他汀并不能起到预防病情恶化的作用。但对于有心血管或代谢疾病适应证的患者，他汀类药物的使用与改善预后（包括减少病情恶化和死亡率）之间的关系已在既往研究中有报道。

（三）药物治疗方案

1.稳定期药物治疗管理

建议采用个体化治疗方案，根据患者的症状水平和恶化风险，启动并升级/降级治疗。药物治疗可以减轻慢性阻塞性肺疾病患者的症状，降低病情加重的风险和严重程度，改善健康状况和运动耐受性，稳定期初始治疗方案见图5-1。不同严重级别的患者治疗方案取决于药物的可用性以及患者的反应和偏好。稳定期治疗大多数是使用吸入药物，因此吸入装置的正确使用技术非常重要。初始治疗中，可采用短效支气管扩张药快速缓解患者症状。不同分组的患者具体建议如下。

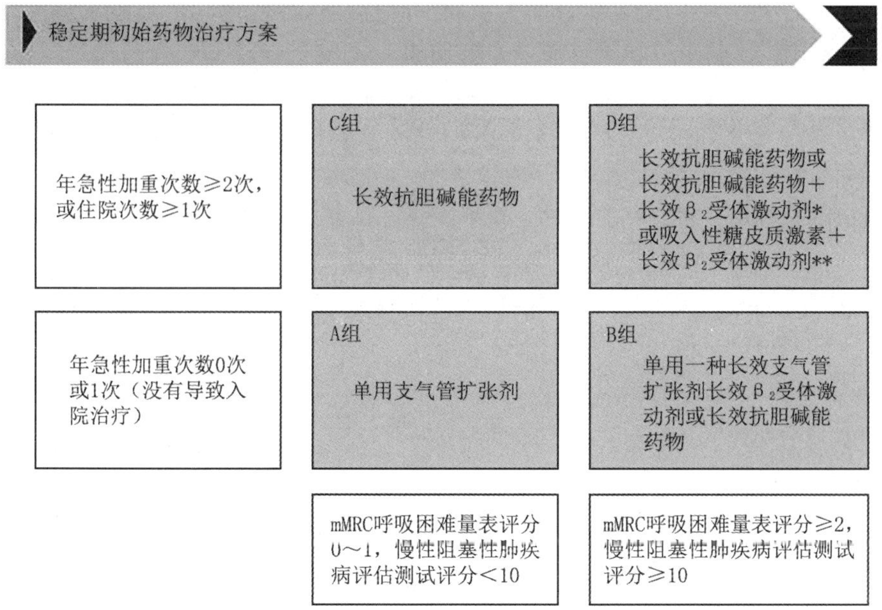

稳定期初始药物治疗方案

年急性加重次数≥2次，或住院次数≥1次	C组 长效抗胆碱能药物	D组 长效抗胆碱能药物或 长效抗胆碱能药物＋ 长效β₂受体激动剂* 或吸入性糖皮质激素＋ 长效β₂受体激动剂**
年急性加重次数0次或1次（没有导致入院治疗）	A组 单用支气管扩张剂	B组 单用一种长效支气管扩张剂长效β₂受体激动剂或长效抗胆碱能药物
	mMRC呼吸困难量表评分0～1，慢性阻塞性肺疾病评估测试评分＜10	mMRC呼吸困难量表评分≥2，慢性阻塞性肺疾病评估测试评分≥10

＊表示当症状很严重时（如慢性阻塞性肺疾病患者自我评估量表评分＞20），＊＊表示当嗜酸性粒细胞≥$0.3×10^9$/L。

图 5-1　GOLD 2022 指南慢性阻塞性肺疾病稳定期初始药物治疗方案

（1）初始治疗方案。A 组：所有 A 组患者，应根据其呼吸困难的程度给予支气管扩张药治疗，可选用短效或长效支气管扩张药。应记录使用支气管扩张药后的效果。B 组：治疗方案应选用长效支气管扩张药，长效吸入用支气管扩张药的效果优于短效制剂。没有证据表明，在该组患者中，推荐使用的长效支气管扩张药比另一种长效支气管扩张药更优（即几种长效支气管扩张药的治疗效果并无显著差异）。严重呼吸困难的患者，初始治疗可以考虑联用两种支气管扩张药。B 组患者可能存在并发症，这些并发症对其治疗后症状的改善与预后有影响，应对这些并发症影响的可能性做相关评估。C 组：初始治疗应包括单用长效支气管扩张药。两项对比研究结果显示，在预防病情恶化方面，长效抗胆碱能药物的效果优于长效 β₂ 受体激动剂，因此建议 C 组患者初始选择长效抗胆碱能药物。D 组：一般来说，初始治疗可从长效抗胆碱能药物开始，因为它对呼吸困难的急性加重均有改善作用。对于有更严重呼吸困难症状的患者（慢性阻塞性肺疾病患者自我评估量表评分≥20），特别是表现呼吸困难和（或）运动受限者，可选用长效抗胆碱能药物＋长效 β₂ 受体激动剂联合治疗，现有研究已表明联合治疗方案较单药治疗更优。长效抗胆碱能药物＋长效 β₂ 受体激动剂对病情恶化的预防效果是否较长效抗胆碱能药物更优，目前尚不能明确。因此是否选用长效抗胆碱能药物＋长效 β₂ 受体激动剂作为初始治疗方案，应根据患者的个体病情评估后再作决定。在一些患者当中，初始选择长效 β₂ 受体激动剂＋吸入性糖皮质激素是第一选择，这种方案可以最大程度地减少嗜酸性粒细胞≥$0.3×10^9$/L 的患者急性加重。此外，长效 β₂ 受体激动剂＋吸入性糖皮质激素也可作为有哮喘病史的慢性阻塞性肺疾病患者首选。吸入性糖皮质激素有可能导致肺炎，因此只在考虑临床获益和不良反应发生风险后，才可将吸入性糖皮质激素作为初始治疗选择。

（2）后续治疗方案：建议基于药物治疗的效果和安全性选择升/降级策略（图 5-2），应及时评估患者对升级治疗方案的反应效果。考虑变更治疗方案，特别是降级治疗时，应密切监测患者治疗效果再作出变更治疗方案的决定。目前为止,升级治疗的获益尚未得到充分的临床验证,降级治疗使用经验也有限,包括吸入性糖皮质激素的使用。

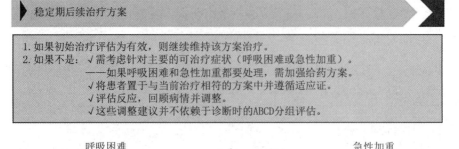

稳定期后续治疗方案

1. 如果初始治疗评估为有效,则继续维持该方案治疗。
2. 如果不是:√需考虑针对主要的可治疗症状(呼吸困难或急性加重)。
　　　——如果呼吸困难和急性加重都要处理,需加强给药方案。
　　√将患者置于与当前治疗相符的方案中并遵循适应证。
　　√评估反应,回顾病情并调整。
　　√这些调整建议并不依赖于诊断时的ABCD分组评估。

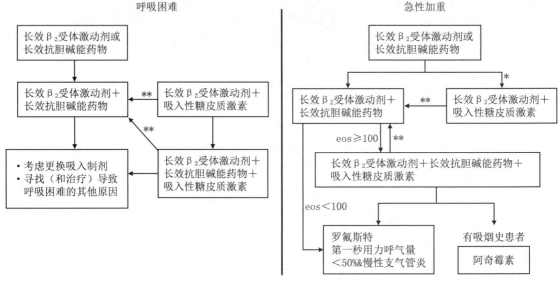

eos:嗜酸性粒细胞计数(个/微升)。＊如果 eos≥300 或 eos≥200 且年急性加重次数≥2/年住院次数 1 次;＊＊当考虑肺炎、初始适应证不适宜或吸入性糖皮质激素效果不佳时应停用或更换吸入性糖皮质激素。

图 5-2　GOLD 2022 指南稳定期后续治疗方案

2.急性加重期药物治疗管理

慢性阻塞性肺疾病急性加重期的定义:呼吸症状急剧恶化,导致额外的治疗。多种因素可导致慢性阻塞性肺疾病急性加重期,最常见的原因是呼吸道感染、暴露于细微颗粒中(如 PM2.5)和季节变更(冬季好发)。急性加重期治疗目标是尽量减少当前症状恶化带来的负面影响,并防止随后的不良事件。慢性阻塞性肺疾病急性加重程度的划分见表 5-10。最常见的治疗药物主要包括 3 种,即支气管扩张药、糖皮质激素和抗菌药物。GOLD 2022 指南急性加重期药物治疗的推荐意见如下:①急性加重期初始治疗推荐使用短效 β_2 受体激动剂,联用或不联用短效抗胆碱能药物;②全身用糖皮质激素可以改善患者肺功能(第一秒用力呼气量)、氧合情况,缩短住院天数和康复时间,但疗程不宜超过 5～7 d;③抗菌药物必要时可以使用,能够缩短患者康复时间,降低早期复发和因治疗失败入院的风险,疗程一般以 5～7 d 为宜;④甲基黄嘌呤类药物由于可能导致不良反应增加,一般不建议在急性加重期使用。

表 5-10　慢性阻塞性肺疾病急性加重严重程度

严重程度	治疗方案
轻度	单用短效支气管扩张药
中度	在短效 β_2 受体激动剂的基础上加用抗菌药物或糖皮质激素
重度	需要在住院治疗或急诊就医;发生呼吸衰竭

(1)支气管扩张药在急性加重期的应用:虽然目前没有来自随机对照试验的高质量证据,但建议使用短效 β_2 受体激动剂作为急性加重期的初始扩张支气管治疗方案。短效 β_2 受体激动剂是通过定量吸入器或雾化吸入给药,两者效果无明显差异,但雾化吸入给药对于重症患者可能更适合。不建议患者连续接受雾化吸入给药,若使用定量吸入器给药,应每小时吸 1 剂,重复 2～3 次,然后根据患者的反应调整为每 2～4 h 吸 1 次。虽然目前还没有临床研究评估吸入式长效支气管扩张药(β_2 受体激动剂、M 受体拮抗剂或联合用药)联合或不联合吸入性糖皮质激素在急性加重期的疗效,但建议在急性加重期继续使用这些长效药物,并在患者出院前尽快使用。由于存在显著的不良反应,不建议在这些患者中使用静脉注射甲基黄嘌呤类药物(茶碱或氨茶碱)。

(2)糖皮质激素在急性加重期的应用:研究数据表明,急性加重期全身应用糖皮质激素可缩短患者康复时间,改善肺功能。此外还能改善氧合情况,降低早期复发风险和减少住院天数。建议可每天口服 40 mg 泼尼松,连续 5 d。口服泼尼松和静脉用同样有效。单独雾化吸入布地奈德可能是治疗某些患者病情恶化时的一种可选的替代方案,与静脉注射甲泼尼龙具有类似的疗效,这些方案之间的选择取决于当地的治疗费用。在发生上呼吸道感染的时候,吸入性糖皮质激素＋长效 β_2 受体激动剂联合治疗 10 d 的强化方案可减少病情恶化,尤其是对病情严重的患者。有研究表明,糖皮质激素对血液中嗜酸性粒细胞水平较低的急性加重期患者,可能疗效较差。

(3)抗菌药物在急性加重期的应用:急性加重期抗菌药物的应用需评估患者是否有以下适应证。①患者出现脓痰(呼吸困难加重、痰量增加和痰液变脓 3 个症状同时出现,或仅出现包括脓痰在内的任何 2 个症状)需给予抗菌药物治疗;②需要机械通气支持的患者应给予抗菌药物治疗;③无脓痰者加强支气管扩张药雾化吸入治疗,暂不给予抗菌药物,但应密切观察病情变化,一旦出现肺部湿啰音、痰量增多、喘息加重等感染迹象应酌情加用抗菌药物。抗菌药物选择应根据当地细菌耐药情况选择,建议根据危险分层和铜绿假单胞菌感染风险制订抗感染方案:单纯慢性阻塞性肺疾病可选用大环内酯类(阿奇霉素、克拉霉素)、第一代或第二代头孢菌素(如头孢呋辛)等治疗;复杂慢性阻塞性肺疾病无铜绿假单胞菌感染风险者可选用阿莫西林/克拉维酸,也可选用左氧氟沙星或莫西沙星口服或静脉治疗;有铜绿假单胞菌感染风险的患者如能口服则可选用环丙沙星或左氧氟沙星,需要静脉用药时可选择抗铜绿假单胞菌的 β-内酰胺类或联合左氧氟沙星。轻中度慢性阻塞性肺疾病急性加重期患者抗菌药物疗程推荐为 5～7 d,疗程延长并未发现临床获益。重度慢性阻塞性肺疾病急性加重期、合并支气管扩张症、机械通气患者铜绿假单胞菌和耐药菌感染风险明显增大,抗菌药物疗程可适当延长,明确铜绿假单胞菌感染疗程可延长至 10～14 d。抗菌药物的给药途径,取决于患者的进食能力和药物的药代动力学特征,一般优先选择口服给药。呼吸困难改善和脓痰减少提示治疗有效。

(刘建军)

第三节　慢性支气管炎

慢性支气管炎是由于感染或非感染因素引起气管、支气管黏膜及其周围组织的慢性非特异性炎症。临床上以慢性咳嗽、咳痰或气喘为主要症状。疾病不断进展,可并发阻塞性肺气肿、肺源性心脏病,严重影响劳动和健康。

一、病因和发病机制

病因尚未完全清楚,一般认为是多种因素长期相互作用的结果,这些因素可分为外因和内因两个方面。

(一)吸烟

大量研究证明吸烟与慢性支气管炎的发生有密切关系。吸烟时间越长,量越多,患病率也越高。戒烟可使症状减轻或消失,病情缓解,甚至痊愈。

(二)理化因素

包括刺激性烟雾、粉尘、大气污染(如二氧化硫、二氧化氮、氯气、臭氧等)的慢性刺激。这些有害气体的接触者慢性支气管炎患病率远较不接触者为高。

(三)感染因素

感染是慢性支气管炎发生、发展的重要因素,病毒感染以鼻病毒、黏液病毒、腺病毒和呼吸道合胞病毒为多见。细菌感染常继发于病毒感染之后,如肺炎链球菌、流感嗜血杆菌等。这些感染因素造成气管、支气管黏膜的损伤和慢性炎症。感染虽与慢性支气管炎的发病有密切关系,但目前尚无足够证据说明为首发病因。只认为是慢性支气管炎的继发感染和加剧病变发展的重要因素。

(四)气候

慢性支气管炎发病及急性加重常见于冬天寒冷季节,尤其是在气候突然变化时。寒冷空气可以刺激腺体,增加黏液分泌,使纤毛运动减弱,黏膜血管收缩,有利于继发感染。

(五)过敏因素

主要与喘息性支气管炎的发生有关。在患者痰液中嗜酸性粒细胞数量与组胺含量都有增高倾向,说明部分患者与过敏因素有关。尘埃、尘螨、细菌、真菌、寄生虫、花粉及化学气体等,都可以成为过敏因素而致病。

(六)呼吸道局部免疫功能减低及自主神经功能失调

其为慢性支气管炎发病提供内在的条件。老年人常因呼吸道的免疫功能低下,免疫球蛋白的减少,呼吸道防御功能退化等导致患病率较高。副交感神经反应增高时,微弱刺激即可引起支气管收缩痉挛,分泌物增多,而产生咳嗽、咳痰、气喘等症状。

综上所述,当机体抵抗力减弱时,呼吸道在不同程度易感性的基础上,有一种或多种外因的存在,长期反复作用,可发展成为慢性支气管炎。如长期吸烟损害呼吸道黏膜,加上微生物的反复感染,可发生慢性支气管炎。

二、病理

由于炎症反复发作，引起上皮细胞变性、坏死和鳞状上皮化生，纤毛变短，参差不齐或稀疏脱落。黏液腺泡明显增多，腺管扩张，杯状细胞也明显增生。支气管壁有各种炎性细胞浸润、充血、水肿和纤维增生。支气管黏膜发生溃疡，肉芽组织增生，严重者支气管平滑肌和弹性纤维也遭破坏以致机化，引起管腔狭窄。

三、临床表现

(一)症状

起病缓慢，病程长，常反复急性发作而逐渐加重。主要表现为慢性咳嗽、咳痰、喘息。开始症状轻微，气候变冷或感冒时，则引起急性发作，这时患者咳嗽、咳痰、喘息等症状加重。

1.咳嗽

主要由支气管黏膜充血、水肿或分泌物积聚于支气管腔内而引起咳嗽。咳嗽严重程度视病情而定，一般晨间和晚间睡前咳嗽较重，有阵咳或排痰，白天则较轻。

2.咳痰

痰液一般为白色黏液或浆液泡沫性，偶可带血。起床后或体位变动可刺激排痰，因此，常以清晨排痰较多。急性发作伴有细菌感染时，则变为黏液脓性，咳嗽和痰量也随之增加。

3.喘息或气急

喘息性慢性支气管炎可有喘息，常伴有哮鸣音。早期无气急。反复发作数年，并发阻塞性肺气肿时，可伴有轻重程度不等的气急，严重时生活难以自理。

(二)体征

早期可无任何异常体征。急性发作期可有散在的干、湿啰音，多在背部及肺底部，咳嗽后可减少或消失。喘息型可听到哮鸣音及呼气延长，而且不易完全消失。并发肺气肿时有肺气肿体征。

四、实验室和其他检查

(一)X线检查

早期可无异常。病变反复发作，可见两肺纹理增粗、紊乱，呈网状或条索状、斑点状阴影，以下肺野较明显。

(二)呼吸功能检查

早期常无异常。如有小呼吸道阻塞时，最大呼气流速-容积曲线在75%和50%肺容量时，流量明显降低，它比第1秒用力呼气容积更为敏感。发展到呼吸道狭窄或有阻塞时，常有阻塞性通气功能障碍的肺功能表现，如第1秒用力呼气量占用力肺活量的比值减少(<70%)，最大通气量减少(低于预计值的80%)；流速-容量曲线减低更为明显。

(三)血液检查

慢性支气管炎急性发作期或并发肺部感染时，可见白细胞计数及中性粒细胞比例增多。喘息型者嗜酸性粒细胞比例可增多。缓解期多无变化。

(四)痰液检查

涂片或培养可见致病菌。涂片中可见大量中性粒细胞，已破坏的杯状细胞，喘息型者常见较多的嗜酸性粒细胞。

五、诊断和鉴别诊断

(一)诊断标准

根据咳嗽、咳痰或伴喘息,每年发病持续 3 个月,连续 2 年或以上,并排除其他引起慢性咳嗽的心、肺疾病,可做出诊断。如每年发病持续不足 3 个月,而有明确的客观检查依据(如 X 线片、呼吸功能等)也可诊断。

(二)分型、分期

1.分型

可分为单纯型和喘息型两型。单纯型的主要表现为咳嗽、咳痰;喘息型者除有咳嗽、咳痰外尚有喘息,伴有哮鸣音,喘鸣在阵咳时加剧,睡眠时明显。

2.分期

按病情进展可分为 3 期。急性发作期是指"咳""痰""喘"等症状任何一项明显加剧,痰量明显增加并出现脓性或黏液脓性痰,或伴有发热等炎症表现 1 周之内。慢性迁延期是指有不同程度的"咳""痰""喘"症状迁延 1 个月以上者。临床缓解期是指经治疗或临床缓解,症状基本消失或偶有轻微咳嗽少量痰液,保持 2 个月以上者。

(三)鉴别诊断

慢性支气管炎需与下列疾病相鉴别。

1.支气管哮喘

常于幼年或青年突然起病,一般无慢性咳嗽、咳痰史,以发作性、呼气性呼吸困难为特征。发作时两肺布满哮鸣音,缓解后可无症状。常有个人或家族过敏性疾病史。喘息型慢性支气管炎多见于中老年患者,一般以咳嗽、咳痰伴发喘息及哮鸣音为主要症状,感染控制后症状多可缓解,但肺部可听到哮鸣音。典型病例不难区别,但哮喘并发慢性支气管炎和(或)肺气肿则难以区别。

2.咳嗽变异性哮喘

以刺激性咳嗽为特征,常由受到灰尘、油烟、冷空气等刺激而诱发,多有家族史或过敏史。抗生素治疗无效,支气管激发试验阳性。

3.支气管扩张

具有咳嗽、咳痰反复发作的特点,合并感染时有大量脓痰或反复咯血。肺部以湿啰音为主,可有杵状指(趾)。X 线检查常见下肺纹理粗乱或呈卷发状。支气管造影或 CT 检查可以鉴别。

4.肺结核

多有发热、乏力、盗汗、消瘦等结核中毒症状,咳嗽、咯血等局部症状。经 X 线检查和痰结核菌检查可以明确诊断。

5.肺癌

患者年龄常在 40 岁以上,特别是有多年吸烟史,发生刺激性咳嗽,常有反复发生或持续的血痰,或者慢性咳嗽性质发生改变。X 线检查可发现有块状阴影或结节状影或阻塞性肺炎。用抗生素治疗,未能完全消散,应考虑肺癌的可能,痰脱落细胞检查或经纤维支气管镜活检一般可明确诊断。

6.肺尘埃沉着病(尘肺)

患者有粉尘等职业接触史。X 线检查肺部可见硅结节,肺门阴影扩大及网状纹理增多,可做出诊断。

六、西医治疗

在急性发作期和慢性迁延期应以控制感染和祛痰、镇咳为主。伴发喘息时,应予解痉平喘治疗。对临床缓解期宜加强锻炼,增强体质,提高机体抵抗力,预防复发为主。

(一)急性发作期的治疗

1.控制感染

根据致病菌和感染严重程度或药敏试验选择抗生素。轻者可口服,较重患者用肌内注射或静脉滴注抗生素。常用的有喹诺酮类、头孢菌素类、大环内酯类、β内酰胺类或磺胺类口服,如左氧氟沙星 0.4 g,1 次/天;罗红霉素 0.3 g,2 次/天;阿莫西林 2～4 g/d,分 2～4 次口服;头孢呋辛 1.0 g/d,分 2 次口服;复方磺胺甲噁唑 2 片,2 次/天。能单独应用窄谱抗生素应尽量避免使用广谱抗生素,以免二重感染或产生耐药菌株。

2.祛痰、镇咳

可改善患者症状,迁延期仍应坚持用药。可选用氯化铵合剂 10 mL,每天 3 次;也可加用溴己新 8～16 mg,每天 3 次;盐酸氨溴索 30 mg,每天 3 次。干咳则可选用镇咳药,如右美沙芬、那可丁等。中成药镇咳也有一定效果。对年老体弱无力咳痰者或痰量较多者,更应以祛痰为主,协助排痰,畅通呼吸道。应避免应用强的镇咳药,如可卡因等,以免抑制中枢,加重呼吸道阻塞和炎症,导致病情恶化。

3.解痉、平喘

主要用于喘息明显的患者,常选用氨茶碱 0.1 g,每天 3 次,或用茶碱控释药;也可用特布他林、沙丁胺醇等 β₂ 激动药加糖皮质激素吸入。

4.气雾疗法

对于痰液黏稠不易咳出的患者,雾化吸入可稀释气管内的分泌物,有利排痰。目前主要用超声雾化吸入,吸入液中可加入抗生素及痰液稀释药。

(二)缓解期治疗

(1)加强锻炼,增强体质,提高免疫功能,加强个人卫生,注意预防呼吸道感染,如感冒流行季节避免到拥挤的公共场所,出门戴口罩等。

(2)避免各种诱发因素的接触和吸入,如戒烟、脱离接触有害气体的工作岗位等。

(3)反复呼吸道感染者可试用免疫调节药或中医中药治疗,如卡介苗、多糖核酸、胸腺素等。

七、中医治疗

慢性支气管炎在中医中属于"咳嗽""痰饮""喘证"等范畴,其发病多与肺、脾、肾功能失调,外邪侵袭有关。以下是慢性支气管炎的常见中医辨证分型、治法及药物用量参考。

(一)痰湿蕴肺证

症状:咳嗽反复发作,痰多色白黏腻或泡沫样,晨起或进食后加重,胸闷脘痞,食少倦怠,舌苔白腻,脉濡滑。

治法:燥湿化痰,理气止咳。

方剂:二陈汤合三子养亲汤加减。

药物与用量:法半夏 9～12 g,陈皮 6～9 g,茯苓 15～20 g,白芥子 6～9 g,紫苏子 9～12 g,莱菔子 9～12 g,苍术 9～12 g,厚朴 6～9 g,甘草 3～6 g。

加减:痰多胸闷加瓜蒌皮 12 g,薤白 9 g;脾虚加白术 12 g,党参 15 g。

(二)痰热郁肺证

症状:咳嗽气促,痰黄黏稠难嗯,或有腥味,胸胁胀痛,口干口苦,舌红苔黄腻,脉滑数。

治法:清热化痰,宣肺止咳。

方剂:清金化痰汤或桑白皮汤加减。

药物与用量:黄芩 9～12 g,桑白皮 12～15 g,瓜蒌仁 12～15 g,浙贝母 9～12 g,鱼腥草 15～30 g,桔梗 6～9 g,栀子 6～9 g,茯苓 15～20 g,甘草 3～6 g。

加减:便秘加大黄 3～6 g(后下);痰中带血加白茅根 30 g,藕节 15 g。

(三)肺气虚证

症状:咳嗽声低,痰白清稀,气短懒言,易感冒,自汗,舌淡苔白,脉细弱。

治法:补肺益气,固表止咳。

方剂:玉屏风散合补肺汤加减。

药物与用量:黄芪 15～30 g,白术 12～15 g,防风 6～9 g,党参 12～15 g,五味子 6～9 g,紫菀 9～12 g,款冬花 9～12 g,甘草 3～6 g。

加减:畏寒肢冷加干姜 6 g,细辛 3 g;久咳加诃子 6 g,罂粟壳 3 g(需谨慎,短期用)。

(四)肺肾阴虚证

症状:干咳少痰,或痰中带血,咽干咽痒,五心烦热,腰膝酸软,舌红少苔,脉细数。

治法:滋阴润肺,补肾纳气。

方剂:沙参麦冬汤合六味地黄丸加减。

药物与用量:北沙参 15～20 g,麦冬 12～15 g,玉竹 12～15 g,生地黄 12～15 g,山茱萸 9～12 g,五味子 6～9 g,川贝母 6～9 g(研粉冲服),百合 15～20 g。

加减:潮热盗汗加地骨皮 12 g,银柴胡 9 g;咯血加白及 9 g,阿胶 6 g(烊化)。

(五)外寒内饮证

症状:咳嗽气喘,痰多稀白,遇寒加重,恶寒无汗,背冷,舌淡苔白滑,脉弦紧。

治法:解表散寒,温肺化饮。

方剂:小青龙汤加减。

药物与用量:麻黄 6～9 g,桂枝 9～12 g,干姜 6～9 g,细辛 3 g(需严格控制剂量),白芍 9～12 g,五味子 6～9 g,法半夏 9～12 g,炙甘草 3～6 g。

加减:痰多气喘加杏仁 9 g,苏子 9 g;阳虚加附子 6 g(先煎)。

(六)注意事项

1.药量调整

上述剂量为成人常规用量,需根据患者体质、年龄及病情轻重调整,建议在中医师指导下使用。

2.煎服方法

细辛、附子等有毒药物需先煎 30 分钟以上,川贝母建议研粉冲服以提高药效。

3.生活调摄

避风寒、忌生冷油腻,戒烟酒,适当锻炼(如八段锦、呼吸操)。

4.中成药参考:

(1)痰湿证:二陈丸(每次 9 g,每天 2 次)。

(2)痰热证:急支糖浆(按说明书)。

(3)肺肾两虚:蛤蚧定喘丸(每次 6 g,每天 2 次)。

慢性支气管炎病程长,需坚持治疗,注重扶正固本(如冬病夏治三伏贴),避免反复外感诱发加重。

(程邦春)

第四节　支气管哮喘

一、定义

支气管哮喘简称哮喘,是由多种细胞和细胞组分参与的慢性气道炎症性疾病,临床表现为反复发作的喘息、气急,伴或不伴胸闷或咳嗽等症状,同时伴有气道高反应性和可变的气流受限,随着病程延长可导致气道结构改变,即气道重塑。哮喘是一种异质性疾病,具有不同的临床表型。全球哮喘防治创议将哮喘定义为一种通常以慢性气道炎症为特征的异质性疾病,具有喘息、气促、胸闷和咳嗽的呼吸道症状史,呼吸道症状和强度可随时间而变化,并伴有可变的呼气气流受限。

二、病因与发病机制

(一)病因

哮喘是一种复杂的、具有多基因遗传倾向的疾病。哮喘的发病受人群携带哮喘易感基因与环境因素的影响。环境因素包括变应原性因素(如尘螨、宠物、花粉、油漆、饲料、食物、药物等),以及非变应原因素(如空气污染、吸烟、运动、肥胖等)。

(二)发病机制

哮喘的发病机制尚未被完全阐明,目前可概括为气道免疫-炎症机制(气道炎症形成机制、气道高反应性和气道重构)、神经调节机制和遗传机制。

三、诊断要点

(一)诊断标准

1.典型哮喘的临床症状和体征

(1)反复发作的喘息、气急、胸闷或咳嗽,多与接触变应原、冷空气、物理性和化学性刺激、病毒性上呼吸道感染、运动等有关。

(2)发作时在双肺可闻及散在或弥漫性、以呼气相为主的哮鸣音,呼气相延长。

(3)上述症状可经平喘药治疗后缓解或自行缓解。

2.可变气流受限的客观检查

检查结果:①支气管激发试验或运动试验阳性;②支气管舒张试验阳性;③平均每天呼气流量峰值变异率>10%或呼气流量峰值周变异率>20%。

符合上述症状和体征,同时具备气流受限客观检查中的任一条,并排除其他疾病所引起的喘息、气急、胸闷和咳嗽,可以诊断为哮喘。

咳嗽变异性哮喘指咳嗽作为唯一或主要症状,无喘息、气急等典型哮喘症状,同时具备可变气流受限客观检查中的任一条,排除其他疾病所引起的咳嗽。

(二)哮喘的常见临床表型

2022年全球哮喘防治创议将哮喘表型定义为可识别的人口统计学、临床和(或)病理生理特征。常见的哮喘临床表型包括以下几种。

(1)过敏性哮喘:这是最容易识别的哮喘表型,通常始于儿童期,并与过敏性疾病(如湿疹、变应性鼻炎、食物或药物过敏)的既往和(或)家族史有关。在治疗前对这些患者的痰液进行检查通常会发现嗜酸性气道炎症。患有这种哮喘表型的患者通常对吸入性糖皮质激素的治疗反应良好。

(2)非过敏性哮喘:一些患者患有与过敏无关的哮喘。这些患者痰液的细胞特征可能是嗜中性的、嗜酸性的或仅包含少数炎性细胞。非过敏性哮喘患者对吸入性糖皮质激素的短期反应较差。

(3)成人发作(迟发)性哮喘:一些成人,特别是女性,在成年后首次出现的哮喘。这些患者往往是非过敏性的,通常需要更高剂量的吸入性糖皮质激素或用糖皮质激素难以治疗。患有成人发作性哮喘的患者应排除职业性哮喘(即因工作中暴露而引起的哮喘)。

(4)持续气流受限的哮喘:一些患有长期哮喘的患者出现持续或不完全可逆的气流受限。这被认为是气道壁重塑所致。

(5)肥胖哮喘:一些患有哮喘的肥胖患者具有明显的呼吸道症状,但几乎没有嗜酸性气道炎症。

(三)哮喘的分期及分级

根据临床表现,哮喘的分期可分为急性发作期、慢性持续期和临床控制期。

1.急性发作期

呼气流量峰值是指喘息、气促、胸闷或咳嗽等症状突然发生,或原有症状加重,伴有呼气流量降低,常由接触变应原、刺激物、呼吸道感染或哮喘治疗不当所致。急性发作时病情严重程度的分级可分为轻度、中度、重度和危重4级。也可根据达到哮喘控制所采用的治疗级别来进行分级,在临床实践中更实用。①轻度哮喘:经过第1级、第2级治疗能达到完全控制者。②中度哮喘:经过第3级治疗能达到完全控制者。③重度哮喘:需要第4级或第5级治疗才能达到完全控制,或者即使经过第4级或第5级治疗仍不能达到控制者。

2.慢性持续期

慢性持续期是指每周均不同频度和(或)不同程度地出现喘息、气促、胸闷、咳嗽等症状。可根据白天、夜间哮喘症状出现的频率和肺功能检查结果,将慢性持续期哮喘病情严重程度分为间歇状态、轻度持续、中度持续和重度持续4级。

3.临床控制期

临床控制期是指患者无喘息、气促、胸闷、咳嗽等症状4周以上,1年内无急性发作,肺功能正常。

(四)哮喘的评估

哮喘的评估内容包括评估患者的临床控制水平,患者有无未来急性发作的危险因素,哮喘的过敏状态及触发因素,患者的药物使用情况及患者是否有并发症。其中,评估患者的临床控制水平是根据患者的症状、用药情况、肺功能检查结果等复合指标将患者分为完全控制、部分控制和未控制。据此来确定治疗方案和调整控制用药。哮喘评估的主要方法包括了解患者哮喘症状、肺功能、哮喘控制测试问卷、呼出气一氧化氮、痰嗜酸性粒细胞计数、外周血嗜酸性粒细胞计数、血清总免疫球蛋白 E 和变应原特异性免疫球蛋白 E 和变应原检测。

四、治疗

目前尚不能根治哮喘,但长期规范化治疗可以使大多数哮喘患者达到良好或完全的临床控制。哮喘的治疗目标是长期控制症状,预防未来风险的发生,即在使用最小有效剂量药物治疗或不用药物的基础上,能使患者保持正常活动水平。哮喘的治疗包括非药物治疗和药物治疗。

(一)非药物治疗

非药物治疗可减轻哮喘患者的症状,降低未来急性发作的风险,包括脱离变应原,避免接触其他非特异性刺激因素,戒烟或避免香烟暴露,进行规律的体育活动和健康饮食等。

(二)药物治疗

1.药物分类

哮喘的治疗药物包括控制性药物和缓解性药物。前者是指需要长期使用的药物,用于使哮喘维持临床控制。后者是指按需使用的药物,用于缓解哮喘急性发作症状。具体药物分类见表 5-11。

表 5-11 哮喘治疗药物分类

控制性药物	缓解性药物
吸入性糖皮质激素	短效 β_2 受体激动剂
全身用糖皮质激素	短效吸入性抗胆碱能药物
白三烯调节剂	短效茶碱
长效 β_2 受体激动剂(不单独使用)	全身用糖皮质激素
长效抗胆碱能药物	
缓释茶碱	
甲磺司特	
色甘酸钠	

(1)糖皮质激素:是目前控制哮喘最有效的药物。糖皮质激素分为吸入性糖皮质激素和全身用糖皮质激素(静脉和口服),其中吸入性糖皮质激素已成为目前哮喘长期治疗的首选药物。常用药物有倍氯米松、布地奈德、氟替卡松、莫米松等。根据哮喘病情选择吸入不同吸入性糖皮质激素剂量。为减少大剂量吸入性糖皮质激素的不良反应,可采用低、中剂量吸入性糖皮质激素与其他药物联合使用。

(2)β_2 受体激动剂:分为短效 β_2 受体激动剂和长效 β_2 受体激动剂,其中短效 β_2 受体激动剂是治疗哮喘急性发作的首选药物,有吸入、静脉和口服 3 种剂型,首选吸入剂型。常用的吸入型品种有沙丁胺醇和特布他林。短效 β_2 受体激动剂应按需间歇性使用,不宜长期、单一使用。长效 β_2 受体激动剂舒张支气管平滑肌的作用可维持 12 h 以上,目前在我国临床使用的吸入型长效 β_2 受体激动剂主要有沙美特罗和福莫特罗,以及超长效的茚达特罗、维兰特罗及奥达特罗等,可通过气雾剂、干粉剂等装置给药。福莫特罗起效最快,也可作为缓解药物按需使用。长期单独使用长效 β_2 受体激动剂有增加哮喘死亡的风险,不推荐长期单独使用长效 β_2 受体激动剂治疗。吸入性糖皮质激素＋长效 β_2 受体激动剂复方制剂则具有协同的抗炎和平喘作用,可获得相当于或优于加倍剂量吸入性糖皮质激素的疗效,并可增加患者的依从性,减少大剂量吸入性糖皮质激素的不良反应,尤其适合于中至重度慢性持续哮喘患者的长期治疗,其中低剂量吸入性糖皮质激素＋福莫特罗复合制剂可作为按需使用药物,包括用于预防运动性哮喘。

(3)白三烯调节剂:包括白三烯受体拮抗剂和 5-脂氧合酶抑制剂,是目前除吸入性糖皮质激素外唯一可单独应用的哮喘控制性药物,可作为轻度哮喘的替代治疗药物,也可作为中、重度哮喘的联合治疗用药。在我国主要使用白三烯受体拮抗剂,包括孟鲁司特和扎鲁司特。

(4)茶碱类药物:有口服和静脉剂型,口服常用药物有氨茶碱和缓释茶碱,口服缓释茶碱特别适用于夜间哮喘症状的控制。而静脉给药适用于部分中至重度哮喘急性发作,且使用静脉制剂时建议监测茶碱的血药浓度。

(5)抗胆碱药:分为短效抗胆碱药和长效抗胆碱药,常用的短效抗胆碱能药物品种是异丙托溴铵,有气雾剂型和雾化溶液剂型。短效抗胆碱能药物主要用于哮喘急性发作的治疗,多与 β_2 受体激动剂联合应用,如雾化吸入异丙托溴铵与沙丁胺醇复合制剂是治疗哮喘急性发作的常用药物。常用的长效抗胆碱能药物为噻托溴铵,目前有干粉吸入剂和喷雾剂。

(6)甲磺司特:是一种选择性 Th2 细胞因子抑制剂,可抑制白细胞介素-4、白细胞介素-5 的产生和免疫球蛋白 E 的合成,减少嗜酸性粒细胞浸润,减轻气道高反应性。该药为口服制剂,安全性好,适用于过敏性哮喘患者的治疗。

(7)抗免疫球蛋白 E 抗体:主要用于经吸入大剂量吸入性糖皮质激素,并联合长效 β_2 受体激动剂、长效抗胆碱能药物等其他控制药物治疗后症状仍未控制,且血清总免疫球蛋白 E 水平升高的重度过敏性哮喘患者,如奥马珠单抗。

2.急性发作期的治疗

哮喘急性发作期治疗原则是去除诱因,根据患者病情选择使用短效支气管扩张药,合理氧疗,适时足量地全身使用糖皮质激素。

3.慢性持续期的治疗

哮喘慢性持续期的治疗应在评估和监测患者哮喘控制水平的基础上,定期根据长期治疗分级方案做出调整,以维持患者的控制水平。咳嗽变异性哮喘的治疗原则与典型哮喘的治疗相同。2022 年全球哮喘防治创议哮喘阶梯治疗方案分别见表 5-12 和表 5-13。如果使用该级治疗方案不能够使哮喘得到控制,治疗方案应该升级直至达到哮喘得到控制为止。

表 5-12　2022 年全球哮喘防治创议哮喘阶梯治疗方案(成人及 12 岁以上青少年)

项目	第 1~2 级	第 3 级	第 4 级	第 5 级
控制药物和首选缓解方案(方案 1),与短效 β_2 受体激动剂相比,使用吸入性糖皮质激素-福莫特罗作为缓解药物可降低哮喘急性发作风险	按需低剂量吸入性糖皮质激素-福莫特罗	低剂量维持吸入性糖皮质激素使用福莫特罗	中剂量维持吸入性糖皮质激素使用福莫特罗	添加长效抗胆碱能药物,根据表型评估。考虑高剂量维持使用吸入性糖皮质激素-福莫特罗,±抗-免疫球蛋白 E,抗白细胞介素-5/5R,抗白细胞介素-4R,抗-胸腺基质淋巴生成素
缓解药物:按需使用低剂量吸入性糖皮质激素-福莫特罗				

项目	第1~2级	第3级	第4级	第5级
控制药物和备选缓解药物(方案2),在将短效 β_2 受体激动剂作为缓解治疗之前,医师需评估患者对控制治疗的依从性	低剂量维持吸入性糖皮质激素	低剂量维持使用吸入性糖皮质激素-长效 β_2 受体激动剂	中/高剂量维持使用吸入性糖皮质激素-长效 β_2 受体激动剂	添加长效抗胆碱能药物,根据表型评估。考虑高剂量维持使用吸入性糖皮质激素-长效 β_2 受体激动剂,±抗-免疫球蛋白E,抗白细胞介素-5/5R,抗白细胞介素-4R,抗-胸腺基质淋巴生成素
	缓解药物:按需使用短效 β_2 受体激动剂			
控制哮喘的其他选择(适应证有限,疗效或安全性证据不足)	—	使用短效 β_2 受体激动剂时联合低剂量吸入性糖皮质激素或每天白三烯受体拮抗剂或添加尘螨过敏免疫舌下含片	中等剂量吸入性糖皮质激素或每天白三烯受体拮抗剂或添加尘螨过敏免疫舌下含片	添加阿奇霉素(成人)或白三烯受体拮抗剂;作为最后选择可考虑加低剂量口服糖皮质激素但需考虑不良反应

表5-13　2022年全球哮喘防治创议哮喘阶梯治疗方案(6~11岁儿童)

项目	第1级	第2级	第3级	第4级	第5级
首选控制药物	使用短效 β_2 受体激动剂联合低剂量吸入性糖皮质激素	每天低剂量吸入性糖皮质激素	低剂量吸入性糖皮质激素-长效 β_2 受体激动剂,或中剂量吸入性糖皮质激素,或极低吸入性糖皮质激素-福莫特罗作为维持和缓解药物	中剂量吸入性糖皮质激素-长效 β_2 受体激动剂,或低剂量吸入性糖皮质激素-福莫特罗作为维持和缓解药物	根据表型评估±高剂量吸入性糖皮质激素-长效 β_2 受体激动剂或附加疗法(如抗-免疫球蛋白E,抗白细胞介素-4R)
其他控制药物	考虑每天低剂量吸入性糖皮质激素	每天白三烯受体拮抗剂或使用短效 β_2 受体激动剂联合低剂量吸入性糖皮质激素	低剂量吸入性糖皮质激素+白三烯受体拮抗剂	添加噻托溴铵或添加白三烯受体拮抗剂	添加抗白细胞介素-5,或作为最后选择,添加低剂量吸入性糖皮质激素但需考虑不良反应
缓解药物	按需使用短效 β_2 受体激动剂(或吸入性糖皮质激素-福莫特罗)				

4.升级和降级治疗

如果使用当前级别治疗方案不能使哮喘得到控制,治疗方案应升级,直至哮喘得到控制为止。当哮喘症状得到控制并维持至少3个月,且肺功能恢复并维持平稳状态,可考虑降级治疗。推荐的药物减量方案通常是首先减少激素用量(口服或吸入),再减少激素的使用频次(由每天

2次减至每天1次),然后再减去与激素合用的控制药物,以最低剂量吸入性糖皮质激素维持治疗直到最终停止治疗。降级治疗原则包括以下几个方面:①哮喘症状控制且肺功能稳定3个月以上,可考虑降级治疗,若存在急性发作的危险因素,一般不推荐降级治疗。②选择适当的时机,避开患者呼吸道感染、妊娠、旅行期等。③通常每3个月减少吸入性糖皮质激素25%~30%是安全可行的。④一旦降级治疗后症状恶化,则需恢复原来的治疗方案。⑤若患者低剂量控制药物达到哮喘控制1年,并且哮喘症状不再发作,可考虑停用药物治疗。

(刘建军)

第五节 肺 炎

一、定义

肺炎指终末气道、肺泡和肺间质的炎症,可由病原微生物、理化因素、免疫损伤、变态反应及药物所致。细菌性肺炎是最常见的肺炎,也是最常见的感染性疾病之一。在抗生素应用以前,细菌性肺炎对儿童及老年人的健康威胁极大,抗生素的出现及发展曾一度使肺炎病死率明显下降。但近年来,尽管应用强力的抗生素和有效的疫苗,肺炎的病死率没有降低,甚至有所上升。肺炎有多种分类方法,可以按解剖、病因或患病环境加以分类。较常用的是按患病环境分类,分为社区获得性肺炎和医院获得性肺炎,其中医院获得性肺炎还包含呼吸机相关性肺炎。

二、病因与发病机制

正常的呼吸道免疫防御机制(支气管内黏液-纤毛运载系统、肺泡巨噬细胞等细胞防御的完整性等)可使气管隆凸以下的呼吸道保持无菌。是否发生肺炎取决于两个因素:病原体和宿主因素。如果病原体数量多、毒力强和(或)宿主呼吸道局部和全身免疫防御系统损害,即可发生肺炎。

病原体可通过下列途径引起社区获得性肺炎:①空气吸入;②血行播散;③邻近感染部位蔓延;④上呼吸道定植菌的误吸。医院获得性肺炎还可通过误吸胃肠道的定植菌(胃食管反流)和通过人工气道吸入环境中的致病菌引起。

病原体直接抵达下呼吸道后,滋生繁殖,引起肺泡毛细血管充血、水肿,肺泡内纤维蛋白渗出及细胞浸润。除了金黄色葡萄球菌、铜绿假单胞菌和肺炎克雷伯菌等可引起肺组织的坏死性病变易形成空洞外,肺炎治愈后多不遗留瘢痕,肺的结构与功能均可恢复。

三、分类

肺炎可以按解剖、病因或患病环境加以分类。

(一)解剖分类

1.大叶性(肺泡性)肺炎

此类肺炎的病原体先在肺泡引起炎症,经肺泡间孔向其他肺泡扩散,致使部分肺段或整个肺段、肺叶发生炎症。典型者表现为肺实质炎症,通常并不累及支气管。致病菌多为肺炎链球菌。

X 线影像显示肺叶或肺段的实变阴影。

2.小叶性（支气管性）肺炎

此类肺炎的病原体经支气管入侵,引起细支气管、终末细支气管及肺泡的炎症,常继发于其他疾病,如支气管炎、支气管扩张、上呼吸道病毒感染及长期卧床的危重患者。其病原体有肺炎链球菌、葡萄球菌、病毒、肺炎支原体及军团菌等。X 线影像显示为沿着肺纹理分布的不规则斑片状阴影,边缘密度浅而模糊,无实变征象,肺下叶常受累。

3.间质性肺炎

此类肺炎是以肺间质为主的炎症,累及支气管壁和支气管周围组织,有肺泡壁增生及间质水肿,因病变仅在肺间质,故呼吸道症状较轻,病变广泛则呼吸困难明显。可由细菌、支原体、衣原体、病毒或肺孢子菌等引起。X 线影像表现为一侧或双侧肺下部不规则阴影,可呈磨玻璃状、网格状,其间可有小片肺不张阴影。

（二）病因分类

1.细菌性肺炎

如肺炎链球菌、金黄色葡萄球菌、甲型溶血性链球菌、肺炎克雷伯菌、流感嗜血杆菌、铜绿假单胞菌肺炎和鲍曼不动杆菌等。

2.非典型病原体所致肺炎

如军团菌、支原体和衣原体等。

3.病毒性肺炎

如冠状病毒、腺病毒、呼吸道合胞病毒、流感病毒、麻疹病毒、巨细胞病毒、单纯疱疹病毒等。

4.肺真菌病

如念珠菌、曲霉、隐球菌、肺孢子菌、毛霉等。

5.其他病原体所致肺炎

如立克次体（如 Q 热立克次体）、弓形体（如鼠弓形体）、寄生虫（如肺包虫、肺吸虫、肺血吸虫）等。

6.理化因素所致的肺炎

如放射性损伤引起的放射性肺炎,胃酸吸入引起的化学性肺炎,对吸入或内源性脂类物质产生炎症反应的类脂性肺炎等。

（三）患病环境分类

由于细菌学检查阳性率低,培养结果滞后,病因分类在临床上应用较为困难,目前多按肺炎的获得环境分成两类,主要基于病原体流行病学调查的资料,有利于指导经验性治疗。

（1）社区获得性肺炎是指在医院外罹患的感染性肺实质炎症,包括具有明确潜伏期的病原体感染而在入院后平均潜伏期内发病的肺炎。

（2）医院获得性肺炎也称医院内肺炎,是指患者入院时不存在,也不处于潜伏期,而于入院 48 h 后在医院（包括老年护理院、康复院等）内发生的肺炎。医院获得性肺炎还包括呼吸机相关性肺炎。

四、治疗

（一）药物治疗目标

肺炎的药物治疗可以分为对因治疗和对症治疗。

1.对因治疗

当患者确诊肺炎时,首先应根据病原菌进行抗菌药物治疗,越早治疗预后越好。病情稳定后可由静脉使用抗菌药物转为口服治疗,抗菌药物疗程一般为 7～10 d 或更长。

2.对症治疗

针对肺炎患者出现的症状,如发热、咳嗽、咳痰、气促等,给予相应的药物治疗,以达到解除或缓解患者症状的目的。

(二)常见治疗药物及方案

抗感染治疗是肺炎治疗的重要环节,抗菌药物是治疗肺炎的重要药物。肺炎的抗感染治疗可分为经验治疗和目标治疗。经验治疗指在无病原学检查结果或结果尚未出来前,根据本地区和本单位流行病学资料、患者年龄、基础疾病、临床特点、实验室及影像学检查、疾病严重程度、肝肾功能、既往用药和药物敏感性情况分析最有可能的病原并评估耐药风险,选择恰当的抗感染药物和给药方案。目标治疗指在获得病原学结果后,参考体外药物敏感试验结果选择抗菌药物进行的治疗。

本节主要介绍以患病环境分类的社区获得性肺炎、医院获得性肺炎和呼吸机相关性肺炎的经验性治疗方案,以及以病因分类的肺真菌病(念珠菌、曲霉)和非典型病原体(肺炎支原体、肺炎衣原体)肺炎目标治疗方案。

1.社区获得性肺炎初始经验性治疗药物及方案

(1)门诊治疗(推荐口服给药)分为以下几种情况。①无基础疾病的青壮年:常见病原体为肺炎链球菌、肺炎支原体、流感嗜血杆菌、肺炎衣原体、流感病毒、腺病毒、卡他莫拉菌。抗感染药物可选择氨基青霉素、青霉素类/酶抑制剂复合物;第一、二代头孢菌素;多西环素或米诺环素;呼吸喹诺酮类;大环内酯类。②有基础疾病或老年人(年龄≥65 岁):常见病原体为肺炎链球菌、流感嗜血杆菌、肺炎克雷伯菌等肠杆菌科细菌、肺炎衣原体、流感病毒、呼吸道合胞病毒、卡他莫拉菌。抗感染药物可选择青霉素类/酶抑剂复合物;第二、三代头孢菌素(口服);呼吸喹诺酮类;青霉素类/酶抑制剂复合物或第二、三代头孢菌素联合多西环素、米诺环素或大环内酯类。

(2)需入院治疗但不必收入重症监护病房(可选择静脉或口服给药)。①无基础疾病的青壮年:常见病原体为肺炎链球菌、流感嗜血杆菌、卡他莫拉菌、金黄色葡萄球菌、肺炎支原体、肺炎衣原体、流感病毒、腺病毒、其他呼吸道病毒。抗感染药物可选择青霉素、氨基青霉素、青霉素类/酶抑制剂复合物;第二、三代头孢菌素,头孢霉素类,氧头孢烯类;上述药物联合多西环素、米诺环素或大环内酯类;呼吸喹诺酮类;大环内酯类。②有基础疾病或老年人(年龄≥65 岁):常见病原体为肺炎链球菌、流感嗜血杆菌、肺炎克雷伯菌等肠杆菌科细菌、流感病毒、呼吸道合胞病毒、卡他莫拉菌、厌氧菌、军团菌。抗感染药物可选择青霉素类/酶抑制剂复合物;第三代头孢菌素或其酶抑制剂复合物,头孢霉素类、氧头孢烯类、厄他培南等碳青霉烯类;上述药物单用或联合大环内酯类;呼吸喹诺酮类。

(3)需入住重症监护病房(推荐静脉给药)。①无基础疾病青壮年:常见病原体为肺炎链球菌、金黄色葡萄球菌、流感病毒、腺病毒、军团菌。抗感染药物可选择青霉素类/酶抑制剂复合物、第三代头孢菌素,头孢霉素类,氧头孢烯类,厄他培南联合大环内酯类;呼吸喹诺酮类。②有基础疾病患者或老年人(年龄≥65 岁):常见病原体为肺炎链球菌、军团菌、肺炎克雷伯菌等肠杆菌科细菌、金黄色葡萄球菌、厌氧菌、流感病毒、呼吸道合胞病毒。抗菌药物可选青霉素类/酶抑剂复合物、第三代头孢菌素或其抑制剂的复合物、厄他培南等碳青霉烯类联合大环内酯类;青霉素类/酶制剂复合物、第三代头孢菌素或其酶抑制剂复合物、厄他培南等碳青霉烯类联合呼吸喹诺酮类。③有铜绿假单胞菌感染危险因素的社区获得性肺炎,需住院或入住重症监护病房(推荐静脉给药)。常见病原体为铜绿假单胞菌、肺炎链球菌、军团菌、肺炎克雷伯菌等肠杆菌科细菌、金黄色葡萄球菌、厌氧菌、流感病毒、呼吸道合胞病毒。抗菌药物可选具有抗假单胞菌活性的β-内酰胺类;有抗假单胞菌活性的喹诺酮类;具有抗假单胞菌活性的β-内酰胺类联合有抗假单胞菌活性的喹诺酮类或氨基糖苷类;具有抗假单胞菌活性的β-内酰胺、氨基糖苷类、喹诺酮类三药联合。

2.医院获得性肺炎初始经验性治疗药物及方案

(1)非危重症患者:分为以下两类情况进行治疗。①多重耐药菌感染低风险:抗菌药物单用治疗。可选择以下抗菌药物:抗铜绿假单胞菌的青霉素类(哌拉西林等);β-内酰胺酶抑制剂合剂(阿莫西林/克拉维酸、哌拉西林/他唑巴坦、头孢哌酮/舒巴坦等);第三代头孢菌素(头孢噻肟、头孢曲松、头孢他啶等);第四代头孢菌素(头孢吡肟、头孢噻肟等);氧头孢烯类(拉氧头孢、氟氧头孢等)、喹诺酮类(环丙沙星、左氧氟沙星、莫西沙星等)。②多重耐药菌感染高风险:抗菌药物单药或联合治疗。可选以下抗菌药物:抗铜绿假单胞菌的β-内酰胺酶抑制剂合剂(哌拉西林/他唑巴坦、头孢哌酮/舒巴坦等);抗铜绿假单胞菌头孢菌素类(头孢他啶、头孢吡肟、头孢噻利等);抗铜绿假单胞菌碳青霉烯类(亚胺培南、美罗培南、比阿培南等)。以上药物单药或联合下列中的一种,抗铜绿假单胞菌的喹诺酮类(环丙沙星、左氧氟沙星等);氨基糖苷类(阿米卡星、异帕米星等)。有耐甲氧西林金黄色葡萄球菌感染风险时可联合糖肽类(万古霉素、去甲万古霉素、替考拉宁等);利奈唑胺。

(2)危重症患者:抗菌药物联合治疗。可选以下抗菌药物:①抗铜绿假单胞菌的β-内酰胺酶抑制剂合剂(哌拉西林/他唑巴坦、头孢哌酮/舒巴坦等);抗铜绿假单胞菌的碳青霉烯类(亚胺培南、美罗培南、比阿培南等)。②以上药物联合下列中的一种,抗铜绿假单胞菌的喹诺酮类(环丙沙星、左氧氟沙星等);氨基糖苷类(阿米卡星、异帕米星等)。③有广泛耐药阴性菌感染风险时可联合下列药物,多黏菌素(多黏菌素 B、多黏菌素 E);替加环素。④有耐甲氧西林金黄色葡萄球菌感染风险时可联合糖肽类(万古霉素、去甲万古素、替考拉宁等);利奈唑胺。

3.呼吸机相关性肺炎初始经验性治疗药物及方案

(1)多重耐药菌感染低风险:抗菌药物单药或联合治疗。可选以下抗菌药物:抗铜绿假单胞菌青霉素类(哌拉西林等);抗铜绿假单胞菌的第三、四代头孢菌素(头孢他啶、头孢吡肟、头孢噻利等);β-内酰胺酶抑制剂合剂(哌拉西林/他唑巴坦、头孢哌酮/舒巴坦等);抗铜绿假单胞菌碳青霉烯类(亚胺培南、美罗培南、比阿培南等);喹诺酮类(环丙沙星、左氧氟沙星等);氨基糖苷类(阿米卡星、异帕米星等)。

(2)多重耐药菌感染高风险:抗菌药物联合治疗。可选以下抗菌药物:①抗铜绿假单胞菌β-内酰胺酶抑制剂合剂(哌拉西林/他唑巴坦、头孢哌酮/舒巴坦等);抗铜绿假单胞菌的第三、四代头孢菌素(头孢他啶、头孢吡肟、头孢噻利等);氨曲南;抗铜绿假单胞菌碳青霉烯类(亚胺培南、美罗培南、比阿培南等);抗铜绿假单胞菌喹诺酮类(环丙沙星、左氧氟沙星等);氨基糖苷类(阿米卡星、异帕米星等)。②有广泛耐药阴性菌感染风险时可联合下列药物:多黏菌素(多黏菌素 B、多黏菌素 E);替加环素。③有耐甲氧西林金黄色葡萄球菌感染风险时可联合糖肽类(万古霉素、去甲万古素、替考拉宁等);利奈唑胺。

4.肺真菌病治疗药物及方案

(1)肺念珠菌病:轻症者根据药物敏感试验结果可选用氟康唑、伊曲康唑或伏立康唑治疗。

重症者推荐棘白菌素类药物(卡泊芬净、米卡芬净)。

(2)肺曲霉病:首选伏立康唑。也可选用两性霉素 B 和两性霉素 B 脂质复合体。还可选用棘白菌素类药物(卡泊芬净、米卡芬净)。

5.非典型病原体肺炎治疗药物及方案

(1)肺炎支原体肺炎:本病具有自限性,通常可不经治疗自愈。对于病情较重者,早期使用适当抗菌药物可减轻症状及缩短病程。治疗首选大环内酯类(红霉素、罗红霉素和阿奇霉素)。对大环内酯类不敏感者,可选用呼吸喹诺酮类(左氧氟沙星、莫西沙星等)。此外,四环素类(多西环素)也可用。需注意,肺炎支原体无细胞壁,故使用青霉素类和头孢菌素类无效。

(2)肺炎衣原体肺炎:首选红霉素,也可选用克拉霉素、阿奇霉素或多西环素。呼吸喹诺酮类(左氧氟沙星、莫西沙星等)也可选。

(三)特殊人群治疗注意事项

1.新生儿避免使用的抗菌药物

氯霉素、磺胺类、喹诺酮类、四环素类、氨基糖苷类、万古霉素、呋喃类。

2.肾功能减退患者抗菌药物选择注意事项

肾功能减退患者抗菌药物选择注意事项见表5-14。

表 5-14　肾功能减退患者抗菌药物选择

肾功能减退时的应用	抗菌药物
按原治疗剂量应用	阿奇霉素、多西环素、米诺环素、克林霉素、氯霉素、头孢哌酮、头孢曲松、莫西沙星、利奈唑胺、替加环素、卡泊芬净、米卡芬净、伏立康唑(口服制剂)、伊曲康唑(口服制剂)
轻、中度肾功能减退时按原治疗剂量,重度肾功能减退时减量应用	红霉素、美洛西林、氨苄西林/舒巴坦、环丙沙星、克拉霉素、哌拉西林、阿莫西林/克拉维酸、甲硝唑、哌拉西林/他唑巴坦、达托霉素、氨苄西林、头孢哌酮/舒巴坦、氟康唑、氟胞嘧啶、阿莫西林
轻、中、重度肾功能减退时均需减量应用	青霉素、羧苄西林、头孢唑林、头孢吡肟、头孢他啶、头孢呋辛、头孢西丁、头孢拉定、拉氧头孢、头孢噻肟、氧氟沙星、左氧氟沙星、亚胺培南、美罗培南、厄他培南
避免应用,确有指征应用时需在治疗药物浓度监测下或按内生肌酐清除率调整给药剂量	氨基糖苷类、万古霉素、替考拉宁、两性霉素 B、多黏菌素 B、多黏菌素 E、伏立康唑(注射剂)、伊曲康唑(注射剂)

3.肝功能减退患者抗菌药物选择注意事项

肝功能减退患者抗菌药物选择注意事项见表5-15。

表 5-15　肝功能减退患者抗菌药物选择

肝功能减退时的应用	抗菌药物
按原治疗剂量应用	青霉素、头孢唑林、头孢他啶、庆大霉素、氨基糖苷类、万古霉素、多黏菌素、利奈唑胺、达托霉素、氧氟沙星、左氧氟沙星、米卡芬净
严重肝病时减量慎用	哌拉西林、羧苄西林、头孢噻肟、头孢曲松、头孢哌酮、替加环素、甲硝唑、环丙沙星、伊曲康唑、伏立康唑、卡泊芬净
肝病时减量慎用	红霉素、克林霉素、林可霉素
肝病时避免应用	两性霉素 B、四环素、氯霉素、红霉素酯化物、四环素

(刘建军)

第六节　慢性肺源性心脏病

一、定义

肺源性心脏（简称肺心病）是由于呼吸系统疾病（包括支气管-肺组织、胸廓或肺血管病变）导致右心室结构和（或）功能改变的疾病，肺血管阻力增加和肺动脉高压是其中的关键环节。根据起病缓急和病程长短，可分为急性肺心病和慢性肺心病两类。急性肺心病主要见于急性肺栓塞，其处理主要是针对急性肺栓塞的治疗，这里主要介绍慢性肺源性心脏病。

二、流行病学

慢性肺源性心脏病是我国呼吸系统的一种常见病，多继发于慢性阻塞性肺疾病、间质性肺疾病等。我国慢性肺心病的患病率为 4.8‰，病死率在 15% 左右，我国北部及中部地区 15 岁以上人群的患病率为 3%。慢性肺心病的患病率存在地区差异，北方地区高于南方地区，农村高于城市，并随年龄增加而升高。吸烟者比不吸烟者患病率明显增多，男、女性无明显差异。冬、春季节和气候骤然变化时，易出现急性加重。

三、病因

(一)支气管、肺疾病
这类疾病包括慢性阻塞性肺疾病、支气管哮喘、支气管扩张、肺结核、间质性肺疾病等。

(二)肺血管疾病
肺血管疾病原发于肺血管的病变，包括特发性肺动脉高压、慢性血栓栓塞性肺动脉高压等均可导致肺血管阻力增大、肺动脉压升高和右心室负荷加重，发展为慢性肺心病。

(三)胸廓运动障碍性疾病
该类疾病较少见，严重胸廓或脊椎畸形以及神经肌肉疾病均可引起胸廓活动受限、肺受压、支气管扭曲或变形，导致肺功能及肺血管受损，继发肺动脉压力升高，产生肺心病。

(四)其他
原发性肺泡通气不足、睡眠呼吸暂停低通气综合征等可产生低氧血症，引起肺血管收缩，导致肺动脉高压，发展成慢性肺心病。

四、临床表现及诊断

(一)危险因素
有慢性支气管-肺部疾病、肺血管疾病、胸廓畸形等病变病史的患者均存在发生肺心病的风险，需要定期评估，以早期发现和处理肺心病。

(二)症状
本病发展缓慢，临床上除原有支气管、肺和胸廓疾病的各种症状和体征外，主要是逐步出现肺、心功能障碍及其他脏器功能损害的表现。活动后呼吸困难、乏力和劳动耐力下降是最主要的症状,其他症状包括心悸、食欲减退、腹胀、恶心等。随着病情进展,上述症状逐渐加重。感染也可使上述症状加重。

(三)查体

除原发肺脏疾病体征,如肺气肿体征,干、湿啰音等,肺心病可表现为肺动脉瓣区第二心音＞主动脉瓣区第二心音,三尖瓣区可出现收缩期杂音或剑突下心脏搏动增强,颈静脉充盈甚至怒张,肝颈静脉回流征阳性,下肢甚至躯干水肿,严重心力衰竭时出现腹水、胸腔积液。

(四)辅助检查

有血气分析、胸部 X 线片、心电图检查、超声心动图检查、磁共振成像等。

五、治疗

(一)治疗原则

慢性肺心病的治疗目标包括减轻患者症状,改善患者的生命质量和活动耐力,减少急性加重次数,提高患者生存率。慢性肺心病的治疗根据病情稳定情况,可分为缓解期和急性加重期治疗。

慢性肺心病的治疗主要为缓解期治疗。缓解期的一般治疗原则如下。

(1)采取综合措施控制呼吸衰竭进展,包括缓解支气管痉挛、清除痰液、畅通呼吸道。持续低浓度给氧,应用呼吸兴奋剂、双水平气道正压通气等,必要时施行气管切开、气管插管和机械呼吸器治疗等。

(2)若出现心功能不全,应注意限盐、限水,控制心力衰竭的进展。

(3)冷水擦身和膈式呼吸及缩唇呼吸可以改善肺脏通气等耐寒及康复锻炼。

(4)对于睡眠呼吸暂停低通气综合征患者,建议坚持使用呼气末正压通气。

慢性肺心病急性加重期的治疗原则是积极控制感染,改善呼吸功能,纠正缺氧和二氧化碳潴留,控制呼吸衰竭和心力衰竭,预防并发症,提高生活质量。

(二)治疗方案及药物

1.缓解期的治疗

需要积极治疗和改善基础支气管、肺部疾病,延缓基础疾病进展;增强患者的免疫功能,预防感染,减少或避免急性加重;加强康复锻炼和营养,需要时长期家庭氧疗或家庭无创呼吸机治疗等,以改善患者的生命质量。

(1)积极治疗和改善基础支气管、肺部疾病,延缓基础疾病进展。有明显气流受限的患者,可使用激素联合长效 β 受体激动剂和(或)长效抗胆碱能药物吸入治疗,如沙美特罗/氟替卡松 50 μg：500 μg 或布地奈德/福莫特罗 320 μg：9.0 μg 和(或)噻托溴铵吸入剂。如患者咳嗽、痰多不易咳出,可合并使用盐酸氨溴索、乙酰半胱氨酸等化痰药物。

(2)每年接种流感疫苗和(或)肺炎疫苗,预防感染。

(3)加强康复锻炼,每周至少 5 d 进行康复锻炼,可根据自身情况选择合适的锻炼方式。

(4)对于血氧分压＜8.0 kPa(60 mmHg)者,需使用家庭氧疗或家庭无创呼吸机治疗。

(5)积极劝导吸烟患者戒烟。

2.急性加重期的治疗

急性加重期的患者最好留院观察或住院治疗。积极控制急性加重的诱发因素,使呼吸道通畅,改善呼吸功能,纠正缺氧和(或)二氧化碳潴留,控制心力衰竭,防治并发症。

(1)控制和去除肺心病急性加重的诱发因素:呼吸系统感染是引起慢性肺心病急性加重致呼吸衰竭和心力衰竭的常见诱因,需积极应用抗菌药物控制感染。

(2)控制呼吸衰竭:根据基础病因的不同,对症处理,纠正呼吸衰竭,减轻心脏负荷。以慢性阻塞性肺疾病导致的肺心病为例,给予扩张支气管、祛痰等治疗,通畅呼吸道,改善通气功能。合理氧疗纠正缺氧状态,需要时给予无创正压通气或气管插管有创正压通气治疗。

(3)控制心力衰竭:对于慢性支气管-肺部疾病导致的肺心病,一般是在积极控制感染、改善呼吸功能、纠正缺氧和二氧化碳潴留后,心力衰竭便能得到改善,不需常规使用利尿剂和正性肌力药。但对上述治疗无效或严重心力衰竭患者,可适当选用利尿剂、正性肌力药或扩血管药控制心力衰竭症状的进展。对于肺血管疾病如动脉性肺动脉高压、栓塞性肺动脉高压患者,利尿治疗是改善右心功能的基础治疗方法,通常需要根据患者的液体出入量情况常规给予利尿剂。①利尿剂:通过抑制肾脏钠、水重吸收而起到增加尿量、消除水肿、减少血容量、降低心脏前后负荷的作用。但是应注意利尿剂易出现低钾、低氯性碱中毒,血液浓缩,使痰液黏稠不易排出,加重气道阻塞。因此,对于肺心病急性期的患者,需要记录其出入量,采用"量出为入"的原则用药,控制液体入量,当患者尿少、入量明显大于出量或患者经治疗后水肿情况未减轻时,可使用利尿剂治疗。原则上宜选用作用温和的利尿剂,联合保钾利尿剂,小剂量短期使用。如氢氯噻嗪 $25\sim50$ mg,每天 $1\sim2$ 次,联合使用螺内酯 $20\sim40$ mg,每天 $1\sim2$ 次。使用利尿剂后需要注意患者的电解质情况,防止发生电解质紊乱。②正性肌力药:正性肌力药对改善患者的总体预后并无显著获益,因此不推荐常规应用。由于慢性肺心病患者长期缺氧及感染,对洋地黄类药物的耐受性低,容易出现中毒、心律失常。正性肌力药应用指征:感染已控制,呼吸功能已改善,但利尿治疗后右心功能无改善者;以右心衰竭为主要表现而无明显感染的患者;合并室上性快速心律失常,如室上性心动过速、心房颤动(心室率>100 次/分钟)者;合并急性左心衰竭的患者。原则上选用作用快、排泄快的洋地黄类药物,小剂量(常规剂量的 1/2 或 2/3)静脉给药,常用毒毛花苷 K $0.125\sim0.250$ mg,或毛花苷 C $0.2\sim0.4$ mg 缓慢静脉注射。另外,也可选择多巴酚丁胺、米力农等。③血管扩张药:前列环素类药物(如曲前列尼尔)、内皮素受体拮抗剂(如波生坦、安立生坦、马昔腾坦)、磷酸二酯酶 5 抑制剂(如西地那非、他达拉非)、可溶性尿苷酸环化酶激活剂等,治疗肺血管病变本身导致的肺动脉高压(即动脉性肺动脉高压)具有较好疗效,某些慢性血栓栓塞性肺动脉高压继发的肺心病也可应用,但对慢性肺部疾病继发的肺动脉高压及肺心病的疗效较差。血管扩张药在扩张肺动脉的同时也扩张外周动脉,会造成体循环血压下降,产生反射性心率加快、氧分压下降、二氧化碳分压上升等不良反应,因而限制了血管扩张药在慢性肺心病的临床应用。

3.防治并发症

(1)酸碱失衡及电解质紊乱:慢性肺心病失代偿期常合并各种类型的酸碱失衡及电解质紊乱。呼吸性酸中毒,以通畅气道、纠正缺氧和解除二氧化碳潴留为主。呼吸性酸中毒并代谢性酸中毒,通常需要补碱治疗,尤其当 $pH<7.2$ 时,先补充 5% 碳酸氢钠 100 mL,然后根据血气分析结果酌情处理。呼吸性酸中毒合并代谢性碱中毒常出现低钠、低钾、低氯等电解质紊乱,应对症处理。因低钾、低氯引起的代谢性碱中毒多是药源性的,应注意预防。

(2)心律失常:多表现为房性期前收缩及阵发性室上性心动过速,一般的心律失常经过控制诱因、纠正缺氧、酸碱失衡和电解质紊乱后,可自行消失。如果持续存在,可根据心律失常的类型选用抗心律失常药。

(3)静脉血栓栓塞症:慢性肺心病患者由于心功能不全、活动受限以及年龄等因素常存在静脉血栓栓塞症的风险。应用普通肝素或低分子量肝素可预防肺微小动脉原位血栓形成及深静脉血栓形成。对于急性加重住院患者,如无禁忌证,建议常规预防性应用抗凝血药物。

(4)消化道出血:慢性肺心病常并发消化道出血。因此,除了针对消化道出血的治疗外,还需病因治疗和预防治疗。

(程邦春)

第七节　肺结核合并硅沉着病

一、概述

硅沉着病(旧称矽肺),是因长期吸入生产性粉尘并在肺内潴留而引起的、以肺组织弥漫性纤维化为主的全身性疾病。硅沉着病是我国危害人数最多的职业病,发病率约占所有职业病的80%。硅沉着病和肺结核是两种不同的肺部疾病,但二者关系密切,硅沉着病患者是肺结核的易患人群。硅沉着病并发肺结核后称为硅沉着病结核(矽肺结核)。硅沉着病结核发生率非常高,两病并发多数是在硅沉着病的基础上并发结核病,为 20%～50%。两病并存后由于受这两种疾病病理过程和结核分枝杆菌生物学特性的影响,二氧化硅和结核分枝杆菌互为佐剂,互相促进结核病和硅沉着病病变的发展,加速病情恶化。早、中期硅沉着病合并结核病时,结核病变散布于硅沉着病的病灶之间,二者基本单独存在,即所谓"分离型";发展到晚期时,往往两病融合为一体,构成独立的疾病类型,即所谓"结合型"。结核病灶可促进硅结节融合和肺纤维化进程;而大块的硅沉着病与结核融合病灶内极易出现空洞。硅沉着病病变由于合并结核,可加快其晋期过程,甚至出现"跳期"现象。硅沉着病合并结核后死亡率高,是硅沉着病患者过早死亡的主要原因之一。硅沉着病结核的严重程度与硅沉着病期别有关,以Ⅲ期最易合并结核,症状最严重、治疗最困难,死亡率也最高,预后极为不良。

硅沉着病结核的治疗包括对硅沉着病的治疗和抗结核治疗。

二、治疗

硅沉着病是慢性进展性疾病,主要病理改变是硅结节和肺间质纤维化,目前还没有找到一种药物能逆转纤维化病变。现有的治疗药物及方法仅有一定的延缓纤维化进展、改善症状的作用,无法根治。目前应提倡对因、对症综合治疗的治疗原则,即在保健、运动、物理康复、营养饮食支持治疗等疗法的基础上,应用抗纤维化、减轻或控制非特异性炎症反应、调节免疫功能、抗脂质过氧化等药物,依患者的病情进行肺灌洗,同时预防并积极治疗并发症,达到延缓病情进展、减轻患者痛苦、延长患者寿命、提高生活质量的目的。中医中药治疗有很好的疗效与发展前景,但还需要进行大量的试验和大样本的人群研究,任重而道远。

(一)保健治疗

对已患硅沉着病的患者,应及时脱离粉尘作业,加强健康管理,适当安排好工作或休养,建立良好的生活习惯,规律生活,不吸烟,预防感冒和呼吸系统感染,定期复查、随访,及时发现并积极治疗并发症。通过各种形式向患者进行健康教育,介绍硅沉着病的特点及有关预防与治疗的知识,同时加强心理治疗,指导和鼓励患者增强战胜疾病的信心,消除恐惧心理和麻痹大意思想,积极配合医务人员进行综合治疗。

(二)运动及物理康复治疗

运动及康复治疗是硅沉着病综合治疗的重要内容。通过运动、康复治疗,可以增强机体的抵抗力,预防或减少并发症的发生、减轻症状、改善肺功能、提高生命质量、延长寿命。

1.全身康复锻炼

依病情鼓励患者进行如气功、户外行走、慢跑、打太极拳等适当的体育活动。

2.呼吸肌功能康复

包括腹式呼吸和缩唇呼吸,呼吸体操及膈肌起搏器应用,指导患者正确使用,耐心坚持,对改善肺功能、增强呼吸肌肌力会起到很好的效果。

(三)药物治疗

1.克矽平

克矽平为聚2-乙烯吡啶氮氧化物,简称PVNO、P204。试验证明其在硅尘破坏巨噬细胞过程中起保护作用,间接增强肺对硅尘的廓清能力,阻断和延缓胶原的形成,具有延缓纤维化进展的作用。临床应用对急性硅沉着病疗效显著,对Ⅰ、Ⅱ期硅沉着病有一定疗效,Ⅲ期疗效则不明显。对改善患者的一般情况及呼吸道症状较明显。

(1)用法:以4%克矽平水溶液8～10 mL,1 d喷雾吸入1次,每周6次。或将雾化吸入改为每周3次,同时肌内注射4%克矽平水溶液,每周3次,每次4～5 mL。也可单独肌内注射4%克矽平水溶液,每周6次,每次4 mL(肌内注射时可添加2%盐酸普鲁卡因数滴以减轻刺激),但单用不如同时合并雾化吸入疗效好。一般3～6个月为1个疗程,连续应用2～4个疗程,每疗程间隔1～2个月。以后每年复治2个疗程。

(2)注意事项:对肝肾疾病患者、心脏病及较严重的高血压患者,一般不宜使用。肌内注射后有刺激。偶有变态反应。部分患者可出现血清氨基转移酶暂时升高。单用雾化吸入治疗则毒不良反应甚少。

2.哌喹

哌喹又称抗矽14号。哌喹能降低肺泡巨噬细胞吞噬硅尘的能力,抑制肺泡巨噬细胞膜脂类过氧化反应,防止生物膜受损害,抑制胶原蛋白合成和胶原聚集成纤维,抑制免疫反应,具有延缓纤维化进展的作用。

(1)用法:口服,每周1次,0.5～0.75 g,6个月为1个疗程。连续应用2～4个疗程,每疗程间隔1～2个月。

(2)主要不良反应:胃肠道症状,多发生在开始几次服药后,有口苦、食欲减退、胃痛、腹泻及腹胀等,可自行缓解。少数窦性心动过缓。一过性肝功能异常,各疗程均可发生,部分病例可自然恢复,部分病例停药后恢复。皮肤色素沉着及瘙痒,多发生在1～2个疗程以后,用药时间越长,表现越明显,但停药后自行消失。

3.磷酸羟基哌喹

磷酸羟基哌喹又称抗矽1号,简称羟哌。磷酸羟基哌喹可稳定和保护肺泡巨噬细胞溶酶体膜,阻止胶原的交联反应,抑制胶原纤维的形成,具有延缓纤维化进展的作用。

(1)用法:口服,每周1～2次,每次0.25～0.5 g,晚饭后顿服,3～6个月为1个疗程。连续应用2～4个疗程,每一疗程间隔1～2个月。

（2）主要不良反应：与哌喹相似。此药与哌喹一样，有可能促使结核病灶发展，对合并肺结核者慎用。

4.柠檬酸铝

柠檬酸铝与硅尘表面有较强的亲和力，能降低硅尘的细胞毒性反应，维持肺泡巨噬细胞膜的稳定性，抑制肺泡巨噬细胞膜脂类过氧化反应，具有延缓纤维化进展的作用。

（1）用法：针剂 10～20 mg，每周 1 次肌内注射，或水溶液每周 50 mg，分 3 次雾化吸入，3～6 个月为 1 个疗程。连续应用 2～4 个疗程，每一疗程间隔 1～2 个月。

（2）主要不良反应：肌内注射引起硬结、局部疼痛难以耐受。

5.矽宁

具有较强的亲和肺巨噬细胞的能力，对硅沉着病患者有阻止延缓病变进展的作用。

（1）用法：片剂 300 mg，口服，每周服药 6 d，3 个月为 1 个疗程，2 个疗程间隔时间为 1 个月，共治疗 4 个疗程。

（2）主要不良反应：临床不良反应较轻。

6.色甘酸钠（咽泰）

为变态反应介质阻滞剂。其作用机制是稳定肥大细胞的细胞膜，阻止肥大细胞脱颗粒，从而抑制组胺、5-羟色胺、慢反应物质等过敏介质的释放，避免或减轻支气管非特异性炎症反应，减轻症状。

（1）用法：干粉 40 mg 经超声雾化后吸入，每次 10～15 min，每天 1 次，每周 6 次，3 个月为 1 个疗程，共治疗 8 个疗程。

（2）主要不良反应：未发现明显毒不良反应。

7.抗氧化剂

目前已有大量的研究证实抗氧化剂能够降低硅尘对巨噬细胞的损伤，抑制脂质过氧化反应，拮抗硅尘细胞毒性，增强肺泡巨噬细胞膜、亚细胞膜的稳定性。抗氧化剂包括 N2-乙酰半胱氨酸、氨溴索、维生素 E、维生素 C、21-氨基类固醇和硒元素等。

8.转化生长因子-β（TGF-β）

在损伤修复及纤维组织增生方面的作用引人注目，TGF-β 可能成为抑制肺及其他器官纤维化的重要靶点，从而使硅沉着病的预防与治疗成为可能。

（四）大容量肺灌洗治疗

大容量肺灌洗治疗因其可清除肺泡腔、支气管树和肺间质内的粉尘、吞尘巨噬细胞及其产生的致炎症、致纤维化因子，具有去除病因、改善呼吸功能、缓解症状等效果，对于保护患者的肺功能、维护其劳动能力、提高生活质量具有较好的效果，具有药物不可替代、病因、对症同时治疗及疗效确切满意等优势。规范化的大容量肺灌洗治疗是治疗硅沉着病的一种安全有效的实用技术。但远期疗效由于观察病例数较少，尚需进行大样本配对资料的系统研究。

通过支气管肺泡间质灌洗排尘最佳时间研究结果表明，动物染尘后持续时间和硅沉着病病变程度，是影响排尘效果的重要因素，以染尘后持续时间短者和病变轻者排出粉尘量最多，效果最好。特别是模拟减尘试验表明，染尘剂量越大，减尘后生物效应越大，效果越好。以此类推，排尘治疗以选择病变轻、脱尘早和急性硅沉着病为佳。

大容量肺灌洗可分侧进行，也可双肺同期进行，但适应证选择较严。

1.分侧大容量肺灌洗基本方法

(1)术前需进行全身检查、常规实验室检查,肺功能、心电图、肝肾功能检查,胸部 X 线、胸部 CT 和支气管镜检查以了解病变严重程度。术中监测心电图、血压、呼吸、心率与血气变化。

(2)患者仰卧位,全身麻醉等充分肌松后插入双腔支气管导管。

(3)反复听诊,确认双腔导管就位,左右分隔完全,无漏气。连接麻醉呼吸器行机械通气。

(4)用纯氧双肺通气 15 min 后,用血管钳将通向拟灌洗侧的导管分支管夹紧,将其与灌洗液容器连接,然后行对侧单肺纯氧通气 5~7 min。观察血气、心率、血压、心电图等如在正常范围即可予灌洗。

(5)灌洗液一般用生理盐水加温至 37 ℃。第 1 次灌注的速度宜慢,灌注量一般男性约为 1 000 mL,女性约为 700 mL。第 2 次及以后灌注量一般为 1 000~1 500 mL。当灌洗液进出时,应仔细听诊对侧肺有无啰音,警惕液体溢入对侧肺或逸入同侧胸腔。

(6)反复灌洗,一般灌洗一侧肺需 8~14 次,直到灌洗回收液由黑色混浊变为无色澄清为止,灌洗总量一般为 15~20 L。

(7)灌洗完毕,宜采取体位引流,开放灌洗侧导管,交替应用双肺纯氧通气与灌洗侧肺大潮气量通气,并用细硅胶管进行开放式负压吸引,使残留于肺内的灌洗液尽快排净。当患者恢复自主呼吸,潮气量达 300 mL 以上,频率达 12 次/分钟,再通过双腔导管持续吹氧(5 L/min)约 30 min,查血气 PaO_2 与 $PaCO_2$ 接近术前水平,方可拔除双腔导管,回病室监测,继续用鼻导管吸氧,鼓励患者深呼吸及咳嗽。

(8)术后常规应用糖皮质激素 3~5 d。过 5~7 d 再灌洗对侧。

2.双肺同期大容量灌洗基本方法

(1)术前检查与准备、术中监测、麻醉处理均与分侧大容量灌洗类似。

(2)顺序宜先灌洗容量较大的右肺或病变较轻侧肺。

(3)灌洗过程与分侧大容量灌洗类似,灌洗结束后第一侧肺的潴留已基本排净,听诊无啰音;肺的顺应性已恢复接近灌洗前的水平,或气道峰压水平较灌洗前增高小于 0.5 kPa;用第一侧肺施行纯氧单肺通气 8 分钟后 $PaO_2 > 13.3$ kPa 时,进行第二侧肺灌洗。

大容量肺灌洗禁忌证:靠近胸膜直径超过 2 cm 肺大疱、重度肺气肿、肺心病、活动性肺结核、支气管结核,近期内伴有咯血、气胸病史;或患有严重心血管疾病、血液病有明显出血倾向;或肝、肾、脑等器质性疾病;或气管与主支气管畸形,妨碍双腔支气管插管正确就位。

尽管支气管肺泡间质灌洗病因治疗具有排尘的优越性,但不可否认,它是在全麻下进行,其潜存危险性和可能产生的并发症尚不可完全避免,特别是在远期疗效尚未肯定前,谨慎应用仍是必要的。大容量肺灌洗是风险性较高的操作技术,治疗小组应由富有经验的胸科麻醉医师、肺内科医师与训练有素的护士组成。灌洗应在各种麻醉用具、监护设施和急救器械齐全的手术室内实施,以保证安全。预防和处理术中及术后并发症是重点,包括低氧血症、心律失常、肺不张、支气管痉挛、肺感染等。

(五)小容量肺叶灌洗治疗

肺灌洗治疗作为硅沉着病的病因治疗之一,逐渐推广普及,但大容量全肺灌洗治疗需严格的病例选择及特殊医疗设备,患者需要全麻和较复杂的技术操作,且有并发症较多的缺点。随着支气管镜的广泛临床应用,采用支气管镜下小容量肺叶灌洗术治疗硅沉着病逐渐受到重视。

小容量肺叶灌洗基本方法。①治疗前准备:治疗前常规使用地西泮注射液 10 mg 肌内注射、阿托品 0.5 mg 皮下注射,以镇静及减少气道分泌。②气道麻醉:用 1%丁卡因溶液喷咽喉部,每次 3~4 喷,间隔 3~4 min 喷 1 次,共喷 3 次;1%丁卡因溶液 5 mL 分 3 次咽部含药 3 min后吐出。③操作步骤:患者仰卧,吸氧,心电监护下将支气管镜自鼻腔进入,经咽腔、声门进入气管、支气管直至所需灌洗治疗的各肺段及部分亚段内,在进镜过程中分别在声门下、隆嵴上及各肺叶支气管、段支气管视患者反应情况追加 2%利多卡因,每次约 2 mL,然后用 37 ℃生理盐水,每次 50~100 mL,通过支气管镜注入灌洗的肺段;并借助吸引器负压抽出,如此反复。灌洗液总用量一般为 300~500 mL。在治疗中可根据患者情况局部给予氨茶碱、氧氟沙星、地塞米松等药物加强治疗效果。

大部分患者灌洗治疗前有咳嗽、咳痰、胸痛、胸闷、气促、活动后症状加重等症状。灌洗治疗后 1~2 d 咳嗽增多,25%的患者有黑灰色黏液及蝌蚪状痰栓及异物排出。3 d 后上述症状逐渐减轻或消失。尤以胸痛、胸闷、气促症状减轻最为明显,75%的患者感到胸部出气顺畅、轻松。过 1~2 周肺通气功能可提高 5%~10%。

小容量肺叶灌洗治疗未发现明显并发症,据报道有轻度咽部不适或疼痛、一过性低氧血症、支气管痉挛、寒战、低热等,但发生率低于 5%。故小容量肺叶灌洗治疗是一种实用、有效、安全的临床治疗方法。

小容量肺叶灌洗对抑制硅沉着病的发展起到一定的作用,至于影响程度有多大,尚需要进一步更长时间的系统观察。

三、抗结核治疗

硅沉着病合并的肺结核的治疗以化疗为主,化疗原则与单纯结核基本相同,但由于硅沉着病结核的化疗效果比单纯肺结核差,常需联用免疫治疗、经支气管镜介入治疗、人工气腹治疗、中医中药治疗、外科手术治疗等其他治疗手段以取得良好的效果。

(一)化疗

1.化疗原则

合理化疗遵循"早期、规律、全程、联用、适量"这一抗结核原则。据统计,硅沉着病结核 70%的病例有不规则化疗史。这说明对此类患者的治疗管理工作十分艰巨。全程督导治疗是必要的选择。最好全程住院治疗,起码做到强化期住院治疗。总疗程及强化期都应较单纯结核适当延长。联合用药是缩短疗程、减少耐药、降低复发的重要措施,用药种数应较单纯结核多。但要避免每次加一种药,根本没有起到联用的目的,既浪费了药品,又增加了耐药机会。用药剂量需较单纯结核大,但由于硅沉着病结核患者多为老年人,故在制订化疗方案时应充分认识到老年人组织修复能力差、肝肾功能减退、免疫力降低等特点,根据患者个体的不同情况,因人、因时而异,选用最佳组合和剂量。硅沉着病的纤维化及血管支气管间质改变,病灶药物浓度不足,且易产生耐药性及用量大、时间长,易致毒不良反应,故应密切监测肝肾功能。

硅沉着病结核的化疗效果较差,痰菌阴转率低,易复发,易耐药,肺内病变吸收慢,空洞不易闭合,临床症状持续存在时间长。硅沉着病结核不宜短程与间歇化疗,有些病例需长期或终身化疗。另外,由于硅沉着病结核的菌阴比例较高,故在拟订化疗方案时,对菌阴、菌阳者不应有太大区别。

2.抗结核药物与硅沉着病治疗药物合并使用的注意事项

结核病化疗药物与硅沉着病治疗药物同时应用,在相互作用中理化性质、药效学、药动学等方面虽无明显配伍禁忌,但应用时药物相互作用,不良反应叠加,必将增加药物的毒性,增加不良反应的发生概率,联合用药中应注意统筹兼顾,慎重加减。

结核病化疗药物主要在肝肾排泄且半衰期长,治疗周期长,加之中间产物作用及酶诱导作用等因素对肝、肾有肯定的毒性,尤以肝脏损害最为明显、普遍。硅沉着病治疗药物中克矽平、哌喹、磷酸羟基哌喹等也可引起肝脏损害。二者还常有胃肠反应、变态反应等不良反应。

在二者同时治疗的情况下出现不良反应时继续用药要特别谨慎,治疗硅沉着病抗纤维化药物,如哌喹、磷酸羟基哌喹不良反应较大,应用疗程较长,抗纤维化效果有限,并因有抑制纤维化的倾向,不利于结核病灶硬结钙化,如果治疗中一旦病情持续进展,或出现明显肝肾功能损害等不良反应,要先停止硅沉着病治疗,积极治疗结核病。或选用无肝肾毒性的药物调整治疗方案。为了减轻或避免不良反应的发生,也可采取减少用药量、改变用药途径、改变用药时间、使用对抗不良反应药物、改变用药方法等方式。

3.治疗方案

(1)初治患者:应不同于单纯肺结核,国内外文献证实,短于 9 个月的方案复发率高,疗效不肯定。强化期不能低于 3 个月。目前采用初治方案时间一般为 12～18 个月。常用方案有3HRZE/9HRE;3SHRZ/9HRZ;3HRZE/15HR。

(2)复治患者:众所周知,硅沉着病结核的治疗要比单纯肺结核困难。而一旦硅沉着病结核需要复治,其疗效则更差。制订化疗方案时尽量选用敏感药,强化期不宜少于 4 种,强化时间以 3～6 个月为宜。不轻易中途改换药物。疗程为 18～24 个月。18 个月方案适用于Ⅰ、Ⅱ期硅沉着病合并结核,24 个月方案适用于Ⅲ期硅沉着病合并结核。常用方案有:3HRZES/6HRZE/9HRE;6HRZES/12HRE;3HRZES/9HRZ/12HR。

(3)耐药患者:硅沉着病结核患者的耐药率大大高于单纯结核,其中耐异烟肼、链霉素占首位,其次为利福平。究其原因:①硅沉着病结核患者多数为复治,病程较长,致使耐药率增高。②硅沉着病与结核相互促进,致使人体免疫力低下,其病变区域血流循环不良,药物不能有效渗透到病变中。③治疗方案不恰当,如剂量不足、疗程过短、敏感有效药物种类不多(假联合)、不规则用药等,致使化疗失败。④已产生的耐药结核病的传播。耐药种类越多,痰菌阴转率越低,在选择治疗方案时药敏试验就显得相当重要。

治疗原则:①化疗方案应根据患者用药史、耐药情况(药敏试验)、可供选用的药物以及本地区耐药菌株的流行情况等进行综合制订。②参照抗结核药物的分组选用药物,化疗方案应该包括至少 4 种确定有效或几乎确定有效的核心药物,强化期最好由 6～7 种药物组成,继续期包括4～5 种药物。③吡嗪酰胺、乙胺丁醇和氟喹诺酮类每天一次给药,以获得有效的峰值浓度。根据患者的耐受性,其他二线药物也可以每天使用一次。氨基糖苷类或卷曲霉素等注射剂建议治疗时间为 3～6 个月,甚至 1 年。④及时发现和处理药物的不良反应。⑤疗程为痰涂片和痰培养阴转后至少 18 个月。

单耐药结核病往往为初始耐药或原发性耐药,使用标准化疗方案仍然有效,但存在治愈率下降或增加复发可能性问题。因此,对于单耐药结核病,尤其是单耐利福平结核病,其化疗方案应进行适当调整,以尽量避免可能存在的治疗失败,避免获得性耐药风险。

多耐药结核病的耐药组合形式多样,对于这些患者再采用标准化疗方案治疗会产生更大的风险,应针对各种耐药组合的形式进行相应的个体化药物调整,以确保方案中有 4 种有效或几乎有效的核心药物。

(二)免疫治疗

化学药物联合免疫调节剂治疗硅沉着病结核疗效较好。其机制可能是通过增强机体细胞免疫功能而实现。较为成熟的免疫调节剂有卡介菌多糖核酸、母牛分枝杆菌菌苗、γ-干扰素(IFN-γ)、白细胞介素-2(IL-2)等。对于Ⅰ、Ⅱ期硅沉着病结核可采用 1 种免疫调节剂治疗。对于Ⅲ期硅沉着病结核,特别是耐药病例选用 1~2 种免疫调节剂[1 种细胞因子制剂和(或)1 种分枝杆菌疫苗]。

(三)经支气管镜介入治疗

以支气管镜引导,经气道介入治疗是硅沉着病结核的有效治疗方法。只要条件允许,对于硅沉着病结核患者可尽早积极采用介入治疗措施。

四、对症治疗

主要是止咳祛痰,扩张支气管和清除分泌物等,改善缺氧状况。家庭氧疗可延长寿命,减少住院次数,提高生命质量。家庭氧疗指征为:缓解期 $PaO_2 \leqslant 7.3$ kPa 达 3 周以上;PaO_2 7.3~7.8 kPa 伴右心衰竭或血细胞比容 $\geqslant 55\%$。

硅沉着病结核可导致营养不良,营养不良可使病情进一步恶化,因此,给予营养支持治疗很有必要。可添加维生素和微量元素。有条件者可给予氨基酸、能量合剂等,对全身情况极差、重度营养不良者可补充脂肪乳剂、清蛋白等。

五、并发症治疗

硅沉着病结核的并发症多且严重,最常见并发症为肺气肿、支气管扩张、肺部感染、气胸、肺心病等。少见的并发症有发音障碍、声音嘶哑、中叶综合征、膈肌麻痹、肺间质气肿、纵隔气肿、上腔静脉综合征。

硅沉着病结核合并肺部感染时及时应用抗生素控制感染。合并气胸时肺压缩面积 $\leqslant 30\%$ 予以卧床休息、吸氧处理,肺压缩面积 $\geqslant 50\%$ 予以卧床休息、吸氧,同时予以胸腔穿刺抽气或行闭式胸腔引流术。合并肺心病时主要予以抗心力衰竭治疗、抗呼吸衰竭治疗,氧疗或机械通气呼吸支持治疗,同时进行心力衰竭、呼吸衰竭并发症的控制。

总之,目前尚缺乏治疗硅沉着病结核的满意方法,单靠某一种治疗方法难以获得良好的临床效果。两病合并后治疗原则上二者同时进行,均须积极治疗,但应以治疗结核病为主。两病并发的后果极为严重,治疗十分困难,疗效也不甚满意且容易复发,应引起广大临床医师的高度重视。

(谢德芳)

第六章

消化内科疾病

第一节　胃食管反流病

胃食管反流病(GERD)是指过多的胃十二指肠内容物异常反流入食管引起的胃灼热等症状,并可导致食管炎和咽、喉、气管等食管以外的组织损害。胃食管反流病是一种十分常见的消化道疾病,在人群中发病率很高,即使是健康人在不当饮食后,有时也会出现胃灼热和反酸的现象,严重的困扰着人们的工作和学习。

随着现代生活质量的提高,饮食结构发生了变化,肥胖的人群也增加了,这样也会导致胃食管反流病的发生率增高。我国于 1999 年在北京、上海两地的流行病学调查显示,发病率为8.97%,且有逐年升高趋势。虽然我国对胃食管反流病了解较晚,但是它对人们生活质量造成的负面影响已经超过心脏病,而且每年以超过 15% 的速度在增长。目前已经证明胃食管反流病是导致食管腺癌的罪魁祸首之一,而且食管腺癌的发病率增加幅度位居所有肿瘤的第 1 位,因此及时预防、治疗本病对于积极预防食管腺癌具有重要意义。

一、病因病理

(一)病因

1906 年,美国病理学家 Tileston 认为可能存在贲门功能失调现象。1946 年,英国胸外科医师 Allison 发现膈疝在反流病发生中起重要作用。20 多年后,人们才认识到下食管括约肌功能失调、一过性下食管括约肌松弛增多等可能起着更为重要的作用。现在,人们已认识到反流病是多因素造成的消化道动力障碍性疾病,主要发病机制是抗反流防御机制减弱和反流物对食管黏膜攻击作用的结果。

1.食管抗反流防御机制减弱

(1)抗反流屏障:指食管和胃交接的解剖结构,包括食管下括约肌 LES(lowere sophageal sphiter,LES)、膈肌脚、膈食管韧带、食管胃底建的锐角等,其各部分结构和功能上的缺陷均可造成胃食管反流,其中最主要的是 LES 的功能状态。LES 是指食管末端 3~4 cm 长的环形肌束。正常人静息 LES 压为1.33~4.00 kPa,LES 结构受到破坏可使 LES 压下降,如贲门失弛缓症手术后易并发反流性食管炎。一些因素可导致 LES 压降低,如某些激素(如缩胆囊素、胰升糖素、血管活性肠肽等)、食物(如高脂肪、巧克力等)、药物(如钙通道阻滞剂、毛花苷 C)等。一过性 LES 松弛,指非吞咽情况下 LES 自发性松弛,其松弛时间明显长于吞咽时 LES 松弛时间,它是正常人生理性胃食管反流的主要原因,也是 LES 静息压正常的 GERD 患者的主要发病机制。

(2)食管清除作用:在正常情况下,一旦发生胃食管反流,大部分反流物通过 1～2 次食管自发和继发性蠕动性收缩将食管内容物排入胃内,即容量清除,是食管廓清的主要方式,余有唾液缓慢中和。故食管蠕动和唾液产生异常常也参与 GERD 的致病作用。食管裂孔疝,可引起胃食管反流,并降低食管对酸的清除,可导致 GERD。

(3)食管黏膜屏障:反流物进入食管后,可凭借食管上皮表面黏液、不移动水层和表面 HCO_3^-、复层鳞状上皮等构成的屏障,以及黏膜下丰富的血液供应构成的后上皮屏障,发挥其抗反流物中的某些物质(主要是胃酸、胃蛋白酶,其次为十二指肠反流入胃的胆盐和胰酶)对食管黏膜损伤的作用。故导致食管黏膜屏障作用下降的因素如长期吸烟、饮酒及抑郁等,将使食管不能抵御反流物的损害。

2.反流物对食管黏膜攻击作用

反流物刺激和损害食管黏膜,与其质和量有关,也与反流物接触黏膜的时间、部位有关。胃酸与胃蛋白酶是反流物中损害食管黏膜的主要成分。胆汁反流重,其非结合胆盐和胰酶是主要的攻击因子。

(二)病理

胃食管反流病和反流性食管炎在宏观上是一个概念,但是程度上不一样。胃食管反流是一种现象,导致反酸、胃灼热等症状,但对黏膜没有损伤,这就是症状性反流。有些人不仅有症状,还有黏膜的损伤,这就叫反流性食管炎。无论是症状,还是反流性食管炎,都称为食管反流病。在有反流性食管炎的胃食管反流病患者,其病理组织学基本改变可有:复层鳞状上皮细胞层增生;黏膜固有层乳头向上皮腔面延长;固有层内炎症细胞主要是中性粒细胞浸润;糜烂及溃疡;胃食管连接处以上出现 Barrett 食管改变。内镜下不同程度的食管炎则表现为水肿、潮红、糜烂、溃疡、增厚转白、瘢痕狭窄。

Barrett 食管是指食管与胃交界的齿状线 2 cm 以上出现柱状上皮替代鳞状上皮。组织学表现为特殊型柱状上皮、贲门型上皮或胃底型上皮。内镜下典型表现为正常情况呈现均匀粉红带灰白的食管黏膜,出现橘红色的胃黏膜,分布可为环形、舌形或岛状。

二、临床表现

胃食管反流病的临床表现轻重不一,主要的临床症状是反酸、胃灼热、胸骨后疼痛,但有的患者表现为食管以外的症状,而忽视了对本病的诊断。

(一)胃灼热

胃灼热是反流性食管炎的最常见症状,约 50% 的患者有此症状。胃灼热是指胸骨后或剑突下烧灼感,常在餐后 1 h 出现,饮酒、甜食、浓茶、咖啡可诱发;肢体前屈、卧位或腹压增高时加重,可向颈部放射。胃灼热是由于酸反流刺激了食管深层上皮感觉神经末梢所致。

(二)胸骨后疼痛

疼痛常发生在胸骨后或剑突下,向胸部、后背、肩、颈、下颌、耳和上肢放射,此时酷似心绞痛。部分患者不伴有胃灼热、反酸症状,给临床诊断带来了一定困难。

（三）反胃

胃食管反流病患者大多有此症状，胃内容物在无恶心和不用力的情况下涌入口腔。空腹时反胃为酸性胃液反流，称为反酸，但此时也可有胆汁和胰液溢出。

（四）吞咽困难和吞咽疼痛

部分患者有吞咽困难，可能由于食管痉挛或食管动力障碍所致，症状呈间歇性。进食固体或液体食物时均可发作。与情绪波动有关。少数患者因食管瘢痕形成而狭窄，吞咽困难呈进行性加重。有食管重度糜烂或并发食管溃疡的患者可见吞咽疼痛。

（五）其他

部分胃食管反流病患者可有食管外的组织损害。如咽部不适、有特异感、阻塞感，称为癔球症，是由酸反流引起上食管括约肌压力升高所致。反流物刺激咽部引起咽炎、声嘶。反流物吸入气管和肺，可反复发生肺炎，甚至出现肺间质纤维化；反流引起的哮喘无季节性，常在夜间发生。婴儿和儿童因反复胃食管反流，可继发呼吸道感染，并发缺铁性贫血和发育障碍。因此，在反流症状不明显时，可因治疗不当而延误病情。

三、检查诊断

本病临床表现复杂且缺乏特异性，仅凭临床症状难以区分生理性或病理性。目前，依靠任何一项辅助检查均很难确诊，必须采用综合诊断技术。凡临床发现不明原因反复呕吐、咽下困难、反复发作的慢性呼吸道感染、难治性哮喘、生长发育迟缓、营养不良、贫血、反复出现窒息、呼吸暂停等症状时，均应考虑到本病存在的可能性，必须针对不同情况，选择必要的辅助检查，以明确诊断。

（一）内镜检查

内镜检查是诊断反流性食管炎最准确的方法，并能判断反流性食管炎的严重程度和有无并发症，结合活检可与其他原因引起的食管炎和其他食管病变（如食管癌等）做鉴别。内镜下无反流性食管炎不能排除胃食管反流病。

根据内镜下所见食管黏膜的损害程度进行反流性食管炎分级，有利于病情判断及指导治疗。目前国外采用洛杉矶分级法：正常，食管黏膜没有破损；1级，一个或一个以上食管黏膜破损，长径小于 5 mm；2级，一个或一个以上黏膜破损，长径大于 5 mm，但没有融合性病变；3级，黏膜破损有融合，但小于 75% 的食管周径；4级，黏膜破损融合，至少达到 75% 的食管周径。

（二）食管 pH 监测

目前，食管 pH 监测已被公认为诊断胃食管反流病的重要诊断方法，已广泛应用于临床并成为诊断胃食管反流性疾病的"金标准"。应用便携式 pH 记录仪在生理状态下对患者进行 24 h 食管 pH 连续监测，可提供食管是否存在过度酸反流的客观证据，有助于鉴别胸痛与反流的关系。

常用的观察指标：24 h 内 pH<4 的总百分时间、pH<4 的次数、持续 5 min 以上的反流次数及最长反流时间等指标。但要注意在行该项检查前三天应停用抑酸药与促胃肠动力的药物。

（三）钡餐检查

食管吞钡检查能发现部分食管病变，如食管溃疡或狭窄，但也可能会遗漏一些浅表溃疡和糜烂。气钡双重造影对反流性食管病的诊断特异性很高，但敏感性较差，有报道认为可能有高达 80% 的反流性食管病患者被遗漏。但因其方法简单易行，设备及技术要求均不高，很多基层医院仍在广泛使用。

(四)食管胆汁动态监测

以往对胃食管反流病的研究集中于酸反流,若同时在食管中监测酸与胆红素,发现有相当部分的患者同时伴有胆汁反流。动物试验证明,胆汁酸造成食管黏膜的损伤远超过单纯胃酸的损害作用。但胆汁酸对人食管黏膜的损伤作用尚有争议。监测食管内胆汁含量可得到十二指肠胃食管反流的频率和量。现有的 24 h 胆汁监测仪可得到胆汁反流的次数、长时间反流次数、最长反流时间和吸收值不低于 0.14 的总时间及其百分比,从而对胃食管反流病作出正确的评价。

有学者对 50 例反流性食管炎患者进行食管 24 h pH 及胆汁联合测定,结果发现,单纯酸反流占 30%,单纯胆汁反流占 6%,混合反流占 58%,说明酸和胆汁反流共同参与食管黏膜的损伤,且混合反流发生的比例越高,食管损伤程度越重。

(五)食管测压

可测定 LES 的长度和部位、LES 压、LES 松弛压、食管体部压力及食管上括约肌压力等。LES 静息压为 1.3~4 kPa,如 LES 压低于 0.8 kPa 易导致反流。当胃食管反流病内科治疗效果不好时可作为辅助性诊断方法。

(六)核素检查

用同位素标记液体,显示在平卧位及腹部加压时有无过多的核素胃食管反流。

(七)激发试验

最常用的食管激发试验为 Bemstein 试验,即酸灌注试验。该试验对于确定食管反流与非典型胸痛之间的关系具有一定价值。该试验可评估食管对酸的敏感性,确定患者的症状是否与反流相关,检查阴性不能排除反流的存在,也不能区别不同程度的反流。由于其观察时间较短,故敏感性较低。随着 24 h 食管 pH 监测的应用日益广泛,临床上仅在无条件进行 24 h pH 监测时才采用激发试验。

GERD 是一种上消化道运动、功能紊乱性疾病,近几年人们才对其有较深刻的认识和了解。不少医师、尤其是基层医师对其仍认识不足,故易按"常见疾病"进行诊治,加之本组临床表现极不典型,初次接诊的医师未想到本病而造成误诊误治。对每一位患者的病史询问不全面、不详细,同时又未能对查体、实验室检查、特殊检查结果进行综合分析,从而不能抓住可疑之处进一步检查,只是急于进行"症状治疗",也必然造成误诊。

因此,为防止误诊的发生,临床医师应全面正确掌握 GERD 的知识是避免和减少误诊误治的关键。多种因素可引起 GERD,如 LES 张力降低、一过性 LES 松弛、食管裂孔疝、食管清除反流胃内容物能力降低、胃排空延迟药物、食管本身的病变及其他因素的影响等。由于 GERD 患者的胃及十二指肠内容物反流入食管对食管黏膜刺激作用加强,从而导致食管及食管外组织损伤。其主要临床表现如下。①咽部异物感、声音嘶哑、胃灼热、反酸、哮喘、胸部不适及胸骨后疼痛,重者可因食管溃疡形成而发生呕血、便血。②由于食管瘢痕形成或发生 Barrett 食管、食管腺癌而出现吞咽困难。③一些患者常以胸痛为主要症状,其胸痛特点酷似心绞痛发作,服硝酸甘油不能完全缓解且常在夜间发生,故易误诊为变异型心绞痛。④部分患者由于反流的食管内容物吸入气管(多在夜间)而出现咳嗽、肺部感染及支气管哮喘。有报道 50% 的患者有非心脏病性胸痛,78% 的患者慢性声嘶,82% 的患者有哮喘,抗 GERD 药物或手术治疗后呼吸道症状可改善。GERD 常和食管裂孔疝同时存在,不少学者还认为 GERD 引起的食管改变在其修复过程中可发生 Barrett 食管,故有较高的癌变率但也有人认为 Barrett 食管患者不会癌变。

GERD 的诊断依据如下。①有明确的胃食管反流症状。②内镜检查有典型的反流性食管炎表现,其可分为4级,Ⅰ级,呈现孤立糜烂灶、红斑和(或)渗出;Ⅱ级,散在糜烂和溃疡;Ⅲ级,糜烂和溃疡累及食管全周,未见狭窄;Ⅳ级,食管慢性溃疡或损伤,食管纤维化狭窄、短食管、柱状上皮化生。③钡餐造影、食管pH监测、食管测压,尤其是后两者对内镜表现不典型、临床高度怀疑GERD者的诊断十分重要,而24 h食管pH监测被人们称为诊断GERD的"金标准"(最重要者为24 h内pH<4的总时间)。④对高度怀疑GERD者,如无客观条件进行检查或检查后仍不能确诊时可行诊断性治疗,用强有力的质子泵抑制剂如奥美拉唑治疗,过1~2周症状消失,即可确诊。

四、治疗

可以根据病情轻重酌情采取药物治疗、外科治疗、内镜下治疗几类方法。目前,关于本病的药物治疗,主要是应用抑酸剂,包括最强的质子泵抑制剂奥美拉唑、兰索拉唑等,有食管炎者应首先选用质子泵抑制剂类药物,正规疗程应达到8周或以上,宜合用胃肠动力药物。轻、中度患者可以选择廉价的H_2受体拮抗剂,常能控制症状的发生。但是中、重度患者药物治疗存在用药有效、停药易复发,长期服药存在不良反应及费用昂贵等问题。对于药物治疗无效的患者适宜选择外科治疗,包括腹腔镜下治疗。但其也属于有创治疗,仅适用于部分严重患者合并有严重食管裂孔疝的患者。内镜下治疗是近三四年开展的新技术,较药物治疗、传统的外科及腹腔镜治疗有其独到的优势,很可能成为中、重度胃食管反流病治疗的主要方法。

(一)一般治疗

生活方式的改变应作为治疗的基本措施。抬高床头15~20 cm是简单而有效的方法,这样可在睡眠时利用重力作用加强酸清除能力,减少夜间反流。反流性食管炎患者应少食多餐,低脂少渣饮食,避免进食刺激性食物。肥胖者应减低体质量。避免弯腰,减少胃、食管反流,防止恶心、呕吐。有1/4的患者经上述一般治疗后症状可获改善。

(二)药物治疗

如果通过改变生活方式不能改善反流症状者,应开始系统的药物治疗。治疗目的为减少反流缓解症状,降低反流物质对黏膜的损害,增强食管黏膜抗反流防御功能,达到治愈食管炎,防止复发,预防和治疗重要并发症的作用。

1.H_2受体拮抗剂(H_2-RA)

H_2-RA是目前临床治疗胃食管反流病的主要药物。西咪替丁,400 mg,每天2次或800 mg,每晚1次;雷尼替丁,150 mg/次,每天2次;法莫替丁,20 mg/次,每天2次等。H_2-RA能减少24 h胃酸分泌50%~70%,减轻反流物对食管的刺激。适用于轻、中症患者,2次服药疗效优于1次服药,同一种药物大剂量优于小剂量,但随着剂量加大不良反应也增加。一般疗程为8~12周。

2.质子泵抑制剂(PPI)

PPI包括奥美拉唑,20 mg/次,每天1~2次;兰索拉唑,30 mg/次,每天1次;潘妥拉唑,20 mg/次,每天1~2次;埃索美拉唑,40 mg/次,每天1次;雷贝拉唑,20 mg/次,每天1~2次。质子泵抑制剂有很强的抑酸作用,疗效优于H_2受体拮抗剂,适用于中、重度反流性食管病患者,可与胃肠促动药联合应用。疗程为8~12周。

3.促动力药

胃食管反流病是一种动力障碍性疾病,常存在食管、胃运动功能异常,在上述药物治疗无效时,可应用促动力药。

促动力药治疗胃食管反流的疗效与H_2受体拮抗剂相似,但对于伴随腹胀、嗳气等动力障碍症状者效果明显优于抑酸剂。目前临床主要用药如甲氧氯普胺、多潘立酮、西沙必利、左舒必利、红霉素等。可与抑酸剂联合应用。2~3级食管炎患者经西咪替丁 1 g/d 联合西沙必利 40 mg/d 治疗 12 周后,症状的缓解及食管炎的愈合均较单用西咪替丁为佳。长时间的 pH 监测显示联用西沙必利和雷尼替丁能有效地减少反流总数、直立位反流及餐后反流,减少 GERD 的复发。

4.黏膜保护剂

硫糖铝作为一种局部作用制剂,能通过黏附于食管黏膜表面,提供物理屏障抵御反流的胃内容物,对胃酸有温和的缓冲作用,但不影响胃酸或胃蛋白酶的分泌,对 LES 压力没有影响。硫糖铝 1 g/次,4 次/天服用,对胃食管反流病症状的控制和食管炎的愈合与标准剂量的 H_2 受体拮抗剂的疗效相似。但也有学者认为,硫糖铝对胃食管反流病无效。铝碳酸镁能结合反流的胆酸,减少其对黏膜的损伤,并能作为物理屏障黏附于黏膜表面,现在临床广泛使用。

5.维持治疗

胃食管反流病具有慢性、复发性的特点,故应进行长期维持治疗,以避免反复发作及由此引起的并发症。上述药物均可作为维持治疗长期使用,其中质子泵抑制剂疗效肯定。维持治疗应注重个体化,根据患者的反应,选择适合个体的药物和剂量。质子泵抑制药长期应用应注意抑酸后对胃动力及胃内细菌增生的影响。

(三)手术治疗

凡长期服药无效或须终身服药者,或不能耐受扩张者,或须反复扩张者都可以考虑行外科手术治疗。

(四)内镜治疗

内镜下治疗主要有内镜下缝合治疗、内镜下射频治疗、内镜下注射治疗。内镜下注射法治疗,是在内镜直视下将一种有机物注射入贲门口四周或下食管括约肌内。该方法于 2003 年通过美国 FDA 批准,是目前最简便的介入治疗方法。这些新技术主要特点为经胃镜于食管或胃腔内进行治疗,创伤很小、术程短、方便、安全性好,初步的疗效较高,并且术后易修改,一般不影响再次内镜治疗。但各项技术开展时间均较短,手术方式、长期疗效、随机对照等仍在研究总结之中。

(褚士伍)

第二节 急 性 胃 炎

急性胃炎是由多种不同的病因引起的急性胃黏膜炎症,包括急性单纯性胃炎、急性糜烂出血性胃炎和吞服腐蚀物引起的急性腐蚀性胃炎与胃壁细菌感染所致的急性化脓性胃炎。其中,临床意义最大和发病率最高的是以胃黏膜糜烂、出血为主要表现的急性糜烂出血性胃炎。

一、流行病学

迄今为止,目前国内外尚缺乏有关急性胃炎的流行病学调查。

二、病因

急性胃炎的病因众多,大致有外源和内源两大类,包括急性应激、化学性损伤(如药物、乙醇、胆汁、胰液)和急性细菌感染等。

(一)外源因素

1.药物

各种非甾体抗炎药(NSAIDs),包括阿司匹林、吲哚美辛、吡罗昔康和多种含有该类成分复方药物。另外,常见的有糖皮质激素和某些抗生素及氯化钾等均可导致胃黏膜损伤。

2.乙醇

主要是大量酗酒可致急性胃黏膜胃糜烂甚或出血。

3.生物性因素

沙门菌、嗜盐菌和葡萄球菌等细菌或其毒素可使胃黏膜充血水肿和糜烂。HP 感染可引起急、慢性胃炎,致病机制类似,将在慢性胃炎节中叙述。

4.其他

某些机械性损伤(包括胃内异物或胃柿石等)可损伤胃黏膜。放射疗法可致胃黏膜受损。偶可见因吞服腐蚀性化学物质(如强酸或强碱或来苏尔及氯化汞、砷、磷等)引起的腐蚀性胃炎。

(二)内源因素

1.应激因素

多种严重疾病如严重创伤、烧伤或大手术及颅脑病变和重要脏器功能衰竭等可导致胃黏膜缺血缺氧而损伤。通常称为应激性胃炎,如果是由脑血管病变、头颅部外伤和脑手术后引起的胃十二指肠急性溃疡谓之 Cushing 溃疡,而大面积烧灼伤所致溃疡称为 Curling 溃疡。

2.局部血供缺乏

主要是腹腔动脉栓塞治疗后或少数因动脉粥样硬化致胃动脉的血栓形成或栓塞引起供血不足。另外,还可见于肝硬化门静脉高压并发上消化道出血者。

3.急性蜂窝织炎或化脓性胃炎

甚少见。

三、病理生理学和病理组织学

(一)病理生理学

胃黏膜防御机制包括黏膜屏障、黏液屏障、黏膜上皮修复、黏膜和黏膜下层丰富的血流、前列腺素和肽类物质(表皮生长因子等)和自由基清除系统。上述结果破坏或保护因素减少,使胃腔中的 H^+ 逆弥散至胃壁,肥大细胞释放组胺,则血管充血甚或出血、黏膜水肿及间质液渗出,同时可刺激壁细胞分泌盐酸、主细胞分泌胃蛋白酶原。若致病因子损及腺颈部细胞,则胃黏膜修复延迟、更新受阻而出现糜烂。

严重创伤、大手术、大面积烧伤、脑血管意外和严重脏器功能衰竭及其休克或者败血症等所致的急性应激的发生机制为急性应激→皮质-垂体前叶-肾上腺皮质轴活动亢进、交感-副交感神经系统失衡→机体的代偿功能不足→不能维持胃黏膜微循环的正常运行→黏膜缺血、缺氧→黏液和碳酸氢盐分泌减少及内源性前列腺素合成不足→黏膜屏障破坏和氢离子反弥散→降低黏膜内 pH→进一步损伤血管与黏膜→糜烂和出血。

NSAIDs 所引起者则为抑制环氧合酶(COX)致使前列腺素产生减少,黏膜缺血缺氧。氯化钾和某些抗生素或抗肿瘤药等则可直接刺激胃黏膜引起浅表损伤。

乙醇可致上皮细胞损伤和破坏,黏膜水肿、糜烂和出血。另外,幽门关闭不全、胃切除(主要是 BillrothⅡ式)术后可引起十二指肠胃反流,则此时由胆汁和胰液等组成的碱性肠液中的胆盐、溶血磷脂酰胆碱、磷脂酶 A 和其他胰酶可破坏胃黏膜屏障,引起急性炎症。

门静脉高压可致胃黏膜毛细血管和小静脉扩张及黏膜水肿,组织学表现为只有轻度或无炎症细胞浸润,可有显性或非显性出血。

(二)病理学改变

急性胃炎的主要病理和组织学表现以胃黏膜充血水肿、表面有片状渗出物或黏液覆盖为主。黏膜皱襞上可见局限性或弥漫性陈旧性或新鲜出血与糜烂,糜烂加深可累及胃腺体。

显微镜下则可见黏膜固有层多少不等的中性粒细胞、淋巴细胞、浆细胞和少量嗜酸性粒细胞浸润,可有水肿。表面的单层柱状上皮细胞和固有腺体细胞出现变性与坏死。重者黏膜下层也有水肿和充血。

对于腐蚀性胃炎若是接触了高浓度的腐蚀物质且时间较长,则胃黏膜出现凝固性坏死、糜烂和溃疡,重者穿孔或出血甚至腹膜炎。

另外,少见的化脓性胃炎可表现为整个胃壁(主要是黏膜下层)炎性增厚,大量中性粒细胞浸润,黏膜坏死。可有胃壁脓性蜂窝织炎或胃壁脓肿。

四、临床表现

(一)症状

部分患者可有上腹痛、腹胀、恶心、呕吐和嗳气及食欲缺乏等。若伴胃黏膜糜烂出血,则有呕血和(或)黑粪,大量出血可引起出血性休克。有时上腹胀气明显。细菌感染致者可出现腹泻等,并有疼痛、吞咽困难和呼吸困难(由于喉头水肿)。腐蚀性胃炎可吐出血性黏液,严重者可发生食管或胃穿孔,引起胸膜炎或弥漫性腹膜炎。化脓性胃炎起病常较急,有上腹剧痛、恶心和呕吐、寒战和高热,血压可下降,出现中毒性休克。

(二)体征

上腹部压痛是常见体征,尤其是多见于严重疾病引起的急性胃炎出血者。腐蚀性胃炎因口腔黏膜、食管黏膜和胃黏膜都有损害,口腔、咽喉黏膜充血、水肿和糜烂。化脓性胃炎有时体征酷似急腹症。

五、辅助检查

急性糜烂出血性胃炎的确诊有赖于急诊胃镜检查,一般应在出血后 $24\sim48$ h 进行,可见到以多发性糜烂、浅表溃疡和出血灶为特征的急性胃黏膜病损。黏液糊或者可有新鲜或陈旧血液。一般急性应激所致的胃黏膜病损以胃体、胃底部为主,而 NSAIDs 或乙醇所致的则以胃窦部为主。注意 X 线钡剂检查并无诊断价值。出血者作呕吐物或大便隐血试验,红细胞计数和血红蛋白测定。感染因素引起者,应行白细胞计数和分类检查、大便常规和培养。

六、诊断和鉴别诊断

主要由病史和症状做出拟诊,而经胃镜检查得以确诊。但吞服腐蚀物质者禁忌胃镜检查。

有长期服 NSAIDs、酗酒及临床危重患者,均应想到急性胃炎可能。对于鉴别诊断,腹痛为主者,应通过反复询问病史而与急性胰腺炎、胆囊炎和急性阑尾炎等急腹症甚至急性心肌梗死相鉴别。

七、治疗

(一)基础治疗
其包括给予安静、禁食、补液、解痉、止吐等对症支持治疗。此后给予流质或半流质饮食。

(二)针对病因治疗
其包括根除 HP、去除 NSAIDs 或乙醇等诱因。

(三)对症处理
表现为反酸、上腹隐痛、烧灼感和嘈杂者,给予 H₂ 受体拮抗剂或质子泵抑制剂。以恶心、呕吐或上腹胀闷为主者可选用甲氧氯普胺、多潘立酮或莫沙必利等促动力药。以痉挛性疼痛为主者,可以莨菪碱等药物进行对症处理。

有胃黏膜糜烂、出血者,可用抑制胃酸分泌的 H₂ 受体拮抗剂或质子泵抑制剂外,还可同时应用胃黏膜保护药如硫糖铝或铝碳酸镁等。

对于较大量的出血则应采取综合措施进行抢救。当并发大量出血时,可以冰水洗胃或在冰水中加去甲肾上腺素(每 200 mL 冰水中加 8 mL),或同管内滴注碳酸氢钠,浓度为 1 000 mmol/L,24 h 滴 1 L,使胃内 pH 保持在 5 以上。凝血酶是有效的局部止血药,并有促进创面愈合作用,大剂量时止血作用显著。常规的止血药,如卡巴克络、抗血栓溶芳酸和酚磺乙胺等可静脉应用,但效果一般。内镜下止血往往可收到较好效果。

八、并发症的诊断、预防和治疗

急性胃炎的并发症包括穿孔、腹膜炎、水电解质紊乱和酸碱失衡等。为预防之,细菌感染者选用抗生素治疗,因过度呕吐致脱水者及时补充水和电解质,并适时检测血气分析,必要时纠正紊乱。对于穿孔或腹膜炎者,则必要时行外科治疗。

九、预后

病因去除后,急性胃炎多在短期内恢复正常。相反病因长期持续存在,则可转为慢性胃炎。由于绝大多数慢性胃炎的发生与 HP 感染有关,而 HP 自发清除少见,故慢性胃炎可持续存在,但多数患者无症状。流行病学研究显示,部分 HP 相关性胃窦炎(<20%)可发生十二指肠溃疡。

(褚十伍)

第三节 慢 性 胃 炎

慢性胃炎是由各种病因引起的胃黏膜慢性炎症。根据新悉尼胃炎系统和我国 2006 年颁布的《中国慢性胃炎共识意见》标准,由内镜及病理组织学变化,将慢性胃炎分为非萎缩性(浅表性)胃炎及萎缩性胃炎两大基本类型和一些特殊类型胃炎。

一、流行病学

幽门螺杆菌(HP)感染为慢性非萎缩性胃炎的主要病因。大致上说来,慢性非萎缩性胃炎发病率与 HP 感染情况相平行,慢性非萎缩性胃炎流行情况因不同国家、不同地区 HP 感染情况而异。一般 HP 感染率在发展中国家高于发达国家,感染率随年龄增加而升高。我国属 HP 高感染率国家,估计人群中 HP 感染率为 40%~70%。慢性萎缩性胃炎是原因不明的慢性胃炎,在我国是一种常见病、多发病,在慢性胃炎中占 10%~20%。

二、病因

(一)慢性非萎缩性胃炎的常见病因

1.HP 感染

HP 感染是慢性非萎缩性胃炎最主要的病因,两者的关系符合 Koch 提出的确定病原体为感染性疾病病因的 4 项基本要求,即该病原体存在于该病的患者中,病原体的分布与体内病变分布一致,清除病原体后疾病可好转,在动物模型中该病原体可诱发与人相似的疾病。

研究表明,80%~95%的慢性活动性胃炎患者胃黏膜中有 HP 感染,5%~20%的 HP 阴性率反映了慢性胃炎病因的多样性;HP 相关胃炎者,HP 胃内分布与炎症分布一致;根除 HP 可使胃黏膜炎症消退,一般中性粒细胞消退较快,但淋巴细胞、浆细胞消退需要较长时间;志愿者和动物模型中已证实 HP 感染可引起胃炎。

HP 感染引起的慢性非萎缩性胃炎中胃窦为主全胃炎患者胃酸分泌可增加,十二指肠溃疡发生的危险度较高;而胃体为主全胃炎患者胃溃疡和胃癌发生的危险性增加。

2.胆汁和其他碱性肠液反流

幽门括约肌功能不全时含胆汁和胰液的十二指肠液反流入胃,可削弱胃黏膜屏障功能,使胃黏膜遭到消化液作用,产生炎症、糜烂、出血和上皮化生等病变。

3.其他外源因素

酗酒、服用 NSAIDs 等药物、某些刺激性食物等均可反复损伤胃黏膜。这类因素均可各自或与 HP 感染协同作用而引起或加重胃黏膜慢性炎症。

(二)慢性萎缩性胃炎的主要病因

1973 年,Strickland 将慢性萎缩性胃炎分为 A、B 两型:A 型是胃体弥漫萎缩,导致胃酸分泌下降,影响维生素 B_{12} 及内因子的吸收,因此常合并恶性贫血,与自身免疫有关;B 型在胃窦部,少数人可发展成胃癌,与幽门螺杆菌、化学损伤(如胆汁反流、非甾体抗炎药、吸烟、酗酒等)有关,我国 80%以上的患者属于第 2 类。

胃内攻击因子与防御修复因子失衡是慢性萎缩性胃炎发生的根本原因。具体病因与慢性非萎缩性胃炎相似,包括:HP 感染;长期饮浓茶、烈酒、咖啡、过热、过冷、过于粗糙的食物,可导致胃黏膜的反复损伤;长期大量服用非甾体抗炎药如阿司匹林、吲哚美辛等可抑制胃黏膜前列腺素的合成,破坏黏膜屏障;烟草中的尼古丁不仅影响胃黏膜的血液循环,还可导致幽门括约肌功能紊乱,造成胆汁反流;各种原因的胆汁反流均可破坏黏膜屏障造成胃黏膜慢性炎症改变。比较特殊的情形是:壁细胞抗原和抗体结合形成免疫复合体在补体参与下,破坏壁细胞;胃黏膜营养因子(如促胃液泌素、表皮生长因子等)缺乏;心力衰竭、动脉粥样硬化、肝硬化合并门静脉高压、糖尿病、甲状腺病、慢性肾上腺皮质功能减退、尿毒症、干燥综合征、胃血流量不足及精神因素等均可导致胃黏膜萎缩。

三、病理生理学和病理学

(一)病理生理学

1.HP 感染

HP 感染途径为粪-口或口-口途径,其外壁靠黏附素而紧贴胃上皮细胞。

HP 感染的持续存在,致使腺体破坏,最终发展成为萎缩性胃炎。而感染 HP 后胃炎的严重程度则除了与细菌本身有关外,还决定与患者机体情况和外界环境。如带有空泡细胞毒素(VacA)和细胞毒相关基因(CagA)者,胃黏膜损伤明显较重。患者的免疫应答反应强弱、其胃酸的分泌情况、血型、民族和年龄差异等也影响胃黏膜炎症程度。此外,患者饮食情况也有一定作用。

2.自身免疫机制

研究早已证明,以胃体萎缩为主的 A 型萎缩性胃炎患者血清中,存在壁细胞抗体(PCA)和内因子抗体(IFA)。前者的抗原是壁细胞分泌小管微绒毛膜上的质子泵 H^+-K^+-ATP 酶,它破坏壁细胞而使胃酸分泌减少。而 IFA 则对抗内因子(壁细胞分泌的一种糖蛋白),使食物中的维生素 B_{12} 无法与后者结合被末端回肠吸收,最后引起维生素 B_{12} 吸收不良,甚至导致恶性贫血。IFA 具有特异性,几乎仅见于胃萎缩伴恶性贫血者。

造成胃酸和内因子分泌减少或丧失,恶性贫血是 A 型萎缩性胃炎的终末阶段,是自身免疫性胃炎最严重的标志。当泌酸腺完全萎缩时称为胃萎缩。

另外,近年发现 HP 感染者中也存在着自身免疫反应,其血清抗体能与宿主胃黏膜上皮及黏液起交叉反应,如菌体 LewisX 和 LewisY 抗原。

3.外源损伤因素破坏胃黏膜屏障

碱性十二指肠液反流等,可减弱胃黏膜屏障功能。致使胃腔内 H^+ 通过损害的屏障,反弥散入胃黏膜内,使炎症不易消散。长期慢性炎症,又加重屏障功能的减退,如此恶性循环使慢性胃炎久治不愈。

4.生理因素和胃黏膜营养因子缺乏

萎缩性变化和肠化生等皆与衰老相关,而炎症细胞浸润程度与年龄关系不大。这主要是老龄者的退行性变-胃黏膜小血管扭曲,小动脉壁玻璃样变性,管腔狭窄导致黏膜营养不良、分泌功能下降。

新近研究证明,某些胃黏膜营养因子(促胃液素、表皮生长因子等)缺乏或胃黏膜感觉神经终器对这些因子不敏感可引起胃黏膜萎缩。如手术后残胃炎原因之一是 G 细胞数量减少,而引起促胃液素营养作用减弱。

5.遗传因素

萎缩性胃炎、低酸或无酸、维生素 B_{12} 吸收不良的患病率和 PCA、IFA 的阳性率很高,提示可能有遗传因素的影响。

(二)病理学

慢性胃炎病理变化是由胃黏膜损伤和修复过程所引起。病理组织学的描述包括活动性慢性炎症、萎缩和化生及异型增生等。此外,在慢性炎症过程中,胃黏膜也有反应性增生变化,如胃小凹上皮过形成、黏膜肌增厚、淋巴滤泡形成、纤维组织和腺管增生等。

近年来对于慢性胃炎尤其是慢性萎缩性胃炎的病理组织学,有不少新的进展。以下结合2006年9月,中华医学会消化病学分会召开的全国第二次慢性胃炎共识会议中制订了"慢性胃炎诊治的共识意见",论述了以下关键进展问题。

1.萎缩的定义

1996年,新悉尼系统把萎缩定义为"腺体的丧失",这是模糊而容易引起歧义的定义,反映了当时肠化是否属于萎缩,病理学家间有不同认识。其后国际上一个病理学家的自由组织——萎缩联谊会(Atrophy Club,2000)进行了3次研讨会,并在2002年发表了对萎缩的新分类,12位学者中有8位也曾是悉尼系统的执笔者,故此意见可认为是悉尼系统的补充和发展,具有很高权威性。

萎缩联谊会把萎缩新定义为"萎缩是胃固有腺体的丧失",将萎缩分为3种情况:无萎缩、未确定萎缩和萎缩,进而将萎缩分为两个类型:非化生性萎缩和化生性萎缩。前者特点是腺体丧失伴有黏膜固有层中的纤维化或纤维肌增生;后者是胃黏膜腺体被化生的腺体所替换。这两类萎缩的程度分级仍用最初悉尼系统标准和新悉尼系统的模拟评分图,分为4级,即无、轻度、中度和重度萎缩。国际的萎缩新定义对我国来说不是新的,我国学者早年就认为"肠化或假幽门腺化生不是胃固有腺体,因此尽管胃腺体数量未减少,但也属萎缩",并在全国第一届慢性胃炎共识会议做了说明。

对于上述第2个问题,答案显然是肯定的。这是因为多灶性萎缩性胃炎的胃黏膜萎缩呈灶状分布,即使活检块数少,只要病理活检发现有萎缩,就可诊断为萎缩性胃炎。在此次全国慢性胃炎共识意见中强调,需注意取材于糜烂或溃疡边缘的组织易存在萎缩,但不能简单地视为萎缩性胃炎。此外,活检组织太浅、组织包埋方向不当等因素均可影响萎缩的判断。

"未确定萎缩"是国际上新提出的观点,认为黏膜层炎症很明显时,单核细胞密集浸润造成腺体被取代、移置或隐匿,以致难以判断这些"看来似乎丧失"的腺体是否真正丧失,此时暂先诊断为"未确定萎缩",最后诊断延期到炎症明显消退(大部分是在HP根除治疗后3~6个月),再取活检时作出。对萎缩的诊断采取了比较谨慎的态度。

目前,我国共识意见并未采用此概念。原因:①炎症明显时腺体被破坏、数量减少,在这个时点上,病理按照萎缩的定义可以诊断为萎缩,非病理不能;②一般临床希望活检后有病理结论,如病理不作诊断,会出现临床难以诊断、对治疗效果无法评价的情况。尤其是在临床研究上,设立此诊断项会使治疗前或后失去相当一部分统计资料。慢性胃炎是个动态过程,炎症可以有两个结局:完全修复和不完全修复(纤维化和肠化),炎症明显期病理无责任预言今后趋向哪个结局。可以预料对萎缩采用的诊断标准不一,治疗有效率也不一,采用"未确定萎缩"的研究课题,因为事先去除了一部分可逆的萎缩,萎缩的可逆性就低。

2.肠化分型的临床意义与价值

AB-PAS和HID-AB黏液染色能区分肠化亚型,然而,肠化分型的意义并未明了。传统观念认为,肠化亚型中的小肠型和完全型肠化无明显癌前病变意义,而大肠型肠化的胃癌发生危险性增高,从而引起临床的重视。支持肠化分型有意义的学者认为化生是细胞表型的一种非肿瘤性改变,通常在长期不利环境作用下出现。这种表型改变可以是干细胞内出现体细胞突变的结果,或是表现遗传修饰的变化导致后代细胞向不同方向分化的结果。胃内肠化生部位发现很多遗传改变,这些改变甚至可出现在异型增生前。他们认为肠化生中不完全型结肠型者,具有大多数遗传学改变,有发生胃癌的危险性。但近年越来越多的临床资料显示其预测胃癌价值有限而更强调重视肠化范围,肠化分布范围越广,其发生胃癌的危险性越高。十多年来罕有从大肠型肠化随访发展成癌的报道。另一方面,从病理检测的实际情况看,肠化以混合型多见,大肠型肠化的检出率与活检块数有密切关系,即活检块数越多,大肠型肠化检出率越高。客观地讲,该型肠化生的遗传学改变和胃不典型增生(上皮内瘤)的改变相似。因此,对肠化分型的临床意义和价值的争论仍未有定论。

3.关于异型增生

异型增生(上皮内癌变)是重要的胃癌癌前病变。分为轻度和重度(或低级别和高级别)两级。异型增生和上皮内癌变是同义词,后者是 WHO 国际癌症研究协会推荐使用的术语。

4.萎缩和肠化发生过程是否存在不可逆转点

胃黏膜萎缩的产生主要有两种途径:一是干细胞区室和(或)腺体被破坏;二是选择性破坏特定的上皮细胞而保留干细胞。这两种途径在慢性 HP 感染中均可发生。

萎缩与肠化的逆转报道已经不在少数,但是否所有患者均有逆转可能,是否在萎缩的发生与发展过程中存在某一不可逆转点。这一转折点是否可能为肠化生,已明确 HP 感染可诱发慢性胃炎,经历慢性炎症→萎缩→肠化→异型增生等步骤最终发展全胃癌(Correa 模式)。可否通过根除 HP 来降低胃癌发生危险性始终是近年来关注的热点。多数研究表明,根除 HP 可防止胃黏膜萎缩和肠化的进一步发展,但萎缩、肠化是否能得到逆转尚待更多研究证实。

Mera 和 Correa 等最新报道了一项长达 12 年的大型前瞻性随机对照研究,纳入 795 例具有胃癌前病变的成人患者,随机给予他们抗 HP 治疗和(或)抗氧化治疗。他们观察到萎缩黏膜在 HP 根除后持续保持阴性 12 年后可以完全消退,而肠化黏膜也有逐渐消退的趋向,但可能需要随访更为长时间。他们认为通过抗 HP 治疗来进行胃癌的化学预防是可行的策略。

但是,部分学者认为在考虑萎缩的可逆性时,需区分缺失腺体的恢复和腺体内特定细胞的再生。在后一种情况下,干细胞区室被保留,去除有害因素可使壁细胞和主细胞再生,并完全恢复腺体功能。当腺体及干细胞被完全破坏后,腺体的恢复只能由周围未被破坏的腺窝单元来完成。

当萎缩伴有肠化生时,逆转机会进一步减小。如果肠化生是对不利因素的适应性反应,而且不利因素可以被确定和去除,此时肠化生有可能逆转。但是,肠化生还有很多其他原因,如胆汁反流、高盐饮食、乙醇。这意味着即使在 HP 感染个体,感染以外的其他因素也可以引发或加速化生的发生。如果肠化生是稳定的干细胞内体细胞突变的结果,则改变黏膜的环境也许不能使肠化生逆转。

据统计,1992-2002 年有关文献共 34 篇,根治 HP 后萎缩可逆和无好转的基本各占一半,主要是由于萎缩诊断标准、随访时间和间隔长短、活检取材部位和数量不统一所造成。建议今后制定统一随访方案,联合各医疗单位合作研究,使能得到大宗病例的统计资料。根治 HP 可以产生某些有益效应,如消除炎症,消除活性氧所致的 DNA 损伤,缩短细胞更新周期,提高低胃酸者的泌酸量,并逐步恢复胃液维生素 C 的分泌。在预防胃癌方面,这些已被证实的结果可能比希望萎缩和肠化生逆转重要得多。

实际上,国际著名学者对有否此不可逆转点也有争论。如美国的 Correa 教授并不认同它的存在,而英国 Aberdeen 大学的 Emad Munir El-Omar 教授则强烈认为在异型增生发展至胃癌的过程中有某个节点,越过此则基本处于不可逆转阶段,但至今为止尚未明确此点的确切位置。

四、临床表现

流行病学研究表明,多数慢性非萎缩性胃炎患者无任何症状。少数患者可有上腹痛或不适、上腹胀、早饱、嗳气、恶心等非特异性消化不良症状。某些慢性萎缩性胃炎患者可有上腹部灼痛、胀痛、钝痛或胀闷且以餐后为著,食欲缺乏、恶心、嗳气、便秘或腹泻等症状。内镜检查和胃黏膜组织学检查结果与慢性胃炎患者症状的相关分析表明,患者的症状缺乏特异性,且症状之有无及严重程度与内镜所见及组织学分级并无肯定的相关性。

伴有胃黏膜糜烂者,可有少量或大量上消化道出血,长期少量出血可引起缺铁性贫血。胃体萎缩性胃炎可出现恶性贫血,常有全身衰弱、疲软、神情淡漠、隐性黄疸,消化道症状一般较少。

体征多不明显,有时上腹轻压痛,胃体胃炎严重时可有舌炎和贫血。

慢性萎缩性胃炎的临床表现不仅缺乏特异性,而且与病变程度并不完全一致。

五、辅助检查

(一)胃镜及活组织检查

1.胃镜检查

随着内镜器械的长足发展,内镜观察更加清晰。内镜下慢性非萎缩性胃炎可见红斑(点状、片状、条状)、黏膜粗糙不平、出血点(斑)、黏膜水肿及渗出等基本表现,尚可见糜烂及胆汁反流。萎缩性胃炎则主要表现为黏膜色泽白,不同程度的皱襞变平或消失。在不过度充气状态下,可透见血管纹,轻度萎缩时见到模糊的血管,重度时看到明显血管分支。内镜下肠化黏膜呈灰白色颗粒状小隆起,重者贴近观察有绒毛状变化。肠化也可以呈平坦或凹陷外观的。如果喷撒亚甲蓝色素,肠化区可能出现被染上蓝色,非肠化黏膜不着色。

胃黏膜血管脆性增加可致黏膜下出血,谓之壁内出血,表现为水肿或充血胃黏膜上见点状、斑状或线状出血,可多发、新鲜和陈旧性出血相混杂。如观察到黑色附着物常提示糜烂等致出血。

值得注意的是,少数HP感染性胃炎可有胃体部皱襞肥厚,甚至宽度达到5 mm以上,且在适当充气后皱襞不能展平,用活检钳将黏膜提起时,可见帐篷征,这是和恶性浸润性病变鉴别点之一。

2.病理组织学检查

萎缩的确诊依赖于病理组织学检查。萎缩的肉眼与病理之符合率仅为38%～78%,这与萎缩或肠化甚至HP的分布都是非均匀的,或者说多灶性萎缩性胃炎的胃黏膜萎缩呈灶状分布有关。当然,只要病理活检发现有萎缩,就可诊断为萎缩性胃炎。但如果未能发现萎缩,却不能轻易排除之。如果不取足够多的标本或者内镜医师并未在病变最重部位(这也需要内镜医师的经验)活检,则势必可能遗漏病灶。反之,当在糜烂或溃疡边缘的组织活检时,即使病理发现了萎缩,却不能简单地视为萎缩性胃炎,这是因为活检组织太浅、组织包埋方向不当等因素均可影响萎缩的判断。还有,根除HP可使胃黏膜活动性炎症消退,慢性炎症程度减轻。一些因素可影响结果的判断,如:①活检部位的差异。②HP感染时胃黏膜大量炎症细胞浸润,形如萎缩;但根除HP后胃黏膜炎症细胞消退,黏膜萎缩、肠化可望恢复。然而在胃镜活检取材多少问题上,病理学家的要求与内镜医师出现了矛盾。从病理组织学观点来看,5块或更多则有利于组织学的准确判断;然而,就内镜医师而言,考虑到患者的医疗费用,主张2～3块即可。

(二)HP 检测

活组织病理学检查时可同时检测 HP,并可在内镜检查时多取 1 块组织做快速尿素酶检查以增加诊断的可靠性。其他检查 HP 的方法包括:①胃黏膜直接涂片或组织切片,然后以 Gram 或 Giemsa 或 Warthin-Starry 染色(经典方法),甚至 HE 染色;免疫组化染色则有助于检测球形 HP。②细菌培养,为"金标准";需特殊培养基和微需氧环境,培养时间 3~7 d,阳性率可能不高但特异性高,且可做药物敏感试验。③血清 HP 抗体测定,多在流行病学调查时用。④尿素呼吸试验,是一种非侵入性诊断法,口服 ^{13}C 或 ^{14}C 标记的尿素后,检测患者呼气中的 $^{13}CO_2$ 或 $^{14}CO_2$ 量,结果准确。⑤聚合酶链反应法(PCR 法),能特异地检出不同来源标本中的 HP。

根除 HP 治疗后,可在胃镜复查时重复上述检查,也可采用非侵入性检查手段,如 ^{13}C 或 ^{14}C 尿素呼气试验、粪便 HP 抗原检测及血清学检查。应注意,近期使用抗生素、质子泵抑制药、铋剂等药物,因有暂时抑制 HP 作用,会使上述检查(血清学检查除外)呈假阴性。

(三)X 线钡剂检查

主要是以很好地显示胃黏膜相的气钡双重造影。对于萎缩性胃炎,常常可见胃皱襞相对平坦和减少。但依靠 X 线诊断慢性胃炎价值不如胃镜和病理组织学。

(四)实验室检查

1.胃酸分泌功能测定

非萎缩性胃炎胃酸分泌通常正常,有时可以增高。萎缩性胃炎病变局限于胃窦时,胃酸可正常或低酸,低酸是由于泌酸细胞数量减少和 H^+ 向胃壁反弥散所致。测定基础胃液分泌量(BAO)及注射组胺或五肽促胃液素后测定最大泌酸量(MAO)和高峰泌酸量(PAO)以判断促胃液酸功能,有助于萎缩性胃炎的诊断及指导临床治疗。A 型慢性萎缩性胃炎患者多无酸或低酸,B 型慢性萎缩性胃炎患者可正常或低酸,往往是在给予酸分泌刺激药后,也不见胃液和胃酸分泌。

2.胃蛋白酶原(PG)测定

胃体黏膜萎缩时血清 PGⅠ水平及 PGⅠ/Ⅱ下降,严重时可伴餐后血清 G-17 水平升高;胃窦黏膜萎缩时餐后血清 G-17 水平下降,严重时可伴 PGⅠ水平及 PGⅠ/Ⅱ下降。然而,这主要是一种统计学上的差异。

日本学者发现无症状胃癌患者,本法 85%阳性,PGⅠ或 PGⅠ/Ⅱ降低者,推荐进一步胃镜检查,以检出伴有萎缩性胃炎的胃癌。该试剂盒用于诊断萎缩性胃炎和判断胃癌倾向在欧洲国家应用要多于我国。

3.血清促胃液素测定

如果以放射免疫法检测血清促胃液素,则正常值应低于 100 pg/mL。慢性萎缩性胃炎胃体为主者,因壁细胞分泌胃酸缺乏、反馈性地 G 细胞分泌促胃液素增多,致促胃液素中度升高。特别是当伴有恶性贫血时,该值可达 1 000 pg/mL 或更高。注意此时要与胃泌液素瘤相鉴别,后者是高胃酸分泌。慢性萎缩性胃炎以胃窦为主时,空腹血清促胃液素正常或降低。

4.自身抗体

血清 PCA 和 IFA 阳性对诊断慢性胃体萎缩性胃炎有帮助,尽管血清 IFA 阳性率较低,但胃液中 IFA 的阳性,则十分有助于恶性贫血的诊断。

5.血清维生素 B_{12} 浓度和维生素 B_{12} 吸收试验

慢性胃体萎缩性胃炎时,维生素 B_{12} 缺乏,常低于 200 ng/L。维生素 B_{12} 吸收试验(Schilling

试验)能检测维生素 B_{12} 在末端回肠吸收情况且可与回盲部疾病和严重肾功能障碍相鉴别。同时服用 ^{58}Co 和 ^{57}Co(加有内因子)标记的氰钴素胶囊。此后收集 24 h 尿液。若二者排出率均大于 10％，则正常；若尿中 ^{58}Co 排出率低于 10％，而 ^{57}Co 的排出率正常，则常提示恶性贫血。而当二者均降低时常常是回盲部疾病或者肾衰竭者。

六、诊断和鉴别诊断

(一)诊断

鉴于多数慢性胃炎患者无任何症状，或即使有症状也缺乏特异性，且缺乏特异性体征，因此根据症状和体征难以作出慢性胃炎的正确诊断。慢性胃炎的确诊主要依赖于内镜检查和胃黏膜活检组织学检查，尤其是后者的诊断价值更大。

按照悉尼胃炎标准要求，完整的诊断应包括病因、部位和形态学三方面。例如，诊断为"胃窦为主慢性活动性 HP 胃炎""NSAIDs 相关性胃炎"。当胃窦和胃体炎症程度相差 2 级或以上时，加上"为主"修饰词，如"慢性(活动性)胃炎，胃窦显著"。当然这些诊断结论最好是在病理报告后给出，实际的临床工作中，胃镜医师可根据胃镜下表现给予初步诊断。病理诊断则主要是根据新悉尼胃炎系统，如图 6-1 所示。

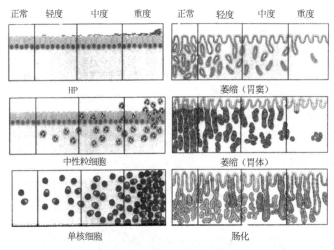

图 6-1 新悉尼胃炎系统

对于自身免疫性胃炎诊断，要予以足够的重视。因为胃体活检者甚少，或者很少开展 PCA 和 IFA 的检测，诊断该病者很少。为此，如果遇到以全身衰弱和贫血为主要表现，而上消化道症状往往不明显者，应做血清促胃液素测定和(或)胃液分析，异常者进一步做维生素 B_{12} 吸收试验，血清维生素 B_{12} 浓度测定可获确诊。注意不能仅仅凭活检组织学诊断本病，特别是标本数较少时，这是因为 HP 感染性胃炎后期，胃窦肠化，HP 上移，胃体炎症变得显著，可与自身免疫性胃炎表现相重叠，但后者胃窦黏膜的变化很轻微。另外淋巴细胞性胃炎也可出现类似情况，而其并无泌酸腺萎缩。

A 型、B 型萎缩性胃炎的特点如表 6-1 所示。

表 6-1　A 型和 B 型慢性萎缩性胃炎的鉴别

项目		A 型慢性萎缩性胃炎	B 型慢性萎缩性胃炎
部位	胃窦	正常	萎缩
	胃体	弥漫性萎缩	多然性
血清促胃液素		明显升高	不定,可以降低或不变
胃酸分泌		降低	降低或正常
自身免疫抗体(内因子抗体和壁细胞抗体)阳性率		90%	10%
恶性贫血发生率		90%	10%
可能的病因		自身免疫,遗传因素	幽门螺杆菌、化学损伤

(二)鉴别诊断

1.功能性消化不良

2006 年我国"慢性胃炎共识意见"中将消化不良症状与慢性胃炎作了对比,一方面慢性胃炎患者可有消化不良的各种症状,另一方面,一部分有消化不良症状者如果胃镜和病理检查无明显阳性发现,可能仅仅为功能性消化不良。当然,少数功能性消化不良患者可同时伴有慢性胃炎。这样在慢性胃炎与消化不良症状——功能性消化不良之间形成较为错综复杂的关系。但一般说来,消化不良症状的有无和严重程度与慢性胃炎的内镜所见或组织学分级并无明显相关性。

2.早期胃癌和胃溃疡

几种疾病的症状有重叠或类似,但胃镜及病理检查可鉴别。重要的是,如遇到黏膜糜烂,尤其是隆起性糜烂,要多取活检和及时复查,以排除早期胃癌。这是因为,即使是病理组织学诊断,也有一定局限性。主要原因:①胃黏膜组织学变化易受胃镜检查前夜的食物(如某些刺激性食物加重黏膜充血)性质、被检查者近日是否吸烟、胃镜操作者手法的熟练程度、患者恶心反应等各种因素影响。②活检是点的调查,而慢性胃炎病变程度在整个黏膜面上并非一致,要多点活检才能作出全面估计,判断治疗效果时,尽量在黏膜病变较重的区域或部位活检。如果是治疗前后比较,则应在相同或相近部位活检。③病理诊断易受病理医师主观经验的影响。

3.慢性胆囊炎与胆石症

其与慢性胃炎症状十分相似,同时并存者也较多。对于中年女性诊断慢性胃炎时,要仔细询问病史,必要时行胆囊 B 超检查,以了解胆囊情况。

4.其他

慢性肝炎和慢性胰腺疾病等,也可出现与慢性胃炎类似症状,在详询病史后,行必要的影像学检查和特异的实验室检查。

七、预后

慢性萎缩性胃炎常合并肠上皮化生。慢性萎缩性胃炎绝大多数预后良好,少数可癌变,其癌变率为 1%～3%。目前认为慢性萎缩性胃炎若早期被发现,及时积极治疗,病变部位萎缩的腺体是可以恢复的,其可转化为非萎缩性胃炎或被治愈,改变了以往人们对慢性萎缩性胃炎不可逆转的认识。根据萎缩性胃炎每年的癌变率为 0.5%～1%,那么,胃镜和病理检查的随访间期定位多长才既提高早期胃癌的诊断率,又方便患者和符合医药经济学要求。这也一直是不同地区和不同学者分歧较大的问题。在我国,城市和乡村有不同胃癌发生率和医疗条件差异。如果纯粹从疾病进展和预防角度考虑,一般认为,不伴有肠化和异型增生的萎缩性胃炎可在1～2年做内镜和病理随访1次;活检有中、重度萎缩伴有肠化的萎缩性胃炎1年左右随访1次。伴有轻度异型增生并剔除取于癌旁者,根据内镜和临床情况缩短至6～12个月随访1次;而重度异型增生者需立即复查胃镜和病理,必要时手术治疗或内镜下局部治疗。

八、治疗

慢性非萎缩性胃炎的治疗目的是缓解消化不良症状和改善胃黏膜炎症。治疗应尽可能针对病因,遵循个体化原则。消化不良症状的处理与功能性消化不良相同。无症状、HP阴性的非萎缩性胃炎无须特殊治疗。

(一)一般治疗

慢性萎缩性胃炎患者,不论其病因如何,均应戒烟、忌酒,避免使用损害胃黏膜的药物如NSAIDs等,以及避免对胃黏膜有刺激性的食物和饮品,如过于酸、甜、咸、辛辣和过热、过冷食物,浓茶、咖啡等,饮食宜规律,少吃油炸、烟熏、腌制食物,不食腐烂变质的食物,多吃新鲜蔬菜和水果,所食食品要新鲜并富于营养,保证有足够的蛋白质、维生素(如维生素C和叶酸等)及铁质摄入,精神上乐观,生活要有规律。

(二)针对病因或发病机制的治疗

1.根除HP

慢性非萎缩性胃炎的主要症状为消化不良,其症状应归属于功能性消化不良范畴。目前国内外均推荐对HP阳性的功能性消化不良行根除治疗。因此,有消化不良症状的HP阳性慢性非萎缩性胃炎患者均应根除HP。另外,如果伴有胃黏膜糜烂,也该根除HP。大量研究结果表明:根除HP可使胃黏膜组织学得到改善;对预防消化性溃疡和胃癌等有重要意义;对改善或消除消化不良症状具有费用-疗效比优势。

2.保护胃黏膜

关于胃黏膜屏障功能的研究由来已久。1964年,美国密歇根大学Horace Willard Davenport博士首次提出"胃黏膜具有阻止H^+自胃腔向黏膜内扩散的屏障作用"。1975年,美国密歇根州Upjohn公司的A.Robert博士发现前列腺素可明显防止或减轻NSAIDs和应激等对胃黏膜的损伤,其效果呈剂量依赖性。从而提出细胞保护的概念。1996年,加拿大的Wallace教授较全面阐述胃黏膜屏障,根据解剖和功能将胃黏膜的防御修复分为5个层次——黏液-HCO_3^-屏障、单层柱状上皮屏障、胃黏膜血流量、免疫细胞-炎症反应和修复重建因子作用等。至关重要的上皮屏障主要包括胃上皮细胞顶膜能抵御高浓度酸、胃上皮细胞之间紧密连接、胃上皮抗原呈递,免疫探及并限制潜在有害物质,并且它们大约每72h完全更新一次。这说明它起着关键作用。

近年来,有关前列腺素和胃黏膜血流量等成为胃黏膜保护领域的研究热点。这与NSAIDs药物的广泛应用带来的不良反应日益引起学者的重视有关。美国加州大学戴维斯分校的Tarnawski教授的研究显示,前列腺素保护胃黏膜抵抗致溃疡及致坏死因素损害的机制不仅是抑制胃酸分泌,当然表皮生长因子(EGF)、成纤维生长因子(bFGF)和血管内皮生长因子(VEGF)及热休克蛋白等都是重要的黏膜保护因子,在抵御黏膜损害中起重要作用。

然而,当机体遇到有害因素强烈攻击时,仅依靠自身的防御修复能力是不够的,强化黏膜防卫能力,促进黏膜的修复是治疗胃黏膜损伤的重要环节之一。具有保护和增强胃黏膜防御功能或者防止胃黏膜屏障受到损害的一类药物统称为胃黏膜保护药,包括铝碳酸镁、硫糖铝、胶体铋剂、地诺前列酮(喜克溃)、替普瑞酮(又名施维舒)、吉法酯(又名惠加强-G)、谷氨酰胺类(麦滋林-S)、瑞巴派特(膜固思达)等药物。另外,吉法酯能增加胃黏膜更新,提高细胞再生能力,增强胃黏膜对胃酸的抵抗能力,达到保护胃黏膜作用。

3.抑制胆汁反流

促动力药如多潘立酮可防止或减少胆汁反流;胃黏膜保护药,特别是有结合胆酸作用的铝碳酸镁制剂,可增强胃黏膜屏障、结合胆酸,从而减轻或消除胆汁反流所致的胃黏膜损害。考来烯胺可络合反流至胃内的胆盐,防止胆汁酸破坏胃黏膜屏障,方法为每次 $3\sim4$ g,每天 $3\sim4$ 次。

(三)对症处理

消化不良症状的治疗由于其临床症状与慢性非萎缩性胃炎之间并不存在明确关系,因此症状治疗事实上属于功能性消化不良的经验性治疗。慢性胃炎伴胆汁反流者可应用促动力药(如多潘立酮)和(或)有结合胆酸作用的胃黏膜保护药(如铝碳酸镁制剂)。

(1)有胃黏膜糜烂和(或)以反酸、上腹痛等症状为主者,可根据病情或症状严重程度选用抗酸药、H_2 受体拮抗剂或质子泵抑制剂(PPI)。

(2)促动力药如多潘立酮、马来酸曲美布汀、莫沙必利、盐酸伊托必利主要用于上腹饱胀、恶心或呕吐等为主要症状者。

(3)胃黏膜保护药如硫糖铝、瑞巴派特、替普瑞酮、吉法酯、依卡倍特适用于有胆汁反流、胃黏膜损害和(或)症状明显者。

(4)抗抑郁药或抗焦虑治疗:可用于有明显精神因素的慢性胃炎伴消化不良症状患者,同时应予耐心解释或心理治疗。

(5)助消化治疗:对于伴有腹胀、食欲缺乏等消化不良症而无明显上述胃灼热、反酸、上腹饥饿痛症状者,可选用含有胃酶、胰酶和肠酶等复合酶制剂治疗。

(6)其他对症治疗:包括解痉止痛、止吐、改善贫血等。

(7)对于贫血,若为缺铁,应补充铁剂。大细胞贫血者根据维生素 B_{12} 或叶酸缺乏分别给予补充。

(褚士伍)

第七章

肾内科疾病

第一节　急进性肾小球肾炎

急进性肾小球肾炎简称急进性肾炎(RPGN),是一个较少见的肾小球疾病。特征是在血尿、蛋白尿、高血压和水肿等肾炎综合征表现基础上,肾功能迅速下降,数周内进入肾衰竭,伴随出现少尿(尿量<400 mL/d)或无尿(尿量<100 mL/d)。该病的病理类型为新月体性肾炎。

国外报道在肾小球疾病肾活检病例中,RPGN 占 2%～5%,国内两个大样本原发性肾小球疾病病理报告,占 1.6%～3.0%。在儿童肾活检病例中,本病所占比例<1%。由于并非所有RPGN 患者都有机会接受肾活检,而且部分病情危重风险大的患者医师也不愿做肾活检,所以RPGN 的实际患病率很可能被低估。

一、急进性肾炎的表现、诊断及鉴别诊断

(一)病理表现

确诊 RPGN 必须进行肾活检病理检查,如前所述,只有病理诊断新月体肾炎,RPGN 才能成立。光学显微镜下见到 50%以上的肾小球具有大新月体(占据肾小囊切面 50%以上面积),即可诊断新月体肾炎。依据新月体组成成分的不同,又可进一步将其分为细胞新月体、细胞纤维新月体和纤维新月体。细胞新月体是活动性病变,病变具有可逆性,若及时进行治疗,该新月体有可能消散,而纤维新月体为慢性化病变,已不可逆转。

免疫荧光检查可进一步对 RPGN 进行分型。Ⅰ型(抗 GBM 抗体型):IgG 和 C3 沿肾小球毛细血管壁呈线状沉积,有时也沿肾小管基底膜沉积。Ⅱ型(免疫复合物型):免疫球蛋白及 C3 于肾小球系膜区及毛细血管壁呈颗粒状沉积。Ⅲ型(寡免疫复合物型):免疫球蛋白和补体均阴性,或非特异微弱沉积。

以免疫病理为基础的上述 3 种类型新月体肾炎,在光镜及电镜检查上也各有其自身特点。Ⅰ型 RPGN 多为一次性突然发病,因此光镜下新月体种类(指细胞性、细胞纤维性或纤维性)较均一,疾病早期有时还能见到毛细血管袢节段性纤维素样坏死;电镜下无电子致密物沉积,常见基底膜断裂。Ⅱ型 RPGN 的特点是光镜下肾小球毛细血管内细胞(指系膜细胞及内皮细胞)增

生明显,纤维素样坏死较少见;电镜下可见肾小球内皮下及系膜区电子致密物沉积。Ⅲ型RPGN常反复发作,因此光镜下新月体种类常多样化,细胞性、细胞纤维性及纤维性新月体混合存在,而且疾病早期肾小球毛细血管祥纤维素样坏死常见;电镜下无电子致密物沉积。另外,各型RPGN早期肾间质均呈弥漫性水肿,伴单个核细胞(淋巴及单核细胞)及不同程度的多形核细胞浸润,肾小管上皮细胞空泡及颗粒变性,疾病后期肾间质纤维化伴肾小管萎缩。Ⅲ型RPGN有时还能见到肾脏小动脉壁纤维素样坏死。

曾有学者将血清 ANCA 检测与上述免疫病理检查结果结合起来对 RPGN 进行新分型,分为以下 5 型:新Ⅰ型及Ⅱ型,与原Ⅰ型及Ⅱ型相同;新Ⅲ型,为原Ⅲ型中血清 ANCA 阳性者(约占原Ⅲ型病例的 80%);Ⅳ型,为原Ⅰ型中血清 ANCA 同时阳性者(约占原Ⅰ型病例的 30%);Ⅴ型,为原Ⅲ型中血清 ANCA 阴性者(约占原Ⅲ型病例的 20%)。以后临床实践发现原Ⅱ型中也有血清 ANCA 阳性者,但是它未被纳入新分型。

(二)临床表现

本病的基本临床表现如下。①可发生于各年龄段及不同性别:北京大学第一医院资料显示Ⅰ型 RPGN(包括合并肺出血的肺出血-肾炎综合征)以男性患者为主,具有青年(20～39 岁,占40.3%)及老年(60～79 岁,占 24.4%)2 个发病高峰。而Ⅱ型以青中年和女性多见,Ⅲ型以中老年和男性多见。②起病方式不一,病情急剧恶化:可隐匿起病或急性起病,呈现急性肾炎综合征(镜下血尿或肉眼血尿、蛋白尿、水肿及高血压),但在疾病某一阶段病情会急剧恶化,血清肌酐(SCr)于数周内迅速升高,出现少尿或无尿,进入肾衰竭。而急性肾炎起病急,多在数天内达到疾病顶峰,数周内缓解,可与本病鉴别。③伴或不伴肾病综合征:Ⅰ型很少伴随肾病综合征,Ⅱ型及Ⅲ型肾病综合征常见,随肾功能恶化常出现中度贫血。④疾病复发:Ⅰ型很少复发,Ⅲ型(尤其由 ANCA 引起者)很易复发。

下列实验室检查有助于 RPGN 各型鉴别。①血清抗 GBM 抗体:Ⅰ型 RPGN 患者全部阳性。②血清 ANCA:约 80% 的Ⅲ型 RPGN 患者阳性,提示小血管炎致病。③血清免疫复合物增高及补体 C3 下降:仅见于少数Ⅱ型 RPGN 患者,诊断意义远不如抗 GBM 抗体及 ANCA。

(三)诊断及鉴别诊断

本病的疗效和预后与能否及时诊断密切相关,而及时诊断依赖于医师对本病的早期识别能力和实施包括肾活检在内的检查。临床上呈现急性肾炎综合征表现(血尿、蛋白尿、水肿和高血压)的患者,数周内病情未见缓解(急性肾炎在 2～3 周就会自发利尿,随之疾病缓解),SCr 反而开始升高,就要想到可能为此病。不要等肾功能继续恶化至出现少尿或无尿(出现少尿或无尿才开始治疗,疗效将很差),而应在 SCr 升高之初,就及时给患者进行肾活检病理检查。肾活检是诊断本病最重要的检查手段,因为只有病理诊断新月体肾炎,临床才能确诊 RPGN;同时肾活检还能指导制订治疗方案(分型不同,治疗方案不同,将于后述)和判断预后(活动性病变为主预后较好,慢性化病变为主预后差)。无条件做肾活检的医院应尽快将患者转往能做肾活检的上级医院,越快越好。

RPGN 确诊后,还应根据是否合并系统性疾病(如系统性红斑狼疮、过敏性紫癜等)来区分原发性 RPGN 及继发性 RPGN,并根据肾组织免疫病理检查及血清相关抗体(抗 GBM 抗体、ANCA)检验来对原发性 RPGN 进行分型。

二、急进性肾炎发病机制的研究现状及进展

(一)发病机制概述

随着 Couser 免疫病理分类法在临床上的应用,对本病发病机制的研究从 Ⅰ 型(抗 GBM 型)逐渐扩展至 Ⅱ 型(免疫复合型)和 Ⅲ 型(寡免疫沉积物型)。研究水平也由早期的整体、器官水平转向细胞水平(单核巨噬细胞、T 淋巴细胞、B 淋巴细胞、肾小球固有细胞等),目前更深入到分子水平(生长因子、细胞因子、黏附分子等),但是对本病的确切发病机制仍尚未完全明白。

RPGN 在病因学和病理学上有一个显著的特征,即多病因却拥有一个基本的病理类型。表明本病起始阶段有多种途径致病,最终可能会有一共同的环节导致肾小球内新月体形成。研究表明,肾小球毛细血管壁损伤(基底膜断裂)是启动新月体形成的关键环节。基底膜断裂(裂孔)使单核巨噬细胞进入肾小囊囊腔、纤维蛋白于囊腔聚集、刺激囊壁壁层上皮细胞增生,而形成新月体。进入囊腔中的单核巨噬细胞在新月体形成过程中起着主导作用,具有释放多种细胞因子,刺激壁层上皮细胞增生,激活凝血系统和诱导纤维蛋白沉积等多种作用。新月体最初以细胞成分为主(除单核巨噬细胞及壁层上皮细胞外,近年来证实脏层上皮细胞,即足细胞,也是细胞新月体的一个组成成分),随之为细胞纤维性新月体,最终变为纤维性新月体。新月体纤维化也与肾小囊囊壁断裂密切相关,囊壁断裂可使肾间质的成纤维细胞进入囊腔,产生 Ⅰ 型和 Ⅲ 型胶原(间质胶原),促进新月体纤维化。

肾小球毛细血管壁损伤(GBM 断裂)确切机制仍欠明确,主要有以下解释。

1.体液免疫

抗 GBM 抗体(IgG)直接攻击 GBM 的 Ⅳ 胶原蛋白 α3 链引发的 Ⅱ 型(细胞毒型)变态反应和循环或原位免疫复合物沉积在肾小球毛细血管壁或系膜区引发的 Ⅲ 型(免疫复合物型)变态反应,均可激活补体、吸引中性粒细胞及激活巨噬细胞释放蛋白水解酶,造成 GBM 损伤和断裂。

2.细胞免疫

体液免疫的特征是免疫复合物的存在。Stilmant 和 Couser 等报道了 16 例原发性 RPGN 患者的肾小球并无免疫沉积物,对体液免疫在这些患者中的致病作用提出了质疑。而后,Couser 对 RPGN 进行疾病分型时,直接提出第 3 种类型,即肾小球无抗体沉积型,它的发病机制可能与细胞免疫或小血管炎相关。Cunningham 在 15 例 Ⅲ 型患者肾活检标本的肾小球中,观察到活化的 T 细胞、单核巨噬细胞和组织因子的存在,获得了细胞免疫在本型肾炎发病中起重要作用的证据。由 T 淋巴细胞介导的细胞免疫主要通过细胞毒性 T 细胞的直接杀伤作用和迟发型超敏反应 T 细胞释放各种细胞因子、活化单核巨噬细胞的作用,而导致毛细血管壁损伤。

3.炎症细胞

中性粒细胞可通过补体系统活性成分($C3a$、$C5a$)的化学趋化作用、F_c 受体及 $C3b$ 受体介导的免疫黏附作用及毛细血管内皮细胞损伤释放的细胞因子(如白细胞黏附因子),而趋化到并聚集于毛细血管壁受损处,释放蛋白溶解酶、活性氧和炎性介质损伤毛细血管壁。

新月体内有大量的单核巨噬细胞,其浸润与化学趋化因子、黏附因子及骨桥蛋白相关。巨噬细胞既是免疫效应细胞也是炎症效应细胞,它可通过自身杀伤作用破坏毛细血管壁,也可通过产生大量活性氧、蛋白溶解酶及分泌细胞因子而损伤毛细血管壁,它还能刺激壁层上皮细胞增生及纤维蛋白沉积,从而促进新月体形成。

4.炎性介质

在本病中 T 淋巴细胞、单核巨噬细胞、中性粒细胞、肾小球系膜细胞、上皮细胞及内皮细胞均可释放各自的炎性介质,它们在 RPGN 的发病中起着重要作用。已涉及本病的炎症介质包括:补体成分($C3a$、$C5a$、膜攻击复合体 $C5b-9$ 等)、白细胞介素(IL-1、IL-2、IL-4、IL-6、IL-8)、生长因子(转化生长因子 $TGF\beta$、血小板源生长因子 PDGF、成纤维细胞生长因子 FGF 等)、肿瘤坏死因子($TNF\alpha$)、干扰素($IFN\beta$、$IFN\gamma$)、细胞黏附分子(细胞间黏附分子 ICAM、血管细胞黏附分子 VCAM)及趋化因子、活性氧(超氧阴离子 O_2^-、过氧化氢 H_2O_2、羟自由基 HO^-、次卤酸如次氯酸 HOCl)、一氧化氮(NO)、花生四烯酸环氧化酶代谢产物(前列腺素 PGE_2、PGF_2、PGI_2 及血栓素 TXA_2)和酯氧化酶代谢产物(白三烯 LTC4、LTD4)、血小板活化因子(PAF)等。炎性介质具有网络性、多效性和多源性特点,作用时间短且局限,多通过相应受体发挥致病效应。

综上所述,在 RPGN 发病机制中,致肾小球毛细血管壁损伤(GBM 断裂)的过程,既有免疫机制(包括细胞免疫及体液免疫)也有炎性机制参与。今后继续对各种炎性介质的致病作用进行深入研究,将有助于从分子水平阐明本病发病机制,也能为本病治疗提供新的思路和线索。

(二)发病机制研究的进展

近年来 RPGN 发病机制的研究有很大进展,本节将着重对抗 GBM 抗体及 ANCA 致病机制的某些研究进展进行介绍。

1.抗肾小球基底膜抗体新月体肾炎

(1)抗原位点:GBM 与肺泡基底膜中的胶原Ⅳ分子,由 $\alpha3$、$\alpha4$ 和 $\alpha5$ 链构成,呈三股螺旋排列,其终端膨大呈球形非胶原区(NC1 区),两个胶原Ⅳ分子的终端球形非胶原区头对头地相互交联形成六聚体结构。原来已知抗 GBM 抗体的靶抗原为胶原Ⅳ $\alpha3$ 链的 NC1 区,即 $\alpha3$(Ⅳ)NC1,它有两个抗原决定簇,被称为 E_A 及 E_B,而近年发现胶原Ⅳ $\alpha5$ 链的 NC1 区,$\alpha5$(Ⅳ)NC1,也是抗 GBM 抗体的靶抗原,同样可以引起抗 GBM 病。

在正常的六聚体结构中,两个头对头交联的 $\alpha3$(Ⅳ)NC1 形成双聚体,抗原决定簇隐藏于中不暴露,故不会诱发抗 GBM 抗体。在某些外界因素作用下(如震波碎石,呼吸道吸入烃,有机溶剂或香烟),此双聚体被解离成单体,隐藏的抗原决定簇暴露,即可诱发自身免疫形成抗 GBM 抗体。

(2)抗体滴度与抗体亲和力:抗 GBM 抗体主要为 IgG1 亚型(91%),其次是 IgG4 亚型(73%),IgG4 亚型并不能从经典或旁路途径激活补体,因此在本病中的致病效应尚欠清。北京大学第一医院所进行的研究已显示,抗 GBM 抗体亲和力和滴度与疾病病情及预后密切相关。首先他们报道抗 GBM 抗体亲和力与肾小球新月体数量相关,抗体亲和力越高,含新月体的肾小球就越多,肾损害越重。然后他们又报道,循环中抗 E_A 和(或)E_B 抗体滴度与疾病严重度和疾病最终结局相关,抗体滴度高的患者,诊断时的血清肌酐水平及少尿发生率高,最终进入终末肾衰竭或死亡者多。此外,北京大学第一医院还在少数正常人的血清中检测出 GBM 抗体,但此天然抗体的亲和力和滴度均低,且主要为 IgG2 亚型及 IgG4 亚型,这种天然抗体与致病抗体之间的关系值得深入研究。

(3)细胞免疫:动物试验模型研究已显示,在缺乏抗 GBM 抗体的条件下,将致敏的 T 细胞注射到小鼠或大鼠体内,小鼠或大鼠均会出现无免疫球蛋白沉积的新月体肾炎。$\alpha3$(Ⅳ)NC1 中的多肽序列——pCol(28-40)多肽,或与 pCol(28-40)多肽序列类似的细菌多肽片段均能使 T 细胞致敏。

动物试验还显示,CD4$^+$ T 细胞,特别是 Th1 和 Th17 细胞,是致新月体肾炎的重要反应细胞;近年来 CD8$^+$ T 细胞也被证实为另一个重要反应细胞,给 WKY 大鼠腹腔注射抗 CD8 单克隆抗体能有效地预防和治疗抗 GBM 病,减少肾小球内抗 GBM 抗体沉积及新月体形成。对抗 GBM 病患者的研究还显示,CD4$^+$ 和 CD25$^+$ 调节 T 细胞能在疾病头 3 个月内出现,从而抑制 CD4$^+$ T 细胞及 CD8$^+$ T 细胞的致病效应。

(4)遗传因素:对抗 GBM 病遗传背景的研究已显示,本病与主要组织相容性复合物(MHC)Ⅱ类分子基因具有很强的正性或负性联系。Fisher 等在西方人群中已发现 *HLA-DRB1* * 15 及 *HLA-DRB1* * 04 基因与抗 GBM 病易感性密切相关。近年来日本及中国人群的研究也获得了同样结论,而 *HLA-DRB1* * 0701 及 *HLA-DRB1* * 0101 却与抗 GBM 病易感性呈负性相关。

2.抗中性粒细胞胞质抗体相关性新月体肾炎

(1)抗体作用:近年对 ANCA 的产生及其致病机制有了较清楚了解。感染释放的肿瘤坏死因子 α(TNF-α)及白细胞介素-1(IL-1)等前炎症细胞因子,能激发中性粒细胞使其胞质内的髓过氧化物酶(MPO)及蛋白酶 3(PR3)转移至胞膜,刺激 ANCA 产生。ANCA 的(Fab)$_2$ 段与细胞膜表面表达的上述靶抗原结合,而 Fc 段又与其他中性粒细胞表面的 Fc 受体结合,致使中性粒细胞激活。激活的中性粒细胞能高表达黏附分子,促其黏附于血管内皮细胞,还能释放活性氧及蛋白酶(包括 PR3),损伤内皮细胞,导致血管炎发生。

(2)补体作用:补体系统在本病中的作用,近来才被阐明。现已知中性粒细胞活化过程中释放的某些物质,能促进旁路途径的 C3 转化酶 C3bBb 形成,从而激活补体系统,形成膜攻击复合体 C5b-9,杀伤血管内皮细胞,而且补体活化产物 C3a 和 C5a 还能趋化更多的中性粒细胞聚集到炎症局部,进一步扩大炎症效应。

(3)遗传因素:对 ANCA 相关小血管炎候选基因的研究很活跃。对 MHC Ⅱ类分子基因的研究显示,*HLA-DPBA* * 0401 与肉芽肿多血管炎(原称韦格纳肉芽肿)易感性强相关,而 *HLA-DR4* 及 *HLA-DR6* 与各种 ANCA 相关小血管炎的易感性均相关。

此外,还发现不少基因与 ANCA 相关小血管炎易感性相关,这些基因编码的蛋白能参与免疫及炎症反应,如 *CTLA4*(其编码蛋白能抑制 T 细胞功能),*PTPN22*(其编码蛋白具有活化 B 细胞功能),*IL-2RA*(此基因编码高亲和力的白细胞介素-2 受体),*AAT Z* 等位基因(α-抗胰蛋白酶能抑制 PR3 活性,减轻 PR3 所致内皮损伤。编码 α-抗胰蛋白酶的基因具有高度多态性,其中 *AAT Z* 等位基因编码的 α-抗胰蛋白酶活性低,抑制 PR3 能力弱)。

总之,对 RPGN 发病机制的研究,尤其在免疫反应及遗传基因方面的研究,进展很快,应该密切关注。

三、急进性肾炎的治疗

(一)治疗现状

随着发病机制研究的深入和治疗手段的进步,RPGN 的短期预后较以往已有明显改善。Ⅰ型RPGN 患者的 1 年存活率已达 70%～80%,肾脏 1 年存活率达 25%,而出现严重肾功能损害的Ⅲ型 RPGN 患者 1 年缓解率可达 57%,已进行透析治疗的患者 44% 可脱离透析。但要获得长期预后的改善,还需要进行更多研究。

由于本病是免疫介导性炎症疾病,所以主要治疗仍是免疫抑制治疗。临床治疗分为诱导缓解治疗和维持缓解治疗两个阶段,前者又包括强化治疗(如血浆置换治疗、免疫吸附治疗及甲泼尼龙冲击治疗等)及基础治疗(糖皮质激素、环磷酰胺或其他免疫抑制剂治疗)。

(二)各型急进性肾炎的治疗方案

1.抗肾小球基底膜型(Ⅰ型)急进性肾炎

由于本病相对少见,且发病急、病情重、进展快,因此很难进行前瞻性随机对照临床试验,目前的治疗方法主要来自小样本的治疗经验总结。该病的主要治疗为血浆置换(或免疫吸附)、糖皮质激素(包括大剂量甲泼尼龙冲击及泼尼松口服治疗)及免疫抑制剂(首选环磷酰胺)治疗,以迅速清除体内致病抗体和炎性介质,并阻止致病抗体再合成。

2012 年 KDIGO 制订的《肾小球疾病临床实践指南》对于抗 GBM 型 RPGN 推荐的治疗意见及建议如下。

(1)推荐:除就诊时已依赖透析及肾活检示 100%新月体的患者外,所有抗 GBM 型 RPGN 患者均应接受血浆置换、环磷酰胺和糖皮质激素治疗(证据强度 1B)。临床资料显示,就诊时已依赖透析及肾活检示 85%～100%肾小球新月体的患者上述治疗已不可能恢复肾功能,而往往需要长期维持性肾脏替代治疗。

建议:本病一旦确诊就应立即开始治疗,甚至高度怀疑本病在等待确诊期间,即应开始大剂量糖皮质激素及血浆置换治疗(无证据等级)。

(2)推荐:抗 GBM 新月体肾炎不用免疫抑制剂做维持治疗(1C)。

药物及血浆置换的具体应用方案如下。

1)糖皮质激素。第 0～2 周:甲泼尼龙 500～1 000 mg/d 连续 3 d 静脉滴注,此后口服泼尼松 1 mg/(kg·d),最大剂量 80 mg/d(国内最大剂量常为 60 mg/d);第 2～4 周:0.6 mg/(kg·d);第 4～8 周:0.4 mg/(kg·d);第 8～10 周:30 mg/d;第 10～11 周:25 mg/d;第 11～12 周:20 mg/d;第 12～13 周:17.5 mg/d;第 13～14 周:15 mg/d;第 14～15 周:12.5 mg/d;第 15～16 周:10 mg/d;第 16 周:标准体质量<70 kg 者为 7.5 mg/d,标准体质量≥70 kg 者为 10 mg/d,服用 6 个月后停药。

2)环磷酰胺:2 mg/(kg·d)口服,3 个月。

3)血浆置换:每天用 5%人血白蛋白置换患者血浆 4 L,共 14 d,或直至抗 GBM 抗体转阴。对有肺出血或近期进行手术(包括肾活检)的患者,可在置换结束时给予 150～300 mL 新鲜冰冻血浆。有学者认为,可根据病情调整血浆置换量(如每次 2 L)、置换频度(如隔天 1 次)及置换液(如用较多的新鲜冰冻血浆),有条件时,还可以应用免疫吸附治疗。此外,国内不少单位应用双重血浆置换,它也能有效清除抗 GBM 抗体,在血清蛋白及新鲜冰冻血浆缺乏时也可考虑应用。队列对照研究表明,用血浆置换联合激素及免疫抑制剂治疗能提高患者的存活率。

有回顾性研究显示,早期确诊、早期治疗是提高疗效的关键。影响预后的因素有抗 GBM 抗体水平、血肌酐水平及是否出现少尿或无尿等。

2.寡免疫复合物型(Ⅲ型)急进性肾炎

近十年来,许多前瞻性多中心的随机对照临床研究已对本病的治疗积累了宝贵经验,本病治疗分为诱导缓解治疗和维持缓解治疗两个阶段。KDIGO 制订的《肾小球疾病临床实践指南》对于 ANCA 相关性 RPGN 治疗的推荐意见及建议如下。

(1)诱导期治疗。推荐:①用环磷酰胺及糖皮质激素作为初始治疗(证据强度 1A)。②环磷酰胺禁忌的患者,可改为利妥昔单抗及糖皮质激素治疗(证据强度 1B)。③对已进行透析或血肌酐上升迅速的患者,需同时进行血浆置换治疗(证据强度 1C)。

建议:①对出现弥漫肺泡出血的患者,宜同时进行血浆置换治疗(证据强度 2C);②ANCA 小血管炎与抗 GBM 肾小球肾炎并存时,宜同时进行血浆置换治疗(证据强度 2D)。

药物及血浆置换的具体应用方案如下。

1)环磷酰胺:①静脉滴注方案为 0.75 g/m²,每 3～4 周静脉滴注 1 次;年龄＞60 岁或肾小球滤过率＜20 mL/(min·1.73 m²)的患者,减量为 0.5 g/m²。②口服方案为 1.5～2.0 mg/(kg·d),年龄＞60 岁或肾小球滤过率＜20 mL/(min·1.73 m²)的患者,应减少剂量。应用环磷酰胺治疗时,均需维持外周血白细胞计数＞3×10⁹/L。

2)糖皮质激素:甲泼尼龙 500 mg/d,连续 3 d 静脉滴注;泼尼松 1 mg/(kg·d)口服,最大剂量 60 mg/d,连续服用 4 周,3～4 个月逐渐减量。

3)血浆置换:每次置换血浆量为 60 mL/kg,两周内置换 7 次。如有弥漫性肺出血则每天置换 1 次,出血停止后改为隔天置换 1 次,总共 7～10 次;如果合并抗 GBM 抗体则每天置换 1 次,共 14 次或至抗 GBM 抗体转阴。

已有几个随机对照临床试验比较了利妥昔单抗与环磷酰胺治疗 ANCA 相关小血管炎的疗效及不良反应,两药均与糖皮质激素联合应用,所获结果相似,而利妥昔单抗费用昂贵。

当患者不能耐受环磷酰胺时,吗替麦考酚酯是一个备选的药物。小样本前瞻队列研究(17 例)和随机对照研究(35 例)显示,吗替麦考酚酯在诱导 ANCA 相关小血管炎缓解上与环磷酰胺疗效相近。

(2)维持期治疗:对诱导治疗后病情已缓解的患者,推荐进行维持治疗,建议至少治疗 18 个月;对于已经依赖透析的患者或无肾外疾病表现的患者,不做维持治疗。

维持治疗的药物:①推荐硫唑嘌呤 1～2 mg/(kg·d)口服(证据强度 1B);②对硫唑嘌呤过敏或不耐受的患者,建议改用吗替麦考酚酯口服,剂量用至 1 g 每天 2 次(证据强度 2C)(国内常用剂量为 0.5 g,每天 2 次);③对前两种药均不耐受且肾小球滤过率≥60 mL/(min·1.73 m²)的患者,建议用甲氨蝶呤治疗,口服剂量每周 0.3 mg/kg,最大剂量每周 25 mg(证据强度 1C)。④有上呼吸道疾病的患者,建议辅以复方甲硝唑口服治疗(证据强度 2B)。⑤不推荐用依那西普(为肿瘤坏死因子 α 拮抗剂)做辅助治疗(证据强度 1A)。

除上述指南推荐及建议的药物外,临床上还有用他克莫司或来氟米特进行维持治疗的报道。

ANCA 小血管炎有较高的复发率,有报道其 1 年复发率为 34%,5 年复发率为 70%。维持期治疗是为了减少疾病的复发,但是目前的维持治疗方案是否确能达到上述目的仍缺乏充足证据,而且长期维持性治疗是否会潜在地增加肿瘤及感染的风险也需要关注。已经启动的为期 4 年的 REMAIN 研究有可能为此提供新的循证证据。

3.免疫复合物型(Ⅱ型)急进性肾炎

Ⅱ型 RPGN(如 IgA 肾病新月体肾炎)可参照Ⅲ型 RPGN 的治疗方案进行治疗,即用甲泼尼龙冲击做强化治疗,并以口服泼尼松及环磷酰胺做基础治疗。对环磷酰胺不耐受者,也可以考虑换用其他免疫抑制剂。

总之,在治疗 RPGN 时,一定要根据疾病类型及患者具体情况(如年龄、体表面积、有无相对禁忌证等)来个体化地制订治疗方案,而且在实施治疗过程中还要据情实时调整方案。另外,一定要熟悉并密切监测各种药物及治疗措施的不良反应,尤其要警惕各种病原体导致的严重感染,避免盲目"过度治疗"。最后,对已发生急性肾衰竭的患者,要及时进行血液净化治疗,以维持机体内环境平衡,赢得治疗时间。

(冯梦梦)

第二节　IgA 肾病

IgA 肾病是一组以系膜区 IgA 沉积为特征的肾小球肾炎,由法国病理学家 Berger 和 Hinglais 最先报道,目前已成为全球最常见的原发性肾小球疾病。我国最早由北京协和医院与北京医科大学第一医院联合报道了一组 40 例 IgA 肾病。此后,国内各中心对该病的报道日益增多,研究百花齐放。本节将针对 IgA 肾病的一些重要而值得探索的问题加以讨论。

一、流行病学特点与发病机制

(一)流行病学特点

1.广泛性与异质性

IgA 肾病为全世界范围内最常见的原发肾小球疾病。各个年龄段都能发病,但高峰在 20～40 岁。北美和西欧的调查显示男、女性比例为 2 : 1,而亚太地区比例为 1 : 1。IgA 肾病的发病率存在着明显的地域差异,亚洲地区明显高于其他地区。美国的人口调查显示 IgA 肾病年发病率为 1/100 000,儿童人群年发病率为 0.5/100 000,而这个数字仅为日本的 1/10。中国的一项 13 519 例肾活检资料显示,IgA 肾病在原发肾小球疾病中所占比例高达 45%。此外,在无肾病临床表现的人群中,于肾小球系膜区能发现 IgA 沉积者也占 3%～16%。

以上数据提示了 IgA 肾病的广泛性与异质性特点。首先,IgA 肾病发病的地域性及发病人群的构成存在明显差异。这些差异可能与遗传、环境因素相关,也可能与各地选择肾活检的指征不同有关。日本和新加坡选择尿检异常(如镜下血尿)的患者常规进行肾穿刺病理检查,因此 IgA 肾病发生率即可能偏高,而美国主要选择蛋白尿>1.0 g/d 的患者进行肾穿刺,则其 IgA 肾病发生率即可能偏低。其次,IgA 肾病的发病存在明显的个体差异性,肾脏病理检查发现系膜区 IgA 沉积却无肾炎表现的个体并不少。同样为系膜区 IgA 沉积,有的患者出现肾炎有的患者却无症状,原因并不清楚。欲回答这个问题必须对发病机制有更透彻理解,IgA 于肾小球沉积的过程与免疫复合物造成的肾损伤过程可能是分别独立调控的环节,同时,基因的多态性的研究或许能解释这些表型差异。最后,不同地域患者、不同个体的临床表现及治疗反应的差异势必会影响治疗决策,为此目前国际上尚无统一的治疗指南。改善全球肾脏病预后组织(KDIGO)发表了《肾小球肾炎临床实践指南》,其中对 IgA 肾病治疗的建议几乎都来自较低级别证据。

2.病程迁延,认识过程曲折

早期观点认为 IgA 肾病是一良性过程疾病,预后良好。随着研究深入及随访期延长,现已明确其中相当一部分患者的病程呈进展性,高达 50% 的患者能在 20～25 年逐渐进入终末期肾脏病(ESRD),这就提示对 IgA 肾病积极进行治疗、控制疾病进展很重要。

(二)发病机制

1.免疫介导炎症的发病机制

(1)黏膜免疫反应与异常 IgA1 产生:大量研究表明,IgA 肾病的启动与血清中出现过量的异常 IgA1(铰链区 O-糖链末端半乳糖缺失,对肾小球系膜组织有特殊亲和力)密切相关。这些异常 IgA1 在循环中蓄积到一定程度,并沉积于肾小球系膜区,才可能引发 IgA 肾病。目前关于致病性 IgA1 的来源主要有两种观点,均与黏膜免疫反应相关。其一,从临床表现来看,肉眼血尿往往发生于黏膜感染(如上呼吸道、胃肠道或泌尿系统感染)之后,提示 IgA1 的发生与黏膜免疫相关,推测肾小球系膜区沉积的 IgA1 可能来源于黏膜免疫系统。其二,IgA 肾病患者过多的 IgA1 可能来源于骨髓免疫活性细胞。Julian 等提出"黏膜-骨髓轴"观点,认为血清异常升高的 IgA 并非由黏膜产生,而是由黏膜内抗原特定的淋巴细胞或抗原递呈细胞进入骨髓腔,诱导骨髓 B 细胞增加 IgG1 分泌所致。所以,血中异常 IgA1 的来源目前尚未明确,有可能来源于免疫系统的某一个部位,也可能是整个免疫系统失调的结果。

以上发病机制的认识开阔了治疗思路,即减少黏膜感染,控制黏膜免疫反应,有可能减少 IgA 肾病的发病及复发。对患有慢性扁桃体炎并反复发作的患者,现在认为择机摘除扁桃体有可能减少黏膜免疫反应,降低血中异常 IgA1 和循环免疫复合物水平,从而减少肉眼血尿发作和尿蛋白。

(2)免疫复合物形成与异常 IgA1 的致病性:异常 IgA1 沉积于肾小球系膜区的具体机制尚未完全清楚,可能通过与系膜细胞抗原(包括种植的外源性抗原)或细胞上受体结合而沉积。大量研究证实,免疫复合物中的异常 IgA1 与系膜细胞结合后,即能激活系膜细胞,促其增殖、释放细胞因子和合成系膜基质,诱发肾小球肾炎,而非免疫复合物状态的异常 IgA1 并不能触发上述致肾炎反应。上述含异常 IgA1 的免疫复合物形成过程能被多种因素调控,包括补体成分 C3b 及巨噬细胞和中性粒细胞上的 IgA Fc 受体(CD89)的可溶形式。

以上过程说明系膜区的异常 IgA1 沉积与肾炎发病并无必然相关性,其致肾炎作用在一定程度上取决于免疫复合物形成及其后续效应。此观点可能也解释了为何有人系膜区有 IgA 沉积却无肾炎表现的原因。

(3)受体缺陷与异常 IgA1 清除障碍:现在认为肝脏可能是清除异常 IgA 的主要场所。研究发现,与清除异常 IgA1 免疫复合物相关的受体有肝细胞上的去唾液酸糖蛋白受体(ASGPR)及肝脏 Kupffer 细胞上的 IgA Fc 受体(FcαRI,即 CD89),如果这些受体数量减少或功能异常,就能导致异常 IgA1 免疫复合物清除受阻,这也与 IgA 肾病发病相关。

肝硬化患者能产生一种病理表现与 IgA 肾病十分相似的肾小球疾病,被称为"肝硬化性肾小球疾病",其发病机制之一即可能与异常 IgA1 清除障碍相关。

(4)多种途径级联反应致肾脏损伤:正如前述,含有异常 IgA1 的免疫复合物沉积于系膜,将触发炎症反应致肾脏损害。从系膜细胞活化、增殖,释放前炎症及前纤维化细胞因子,合成及分泌细胞外基质开始,通过多种途径的级联放大反应使肾损害逐渐加重。受累细胞从系膜细胞扩展到足细胞、肾小管上皮细胞、肾间质成纤维细胞等肾脏固有细胞及循环炎症细胞;病变性质从炎症反应逐渐进展成肾小球硬化及肾间质纤维化等不可逆病变,最终患者进入 ESRD。

免疫-炎症损伤的级联反应概念能为治疗理念提出新思路。Coppo 等人认为应该对 IgA 肾病早期进行免疫抑制治疗,这可能会改善肾病的长期预后。他们认为 IgAN 治疗存在"遗产效应",若在疾病早期阻断一些免疫发病机制的级联放大反应,即可能留下持久记忆,获得长时期疗效。这一观点大大强调了早期免疫抑制治疗的重要性。

综上所述,随着基础研究的逐步深入,IgA 肾病的发病机制已越来越趋清晰,但是遗憾的是,至今仍无基于 IgA 肾病发病机制的特异性治疗问世,当前治疗多在减轻免疫病理损伤的下游环节,今后应力争改变这一现状。

2.基因相关的遗传发病机制

遗传因素一定程度上影响着 IgA 肾病发生。在不同的种族群体中,血清糖基化异常的 IgA1 水平显现出不同的遗传特性。约 75% 的 IgA 肾病患者血清异常 IgA1 水平超过正常对照的第 90 百分位,而其一级亲属中也有 30%～40% 的成员血清异常 IgA1 水平升高,不过,这些亲属多数并不发病,提示还有其他决定发病的关键因素存在。

家族性 IgA 肾病的病例支持发病的遗传机制及基因相关性。多数病例来自美国和欧洲的高加索人群,少数来自日本,中国香港也有相关报道。2004 年北京大学第一医院对 777 例 IgA 肾病患者进行了家族调查,发现 8.7% 患者具有阳性家族史,其中 1.3% 已肯定为家族性 IgA 肾病,而另外 7.4% 为可疑家族性 IgA 肾病,为此有学者认为在中国 IgA 肾病也并不少见。

目前对于 IgA 肾病发病的遗传因素的研究主要集中于 *HLA* 基因多态性、T 细胞受体基因多态性、肾素-血管紧张素系统基因多态性、细胞因子基因多态性及子宫珠蛋白基因多态性。IgA 肾病可能是个复杂的多基因性疾病,遗传因素在其发生发展中起了多大作用,尚有待进一步的研究。

二、临床表现与诊断

(一)IgA 肾病的临床表现分类

1.无症状性血尿、伴或不伴轻度蛋白尿

患者表现为无症状性血尿,伴或不伴轻度蛋白尿(少于 1 g/d),肾功能正常。我国一项试验对表现为单纯镜下血尿的 IgA 肾病患者随访 12 年,结果显示 14% 的镜下血尿消失,但是约 1/3 患者出现蛋白尿(超过 1 g/d)或者肾小球滤过率(GFR)下降。这个结果也提示对表现无症状性血尿伴或不伴轻度蛋白尿的 IgA 肾病患者,一定要长期随访,因为其中部分患者随后可能出现病变进展。

2.反复发作肉眼血尿

反复发作肉眼血尿多于上呼吸道感染(细菌性扁桃体炎或病毒性上呼吸道感染)后 3 d 内发病,出现全程肉眼血尿,儿童和青少年(80%～90%)较成人(30%～40%)多见,多无伴随症状,少数患者有排尿不适或胁腹痛等。一般认为肉眼血尿程度与疾病严重程度无关,患者在肉眼血尿消失后,常遗留下无症状性血尿、伴或不伴轻度蛋白尿。

3.慢性肾炎综合征

该病常表现为镜下血尿、不同程度的蛋白尿(常>1.0 g/d,但少于大量蛋白尿),而且随病情进展常出现高血压、轻度水肿及肾功能损害。这组 IgA 肾病患者的疾病具有慢性进展性质。

4.肾病综合征

该病表坝为肾病综合征的 IgA 肾病患者并不少见。对这类患者首先要做肾组织的电镜检查,看是否 IgA 肾病合并微小病变病,如果是,则疾病治疗及转归均与微小病变病相似。但是,另一部分肾病综合征患者,常伴高血压和(或)肾功能减退,肾脏病理常为 Lee 氏分级Ⅲ～Ⅴ级,这类 IgA 肾病治疗较困难,预后较差。

5.急性肾损伤

IgA 肾病在如下几种情况下可以出现急性肾损害(AKI)。

(1)急进性肾炎:临床呈现血尿、蛋白尿、水肿及高血压等表现,肾功能迅速恶化,很快出现少尿或无尿,肾组织病理检查为新月体肾炎。IgA 肾病导致的急进性肾炎还经常伴随肾病综合征。

(2)急性肾小管损害：这往往由肉眼血尿引起，可能与红细胞管型阻塞肾小管及红细胞破裂释放二价铁离子致氧化应激反应损伤肾小管相关。常为一过性轻度 AKI。

(3)恶性高血压：IgA 肾病患者的高血压控制不佳时，较容易转换成恶性高血压，伴随出现AKI，严重时出现急性肾衰竭(ARF)。

上述各种类型 IgA 肾病患者的血尿，均为变形红细胞血尿或变形红细胞为主的混合型血尿。

(二)IgA 肾病的病理特点、病理分级及对其评价

1.IgA 肾病的病理特点

(1)免疫荧光(或免疫组化)表现：免疫病理检查可发现明显的 IgA 和 C3 于系膜区或系膜及毛细血管壁沉积，也可合并较弱的 IgG 和(或)IgM 沉积，但 C1q 和 C4 的沉积少见。有时小血管壁可以见到 C3 颗粒沉积，此多见于合并高血压的患者。

(2)光学显微镜表现：光镜下 IgA 肾病最常见的病理改变是局灶或弥漫性系膜细胞增生及系膜基质增多，因此最常见的病理类型是局灶增生性肾炎及系膜增生性肾炎，有时也能见到新月体肾炎或膜增生性肾炎，可以伴或不伴节段性肾小球硬化。肾小球病变重者常伴肾小管间质病变，包括不同程度的肾间质炎症细胞浸润、肾间质纤维化及肾小管萎缩。IgA 肾病的肾脏小动脉壁常增厚(不伴高血压也增厚)。

(3)电子显微镜表现：电镜下可见不同程度的系膜细胞增生和系膜基质增多，常见大块高密度电子致密物于系膜区或系膜区及内皮下沉积。这些电子致密物的沉积部位与免疫荧光下免疫沉积物的沉积部位一致，肾小球基底膜正常。

所以，对于 IgA 肾病诊断来说，免疫荧光(或免疫组化)表现是特征性表现，不做该项检查即无法诊断 IgA 肾病；电镜检查若能在系膜区(或系膜区及内皮下)见到大块高密度电子致密物，对诊断也有提示意义；而光镜检查无特异表现。

2.IgA 肾病的病理分级

(1)Lee 氏和 Hass 氏分级：目前临床常用的 IgA 肾病病理分级为 Lee 氏和 Hass 氏分级。这两个分级系统简便实用，对判断疾病预后具有较好作用。

(2)牛津分型：国际 IgA 肾病组织与肾脏病理学会联合建立的国际协作组织，提出了一项具有良好重复性和预后预测作用的新型 IgA 肾病病理分型——牛津分型。

牛津分型应用了 4 个能独立影响疾病预后的病理指标，并详细制订了评分标准。这些指标包括系膜细胞增生(评分 M0 及 M1)、节段性硬化或粘连(评分 S0 及 S1)、内皮细胞增生(评分 E0 及 E1)及肾小管萎缩/肾间质纤维化(评分 T0、T1 及 T2)。牛津分型的最终病理报告，除需详细给出上述 4 个指标的评分外，还要用附加报告形式给出肾小球个数及一些其他定量病理指标(如细胞及纤维新月体比例、纤维素样坏死比例、肾小球球性硬化比例等)，以更好地了解肾脏急性和慢性病变情况。

牛津分型的制订过程比以往任何分级标准都严谨及科学，而且聚集了国际肾脏病学家及病理学家的共同智慧。但是，牛津分型也存在一定的局限性，例如新月体病变对肾病预后的影响分析较少，且其研究设计没有考虑到不同地区治疗方案的差异性，亚洲的治疗总体较积极(用激素及免疫抑制剂治疗者较多)，因此牛津分型在亚洲的应用尚待进一步验证。

综上可见，病理分级(或分型)的提出需要兼顾指标全面、可重复性好及临床实用(包括操作简便、指导治疗及判断预后效力强)多方面因素，任何病理分级(或分型)的可行性都需要经过大量临床实践予以检验。

(三)诊断方法、诊断标准及鉴别诊断

1.肾活检指征及意义

IgA 肾病是一种依赖于免疫病理学检查才可确诊的肾小球疾病。但是目前国内外进行肾活检的指征差别很大,欧美国家大多主张对持续性蛋白尿>1.0 g/d 的患者进行肾活检,而在日本对于尿检异常(包括单纯性镜下血尿)的患者均建议常规做肾活检。有学者认为,掌握肾活检指征太紧有可能漏掉一些需要积极治疗的患者,而且目前肾穿刺活检技术十分成熟,安全性高,故肾活检指征不宜掌握过紧。确有这样一部分 IgA 肾病患者,临床表现很轻,尿蛋白<1.0 g/d,但是病理检查却显示中度以上肾损害(Lee 氏分级Ⅲ级以上),通过肾活检及时发现这些患者并给予干预治疗很重要。所以,正确掌握肾活检指征,正确分析和评价肾组织病理检查结果,对指导临床合理治疗具有重要意义。

2.IgA 肾病的诊断标准

IgA 肾病是一个肾小球疾病的免疫病理诊断。免疫荧光(或免疫组化)检查见 IgA 或 IgA 为主的免疫球蛋白伴补体 C3 呈颗粒状于肾小球系膜区或系膜及毛细血管壁沉积,并能从临床除外过敏性紫癜肾炎、肝硬化性肾小球疾病、强直性脊柱炎肾损害及银屑病肾损害等继发性 IgA 肾病,诊断即能成立。

3.鉴别诊断

IgA 肾病应注意与以下疾病鉴别。

(1)以血尿为主要表现者:需要与薄基底膜肾病及 Alport 综合征等遗传性肾小球疾病鉴别。前者常呈单纯性镜下血尿,肾功能长期保持正常;后者除血尿及蛋白尿外,肾功能常随年龄增长而逐渐减退直至进入 ESRD,而且还常伴眼耳病变。肾活检病理检查是鉴别的关键,薄基底膜肾病及 Alport 综合征均无 IgA 肾病的免疫病理表现,而电镜检查却能见到各自特殊的肾小球基底膜病变。

(2)以肾病综合征为主要表现者:需要与非 IgA 肾病的系膜增生性肾炎鉴别。二者都常见于青少年,肾病综合征表现相似。假若患者血清 IgA 增高和(或)血尿显著(包括肉眼血尿),则较支持 IgA 肾病。鉴别的关键是肾活检免疫病理检查,IgA 肾病以 IgA 沉积为主,而非 IgA 肾病常以 IgM 或 IgG 沉积为主,沉积于系膜区或系膜及毛细血管壁。

(3)以急进性肾炎为主要表现者:少数 IgA 肾病患者临床呈现急进性肾炎综合征,病理呈现新月体性肾炎,他们实为 IgA 肾病导致的Ⅱ型急进性肾炎。这种急进性肾炎应与抗肾小球基底膜抗体或抗中性粒细胞胞质抗体致成的Ⅰ型或Ⅲ型急进性肾炎鉴别。血清抗体检验及肾组织免疫病理检查是准确进行鉴别的关键。

三、预后评估及治疗选择

(一)疾病活动性及预后的评估指标及其意义

1.疾病预后评价指标

(1)蛋白尿及血压控制:蛋白尿和高血压的控制好坏会影响肾功能的减退速率及肾病预后。Le 等通过多变量分析显示,与肾衰竭关系最密切的因素为时间平均尿蛋白水平(TA-UP)及时间平均动脉压水平(TA-MAP)。计算方法:求 6 个月内每次随访时的尿蛋白量及血压的算术平均值,再计算整个随访期间所有算术平均值的均值。

(2)肾功能状态:起病或病程中出现的肾功能异常与不良预后相关,表现为 GFR 下降,血清

肌酐水平上升。日本一项针对 2 270 名 IgA 肾病患者 7 年随访的研究发现,起病时血清肌酐水平与达到 ESRD 的比例成正相关。

(3)病理学参数:病理分级的预后评价意义已被许多研究证实。系膜增生、内皮增生、新月体形成、肾小球硬化、肾小管萎缩及间质纤维化的程度与肾功能下降速率及肾脏存活率密切相关。重度病理分级患者预后不良。

(4)其他因素:肥胖 IgA 肾病患者肾脏预后更差,体质量指数(BMI)超过 25 kg/m² 的患者,蛋白尿、病理严重度及 ESRD 风险均显著增加。此外,低蛋白血症、高尿酸血症也是肾脏不良结局的独立危险因素。

2.治疗方案选择的依据

只有对疾病病情及预后进行全面评估才可能制订合理治疗方案。应根据患者年龄、临床表现(如尿蛋白、血压、肾功能及其下降速率)及病理分级来综合评估病情,分析各种治疗的可能疗效及不良反应,最后选定治疗方案。而且,在治疗过程中还应根据疗效及不良反应来实时对治疗进行调整。

(二)治疗方案选择的共识及争议

1.非免疫抑制治疗

(1)拮抗血管紧张素Ⅱ药物:目前血管紧张素转化酶抑制剂(ACEI)或血管紧张素 AT₁ 受体阻滞剂(ARB)已被用作 IgA 肾病治疗的第一线药物。研究表明,ACEI/ARB 不仅具有降血压作用,而且有减少蛋白尿及延缓肾损害进展的肾脏保护效应。由于 ACEI/ARB 类药物的肾脏保护效应并不完全依赖于血压降低,因此 ACEI/ARB 类药物也能用于血压正常的 IgA 肾病蛋白尿患者治疗。KDIGO 制订的《肾小球肾炎临床实践指南》,推荐对尿蛋白>1 g/d 的 IgA 肾病患者长期服用 ACEI 或 ARB 治疗(证据强度 1B),并建议对尿蛋白 0.5~1 g/d 的 IgA 肾病患者也用 ACEI 或 ARB 治疗(证据强度 2D)。指南还建议,只要患者能耐受,ACEI/ARB 的剂量可逐渐增加,以使尿蛋白降至 1 g/d 以下(证据强度 2C)。

ACEI/ARB 类药物用于肾功能不全患者需慎重,应评估患者的药物耐受性并密切监测药物不良反应。服用 ACEI/ARB 类药物之初,患者血清肌酐可能出现轻度上升(较基线水平上升<30%),这是由药物扩张出球小动脉引起。长远来看,出球小动脉扩张使肾小球内高压、高灌注及高滤过降低,对肾脏是起保护效应,因此不应停药。但是,用药后如果出现血清肌酐明显上升(超过了基线水平的 30%~35%),则必须马上停药。多数情况下,血清肌酐异常升高是肾脏有效血容量不足引起,故应及时评估患者血容量状态,寻找肾脏有效血容量不足的原因,加以纠正。除急性肾损害外,高钾血症也是 ACEI/ARB 类药物治疗的另一严重不良反应,尤易发生在肾功能不全时,需要高度警惕。

这里还需要强调,根据大量随机对照临床试验的观察结果,近年国内外的高血压治疗指南均不提倡 ACEI 和 ARB 两药联合应用。指南明确指出:在治疗高血压方面两药联用不能肯定增强疗效,却能增加严重不良反应;而在肾脏保护效应上,也无足够证据支持两药联合治疗。2013 年发表的西班牙 PRONEDI 试验及美国 VANEPHRON-D 试验均显示,ACEI 和 ARB 联用,与单药治疗相比,在减少 2 型糖尿病肾损害患者的尿蛋白排泄及延缓肾功能损害进展上并无任何优势。而在 VANEPHRON-D 试验中,二药联用组的高钾血症及急性肾损害不良反应却显著增加,以致试验被迫提前终止。

(2)深海鱼油:深海鱼油富含的 n-3(ω-3)多聚不饱和脂肪酸,理论上讲可通过竞争性抑制花生四烯酸,减少前列腺素、血栓素和白三烯的产生,从而减少肾小球和肾间质的炎症反应,发挥肾脏保护作用。几项大型随机对照试验显示,深海鱼油治疗对 IgA 肾病患者具有肾功能保护作用,但是荟萃分析却未获得治疗有益的结论。因此,深海鱼油的肾脏保护效应还需要进一步研究验证。鉴于深海鱼油治疗十分安全,而且对防治心血管疾病肯定有益,所以 2012 年 KDIGO 制订的《肾小球肾炎临床实践指南》建议,给尿蛋白持续>1 g/d 的 IgA 肾病患者予深海鱼油治疗(证据强度 2D)。

(3)扁桃体切除:扁桃体是产生异常 IgA1 的主要部位之一。很多 IgA 肾病患者都伴有慢性扁桃体炎,而且扁桃体感染可导致肉眼血尿发作,所以择机进行扁桃体切除就被某些学者推荐作为治疗 IgA 肾病的一个手段,认为可以降低患者血清 IgA 水平和循环免疫复合物水平,使肉眼血尿发作及尿蛋白排泄减少,甚至对肾功能可能具有长期保护作用。

近期日本一项针对肾移植后复发 IgA 肾病患者的小规模研究表明,扁桃体切除术组降低尿蛋白作用显著(从 880 mg/d 降到 280 mg/d),而未行手术组则无明显变化。日本另外一项针对原发性 IgA 肾病的研究也同样显示,扁桃体切除联合免疫抑制剂治疗,在诱导蛋白尿缓解和(或)血尿减轻上效果均较单用免疫抑制治疗优越。不过上面两个研究均为非随机研究且样本量较小,因此存在一定局限性。Wang 等人的荟萃分析也认为,扁桃体切除术联合激素和肾素-血管紧张素系统(RAS)阻断治疗,至少对轻中度蛋白尿且肾功能尚佳的 IgA 肾病患者具有肾功能的长远保护效应。

但是,2012 年 KDIGO 制订的《肾小球肾炎临床实践指南》认为,扁桃体切除术常与其他治疗(特别是免疫抑制剂)联合应用,所以疗效中扁桃体切除术的具体作用难以判断,而且也有临床研究并未发现扁桃体切除术对改善 IgA 肾病病情有益。所以不建议用扁桃体切除术治疗 IgA 肾病(证据强度 2C),认为还需要更多的随机对照试验进行验证。不过,有学者认为如果扁桃体炎与肉眼血尿发作具有明确关系时,仍可考虑择机进行扁桃体切除。

(4)抗血小板药物:抗血小板药物曾被广泛应用于 IgA 肾病治疗,并有小样本临床试验显示双嘧达莫(潘生丁)治疗 IgA 肾病有益,但是许多抗血小板治疗都联用了激素和免疫抑制治疗,故其确切作用难以判断。2012 年 KDIGO 制订的《肾小球肾炎临床实践指南》不建议使用抗血小板药物治疗 IgA 肾病(证据强度 2C)。

2.免疫抑制治疗

(1)单用糖皮质激素治疗:KDIGO 的《肾小球肾炎临床实践指南》建议,IgA 肾病患者用 ACEI/ARB 充分治疗 3~6 个月,尿蛋白仍未降达 1 g/d 以下,而患者肾功能仍相对良好(GFR>50 mL/min)时,应考虑给予 6 个月的激素治疗(证据强度 2C)。多数随机试验证实,6 个月的激素治疗确能减少尿蛋白排泄,及降低肾衰竭风险。

不过 Hogg 等人进行的试验,是采用非足量激素相对长疗程治疗,随访 2 年,未见获益。另一项 Katafuchi 等人开展的低剂量激素治疗,虽然治疗后患者尿蛋白有所减少,但是最终进入 ESRD 的患者比例并无改善。这两项试验结果均提示中小剂量的激素治疗对 IgA 肾病可能无效。Lv 等进行的文献回顾分析也发现,在肾脏保护效应上,相对大剂量短疗程的激素治疗方案比小剂量长疗程治疗方案效果更优。

在以上研究中,激素相关的不良反应较少,即使是采用激素冲击治疗,3 月内使用甲泼尼龙达到 9 g,不良反应报道也较少。但是,既往的骨科文献认为使用甲泼尼龙超过 2 g,无菌性骨坏死发生率就会上升,Lv 等进行的文献复习也认为激素治疗会增加不良反应(如糖尿病或糖耐量异常、高血压、消化道出血、Cushing 样体貌、头痛、体质量增加、失眠等)发生,因此仍应注意。

(2)激素联合环磷酰胺或硫唑嘌呤治疗:许多回顾性研究和病例总结(多数来自亚洲)报道,给蛋白尿>1 g/d 和(或)GFR 下降和(或)具有高血压的 IgA 肾病高危患者,采用激素联合环磷酰胺或硫唑嘌呤治疗,病情能明显获益。但是,其中不少研究存在选择病例及观察的偏倚,因此说服力牵强。

近年有几篇联合应用激素及上述免疫抑制剂治疗 IgA 肾病的前瞻随机对照试验结果发表,多数试验都显示此联合治疗有效。两项来自日本同一组人员的研究,给肾脏病理改变较重和(或)蛋白尿显著而 GFR 正常的 IgA 肾病患儿,进行激素、硫唑嘌呤、抗凝剂及抗血小板制剂的联合治疗,结果均显示该联合治疗能获得较高的蛋白尿缓解率,并且延缓了肾小球硬化进展,因此在改善疾病长期预后上具有优势。Ballardie 等人报道的一项小型随机临床试验,用激素联合环磷酰胺续以硫唑嘌呤进行治疗,结果肾脏的 5 年存活率联合治疗组为 72%,而对照组仅为 6%。但是,Pozzi 等发表了一项随机对照试验却获得了阴性结果。该试验入组患者为血清肌酐水平低于 176.8 μmol/L(2 mg/dL)、蛋白尿水平高于 1 g/d 的 IgA 肾病病例,分别接受激素或激素联合硫唑嘌呤治疗,经过平均 4.9 年的随访,两组结局无显著性差异。

总的来说,联合治疗组的不良反应较单药治疗组高,包括激素不良反应及免疫抑制剂的不良反应(骨髓抑制等),而且二者联用时更容易出现严重感染(各种微生物感染,包括卡氏肺孢子菌及病毒感染等),这必须引起高度重视。因此,在治疗 IgA 肾病时,一定要认真评估疗效与风险,权衡利弊后再做出决策。

KDIGO 制订的《肾小球肾炎临床实践指南》建议,除非 IgA 肾病为新月体肾炎肾功能迅速减退,否则不应用激素联合环磷酰胺或硫唑嘌呤治疗(证据强度 2D);IgA 肾病患者 GFR <30 mL/(min·1.73 m²)时,若非新月体肾炎肾功能迅速减退,不用免疫抑制剂治疗(证据强度 2C)。多数试验及其他一些临床试验,激素联合环磷酰胺或硫唑嘌呤治疗的对象均非 IgA 肾病新月体肾炎患者,可是治疗结果对改善病情均有效,所以将此激素联合免疫抑制剂治疗仅限应用于 IgA 肾病新月体肾炎肾功能迅速减退患者是否有必要,很值得研究。

(3)其他免疫抑制剂的应用。

1)吗替麦考酚酯:分别来自中国、比利时以及美国的几项随机对照试验研究了高危 IgA 肾病患者使用吗替麦考酚酯(MMF)治疗的疗效。来自中国的研究指出,在 ACEI 的基础上使用 MMF(2 g/d),有明确降低尿蛋白及稳定肾功能的作用。另外一项中文发表的研究也显示 MMF 治疗能够降低尿蛋白,12 个月内尿蛋白量由 1.0~1.5 g/d 降至 0.50~0.75 g/d,比大剂量口服泼尼松更有益。与此相反,比利时和美国在白种人群中所做的研究(与前述中国研究设计相似)均认为 MMF 治疗对尿蛋白无效。此外,有学者进行的荟萃分析也认为,MMF 在降尿蛋白方面并没有显著效益。所以 MMF 治疗 IgA 肾病的疗效目前仍无定论,造成这种结果差异的原因可能与种族、MMF 剂量或者其他尚未认识到的影响因素相关,基于此,2012 年 KDIGO 制订的《肾小球肾炎临床实践指南》并不建议应用 MMF 治疗 IgA 肾病(证据强度 2C),认为需要进一步研究观察。

值得注意的是,如果将 MMF 用于肾功能不全的 IgA 肾病患者治疗,必须高度警惕肺孢子菌肺炎等严重感染,以前国内已有使用 MMF 治疗 IgA 肾病导致肺孢子菌肺炎死亡的案例。

2)雷公藤总苷:雷公藤作为传统中医药曾长期用于治疗自身免疫性疾病,其免疫抑制作用已得到大量临床试验证实。雷公藤总苷是从雷公藤中提取出来的有效成分。Chen 等的荟萃分析认为,应用雷公藤总苷治疗 IgA 肾病,其降低尿蛋白作用肯定。但是国内多数临床研究的证据级别都较低,因此推广雷公藤总苷的临床应用受到限制。此外,还需注意此药的毒副作用,如性腺抑制(男性不育及女性月经紊乱、闭经等)、骨髓抑制、肝损害及胃肠道反应。

3)其他药物:环孢素 A 用于 IgA 肾病治疗的相关试验很少,而且它具有较大的肾毒性,有可能加重肾间质纤维化,目前不推荐它在 IgA 肾病治疗中应用。来氟米特能通过抑制酪氨酸激酶和二氢乳清酸脱氢酶而抑制 T 细胞和 B 细胞的活化增殖,发挥免疫抑制作用,临床已用其治疗类风湿关节炎及系统性红斑狼疮。国内也有少数用其治疗 IgA 肾病的报道,但是证据级别均较低,其确切疗效尚待观察。

3.对 IgA 肾病慢性肾功能不全患者进行免疫抑制治疗的争议

几乎所有的随机对照研究均未纳入 GFR<30 mL/min 的患者,GFR 在 30～50 mL/min 的患者也只有少数入组。对这部分人群来说,免疫抑制治疗是用或者不用,若用应该何时用,如何用,均存在争议。

有观点认为,即使 IgA 肾病已出现慢性肾功能不全,一些依然活跃的免疫或非免疫因素仍可能作为促疾病进展因素发挥不良效应,所以可以应用激素及免疫抑制剂进行干预治疗。一项病例分析报道,对平均 GFR 为 22 mL/min 的 IgA 肾病患者,用大剂量环磷酰胺或激素冲击续以 MMF 治疗,患者仍有获益。另外,Takahito 等的研究显示,给 GFR<60 mL/min 的 IgA 肾病患者予激素治疗,在改善临床指标上较单纯支持治疗效果好,但是对改善肾病长期预后无效。

对于进展性 IgA 肾病患者,如果血清肌酐水平>221 μmol/L(2.5 mg/dL)时,至今无足够证据表明免疫抑制治疗仍然有效。有时这种血肌酐阈值被称为"不可逆转的拐点",因此选择合适的治疗时机相当关键。但是该拐点的具体范围仍有待进一步研究确证。

综上所述,对于 GFR 在 30～50 mL/min 范围的 IgA 肾病患者,是否仍能用免疫抑制治疗,目前尚无定论,但是对 GFR<30 mL/min 的患者,一般认为不宜进行免疫抑制治疗。

(冯梦梦)

第八章

血液内科疾病

第一节　急性淋巴细胞白血病

急性淋巴细胞白血病（简称急淋）是原始与幼稚淋巴细胞在造血组织（特别是骨髓、脾和淋巴结）无限制增生的恶性疾病，后期可累及其他器官与组织。虽然急淋可发生在任何年龄，但多见于儿童和青少年。其临床表现有发热，贫血，出血，以及肝大、脾大、淋巴结肿大等。急性淋巴细胞白血病多见于儿童，发病率男性多于女性，男、女性比例为 5∶4；城市发病率高于农村。

一、病因与发病机制

急性淋巴细胞白血病的病因及发病机制与造血系统其他恶性肿瘤一样复杂，至今尚未完全阐明。但绝大多数学者认为与病毒、化学物质、放射线及遗传因素有关。

二、临床表现

（一）起病可急骤或缓慢

急骤者常以高热、贫血、显著出血倾向及全身酸痛为主要症状。起病较缓慢者先有一段时期的进行性乏力、贫血、体质量减轻，甚至局部疼痛，然后表现为上述急骤症状。

（二）贫血

贫血往往是首发表现，呈进行性发展。

（三）发热

半数的患者以发热为早期表现。可低热，也可高热达 40 ℃以上，伴有畏寒、出汗等。虽然白血病本身可以发热，但较高发热往往提示有继发感染。

（四）出血

出血的轻重不一，部位可遍及全身，但以皮肤、口腔、鼻腔黏膜的出血较为常见。血液中白血病细胞急骤增多时，脑部血管内由于大量白血病细胞淤滞并浸润血管壁，极易发生颅内出血而致命。

（五）淋巴结肿大和肝大、脾大

急淋的淋巴结肿大较急性非淋巴细胞白血病（急非淋）常见。多数为全身淋巴结肿大，少数仅表现为局部淋巴结(颌下、颈部、腋窝或腹股沟淋巴结)肿大。一般呈轻至中度肿大,质地中等,无压痛,与周围组织无粘连。有的患者还有纵隔淋巴结肿大,偶尔有胸腺肿大。

(六)骨和关节疼痛

白血病细胞浸润破坏骨皮质和骨膜时可引起疼痛,以酸痛、隐痛较常见,有时呈现剧痛,病理上可能为骨梗死。临床上常见胸骨压痛,对诊断有意义。

(七)神经系统表现

由于化疗药物不易透过血-脑屏障,因而成为白血病细胞的庇护所。脑局部浸润的表现可与脑瘤相似,可有颅内压增高症状,如头痛、恶心、呕吐、视盘水肿等,严重的可出现抽搐、昏迷等。脑脊液检查发现压力增高,白细胞数、蛋白质含量增加,而糖含量可减少;可检测到白血病细胞。

(八)其他

少数急淋患者可发生绿色瘤、异常肿块,也可发生胸腔积液,其渗出液可为血性。化疗后还可引起尿酸性肾病等。

三、实验室检查

(1)血常规:典型病例血常规显示贫血、血小板减少,白细胞中淋巴细胞质与量的变化。

(2)骨髓细胞学检查:有核细胞的增生程度为明显活跃甚至极度活跃,淋巴细胞异显著增生,以原始淋巴细胞为主,并有部分幼稚淋巴细胞。

(3)细胞化学:急性淋巴细胞白血病除过氧化物酶和苏丹黑染色呈阴性反应外,糖原染色在少数或多数细胞中有阳性粗颗粒,以粗块状为典型的表现。

(4)免疫分型。

(5)细胞遗传学。

(6)生物化学:TdT 是 DNA 聚合酶的一种,在急淋患者,TdT 大多数明显升高,白血病细胞中 Camp 含量较低,缓解时含量则回升。尿中尿酸和 β-氨基异丁酸是嘌呤和嘧啶分解产物,在白血病进展时,特别是经化疗后会有明显增加。血清乳酸脱氢酶在急淋升高明显。血清铁于多数病例中偏高,总铁结合力明显降低,铁蛋白可升高。骨髓含铁血黄素量在正常偏高范围,铁粒幼红细胞百分数增高。

四、诊断

(一)形态学诊断

1.第 1 型(L_1)

原始和幼稚淋巴细胞以小细胞(直径<12 μm)为主;核圆形,偶有凹陷与折叠,染色质较粗,结构较一致,核仁少而小,不清楚;胞质少,轻或中度嗜碱性。过氧化物酶或苏丹黑染色阳性的原始细胞一般不超过 3%。

2.第 2 型(L_2)

原始和幼稚细胞以大细胞(直径可超过正常小淋巴细胞 2 倍以上,或直径>12 μm)为主;核型不规则,凹陷和折叠可见;染色质较疏松,结构较不一致,核仁较清楚,一个或多个;胞质量常较多,轻或中度嗜碱性,有些细胞深染。

3.第 3 型(L_3)

似 Burkitt 型,原始和幼稚淋巴细胞大小较一致,以大细胞为主;核形较规则。染色质呈均匀细点状,核仁明显,一个或多个,呈小泡状;胞质量较多,深蓝色,空泡常明显,呈蜂窝状。

(二)免疫学分型

急性淋巴细胞白血病分为裸型、纯型、变异型及表型4类,其积分要求如下。①裸型:每个系列(T细胞、B细胞、髓系细胞)的积分≥2,其他系列积分为0。②变异型:要求某一系列积分≥2,其他系列积分≥2。③多表型:要求两个或两个以上系列积分≥2。确定上述分型后,再根据已知系列的分化程度及不同抗原表达进一步分为21亚型。

五、鉴别诊断

(1)少数病例因血常规中白细胞减少,分类中未见原幼细胞,需与再生障碍性贫血、粒细胞缺乏症及特发性血小板减少性紫癜相鉴别,但根据骨髓象,鉴别并不困难。

(2)急淋还需与传染性单核细胞增多症鉴别。传染性单核细胞增多症也有发热、浅表淋巴结肿大,血液检查可见异常淋巴细胞。但传染性单核细胞增多症无进行性贫血,一般也无血小板减少和出血,骨髓象中仅有少量异常淋巴细胞。偶见急淋与传染性单核细胞增多症并存。

(3)有些巨细胞病毒、弓形体病、良性病毒感染也可有发热、浅表淋巴结肿大,伴有异常淋巴细胞,但根据临床表现的演变与骨髓象的检查,并不难鉴别。

(4)神经母细胞瘤转移至骨髓可产生类似急淋的临床和血常规表现,但神经母细胞瘤细胞在骨髓中成簇出现或呈玫瑰花结状,有利于二者的鉴别。如果还有困难,则可测定尿儿茶酚胺(神经母细胞瘤患者尿中儿茶酚胺含量升高)。

六、治疗

急淋一旦被确诊,应立即进行化疗,急淋治疗目标有两个方面:一方面是尽可能杀灭造血组织与内脏各处的白血病细胞;另一方面是预防和杀灭隐藏在某些部位(药物不易到达)的白血病细胞,特别是中枢神经系统的白血病细胞。

(一)成人 ALL 的治疗学基础

1.预后因素。

(1)年龄:随着患者年龄增长,CR逐渐下降,缓解和生存时间明显缩短。

(2)白细胞数:外周血 WBC 计数$>30\times10^9$/L,是 B-ALL 的不良预后因素,但对 T-ALL 似乎影响不大。

(3)达完全缓解时间:诱导治疗达完全缓解时间大于4周,将不利于长期缓解生存。

(4)免疫表现:Pro-B 和 Pro-T 表型对常规化疗方案反应率低,生存较差。成熟 B-ALL 采用短程治疗,实际转归明显改善。无论 T-ALL、B-ALL,共同表达淋系和髓系抗原既不影响 CR率,也不影响缓解、生存时间。

(5)细胞与分子遗传学:是成人 ALL 最重要的预后因素(尤其对 DFS)。t(9;22)bcr/abl、t(4;11)预后差;t(8;14)、t(2;38)、t(8;22)仅见于成熟 B-ALL(Burkitt 型),以前预后较差,使用新方案后疗效改观;−7 或 +8 与不良预后有关;14q11-13 染色体移位加 t(10;14),多见于T-ALL,常规方案治疗预后良好。

2.成人 ALL 的预后分组(不含成熟 B-ALL)

(1)预后良好组。有下列四项特征:①无提示不良预后的细胞遗传学异常;②年龄<30 岁;③初诊时白细胞计数$<30\times10^9$/L;④达 CR 时间小于4周。

（2）中间组：预后特征既不符合预后良好组，也不符合预后不良组。

（3）预后不良组。显示下列特征一项或一项以上：①有提示不良预后的细胞遗传学异常，如 t(9;22)、t(4;11)、+8；②年龄>60 岁；③前体 B，白细胞计数>100×10^9/L；④达 CR 时间>6 周。

（二）成人 ALL 治疗的进展

1.化疗的进展

（1）新型抗白血病药物的不断诞生和使用：嘧啶类药物 5-杂氮胞苷；正二十烷阿糖胞苷（BHAC），依托泊苷（etoposide,Et）和替尼泊苷（teniposide,Te），吖啶类物质甲砜-M-甲氧苯酰碘胺（AMSA）能使难治和复发 ALL 缓解。蒽环类的阿柔比星（aclacinomycin,ACM-A）、多柔比星（doxorubicin,Dox）和近年来去甲氧柔红霉素的诞生，其疗效均高于普通药物。

（2）个体化治疗的开展：设计更合理、有效和低毒的化疗方案。

（3）强化巩固治疗：广泛利用大剂量多种药物联合的强化治疗，更多地杀伤缓解期体内残留的白血病细胞。

（4）"庇护所"白血病的治疗：清除骨髓外组织，如中枢神经系统、睾丸、卵巢及眼眶等"庇护所"中的白血病细胞，从而防止疾病复发。

2.造血干细胞移植

如果有 HLA 相合或相近的供者，在条件许可时，对成人 ALL 首次诱导缓解后进行骨髓移植（BMT），可以使约半数的移植患者长期存活，为根治 ALL 带来希望。

（三）成人 ALL 的治疗策略

整体治疗分为两个主要阶段，首先是诱导缓解治疗，其次是缓解后的治疗。

诱导治疗的目的，主要是用现代化疗大量杀伤患者体内的白血病细胞，使之由 100×10^9/L 以上降至常规方法不能检测出的水平（通常≤1×10^9/L），从而使患者临床体征及症状完全消失，骨髓正常造血功能恢复，外周血细胞计数正常。缓解后治疗方案的设计，主要是进一步根治患者体内用常规方法不能检测的白血病细胞，包括用强烈联合化疗、清除髓外"庇护所"中残留的白血病细胞、预防和消灭耐药细胞株，从而防止白血病细胞的复燃，使患者能长期存活。缓解后如有条件者，可进行 BMT；如不能进行 BMT 者，可早期用较诱导方案中药物剂量更大更多的强化巩固治疗，然后用较低剂量的多药联合或序贯维持治疗，必要时可再行强化治疗。

（四）成人 ALL 的化疗

1.诱导治疗

急淋白血病患者的诱导缓解治疗，常用长春新碱（vincristine,VCR）加泼尼松（prednisone,Pred）（VP 方案），儿童 CR 率高达 80%～90%，成人的 CR 率仅为 50%，而且容易复发。因此成人急淋白血病常需在 VP 的基础上加上门冬酰胺酶（aspar aginase,Aase）（VLP 方案）或 DNR（VDP 方案）或 4 种药物同时应用（VLDP 方案），可使 CR 率提高。目前多数人认为对预后较好的成人 ALL，用 VCR+Pred+DNR+Aase 4 种药物的诱导方案最宜，对 B-ALL 或高危组的患者在上述 4 种药物的诱导方案中加 Ara-C 或 MTX，以使更多的患者达到完全缓解。

2.巩固和强化治疗

当患者获得完全缓解后，必须进一步消除体内用常规方法不能检测的残留白血病细胞，防止复发，以延长缓解期，使患者能长期存活。总的原则基本上采用多药联合、交替序贯、大剂量防治 CNSL。

3.维持治疗

强化巩固治疗后,进行维持治疗是成人 ALL 整体治疗策略的重要组成部分。细胞动力学研究显示,在完全缓解和强化巩固治疗后,尽管常规检查不能发现任何白血病细胞的证据,但是细胞基因学检查证实体内仍有残留白血病细胞。因此在诱导及强化巩固治疗后,继续彻底清除体内的残余白血病细胞,对于延长患者缓解期及无病生存期,使患者最终得到根治是十分必要的。此时如果有条件,可以行异体或自体干细胞移植,其余患者应当给予适当的维持治疗。

(五)"庇护所"白血病的防治

白血病的"庇护所"是指常规化疗时药物不能达到有效杀伤浓度的盲区部位,除了 CNS 外,尚有睾丸、卵巢、眼眶等。这些部位残留的白血病细胞是造成临床复发的主要原因,因此加强对"庇护所"白血病的防治,是患者持续缓解,避免复发,甚至治愈的重要环节。成人 ALL 的 CNS 和睾丸白血病的发生率较儿童低,初诊时脑膜白血病的发生率不足 10%。发生 CNSL 的相关因素主要是外周血白血病细胞增高,特别是处于增殖周期的白血病细胞比例较高,还有血清乳酸脱氢酶、碱性磷酸酶增高等。

(张　奎)

第二节　骨髓增生异常综合征

骨髓增生异常综合征(MDS)是一种源于造血干/祖细胞水平的异质性克隆性疾病,常同时或先后累及红细胞、白细胞及巨核细胞系造血祖细胞,引起周围血红细胞、粒细胞及血小板计数减少。临床表现为贫血、感染和出血。以无效造血、凋亡增加,最终向白血病转化为特征。

一、病因与发病机制

MDS 的发病病因可能并非单一的因素,而是由许多因素综合影响的结果,如染色体异常、基因突变、病毒感染、放疗与化疗的应用、电离辐射、遗传因素等。另外,本病多发生在老年人,也有人认为年龄的增长与发病之间有一定的关联。

二、分类

MDS 为后天获得性疾病,大多数患者无明确发病原因,对这一类型患者称为原发性 MDS。少数患者有明显发病原因,如应用苯类化合物,或接受过放疗或化疗,这类患者发病称为继发性 MDS。

三、临床表现

(1)半数以上的患者起病隐匿,可无特殊症状,也可因贫血而仅感到乏力和虚弱、心脏病症状加重。原因不明的发热占 10%～15%,多数为低热。仅少数起病急骤,有高热。

(2)自发性瘀点、瘀斑、牙龈出血。

(3)食欲缺失、体质量下降、发热盗汗,通常出现在进展期患者,与细胞因子释放有关。

(4)肝大、脾大、淋巴结肿大。

(5)个别患者有轻度肋骨痛或四肢关节痛。

四、实验室检查

(一)血细胞形态学

(1)红系:骨髓中红系过多或过少,或环形铁粒幼细胞大于15%。原始红细胞以下阶段有核红细胞有巨幼变现象。有核红细胞胞质血红蛋白合成障碍。

(2)粒系:幼稚细胞比例增多,可见病态粒细胞。各阶段幼稚细胞均可有双核现象,核浆发育不平衡。

(3)巨核系:骨髓中出现淋巴样小巨核细胞、单圆核小巨核细胞、多圆核巨核细胞及大单圆核巨核细胞。淋巴样小巨核细胞最有诊断意义。

(二)骨髓活检

骨髓活检表现为多数病例骨髓造血组织过度增生。原始细胞及幼稚细胞分布异常。MDS时,这些幼稚的体细胞3个以上聚集成簇,定位于小梁间区和旁区。Tricot将此现象命名为幼稚前体细胞异常定位(ALIP)。

(二)细胞遗传学

MDS患者常见的染色体异常为+8、$-5/5q^-$、$-7/7q^-$、$9q^-$、$20q^-$、$21q^-$。其中$-5/5q^-$、$-7/7q^-$常在继发于化疗、放疗后的MDS患者中,预后较差。$5q^-$综合征已作为MDS的一个独立类型予以提出。单一的$5q^-$、$20q^-$和正常核型患者预后好。

(四)骨髓显像

大多数MDS患者骨髓显像与正常人相同,少数低增生型MDS患者显现中心和外周造血功能低下,呈局灶显影,此时易与再生障碍性贫血混淆,但MDS患者灶性造血部位一般比再生障碍性贫血患者多。

五、诊断

(1)临床表现:以贫血症状为主,可兼有发热或出血。

(2)血常规:全血细胞减少或一、两系细胞减少,可有巨大红细胞、巨大血小板、有核红细胞等病态造血表现。

(3)骨髓象:有三系或两系或任一系血细胞的病态造血。

(4)除外其他伴有病态造血的疾病,如慢性粒细胞白血病、骨髓纤维化、红白血病、原发性血小板增多症、急性非淋巴细胞白血病(2bM型)、非造血组织肿瘤等;除外其他红系增生性疾病,如溶血性贫血、巨幼细胞贫血等。

六、鉴别诊断

MDS的典型特征是外周血三系血细胞减少,骨髓增生活跃,骨髓中有一系以上的病态造血表现。有10%左右的MDS患者就诊时可表现为骨髓增生低下,约1/4的患者无明显病态造血表现,此时需与巨幼细胞贫血、再障、溶血性贫血及其他骨髓增生性疾病相鉴别。

七、治疗

(一)对症治疗

对于部分仅有轻、中度贫血,能较好地耐受贫血的患者,可不予治疗,或仅在贫血伴有临床症状时输注红细胞,个体症状表现比血红蛋白水平更有意义。

1.补充叶酸、B族维生素

大剂量B族维生素对少数RA或RARS患者可能有效。

2.去铁治疗

纯铁幼粒细胞贫血及5q⁻综合征需长期输血者,有必要进行去铁治疗。

3.血小板输注

严重血小板减少及出血表现时应进行血小板输注,目标是维持血小板计数$>10\times10^9/L$。

4.抗感染治疗

对粒细胞缺乏的败血症患者应尽快经验性使用广谱抗生素和抗真菌药。

(二)刺激骨髓造血

(1)雄激素:①司坦唑醇;②达那唑。

(2)糖皮质激素:可能与提高机体新陈代谢率促进EPO分泌及免疫抑制有关。主要用法有常规量和大剂量冲击疗法。

(3)造血细胞生长因子:造血细胞生长因子适用于各型MDS患者,因可促进骨髓残余的正常造血祖细胞增殖分化;诱导MDS克隆分化;促进MDS细胞进入细胞周期;促进强化疗后患者造血功能恢复,故适用于各型MDS患者。①促红细胞生成素(EPO):EPO是红细胞生成的强大的生理刺激剂,可使大约20%的MDS患者的贫血改善。②粒-单、粒系集落刺激因子(GM-CSF、G-CSF)。③白细胞介素-3(IL-3)。④白细胞介素-6(IL-6)。⑤血小板生成素(TPO)。

(三)诱导分化剂

诱导分化剂开始应用于临床,是近年来的研究热点。

(1)维生素A衍生物:包括顺式或反式维A酸。

(2)维生素D衍生物:可抑制白血病细胞增殖和促进分化。

(3)砷剂:砷剂可促进急性早幼粒细胞白血病细胞的分化及凋亡,对MDS患者正在试用。

(4)干扰素。

(5)嘧啶衍生物5-氮杂胞嘧啶核苷(5-Aza)。

(6)苯丁酸钠(PB)。

(7)氨磷汀。

(四)细胞毒药物治疗

(1)非强烈化疗:已转化的或正在转化的老年MDS患者可能可以耐受非强烈化疗,主要用于RAEB或RAEB-T、CMML。

羟基脲可以用来控制CMML的单核细胞增多,调整剂量达最佳控制骨髓增殖而又最少引起全血细胞减少,间歇口服给药。

(2)高强度化疗。

(五)免疫抑制治疗

应用免疫抑制剂治疗MDS用于合并免疫学异常的病例。ATG治疗MDS患者,主要为RA和RAEB。

(六)造血干细胞移植

(1)异基因HSCT:是唯一可能治愈MDS的方法且有治愈的可能。与治疗满意度相关的因素有病程短、原发MDS,原始细胞<10%,细胞遗传学低危。

（2）自体干细胞移植：可用于年龄低于 65 岁的患者，经 AML 预处理完全缓解的患者行自体 SCT 效果较差，治疗相关死亡率低，高复发率。

八、预后

本病预后较差，中位存活期各家报道不尽相同，大多数学者报道小于 30 个月，RS、RSRA 存活期较长，可存活 5 年以上，其余 3 型的患者常在 1 年内死亡。

（梁　颜）

第三节　原发性血小板增多症

原发性或特发性血小板增多症（ET）是一种以持续血小板增多为特征，非反应性的非粒系或红系骨髓增生异常所致的发生在多能造血干细胞的克隆性疾病，是骨髓增生性疾病中的一种。其特征为外周血中血小板明显增多且功能不正常，骨髓中巨核细胞过度增殖，临床有自发出血倾向和（或）血栓形成，约半数患者有脾大。本病确切病因尚不清楚，又常有反复出血及血栓形成，故又称原发性出血性血小板增多症或血栓性出血性血小板增多症，是一种排除性诊断。

一、病因与发病机制

病因不明确，与放射线、化学药物、病毒感染无明确相关性。

二、临床表现

（1）30％的患者无任何症状，仅查血常规时发现外周血小板升高。
（2）1/3 的患者就诊时表现为功能性或血管舒缩性症状，与血管内血小板激活有关。
（3）部分患者可出现原因不明的出血。
（4）血栓发生率较出血少。
（5）脾大见于 80％以上的病例，一般为轻到中度肿大，少数患者有肝大。

三、实验室检查

（一）血常规

血小板计数持续 $>600\times10^9/L$，多在 $(1\,000\sim2\,000)\times10^9/L$，最高可达 $2\,000\times10^9/L$ 以上。血小板形态一般正常，但有的患者可见巨大型、小型及畸变型血小板，常聚集成堆，偶尔见到巨核细胞碎片（看起来像原始淋巴细胞）及裸核。

（二）骨髓象

骨髓中巨核细胞多且体积大，也可见小巨核细胞和巨核细胞成熟异常。骨髓有时可出现干抽现象，有核细胞增生活跃或明显活跃，巨核细胞增生尤为显著，原始幼稚巨核细胞均可增加，以后者为明显，有大量血小板聚集成堆。

骨髓活检有时伴轻至中度纤维组织增多，巨核细胞增多，并形成集落，伴有多形核或不典型多倍体巨核细胞。骨髓检查对于鉴别原发和继发的血小板增多症无太大帮助，巨核细胞聚集可提示诊断但不特异,而发现网状纤维化具特异性但不敏感。

(三)出凝血试验

出血时间延长,凝血酶原消耗时间缩短,血块退缩时间有的缩短,有的收缩不良。

血小板聚集异常:①对肾上腺素完全无反应是本病的特征性表现;②1/3 以下的患者血小板 ADP、花生四烯酸反应下降;③可有体外血小板高聚集性和自发性聚集。

(四)血液生化

25%的患者血尿酸可升高,乳酸脱氢酶、血清酸性磷酸酶均增加,部分病例因血小板破坏,大量钾离子释放到血中,引起假性高钾血症。C 反应蛋白、纤维蛋白原和血沉多正常。

(五)细胞遗传学

仅有 5%的异常克隆发生率,细胞遗传学在诊断 ET 中作用有限。

四、诊断与鉴别诊断

(一)诊断

(1)血小板计数持续>$600×10^9$/L。

(2)无反应性血小板增高病因。

(3)红细胞总数正常或血细胞比容<0.40。

(4)骨髓贮存铁正常或血清铁蛋白正常或 MCV 正常,骨髓增生活跃或巨核细胞增多、体积大、胞质丰富。

(5)无 Ph 染色体和 *bcr/abl* 融合基因。

(6)无明显骨髓纤维化。

(7)无骨髓异常增生综合征的细胞遗传学和形态学证据。

(8)临床上可有出血、脾大、血栓形成引起的症状和体征。

(9)血小板肾上腺素和胶原的聚集反应可减低。

(二)鉴别诊断

(1)继发性血小板增多症。

(2)其他骨髓增生性疾病:真性红细胞增多症、慢性粒细胞白血病及骨髓纤维化等骨髓增生性疾病,皆可伴血小板增多。

五、治疗

对于血小板计数>$600×10^9$/L 的患者应予积极治疗:①年龄>60 岁;②既往有血栓或出血性疾病史;③存在心血管疾病易患因素。

治疗的目的在于将增高的血小板计数减少至正常或接近正常,以预防血栓及出血的发生。

(一)骨髓抑制性药物

1.羟基脲

羟基脲是目前国内首选药物之一。适用于大于 60 岁的患者,也可用于不能耐受阿那格雷和干扰素 α 且年龄小于 60 岁有症状的患者,每天剂量 1 000～2 000 mg,分 2～3 次口服。目的是血小板降到 $400×10^9$/L 以下,有效率一般为 80%左右。

2.白消安

白消安为常用有效的药物,宜用小剂量,开始为 4～6 mg/d,分次或一次口服,待血小板计数减少到一半时,剂量也相应减少一半。血小板减少至正常时停药或改为维持量。长期服用有致白血病作用,现已少用。

3.其他

苯丁酸氮芥 0.1~0.15 mg/(kg·d),环磷酰胺 50~100 mg/d,可按病情或个体敏感性分别选用。主要不良反应同白消安。

(二)放射性核素磷(^{32}P)

可口服或静脉注射,首次剂量 2.3 mCi/m²。如有必要 3 个月后再给药 1 次,对 45 岁以下的患者现一般不主张应用,多用于年龄 75 岁的患者,或不能依从规律羟基脲治疗的患者,因 ^{32}P 可能有潜在诱发白血病的作用及骨髓抑制。

(三)干扰素

IFN-α 体内外具有显著抑制 BFU-MK 及 CFU-MK 增殖活性的作用,可用于不耐受阿那格雷的年轻患者,治疗 ET 总有效率一般可达 70%~80%,并能有效降低血栓及出血并发症的发生率,此与其具有降低血小板水平并增强血小板功能的双重效应有关。初始剂量为 300 万单位皮下注射,每周 3 次,以后根据患者的耐受性及疗效调整剂量,维持剂量个体间差异颇大,总疗程一般为 2 年以上。不增加患者 AML 危险,由于不方便使用和耐受性差而相对少用。

(四)阿那格雷

阿那格雷为一种金鸡纳的衍生物,能抑制周期性核糖磷酸二酯酶及磷酸酯酶 A_2。早期主要作为一种血小板聚集抑制剂用于临床,但后来发现其降低血小板的作用更为突出。适用于小于 60 岁的患者,尤其适用于有生育能力的妇女。

(五)阿司匹林

对于曾有血栓事件发生的患者推荐剂量为 75 mg/d,但可增加出血风险,可以迅速缓解红斑性肢痛症,对于有出血并发症或有消化性溃疡病史的患者应慎用,对于阿司匹林不耐受者可换用双嘧达莫等。

六、预后

原发性血小板增多症常呈缓慢病程,患者寿命可接近正常。

(梁 颜)

第四节　真性红细胞增多症

真性红细胞增多症(polycythemia vera,PV)简称真红,是一种原因未明的、造血干细胞克隆性的、以红细胞异常增生为主的骨髓增殖性疾病。

一、病因与发病机制

病因至今未明。

二、临床表现

(一)一般症状

真性红细胞增多症起病隐匿,症状多变。

(二)常见症状

(1)疲乏无力、头晕和眩晕。

(2)多血质表现:占 60%,外观如酒醉貌,皮肤与黏膜呈暗红色,其与血容量增加、小血管充盈、血液黏滞性增高等因素有关。表现为结膜充血、面红、唇紫、舌暗红及血管怒张。眼底检查可见视网膜静脉扩张。

(3)神经症状:头痛、头胀、眼花、耳鸣、手足发麻、感觉障碍和视力下降等。

(4)代谢增高的症状。

(5)出血。

(6)消化道的症状。

(7)肝大、脾大。

(8)血栓形成。

(9)皮肤瘙痒。

(10)痛风。

三、实验室检查

(1)血常规:红细胞计数为$(7.0 \sim 10.0) \times 10^{12}/L$、Hb 为 $180 \sim 240$ g/L、血细胞比容(Hct)$\geqslant 55\%$。80%红细胞形态大多正常或可因缺铁造成低色素小红细胞性贫血。合并骨髓纤维化时,患者外周血可出现泪滴状红细胞和着色不均的异常红细胞及有核红细胞。

(2)骨髓涂片:有核细胞增生明显活跃,以红系增生为主,常同时伴粒系及巨核细胞系增生。骨髓细胞内、外铁减少。

(3)骨髓活检:三系造血细胞增生,以红系为主,脂肪组织代替造血细胞,可见纤维化病变。

(4)红细胞容量:放射性核素检查^{51}Cr 标志红细胞测定红细胞容量,PV 患者明显增多(正常值:男性为 36 mL/kg,女性为 32 mL/kg)为主要实验室依据。

(5)血气分析:动脉血氧饱和度正常。

(6)造血祖细胞培养:BFU-E 和 CFU-GM 集落明显增多。

(7)染色体检查:异常率为 26%,非整倍体最常见,缺乏诊断特异性。诊断时即有细胞遗传学异常者,预后较差。

(8)其他:血黏度增高,红细胞沉降率减慢;血清维生素 B_{12} 显著升高;血尿酸增多;溶菌酶升高;血清铁及铁蛋白减少。

四、诊断

(一)国际 PV 研究组的诊断标准

(1)主要标准:①血红蛋白升高,男性>180 g/L,女性>160 g/L,或红细胞容量增高,男性>36 mL/kg,女性>32 mL/kg;②动脉氧饱和度正常($\geqslant 92\%$);③脾大。

(2)次要标准:①血小板计数$>400 \times 10^9/L$;②白细胞计数$>12 \times 10^9/L$(无发热或感染);

③NAP 积分＞100（无发热或感染）；④血清维生素 B_{12} 浓度＞900 pg/mL，或维生素 B_{12} 结合力＞2 200 pg/mL。

如果主要标准中 3 项均存在，或主要标准中①②存在，外加次要标准中的任何 2 个指标存在，PV 的诊断即可成立。

（二）分期

1.前期

本病前期可有一般非特异性症状。红细胞、Hb、Hct 正常或有波动性增高，未达 PV 诊断标准。病程为 1～2 年。

2.红细胞增生期（多血期）

典型 PV 临床和血液学特征，病程数年至 10 年。

3.髓样化生期（多血期后骨髓纤维化、骨髓衰竭期）

约 15% 的 PV 患者最终进入红细胞增多症后髓样化生期。主要特点是：红细胞数和血红蛋白量渐趋正常化，继而降低，外周血内易见泪滴样红细胞和幼白-幼红细胞存在，髓内纤维化及脾大进一步加剧为特征。多数 PV 患者自红细胞增多症后髓样化生期诊断日计起，在不足 3 年内易向急性白血病转化。

4.终末期

骨髓进一步衰竭，全血细胞减少。20%～50% 的患者可向 MDS、急性白血病转化（多为 AML，少数为 ALL）。

五、鉴别诊断

（一）相对性红细胞增多症

相对性红细胞增多症患者存在引起血容量减低、血液浓缩的病因，原因消除后，红细胞数量即可恢复。

（二）继发红细胞增多症

继发红细胞增多症患者的白细胞和血小板正常，脾不大，血氧饱和度降低。

（三）其他慢性骨髓增殖性疾病

如慢性粒细胞白细胞可出现 Ph 染色体，*bcr/abl* 融合基因；特发性血小板增多症以血小板增多为主，一般大于 $1\,000\times10^9/L$。

六、治疗

现有治疗目的是消除红细胞增多所致的各种症状和体征、减少血栓栓塞及出血性并发症，从而延缓病情、提高生活质量并延长生存期。

（一）静脉放血

1.方法

可隔天一次或每周两次，每次 300～500 mL。老年及心血管疾病患者放血应慎重，且每次放血量一般为 200～300 mL。直至 HCT 正常。

2.优点

(1)迅速缓解症状及降低红细胞容量。

(2)长期使用不诱发畸变及其他肿瘤。

（3）发生白血病转化的比例最低（仅为1.5%）。

（4）不良反应最少。

（5）中位生存期与其他疗法相近。

3.缺点

（1）不能使升高的白细胞和血小板下降，也不能缓解顽固的皮肤瘙痒及痛风发作。

（2）反复放血疗法可导致缺铁，需适当补充。

（3）单独放血疗法前3年的血栓栓塞性并发症发生率较高。

（4）伴发骨髓纤维化者较多。

（5）可引起红细胞及血小板反跳性升高，增加血栓形成及出血危险，为防止血栓形成，放血后可静脉滴注右旋糖酐-40 500 mL。

4.最佳治疗范围

病情稳定的年轻患者适合进行放血治疗。

（二）血细胞分离机单采红细胞清除

优点是每次采集量大，不丢失血浆。缺点是价格昂贵。

（三）化疗

1.适用范围

化疗适用于血小板显著增多的患者、反复放血疗效差者及皮肤瘙痒、痛风、肾结石等经其他治疗无效者。有效率为80%~85%。

2.药物

（1）首选羟基脲，剂量为1.5~2.0 g/L，维持白细胞在$(3.5~5.0)×10^9/L$，可长期间歇应用。

（2）三尖杉碱类，包括三尖杉碱和高三尖杉酯碱，剂量为2 mg/d，10~14 d为1个疗程，静脉注射。特点：停药后1~2个月血常规降至正常，疗效大多维持3~6个月，少数可维持1年以上。复发后再次用药仍有效。远期对转化白血病的影响不确切。

（3）烷化剂：白消安，剂量为4~6 mg/d、美法仑4~6 mg/d、环磷酰胺100~150 mg/d。特点为持续时间长，间断用药能够降低急性白血病的发生率。

（四）放射性核素治疗

^{32}P使用最多，剂量每次为3~5 mci/m^2，口服或静脉注射。优点：缓解率高，可达75%~85%，缓解期可持续半年至数年。缺点：易诱发急性白血病（10.3%）和其他恶性肿瘤，骨髓抑制。因其毒副反应较大，现主要应用于经放血及长期应用化学药物无效者，以及肝肾功尚好的老年患者。

（五）干扰素

它可抑制细胞增殖，同时可抑制血小板衍生因子及转移生长因子，以减少骨髓纤维组织增生。可改善临床表现，对顽固性瘙痒有一定疗效，并减少放血次数及化疗剂量。但起效慢，可出现发热、周身不适等表现。剂量为每次300万~500万单位，皮下注射，每周3次，疗程至少为6~12个月。单独用药缓解率为60%。

（六）对症治疗

别嘌醇0.3 g/d，可防止高尿酸血症。瘙痒者用组胺H_2受体拮抗剂，如西咪替丁、赛庚啶等，效果欠佳。小剂量阿司匹林可减少血栓栓塞性并发症。若有消化性溃疡、出血及血栓形成应给予相应的处理。

(七)疗效标准

1.完全缓解

(1)临床症状消失。

(2)皮肤黏膜色泽正常。

(3)肿大的脾、肝回缩至正常。

(4)血常规各指标均正常。

2.部分缓解

(1)临床症状消失或明显好转。

(2)肿大的脾、肝回缩>50%。

(3)Hb下降≥30 g/L,血小板计数>$400×10^9$/L,Hct为0.42~0.47。

3.未缓解

临床血常规未改善或反恶化。

七、预后

经各种治疗后,多数病程为10~15年。急性白血病与骨髓纤维化是本病最主要的两种并发症。一旦转化为急性白血病,各种治疗效果均不理想,患者通常在数月内死亡;15%~20%的PV患者,至病程后期可发生骨髓纤维化,多数于2~3年死亡。

(梁　颜)

第九章

内分泌科疾病

第一节　甲状腺结节

一、概述

甲状腺结节是临床常见疾病。流行病学调查显示,在一般人群中采用触诊的方法,甲状腺结节的检出率为 3%～7%,采用高分辨率超声,其检出率可达 19%～67%。甲状腺结节在女性和老年人群中多见。虽然甲状腺结节的患病率很高,但仅有约 5% 的甲状腺结节为恶性,因此,甲状腺结节处理的重点在于良性与恶性的鉴别。

二、病因及分类

多种甲状腺疾病都可以表现为甲状腺结节,包括局灶性甲状腺炎症、甲状腺腺瘤、甲状腺囊肿、结节性甲状腺肿、甲状腺癌、甲状旁腺腺瘤或囊肿、甲状舌管囊肿等。此外,先天性一叶甲状腺发育不良而另一叶甲状腺增生,以及甲状腺手术后及放射性碘治疗后残留甲状腺组织的增生也可以表现为甲状腺结节。

常见病因:①局灶性甲状腺炎。②多结节性甲状腺肿的显著部分。③甲状腺囊肿,甲状旁腺囊肿,甲状舌管囊肿。④一叶甲状腺发育不良。⑤术后残留甲状腺的增生或瘢痕形成。⑥放射性碘治疗后残留甲状腺组织的增生。⑦良性腺瘤:滤泡性、单纯型、胶样型(大滤泡型)、胎儿型(小滤泡型)、胚胎型(梁状型)、Hurther 细胞(嗜酸性粒细胞型);甲状旁腺腺瘤;其他少见类型如畸胎瘤、脂肪瘤、血管瘤等。⑧甲状腺恶性肿瘤:乳头状甲状腺癌、滤泡状甲状腺癌、甲状腺髓样癌、未分化甲状腺癌、转移癌、甲状腺肉瘤、甲状腺淋巴瘤。

三、诊断

甲状腺结节诊断的首要目的是确定结节为良性还是恶性,可以通过询问病史、物理检查、甲状腺细针穿刺细胞学检查及超声、扫描等确定诊断(图 9-1)。

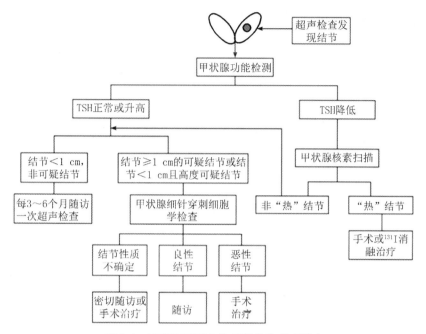

图 9-1 甲状腺结节的临床评估和处理流程

(一)病史及体格检查

目前已知的影响结节良恶性的因素包括年龄、性别、放射线照射史、家族史等。儿童及青少年甲状腺结节中恶性的比率明显高于成人。年龄>60 岁以上者恶性的比率增加,且未分化癌的比例明显增高。成年男性甲状腺结节的患病率较低,但恶性的比例高于女性。与甲状腺癌发生相关的最重要的危险因素为放射线暴露,既往有头颈部放射照射史及核素辐射史者,甲状腺结节和甲状腺癌的发生率明显增高。患者的家族史对甲状腺结节的判定也有一定的帮助,有甲状腺肿家族史和地方性甲状腺肿地区居住史者甲状腺肿的发生率较高。有甲状腺癌家族史及近期出现的甲状腺结节增长较快,或伴有声音嘶哑、吞咽困难和呼吸道梗阻者提示可能为恶性。

大多数甲状腺结节患者没有临床症状,仅表现为无痛性颈部包块,合并甲状腺功能异常时,可出现相应的临床表现,部分患者由于结节侵犯周围组织出现声音嘶哑、压迫感、呼吸/吞咽困难等压迫症状。甲状腺的肿块有时较小,不易触及,容易漏诊。检查时要求患者充分暴露颈部,仔细触诊。正常的甲状腺轮廓视诊不易发现,若看到甲状腺的外形,常提示甲状腺肿大。触诊检查时要注意甲状腺的大小、质地、有无肿块及肿块的数目、部位、边界、活动度、肿块有无压痛及颈部有无肿大的淋巴结等,提示恶性病变的体征包括结节较硬,与周围组织粘连固定,局部淋巴结肿大等。

(二)实验室检查

甲状腺结节患者均应行甲状腺功能检测。血清促甲状腺激素(thyroid stimulating hormone,TSH)水平降低提示可能为自主功能性或高功能性甲状腺结节,需行甲状腺核素扫描进一步判断结节是否具有自主摄取功能,功能性或高功能性甲状腺结节中恶性的比例极低。甲状腺自身抗体阳性提示存在桥本甲状腺炎,但不排除同时伴有恶性疾病,因乳头状甲状腺癌和甲状腺淋巴瘤可与桥本甲状腺炎并存。甲状腺球蛋白(thyroglobulin,Tg)是甲状腺产生的特异性蛋白,由甲状腺滤泡上皮细胞分泌,多种甲状腺疾病可引起血清 Tg 水平升高,包括分化型甲状腺癌、甲状腺肿、甲状腺组织炎症或损伤、甲状腺功能亢进症等,因此血清 Tg 测定对甲状腺结节的良性与恶性鉴别没有帮助,临床主要用于分化型甲状腺癌手术及清甲治疗后的随访监测。分化型甲状腺癌行甲状腺全切及 ^{131}I 清甲治疗后,体内 Tg 很低或测不到,在随访过程中如果血清 Tg 升高提示肿瘤复发。降钙素由甲状腺滤泡旁细胞(C 细胞)分泌,降钙素升高是甲状腺髓样癌的特异性标志,如怀疑甲状腺髓样癌,应行血清降钙素测定。

(三)超声检查

高分辨率超声检查是评估甲状腺结节的首选方法,可以探及直径为 2 mm 以上结节,已在甲状腺结节的诊断过程中广泛使用。颈部超声可确定甲状腺结节的大小、数量、位置、囊实性、形状及包膜是否完整、有无钙化、血供及与周围组织的关系等情况,同时可评估颈部有无肿大淋巴结以及淋巴结的大小、形态和结构特点,是区分甲状腺囊性或实性病变的最好无创方法。此外对甲状腺良恶性病变的鉴别也有一定价值。以下超声征象提示甲状腺癌的可能性大:①实性低回声结节;②结节内血供丰富;③结节形态和边缘不规则;④微小钙化;⑤同时伴有颈部淋巴结超声影像异常,如淋巴结呈圆形、边界不规则、内部回声不均或有钙化、皮髓质分界不清、淋巴门消失等。在随访过程中超声检查还可以较客观地监测甲状腺结节大小的变化。较小而不能触及的结节可在超声引导下进行细针穿刺。甲状腺癌术后患者定期颈部超声检查可以帮助确定有无局部复发。

(四)甲状腺核素显像检查

适用于评估直径>1 cm 的甲状腺结节,根据对放射性核素的摄取情况,甲状腺结节可以分为"热"结节、"温"结节、"冷"结节。除极少数的滤泡状甲状腺癌外,绝大多数可自主摄取放射性核素的"热"结节均为良性病变。放射性核素的摄取与周围组织相似或略高于周围组织的"温"结节通常也为良性。甲状腺恶性肿瘤通常表现为放射性核素摄取极低的"冷"结节,但冷结节中只有不足 20% 为恶性,80% 以上为良性,如甲状腺囊性病变、局灶性甲状腺炎等都表现为"冷"结节。核素显像在甲状腺结节良恶性鉴别中的作用有限,一般临床考虑甲状腺结节为高功能者首选核素扫描,否则核素扫描不作为甲状腺结节的首选检查。

有些化学物质与癌组织的亲和力较高,经同位素标记后用于亲肿瘤甲状腺显像,如 ^{99m} 锝-甲氧基异丁基异腈(^{99m}Tc-MIBI)、 ^{201} 铊(^{201}Tl)、 ^{131} 铯(^{131}Cs)等。虽然它们与恶性肿瘤的亲和力较高,扫描常呈阳性(即浓聚放射性物质),但并不是特异性的。有些代谢较活跃的组织(如自主功能性甲状腺腺瘤)或富含线粒体的组织(如桥本甲状腺炎的嗜酸性粒细胞)也可呈阳性。因此,对这些亲肿瘤现象的结果必须结合其他资料综合分析。

PET/CT 显像是目前较为先进的核医学诊断技术, ^{18}F-FDG 是最重要的显像剂。PET 显像能够反映甲状腺结节摄取和代谢葡萄糖的状态,但并非所有的甲状腺恶性结节都在 ^{18}F-FDG PET 显像中表现为阳性,某些良性结节也会摄取 ^{18}F-FDG,因此单纯依靠 ^{18}F-FDG PET 显像也不能准确鉴别甲状腺结节的良恶性。

(五)放射学诊断

CT 和 MRI 作为甲状腺结节的诊断手段之一,可以显示结节与周围解剖结构的关系,明确病变的范围及其对邻近器官和组织的侵犯情况,如对气管、食管等有无压迫和破坏,颈部淋巴结有无转移等,但它们在评估甲状腺结节的良恶性方面并不优于超声。CT 和 MRI 对微小病变的显示不及超声,但对胸骨后病变的显示较好。

(六)甲状腺细针抽吸细胞学检查

甲状腺细针抽吸细胞学检查(fine needle aspiration biopsy,FNAB)是甲状腺结节诊断过程中的首选检查方法,该方法简便、安全、结果可靠,对甲状腺结节的诊断及治疗有重要价值,被视为术前诊断甲状腺结节的"金标准",通常分为恶性、可疑恶性、不确定性及良性。甲状腺细针穿刺对甲状腺乳头状癌、甲状腺髓样癌和未分化甲状腺癌等具有可靠的诊断价值,由于甲状腺滤泡状癌和滤泡细胞腺瘤的区别为有无包膜和血管浸润,因此细胞学检查一般无法区分甲状腺滤泡状癌和滤泡状腺瘤。

凡直径>1 cm 的甲状腺结节,均可考虑 FNAB 检查。直径<1 cm 的甲状腺结节,如果存在下述情况,可考虑超声引导下细针穿刺:①超声提示结节有恶性征象;②伴颈部淋巴结超声影像异常;③童年期有颈部放射线照射史或辐射暴露史;④有甲状腺癌病史或家族史;⑤^{18}F-FDG PET显像阳性。

甲状腺粗针穿刺也可以获得组织标本供常规病理检查所用。如细胞学不能确定诊断且结节较大者,可行粗针穿刺病理检查,但不足之处是创伤较大。

(七)分子生物学检测

经 FNAB 仍不能确定良恶性的甲状腺结节,对穿刺标本或外周血进行甲状腺癌的分子标志物检测,如 BRAF 突变、RAS 突变、RET/PTC 重排等,能够提高诊断准确率。BRAF 基因突变和 RET/PTC 重排对甲状腺乳头状癌的诊断具有较好的特异性。RAS 基因突变虽然对甲状腺乳头状癌和甲状腺滤泡状癌并非特异,但其同样具有临床意义。如细胞学检查为"滤泡性病变"同时伴 RAS 基因突变阳性,提示为滤泡变异型乳头状甲状腺癌或甲状腺腺瘤。RET 基因突变与遗传性甲状腺髓样癌的发生有关。

四、治疗

甲状腺结节的临床评估和处理流程见上图 9-1。这里主要讨论良性甲状腺结节的治疗原则,甲状腺癌的治疗见后文。一般来说,良性甲状腺结节可以通过以下方式处理。

(一)随访观察

多数良性甲状腺结节仅需定期随访,无须特殊治疗,如果无变化,可以长期随访观察。少数情况下可选择下述方法治疗。

(二)手术治疗

良性甲状腺结节一般不需手术治疗。手术治疗的适应证如下。①出现与结节明显相关的局部压迫症状。②合并甲状腺功能亢进,内科治疗无效。③结节位于胸骨后或纵隔内。④结节进行性生长,临床考虑有恶变倾向或合并甲状腺癌高危因素者。因外观或思想顾虑过重影响正常生活而强烈要求手术者,可作为手术的相对适应证。

(三)甲状腺激素抑制治疗

良性病变可直接行甲状腺激素抑制治疗,也可用于随访过程中结节增大者。TSH 抑制治疗的原理:应用 L-T$_4$ 将血清 TSH 水平抑制到正常低限或低限以下,从而抑制和减弱 TSH 对甲状腺细胞的促生长作用,达到缩小甲状腺结节的目的。在抑制治疗过程中结节增大者停止治疗,直接手术或重新穿刺。抑制治疗 6 个月以上结节无变化者也停止治疗,仅随访观察。长期甲状腺激素抑制治疗可引发心脏不良反应(如心率增快、心房颤动、左心室增大、心肌收缩性增强、舒张功能受损等)和骨密度降低。男性和绝经前女性患者可在治疗起始阶段将 TSH 控制于

＜0.1 mU/L,1 年后若结节缩小则甲状腺激素减量使用,将 TSH 控制在正常范围下限。绝经后女性治疗目标为将 TSH 控制于正常范围下限。在治疗前应权衡利弊,不建议常规使用 TSH 抑制疗法治疗良性甲状腺结节,老年、有心脏疾病及骨质疏松者使用甲状腺激素抑制治疗更应慎重。

(四)[131]I 治疗

[131]I 主要用于治疗有自主摄取功能并伴有甲状腺功能亢进症的良性甲状腺结节。妊娠期或哺乳期是[131]I 治疗的绝对禁忌证。[131]I 治疗后 2～3 个月,有自主功能的结节可逐渐缩小,甲状腺体积平均减少 40%;伴有甲状腺功能亢进症者在结节缩小的同时,甲状腺功能亢进症症状、体征可逐渐改善,甲状腺功能指标可逐渐恢复正常。如[131]I 治疗 6 个月后甲状腺功能亢进症仍未缓解、结节无缩小,应结合患者的临床表现和相关实验室检查结果,考虑再次给予[131]I 治疗或采取其他治疗方法。[131]I 治疗后,约 10% 的患者于 5 年内发生甲减,随时间延长甲减发生率逐渐增加。因此,建议治疗后每年至少检测一次甲状腺功能,如监测中发现甲减,要及时给予 $L\text{-}T_4$ 替代治疗。

(五)其他治疗

治疗良性甲状腺结节的其他方法还包括超声引导下经皮无水乙醇注射、经皮激光消融术等。采用这些方法治疗前,必须先排除恶性结节的可能性。

(常　湛)

第二节　糖　尿　病

糖尿病是一组以慢性血葡萄糖(简称血糖)水平增高为特征,伴有脂肪、蛋白质代谢紊乱的慢性内分泌代谢性疾病。主要特点是血糖过高、糖尿、多尿、多饮、多食、消瘦、疲乏。世界卫生组织指出,全世界有 3.46 亿人患有糖尿病,糖尿病在中国的患病率约为 9.7%,而糖尿病前期的患者约为 15.5%。据此统计,中国已确诊的糖尿病患者达 9 240 万人,而糖尿病前期的患者更是高达 1.5 亿人。

一、分型及发病原因

(一)分型

糖尿病可分为 1 型糖尿病(T1DM)、2 型糖尿病(T2DM)、妊娠糖尿病和其他特殊类型糖尿病。从糖尿病的发病过程来看,T2DM 患者在发病前几乎都要经过糖调节异常阶段。糖调节异常又包括糖耐量受损和空腹血糖异常,是介于正常血糖与糖尿病之间的中间代谢状态。糖耐量受损和空腹血糖异常是心血管疾病危险因素,将来发生 2 型糖尿病的风险明显升高;这二者分别代表不同状态下的糖调节异常:前者是指餐后状态,后者是在空腹状态。糖耐量受损的定义为行口服葡萄糖糖耐量试验后 2 h,静脉血浆葡萄糖水平≥7.8 mmol/L,并且＜11.1 mmol/L。糖耐量受损是碳水化合物代谢失调的一个自然过程,其特点是餐后高血糖,可以历时数年或更久。

空腹血糖异常的定义为空腹状态下,静脉血浆葡萄糖水平≥6.1 mmol/L,并且＜7.0 mmol/L。如果同时进行葡萄糖糖耐量试验,一些空腹血糖异常个体同时也表现为糖耐量低减和糖尿病。因此,对所有空腹血糖异常个体应该加测葡萄糖糖耐量试验,以排除糖尿病。

(二)发病原因

1.T1DM

T1DM 一般是由于自体免疫系统错误地破坏自身产生胰岛素的 β 细胞所致,多发生于青少年。其胰岛素分泌缺乏,90％以上胰岛细胞在发病时已被破坏,必须依赖胰岛素治疗维持生命。目前研究人员不知道这种情况到底为什么会发生,但有一些假说,可能与基因、自身抗体、病毒,以及氧自由基等因素有关。

2.T2DM

T2DM 一般是由于组织细胞的胰岛素抵抗,导致胰岛 β 细胞在早期过度分泌而后期功能衰退,多见于 30 岁以后的中老年人。但由于现在青少年和青壮年的肥胖率增加,30 岁之前的人群罹患 T2DM 也越来越多见。T2DM 患者发病之初体内胰岛素的分泌量并不低甚至还偏高,但机体对胰岛素不敏感(即胰岛素抵抗),这是导致 T2DM 发生的重要因素。值得一提的是,T2DM 发病时,50％～70％的胰岛细胞已经耗竭。T2DM 的胰岛素抵抗原因是“受体后”的,即问题主要出在胰岛素所作用的细胞本身由于多种原因(可能主要是炎症反应)对胰岛素的反应性减弱。T2DM 病因学目前仍然不清。遗传因素在 T2DM 的发病中也起着重要的作用,亲属(特别是一级亲属)患病,T2DM 将大大增加个体患病风险。大约 55％的 T2DM 患者存在肥胖,脂肪组织(特别是腹腔内脏周围的脂肪组织)堆积可导致胰岛素抵抗症状,最终发展为糖尿病。T2DM 的其他一些危险因子包括年龄、高脂饮食、静坐等生活习惯。

二、临床表现和并发症

(一)临床表现

T1DM 和 T2DM 临床表现的鉴别见表 9-1。

表 9-1　T1DM 和 T2DM 临床表现的鉴别

鉴别点	T1DM	T2DM
起病	急性起病,症状明显	缓慢起病,症状不明显
临床特点	体质量下降	肥胖
	多尿	较强的 2 型糖尿病家族史
	烦渴、多饮	有高发病率种群
		黑棘皮病、多囊卵巢综合征
酮症	常见	通常没有
C 肽	低/缺乏	正常/升高
ICA 抗体	阳性	阴性
GAD 抗体	阳性	阴性
IA-2A 抗体	阳性	阴性
治疗	胰岛素	改变生活方式、口服降糖药或胰岛素
相关的自身免疫性疾病	并存概率高	并存概率低

(二)并发症

糖尿病可以引起多种并发症。如果糖尿病没有得到充分的控制而造成血糖水平过高,可以引起一些急性并发症,如糖尿病酮症酸中毒、非酮高渗性昏迷。慢性并发症包括大血管和微血管的并发症。大血管的并发症包括心、脑血管疾病和外周动脉疾病。微血管的并发症包括糖尿病肾病、视网膜病变及神经病变。糖尿病足是糖尿病神经病变和血管病变共同导致的,严重者会造成截肢。

1.糖尿病引起心脏病变

糖尿病患者尤其是 T2DM 患者,80%以上死于心脑血管病变。因此,如何防止心脑血管事件的发生是糖尿病防治极为重要的问题之一。糖尿病心脏病包括冠状动脉粥样硬化性心脏病、心脏自主神经病变和糖尿病心肌病。

(1)冠状动脉粥样硬化性心脏病:包括心绞痛和心肌梗死。值得注意的是,糖尿病患者常常合并有神经病变,传入神经功能障碍可导致临床症状不明显,可以出现无痛性心肌梗死,在临床上要高度重视。建议对年龄在 45 岁以上的糖尿病住院患者均进行 EKG 和心肌酶谱的筛查,以防漏诊无痛性心肌梗死。在治疗上,治疗原则同非糖尿病冠心病。但需要防止治疗过程中低血糖的发生,而使心肌受损进一步加重,这会加重心力衰竭。心力衰竭时血压过低,冠状动脉和脑动脉供血不足,将促发或加重心肌、脑梗死。

(2)心脏自主神经受累:表现为在安静时心率增快,活动时心率变化小;心率变异指数下降。可因室颤阈值下降而发生室颤,导致猝死,有时死前临床并无心律失常的表现。心肌自主神经功能的检查方法有多种,可以采用长程心电图来观察 E:I;Valsava 指数小于 1:20 为异常;卧立位血压差,收缩压变化>4.0 kPa(30 mmHg)为异常(因为有些患者可以表现为直立性低血压)。

2.脑血管病变

糖尿病患者并发脑血管病变较非糖尿病患者明显增多,缺血性脑血管病,如脑梗死或腔隙性脑梗死多见。脑动脉硬化较无糖尿病患者发生得更早,易患因素有高血糖、高血压、高血脂、血液高凝和高黏滞度等。治疗时应注意控制高血糖、高血脂和高凝状态。处理与非糖尿病患者相同,但脱水时要注意,并防止血浆渗透压增高导致的昏迷。

3.糖尿病外周动脉疾病

肢体外周动脉粥样硬化常以下肢动脉病变为主,表现为下肢疼痛、感觉异常和间歇性跛行,严重供血不足可导致肢体坏疽。

4.微血管病变

微循环障碍、微血管瘤形成和微血管基底膜增厚是糖尿病微血管病变的典型改变。微血管病变主要表现在视网膜、肾、神经、心肌组织,其中糖尿病肾病和视网膜病尤为重要。糖尿病微血管通常在血糖未得到有效控制 5 年后出现。

5.糖尿病神经病变

(1)感觉神经:疼痛、麻木、感觉过敏;糖尿病足,神经病变使足部失去感觉,并可出现畸形(夏柯特关节)。

(2)运动神经:可见单神经麻痹引起的运动障碍,局部肌肉可萎缩。

(3)自主神经:皮肤干燥(汗腺异常);直立性低血压和心律失常;自主性膀胱(尿失禁或尿潴留);腹泻或便秘;胃轻瘫等(胃肠道自主神经功能紊乱)。

三、诊断

(一)病史、症状

有肥胖、心脑血管事件及糖尿病家族史;反复感染,尤其是反复皮肤、泌尿系统、肺部感染史;

巨大胎儿分娩史均应考虑糖尿病可能。糖尿病典型症状:"三多一少",表现为饥饿多食、口渴多饮、尿量增多、消瘦乏力。

(二)实验室检查

1.常规检查

(1)血糖:糖尿病的诊断必须测定静脉血浆葡萄糖浓度。手指血糖的监测是观察病情变化和疗效的关键指标,但不能用于诊断。

(2)尿糖:目前很少采用,原因是尿糖的水平受肾糖阈的影响。

(3)糖化血红蛋白(HbA1c):反映近2~3个月血糖总体水平,是反映血糖控制程度的重要指标。HbA1c受多种因素的影响,如血透、红细胞更新加快、失血、存在血红蛋白S和血红蛋白C时,常导致HbA1c值偏低;而存在血红蛋白F、地中海贫血及尿毒症时,常导致HbA1c偏高。

(4)糖化血浆清蛋白(果糖胺):其值反映近2~3周血糖总体的水平。

(5)血脂和肝肾功能。

(6)尿常规:了解有无尿蛋白、尿细胞及尿酮。

2.特殊功能试验

(1)葡萄糖耐量试验(葡萄糖糖耐量试验):以无水葡萄糖75 g作为负荷来测定0 min、30 min、60 min、120 min、180 min的血糖水平。可以同步测定胰岛素和C肽的水平,分别称为胰岛素释放试验和C肽释放试验;对于首诊空腹血糖(FBG)>10 mmol/L的糖尿病患者,可用馒头餐试验(100 g面粉馒头作为负荷量),检测各点血糖。血糖的测定是为了糖尿病的诊断,而胰岛素和C肽的测定则是为了解胰岛的受损测定和储备功能。

(2)胰岛素释放试验:做葡萄糖糖耐量试验检查时,同步时点采血,测胰岛素。空腹血浆胰岛素通常在5~20 mU/L,餐后30~60 min,水平较空腹增加5~6倍(多数为50~100 mU/L),餐后2 h水平比空腹增加4~5倍,3~4 h恢复基础水平。

(3)C肽释放试验:空腹为0.3~0.6 nmol/L,以后30~60 min为空腹的5~6倍,餐后2 h为空腹的4~5倍。对于使用胰岛素的患者,测定C肽可以准确了解内源性胰岛素的水平。

(三)糖尿病及其他类型

下面介绍3个高血糖的诊断标准,建议采用中华医学会糖尿病学分会的标准。目前在中国尚未采用HbA1c来诊断糖尿病。

(1)世界卫生组织标准见表9-2。

表9-2 世界卫生组织标准

条件	空腹血糖 [mmol/L(mg/dL)]	餐后2 h血糖 [mmol/L(mg/dL)]
正常	<6.1(<110)	<7.8(<140)
糖尿病	≥7.0(≥126)	≥11.1(≥200)
空腹血糖受损	6.1(110)~7.0(126)	
糖耐量减退		7.8(140)~11.1(200)

(2)中国糖尿病诊断标准见表 9-3。

表 9-3　中国糖尿病诊断标准

诊断标准	静脉血浆葡萄糖水平(mmol/L)
糖尿病症状(高血糖所导致的多饮、多食、多尿、体质量下降、皮肤瘙痒、视物模糊等急性代谢紊乱表现)加随机血糖	≥11.1
或	
空腹血糖(FPG)	≥7.0
或	
葡萄糖负荷后 2 h 血糖	≥11.1

注:无糖尿病症状者,需改天重复检查。

(3)根据美国糖尿病协会(ADA)的推荐标准,满足以下任何一条即可诊断为糖尿病:①空腹血浆血糖在 7.0 mmol/L(126 mg/dL)或以上(空腹的定义是至少 8 h 未摄入热量);②在口服糖耐量试验中,口服 75 g 葡萄糖 2 h 后,血浆血糖在 11.1 mmol/L(200 mg/dL)或以上;③有高血糖症状,并且随机血浆血糖在 11.1 mmol/L(200 mg/dL)或以上;④HbA1c≥6.5%,应采用美国糖化血红蛋白标准化计划组织(NGSP)认证的方法进行,并与糖尿病控制和并发症研究(DCCT)的检测标准进行校准;⑤在有高血糖的典型症状或高血糖危象的患者中,随机血糖≥11.1 mmol/L。

(4)妊娠期糖尿病是围产期的主要并发症之一,可能导致胎儿发育畸形、胎儿宫内窘迫、胎死宫内及新生儿低血糖、巨大儿和难产或死产等并发症。妊娠期糖尿病的诊断标准:所有妊娠妇女应在妊娠 24～28 周采用 75 g 口服葡萄糖量试验,分别测量空腹、餐后 1 h、2 h 及 3 h 的血糖浓度,若空腹>5.3 mmol/L(95 mg/dL)、餐后 1 h>10.0 mmol/L(180 mg/dL)、餐后 2 h>8.6 mmol/L(155 mg/dL)、餐后 3 h>7.8 mmol/L(140 mg/dL),符合其中的 2 项或 2 项以上,即可诊断妊娠糖尿病。

(5)在无症状患者中进行糖尿病筛查:①在无症状的高危人群包括超重或肥胖(BMI≥25 kg/m²),有糖尿病家族史,以往有糖耐量受损或 IFT,有 HDL 降低和(或)高甘油三酯血症者,以及有高血压和心脑血管病者,这类人群应该从任何年龄开始筛查糖尿病并评估将来糖尿病的风险。对没有这些危险因素的人群,应从 45 岁开始筛查。②如果检查结果正常,至少每 3 年复查 1 次。③为筛查糖尿病或评估未来糖尿病的风险,HbA1c、FPG 或 2 h 的 75 g 葡萄糖糖耐量试验均可使用。④对于那些已经明确未来糖尿病风险增加的人群,应该进一步评估并治疗其他心血管疾病(CVD)危险因素。

(6)妊娠期糖尿病的筛查和诊断:①在有危险因素(如糖尿病家族史、肥胖、年龄>30 岁、有巨大胎儿分娩史、反复患霉菌性阴道炎、本次妊娠胎儿过大或羊水过多等)的个体中,产前首次就诊时用标准的诊断方法筛查未诊断的 2 型糖尿病。②未知是否具有糖尿病的孕妇,在妊娠 24～28 周服用 75 g 葡萄糖 2 h 的葡萄糖糖耐量试验筛查妊娠糖尿病。③妊娠糖尿病的妇女在产后 6～12 周用除 HbA1c 以外的方法筛查永久性糖尿病。④有妊娠糖尿病病史的妇女应至少每 3 年筛查是否发展为糖尿病或糖尿病前期。⑤如发现有妊娠糖尿病病史的妇女为糖尿病前期,应接受生活方式干预或二甲双胍治疗以预防糖尿病。

四、预防和代谢控制目标

(一)一级预防

(1)在有 2 型糖尿病风险的个体中,预防措施重点应强调生活方式的改变,包括适度地减轻体质量(体质量的 5%～10%)和规律的体力活动(每周至少 150 min),以及饮食控制,如减少热量摄入、低脂饮食,以减少发生 2 型糖尿病的风险。

(2)对于糖耐量受损、空腹血糖异常或 HbA1c 为 5.7%～6.4% 的个体,特别是那些 BMI >35 kg/m² 、年龄<60 岁和以前有妊娠糖尿病的妇女,可以考虑使用二甲双胍治疗预防 2 型糖尿病。

(二)健康教育

糖尿病教育是防治糖尿病的核心手段,要使糖尿病患者对饮食、运动、药物治疗及糖尿病监测有充分的了解,并能主动配合、坚持;使患者家属能更好地理解并协助做好对患者的治疗及护理。

(1)纠正糖尿病患者不良的生活方式和代谢紊乱,以防止急性并发症的发生和减少慢性并发症的风险。

(2)提高糖尿病患者的生活质量和保持患者良好的心理状态是糖尿病治疗目标中不可缺少的部分。

(3)考虑到患者个体化的要求,并不可忽略患者的家庭和心理因素。

(4)综合性的治疗:包括饮食控制、运动、血糖监测、糖尿病自我管理教育和药物治疗,如降糖、降压、调脂、抗凝等。

(三)体力活动

运动的益处在于加强心血管系统的功能和整体感觉,改善胰岛素的敏感性,以及调节血压及血脂水平。运动治疗应该遵循适量、经常性和个体化的原则。过量运动会使有冠心病的患者发生心绞痛、心肌梗死或心律失常的危险性增高;增殖性视网膜病变的患者发生晶状体出血的可能性增高;神经病变的患者发生下肢(特别是足部)外伤的危险性增高。

(1)糖尿病患者应该每周进行中等强度的有氧体力活动(达到 50%～70% 最大心率)至少 150 min,每周活动至少 3 d,无体力锻炼的时间不能连续超过 2 d。

(2)对无禁忌证的 2 型糖尿病患者,鼓励每周进行至少 2 次耐力运动。

(3)对于糖耐量异常(ICT)、空腹血糖受损(IFC)或 HbA1c 为 5.7%～6.4% 的患者,应转诊到具有有效持续支持计划的单位,以减轻体质量 7%,增加体力活动,每周进行至少 150 min 中等强度(如步行)的体力活动。

五、监测

(一)血糖的监测

(1)采用每天多次胰岛素注射或胰岛素皮下泵(CSII)治疗的患者,应该每天进行 3 次或以上自我检测血糖(SMBC)。血糖监测时间包括每餐前、餐后 2 h、睡前以及出现低血糖症状时。如有空腹高血糖,应检测夜间的血糖。伴发其他疾病期间或血糖>16.7 mmol/L(300 mg/dL)时,应测定血、尿酮体。

(2)对于年龄为 25 岁以上的 1 型糖尿病患者,动态血糖监测(CGM)并联合胰岛素强化治疗是降低 HbA1c 的有效方法。

(3)虽然 CGM 在儿童、青少年和青年患者中降低 HbA1c 的证据不充分,但 CGM 或许对该人群有所帮助;是否成功与这种仪器的持续使用具有相关性。

(4)对于无症状低血糖和(或)频发低血糖的患者,CGM 可作为一种优化治疗的重要手段。

(二)HbA1c 的检测

(1)对于治疗达标(血糖控制稳定)的患者,应每年至少进行 2 次 HbA1c 检测。

(2)对于更改治疗方案或血糖控制未达标患者,应每年进行 4 次 HbA1c 检测。

(3)及时的 HbA1c 检测有助于及时更改治疗方案。

(三)成人的血糖控制目标

(1)已有证据显示,降低 HbA1c 到 7% 或以下可减少糖尿病微血管并发症的发生,如果在诊断糖尿病后立即治疗,可以减少远期大血管疾病。所以,在许多非妊娠成人中,合理的 HbA1c 控制目标是<7%。

(2)如果某些患者无明显的低血糖或其他治疗不良反应,设定更严格的 HbA1c 目标(如<6.5%)或许也是合理的。这类患者包括那些糖尿病病程较短、预期寿命较长和无明显心血管并发症的患者。

(3)对于有严重低血糖病史、预期寿命有限、有晚期微血管或大血管病并发症、有较多的伴发病及糖尿病病程较长的患者,较宽松的 HbA1c 目标(如<8%)或许是合理的。

六、治疗

《中国 2 型糖尿病防治指南》发布了治疗路径,并把 HbA1c>7.0% 作为 T2DM 启动或调整治疗方案的重要标准。应注意患者的肥胖程度、不良反应、变态反应、年龄及其他的健康状况(如肾病、肝病)可影响药物选择;联合用药宜采用不同作用机制的降糖药物;口服降糖药物联合治疗后仍不能有效地控制高血糖,应采用胰岛素与降糖药的联合治疗或单独使用胰岛素治疗。

(一)降糖药物的选择

1.双胍类

双胍类药物主要抑制肝糖输出以降低空腹血糖,还增强外周组织对糖的摄取、利用,故能增加胰岛素敏感性、改善胰岛素抵抗。对正常人并无降糖作用,故单独应用时不引起低血糖。其降糖效能与磺脲药物类似,能使 HbA1c 下降 1%~2%。双胍类降糖药还可以减少肥胖 T2DM 患者的心血管事件和死亡率,防止或延缓糖耐量受损向糖尿病的进展。

(1)适应证:糖尿病一经诊断,即可开始生活方式干预和二甲双胍治疗,除非有二甲双胍的禁忌证。轻型,尤其肥胖型的 2 型糖尿病患者,单用磺胺类疗效不满意者,可联合用药;也可用于无糖尿病而有明显胰岛素抵抗者(如多囊卵巢综合征)。

(2)不良反应及禁忌:胃肠道反应,如腹胀、恶心、腹泻及食欲低下是二甲双胍最常见的不良反应。当有肝功能不全、肾功能不良及肾功能不全[血肌酐水平男性>1.5 mg/dL,女性>1.4 mg/dL,或肾小球滤过率<60 mL/(min·1.73 m^2)]、急性期心肌梗死、心力衰竭、休克等循环功能衰竭或其他低氧状态(如接受大手术)时,应禁用。其次,在做造影检查使用碘化造影剂时,应暂时停用二甲双胍。

(3)用法:二甲双胍(格华止)的规格有每片 250 mg、500 mg、850 mg。起始剂量每次为 500 mg,每天 1~2 次,逐渐增加到每天 3 次,餐中或餐后服用。

2.促胰岛素分泌剂

促胰岛素分泌剂包括磺脲类和格列奈类药。

(1)磺脲类的作用机制主要为刺激胰岛 β 细胞释放胰岛素。磺脲类药具有较强的降糖效力（使 HbA1c 下降 1％～2％）。磺脲类药物包括格列本脲、格列齐特、格列吡嗪、格列喹酮、格列本脲等。格列本脲(优降糖)降糖作用最强;格列喹酮(糖适平)作用相对缓和,主要通过胆汁排泄,5％通过肾脏排泄,可用于轻度肾功能不良的患者,但肾小球滤过率＜30 mL/min 时禁用。格列齐特对微血管病变有一定作用(抗血小板聚集和抗氧化作用)。格列本脲为第 3 代磺脲类药物,低血糖发生风险相对较格列本脲低。

(2)格列奈类药主要是促进餐后早期胰岛素分泌,符合生理需求;具有吸收快、起效快和作用时间短的特点;对控制餐后高血糖的效果好,能使 HbA1c 下降 1.0％～1.5％。其代表药物是瑞格列奈(诺和龙)和那格列奈(唐力)。研究表明,诺和龙 92％经粪胆途径排出,不加重肾脏负担,无因肾功能不全引起的药物蓄积,故欧洲药物评审委员会去除了诺和龙"肾功能不全"的药物禁忌证,使诺和龙成为"肾功能不全"的 2 型糖尿病患者的首选口服药。

用药注意事项及不良反应:磺脲类药物应在餐前 30 min 服用,由小量开始,依血糖水平逐步增加剂量,待血糖控制后再减量维持。明显肝、肾功能不全者慎用,严重者忌用。不良反应主要为低血糖,以格列本脲为多见,尤其老年糖尿病患者要慎用。可能影响造血功能以及引发皮疹等,但较少见。格列奈类药也可引发低血糖,但低血糖的频率和程度较磺脲类药物低。

磺脲类药物失效:①原发失效,指服用最大剂量某种磺脲类药物 1 个月以上,空腹血糖仍高于正常者。②继发失效,治疗曾数年有效,以后疗效下降,疗效剂量判断同原发失效。找不到其他原因解释者也归于此类。处理:在原来用药基础上联合用其他类型口服药[如二甲双胍和(或)阿卡波糖]或联合胰岛素治疗。

3.α-糖苷酶抑制剂(阿卡波糖和伏格列波糖)

淀粉(多糖)进入肠道,在淀粉酶作用下变成双糖(如寡糖),双糖在 α-糖苷酶的作用下变成单糖才能被吸收,阿卡波糖与 α-糖苷酶结构相似,二者竞争结合,使双糖分解成单糖的速度减缓,从而减少单糖的吸收,有效地降低餐后血糖。能使 HbA1c 下降 0.6％～1.2％。该药可单用或与其他降糖药联合应用。任何类型的糖尿病患者均可选用,尤其适用于餐后血糖增高者。该类降糖药能防止或延缓糖耐量受损进展为 2 型糖尿病,降低糖耐量受损者发生心血管疾病的风险。α-糖苷酶抑制剂单用不会引起低血糖,若与其他类型的降糖药合用而出现低血糖反应时,宜用葡萄糖溶液而非食用糖类或其他双糖食品解救。不良反应为腹胀、肛门排气多、腹痛。对食欲低下(如进食糖类太少)者,该药无明显疗效。有胃肠道疾病(如溃疡病和胃轻瘫)的患者不要使用。

用法:阿卡波糖(拜糖平、卡博平),每片 50 mg,每次 50 mg,每天 3 次,餐时嚼碎与第一口主食同时服下。

4.噻唑烷二酮类药

该类制剂为过氧化物酶增殖体活化受体-γ(PPAR-γ)激活剂,通过激活 PPAR 来调节与多糖和脂代谢有关的酶或蛋白表达而产生疗效。该类药物降低组织对低胰岛素的抵抗,增加胰岛素敏感性。该类药物能使 HbA1c 下降 0.8％～1.8％。既可单用,也可和其他降糖口服药联用。单独使用时不导致低血糖,但与胰岛素或促泌剂联合使用可增加发生低血糖的风险。该类药物会增加体质量,造成水钠潴留,能轻度升高血压并会增加心血管事件的风险。罗格列酮因为增加心血管事件的相对风险(30%~40%),目前已经下市。此外,还应注意此类药物增加心肌缺血和女性患者骨折风险。

用法:吡格列酮(艾汀、瑞彤、卡司平),每片 15mg,每次 15~30 mg,每天 1 次。

5.GLP-1 受体激动剂和类似物

胰高血糖素样肽-1(GLP-1)是由人胰高血糖素基因编码,并由肠道 L 细胞分泌的一种肽类激素。它以葡萄糖依赖方式作用于胰岛 β 细胞,主要通过以下途径改善 2 型糖尿病患者的代谢紊乱:①促进葡萄糖浓度依赖性促胰岛素分泌;②抑制餐后胰高血糖素的分泌,减少肝糖的释放;③减慢胃的排空,抑制食欲,减轻体质量。代表药物是利拉鲁肽(诺和力)和艾塞那肽(百泌达)。GLP-1 类似物降低 HbA1c 和餐后血糖的效果优于二肽基肽酶-4(DPP-4)抑制剂,并可更有效地发挥延迟胃排空、减少热量摄入和改善胰岛功能等作用。

用法:利拉鲁肽,起始剂量 0.6 mg,维持剂量 1.2 mg,皮下注射,每天 1 次。艾塞那肽,起始剂量 5 μg,维持剂量 10 μg,皮下注射,于早餐和晚餐前 60 min 内给药。

6.DPP-4 抑制剂

GLP-1 和 CIP 均由 DPP-4 快速代谢,导致其促胰岛素作用丧失。本药抑制选择性 DPP-4,故能增强 GLP-1 和 GIP 的功能,增加胰岛素释放并降低循环中胰高血糖素水平(此作用呈葡萄糖依赖性),抑制胃排空。能使 HbA1c 下降 0.6%~1.0%,不增加体质量。口服用药,药物的剂量无须调整。代表药物有西格列汀、维格列汀、沙格列汀。

用法:①西格列汀:每次 100 mg,每天 1 次;慢性肾功能不全(CKD)3 级的患者用量为每次 50 mg,每天 1 次;CKD 4 级的用量为每次 25 mg,每天 1 次。②沙格列汀:每次 5 mg,每天 1 次,对 CKD 3~5 级的患者,减量为每次 2.5 mg,每天 1 次。③维格列汀:每次 50 mg,每天 2 次。

(二)胰岛素治疗

T2DM 患者在生活方式和口服降糖药联合治疗的基础上,如果血糖仍未达到控制目标,即可联合胰岛素或改用胰岛素治疗。两种口服药联合治疗仍控制血糖不达标者,可加用每天一次基础胰岛素或每天 1~2 次预混胰岛素。对所有 T1DM 患者应及早予以胰岛素。胰岛素治疗应该模拟生理性胰岛素分泌的模式,包括基础胰岛素和餐时胰岛素。一般来讲,中效、长效胰岛素控制基础血糖,短效、速效胰岛素控制餐后血糖。一天胰岛素的总用量可以根据 0.3~0.8 U/kg 体质量计算得出。

1.适应证

(1)1 型糖尿病。

(2)新诊断的 2 型糖尿病患者如有明显的高血糖症状和(或)血糖及 HbA1c>9%,一开始即考虑胰岛素治疗,可加或不加其他药物。对于非肥胖患者,经饮食治疗后空腹血糖>14 mmol/L,也可首先使用。

(3)急性并发症:如酮症酸中毒(DKA)、高渗性昏迷、慢性微血管病病变并发症,如视网膜病变、糖尿病肾病、神经病变病情进展期或病情重血糖未能理想控制者。

(4)重症感染或其他应激状态,如脑血管意外、急性心肌梗死、大手术、妊娠、分娩者。

(5)原发、继发磺脲类药物失效者。

2.种类和剂型

目前通过生物工程所生产的胰岛素分为人胰岛素和胰岛素类似物。各种胰岛素均通过皮下注射给药。

3.用法

(1)剂型选用:速效和短效胰岛素以控制餐后高血糖或急性高血糖为主。空腹高血糖的控制主要采用中效或长效的胰岛素。预混胰岛素既能控制空腹高血糖也能控制餐后高血糖。

(2)用药途径:一般用皮下注射,但在各种急症(如糖尿病酮症酸中毒、高渗性昏迷及并发重症感染),或伴多种应激状况时,如心、脑血管事件(心肌梗死、脑血管意外),应当选用短效胰岛素静脉给药。

(3)起始剂量:小剂量开始,中、重度糖尿病患者一般起始量为 20～26 U/d 以下,体型较胖者,起始剂量可稍偏高,但不宜超过 28 U/d,基础胰岛素(中效或长效)及餐时胰岛素(速效或短效)各占一半。剂量分配上,若为中效制剂,早餐前剂量为全天量的 2/3,睡前剂量为 1/3;若为短效制剂,分为 3 次即三餐前 15～30 min 用药,用量顺序一般为早＞晚＞中。

(4)剂量调节:由小量递增至血糖控制,维持稳定后,递减至维持剂量,力求患者的胰岛素血药作用强度曲线和血糖曲线同步,这样血糖控制才能令人满意,故熟悉各类剂型胰岛素的起效时间、高峰时间、维持时间十分重要。

4.起始治疗中基础胰岛素的使用

基础胰岛素包括中效人胰岛素和长效胰岛素类似物。当仅使用基础胰岛素治疗时,不必停用胰岛素促分泌剂。使用方法:继续口服降糖药物治疗,联合中效或长效胰岛素睡前注射,起始剂量为 0.2 U/kg 体质量。根据患者空腹血糖水平调整胰岛素用量,通常每 3～5 d 调整 1 次,根据血糖的水平每次调整 1～4 U 直至空腹血糖达标。如果 3 个月后空腹血糖控制理想但 HbA1c 不达标,应考虑调整胰岛素治疗方案,以加强对餐后高血糖的控制。

5.起始治疗中预混胰岛素的使用

预混胰岛素包括预混入胰岛素和预混胰岛素类似物。根据患者的血糖水平,可选择每天 1～2 次的注射方案。

(1)每天 1 次预混胰岛素:起始的胰岛素剂量一般为每天 0.2 U/kg 体质量,晚餐前注射。根据患者空腹血糖水平调整胰岛素用量,通常每 3～5 d 调整 1 次,根据血糖的水平每次调整 1～4 U 直至空腹血糖达标。

(2)每天 2 次预混胰岛素:起始的胰岛素剂量一般为每天 0.4～0.6 U/kg 体质量,按 1∶1 的比例分配到早餐前和晚餐前。根据空腹血糖、早餐后血糖和晚餐前后血糖分别调整晚餐前和早餐前的胰岛素用量,每 3～5 d 调整 1 次,根据血糖水平每次调整的剂量为 1～4 U,直到血糖达标。

6.强化治疗

(1)多次胰岛素皮下注射(MDI):在胰岛素起始治疗的基础上,经过充分的剂量调整,如患者的血糖水平仍未达标或出现反复的低血糖,需进一步优化治疗方案,采用餐时＋基础胰岛素进行胰岛素 MDI 强化治疗。其中基础量约每天 0.4 U/kg 体质量,占全天胰岛素总量的 45%～55%。餐食量根据睡前和三餐前血糖的水平分别调整睡前和三餐前的胰岛素用量,每 3～5 d 调整一次,根据血糖水平每次调整的剂量为 1～4 U,直到血糖达标。

(2)持续皮下胰岛素输注(CSII):CSII 的特点是更接近生理性胰岛素分泌模式,在控制血糖方面优于多次皮下注射且低血糖发生的风险小。适用于 T1DM、部分 T2DM 以及妊娠糖尿病患者。由于 CSII 中使用的胰岛素为速效胰岛素,一旦胰岛素泵失灵或输注通道阻塞,会导致血糖的急剧升高和发生糖尿病酮症酸中毒的风险。对于尚未使用胰岛素者,CSII 每天胰岛素剂量：T1DM 患者 0.4~0.5 U/kg 体质量；T2DM 0.3~0.8 U/kg 体质量。接受胰岛素治疗的患者一天胰岛素用量为用泵前胰岛素用量的 70%~100%。初始胰岛素泵治疗时，总剂量的 50% 为基础输注量，50% 为餐前剂量；年轻的患者可采用基础输注量 40%，餐前大剂量 60% 的方法来分配。

CSII 调整为 MDI 时，要注意：①MDI 应和 CSII 有重叠，防止 CSII 停泵后导致高血糖。②MDI 首剂长效胰岛素应在 CSII 停泵前 2~3 h 给予。③CSII 改为 MDI 时，一天胰岛素用量增加 10%~20%，④刚改为 MDI 时三餐前仍可采用胰岛素泵治疗时的餐前追加量进行皮下注射。⑤MDI 用中效或长效胰岛素代替 CSII 的基础率，2/3 的总基础率在早餐前注射，1/3 的总基础率在晚餐前或睡前注射。⑥多次监测血糖，根据血糖变化对 MDI 胰岛素剂量进行调整。

7.应用中应注意的问题

(1)注射部位的选择：腹壁两侧及下部、三角肌、大腿内外侧均为可选择的注射部位，同一部位选择多点注射，轮流于各部位的不同注射点注射。

(2)清晨高血糖的原因及处理：①Somogyi 效应，即低血糖后的反应性高血糖。②黎明现象，即夜间血糖控制良好，黎明时段的血糖水平升高。造成黎明现象的原因并未完全明确，一般认为与黎明时某些胰岛素的对抗激素（如生长激素、糖皮质激素等）水平增高有关。③夜间胰岛素量不足，当夜至第二天 1 时、3 时、5 时、7 时监测血糖。若各时点均高，为夜间胰岛素用量不足，应于睡前加用中效胰岛素。若 1 时、3 时正常，5~7 时升高为黎明现象，可将清晨一次胰岛素提前注射或调整睡前中效或长效胰岛素的剂量；若凌晨 1 时、3 时出现低血糖，5 时、7 时血糖增高，这种现象称为"苏木杰现象"，应减用晚餐前或睡前剂量。

(3)胰岛素的耐药性的问题：因外源性胰岛素具有一定的抗原性，长期应用体内会产生胰岛素抗体，使胰岛素药效下降，若每天用量>100 U 仍不能控制血糖，可改用人胰岛素，多能奏效。部分 2 型糖尿病患者用胰岛素治疗控制血糖后，可改口服降糖药，当 C 肽空腹水平>0.4 nmol/L，餐后水平>1.0 nmol/L，全天应用胰岛素总量应该<30 U；感染、应激状态已消除，可以逐渐改成口服药治疗。

(三)胰岛细胞移植

胰腺移植或胰肾联合移植术适用于 1 型糖尿病患者，需选择适应证和相应的条件。

(四)手术治疗

2 型糖尿病合并肥胖（减肥手术）包括可调节胃束带术（AGB）、胃旁路术（RYGBP）和胆胰转流术（BPD）。研究表明，T2DM 患者行减肥手术后，76.8% 的患者糖尿病得到临床治愈（在没有进行药物干预的前提下，空腹血糖和 HbA1c 长期维持正常），其中 BPD、RYGB、LAGB 术后糖尿病的治愈率分别为 95%、84%、48%，术后 30 d 内的死亡率依次为 1.1%、0.5%、0.1%。

减肥手术的适应证为肥胖症伴 2 型糖尿病并符合下述条件者：①BMI≥35 kg/m²，伴 2 型糖尿病；②BMI 32~34.9 kg/m²，伴 2 型糖尿病，经过口服药物联合胰岛素治疗 6 个月以上，HbA1c≥7%；③年龄为 18~60 岁；④2 型糖尿病病程≤5 年；⑤胰岛自身免疫抗体测定阴性，空腹 C 肽水平不低于 0.3 mg/L；⑥无其他腹部手术的禁忌证。接受了减肥手术的 2 型糖尿病患者应接受长期生活方式咨询与医学监测。

(五)糖尿病免疫接种

(1)年龄≥6 个月的糖尿病患者每年都要接种流感疫苗。

(2)所有 2 岁以上的糖尿病患者须接种肺炎链球菌疫苗。65 岁以前曾经接种过疫苗的年龄

>64 岁患者,如 5 年前接种过需再接种 1 次。再接种指征还包括肾病综合征、慢性肾病及其他免疫损害者,如器官移植后。

(3)成年糖尿病患者接种乙肝疫苗应按照疾病控制中心的建议进行。

(六)抗凝药物的应用

心血管危险因素增加的糖尿病患者(10 年危险性>10%),考虑阿司匹林一级预防治疗(剂量为 75～162 mg/d)。这包括大部分>50 岁的男性或>60 岁的女性,并至少合并一项其他主要危险因素(心血管疾病家族史、高血压、吸烟、血脂异常或蛋白尿)。对于 CVD 低危的成年糖尿病患者(10 年 CVD 风险<5%,如男性<50 岁或女性<60 岁且无主要其他危险因素者)不应建议使用阿司匹林进行 CVD 预防,因为出血的潜在不良反应可能超过其潜在益处。有 CVD 病史的糖尿病患者用阿司匹林(剂量为 75～162 mg/d)作为二级预防治疗。如患者对阿司匹林过敏或有哮喘病史,应该使用氯吡格雷(剂量为 75 mg/d)。发生急性冠脉综合征后,阿司匹林(剂量为 75～162 mg/d)联合氯吡格雷(剂量为 75 mg/d)治疗 1 年是合理的。依循 CHA2DS2-VASc 评分系统对脑卒中风险进行评估,高风险(评分>2 分者)予以常规华法林抗凝。

(常　湛)

第十章

风湿免疫科疾病

第一节 类风湿关节炎

一、概述

类风湿关节炎(rheumatoid arthritis,RA)是以侵蚀性关节炎为主要表现的全身性自身免疫病。常以对称性小关节肿痛为特征。由于其致残率较高,近年来相关研究不断深入,其早期诊断及干预手段有了明显的提升。

(一)类风湿关节炎发展简史

英国医师 Garrod 首次提出了"类风湿关节炎"这个名称。之后 Schaefer 和 Raymon 将该病定为独立的疾病,同年 Still 也对儿童型的类风湿关节炎做了详细的描述。1940 年 Waller 发现类风湿因子。直到 1941 年美国正式采用"类风湿关节炎"的病名,并首先确定为侵犯结缔组织的全身性疾病。而后 Cawelti、Sloven 分别提出 RA 发病机制的自身变态反应理论,并得到确定。近年来大量的流行病学资料以及相关诊疗手段的不断完善,对该病的早期诊断及干预明显降低了其致残率,有效地改善了 RA 的预后。

(二)类风湿关节炎在全球和全国的总体流行及分布情况

有研究显示,RA 患者的全球发生率在 1% 左右,我国 RA 的患病率为 0.42%,与国外报道的发展中国家 RA 0.35% 的患病率很接近。疾病的发生率与性别有关,临床显示女性 RA 患病率显著高于男性,为(2~3):1。无证据表明与人种及地域有明显关联。

二、发病机制与病理

(一)发病机制

RA 的发病机制不明确,可能的发病机制如下。

1.免疫因素

疾病早期天然免疫激活成纤维细胞样滑膜细胞(FLS)、树突状细胞(DC)和巨噬细胞(MO)。DC 行至中枢淋巴器官呈递抗原并激活 T 细胞,后者激活 B 细胞。反复激活天然免疫系统可直接发生炎症,并可能使抗原呈递在滑膜中进行。在疾病的后续阶段,多种细胞通过核因子 kβ 受体激活蛋白/核因子 kβ 受体激活蛋白配体(RANK/RANKL)系统激活了破骨细胞(OC)。

2.环境因素

流行病学研究显示,病毒、反转录病毒以及支原体通过其直接感染、天然免疫反应机制或通过分子模拟机制诱导全身适应性免疫反应启动了 RA 的发生。

3.遗传易感性

同卵双生子的共患病率为 $12\%\sim15\%$,远高于一般人群中 1% 的患病率。RA 患者的异卵双生同胞患病的危险性增加($2\%\sim5\%$),但并不比 RA 患者一级亲属的患病率高。

(二)病理

RA 其主要病理表现为滑膜细胞增生、血管翳形成,侵蚀关节软骨,损害骨质。其中滑膜组织中单核细胞,尤其是 T 细胞和巨噬细胞的浸润,以及滑膜衬里层细胞的增生是该病的特征表现。在 RA 中,T 细胞能够促进滑膜中 VEGF(血管内皮生长因子),TNF-α 和趋化因子的产生。活化的 T 细胞能够促进血管新生。活化的巨噬细胞能够产生 IL-1、IL-6、TNF-α、TGF-β(转化生长因子-β)和 MMPs(基质金属蛋白酶)等多种分子。IL-17 可诱导滑膜成纤维细胞产生其他促炎因子和趋化因子,包括 IL-6、CXCL8/IL-8、CCL20/MIP-3a、GM-CSF(粒细胞-巨噬细胞集落刺激因子)等,还能够活化巨噬细胞促使其表达 IL-1、TNF-α、环氧化酶-2、前列腺素 E_2(PGE$_2$)和基质金属蛋白酶-9(MMP-9)。有数据表明,IL-17 可通过促进 VEGF、bFGF 和肝细胞生长因子有丝分裂活性介导人微血管内皮细胞生长。

三、临床表现与体征

RA 可发生于任何年龄,但发病以中青年为主,女性多于男性,病变常与季节气候变化有明显的关联。患者早期可仅见关节受累,也可见全身不适。而后迅速累及其他关节,在病变早期多为关节受累的不对称表现,疾病后期多见关节的对称发展。

(一)关节表现

1.晨僵

RA 特征性表现,一般持续 1 h 以上,表现为每天晨起的关节"胶着现象"。

2.关节肿痛

早期最常见的受累关节为近端指间关节、掌指关节、腕关节;肘关节在疾病早期即可发生关节受累,随着病情进展,可出现严重畸形。膝关节常发生于小关节受累后,致残率较高。

3.关节畸形

病变晚期手关节的常见改变:①腕关节桡侧偏斜手指尺侧偏斜,呈现特征性的 Z 形畸形;②近端指间关节过伸,远端指间关节屈曲,呈天鹅颈畸形;③近端指间关节屈曲挛缩和远端指间关节伸展形成纽扣花样畸形。

4.特殊关节

常可累及颞下颌关节,可见该关节的疼痛。颈椎的椎间关节常有骨、软骨的破坏,有明显的疼痛症状。肩部病变可累及肩关节滑膜,还可影响到局部关节肌肉,出现肩袖受累。

(二)关节外表现

1.皮肤黏膜

类风湿结节为特征性皮肤表现。常见于关节的伸侧面或受压部位的皮下,如鹰嘴窝及尺骨远端。RA可并发血管炎表现,可见指甲下及指端暗红,也可出现四肢网状青斑、暗红色紫癜的血管炎改变。

2.眼

常伴发巩膜炎及巩膜外层炎,巩膜炎可出现严重的眼痛及深红色变色,无渗出;巩膜外层炎表现为眼睛发红,无渗出,但有砂石摩擦感导致的流泪。

3.心脏

有证据表明,RA冠状动脉粥样硬化的发生率高于同龄人。

4.肺部

肺部受累常见,有时可为首发表现。疾病进展或在治疗过程中使用MTX,都可发生肺间质病变;影像学见双肺网状改变,病理见单核细胞浸润中出现弥漫性纤维化。肺功能检查见气体弥散功能下降。

5.消化系统

由于治疗过程中需服用非甾体抗炎药物,故而可见上腹痛、恶心、反酸、胃灼热、食欲低下的症状。

6.血液系统

RA可导致大部分患者出现正细胞正色素贫血,与病情活动相关。常可见血小板增多症,与关节外症状和疾病活动明显相关。

四、辅助检查

(一)一般项目

血常规可见轻、中度正色素正细胞或小细胞性贫血,常见血小板数增高;红细胞沉降率、CRP常升高,且与疾病活动呈正相关。

(二)血清学检查项目

RF可分为IgA、IgG、IgM型,临床主要检测IgM型RF。其滴度一般与病变活动度与严重程度相关;5%正常人可出现低滴度RF阳性。

ANA一般无异常;抗核周因子(APF)、抗角蛋白抗体(AKA)、抗环瓜氨酸肽(CCP)抗体特异性及敏感性较RF高。这些抗体常见于RA早期,尤其是血清RF阴性、临床症状不典型的患者。

(三)影像学检查

1.X线检查

双手、腕关节以及其他受累关节的X线检查对本病的诊断有重要意义。早期X线表现为关节周围软组织肿胀及关节附近骨质疏松;随病情进展可出现关节面破坏、关节间隙狭窄、关节融合或脱位。根据关节破坏程度可将X线改变分为4期(表10-1)。

表 10-1　类风湿关节炎的 X 线分期

分期	X 线表现
Ⅰ期(早期)	X 线检查无骨质破坏性改变,可见骨质疏松
Ⅱ期(中期)	X 线显示骨质疏松,可有轻度的软骨破坏,伴或不伴有轻度的软骨下骨质破坏;可有关节活动受限,但无关节畸形;关节邻近肌肉萎缩;有关节外软组织病变,如结节或腱鞘炎

续表

分期	X线表现
Ⅲ期(严重期)	X线显示有骨质疏松伴软骨或骨质破坏;关节畸形,如半脱位,尺侧偏斜或过伸,无纤维性或骨性强直;广泛的肌萎缩;有关节外软组织病变,如结节或腱鞘炎
Ⅳ期(终末期)	纤维性或骨性强直;Ⅲ期标准内各条

2.CT 检查

CT 可较早的发现 X 线未显示的骨破坏。

3.MRI 检查

MRI 在显示关节病变方面优于 X 线,可显示关节炎性反应初期出现的滑膜增厚、骨髓水肿和轻度关节面侵蚀,有益于 RA 的早期诊断。

4.超声检查

关节超声分级标准见表 10-2。

表 10-2　滑膜炎彩色多晋勒分级标准(Stone 及 Sukudlarek 标准)

分级	Stone 标准	Sukudlarek 标准
0 级	正常	正常
1 级	<1/3	单一血管信号
2 级	1/3～2/3	融合的血管信号<1/2 区域
3 级	>2/3	融合的血管信号>1/2 区域

五、诊断与鉴别诊断

(一)诊断

RA 临床上常用诊断标准有美国风湿病学会的分类标准(表 10-3)。

表 10-3　美国风湿病学会(ACR)分类标准

条件	定义
晨僵	关节及其周围僵硬感至少持续 1 h
≥3 个以上关节区的关节炎	医师观察到下列 14 个关节区(两侧的近端指间关节、掌指关节,腕、肘、膝、踝及跖趾关节)中至少 3 个有软组织肿胀或积液(不是单纯骨隆起)
手关节炎	腕、掌指或近端指间关节区中,至少有一个关节区肿胀
对称性关节炎	左右两侧关节同时受累(两侧近端指间关节、掌指关节及跖趾关节受累时,个一定绝对对称)
类风湿结节	医师观察到在骨突部位、伸肌表面或关节周围有皮下结节
类风湿因子阳性	任何检测方法证明血清中类风湿因子含量升高(该方法在健康人群中的阳性率<5%)
影像学改变	在手和腕的后前位相上有典型的 RA 影像学改变:必须包括骨质侵蚀或受累关节及其邻近部位有明确的骨质脱钙

注:以上 7 条满足 4 条或 4 条以上并排除其他关节炎可诊断 RA;条件 1～4 必须持续至少 6 周。

RA 的诊断主要依靠临床表现、实验室检查及影像学检查。典型病例按美国风湿病学会(ACR)的分类标准诊断并不困难,但对于不典型及早期 RA 易出现误诊或漏诊。对这些患者,除 RF 和抗 CCP 抗体等检查外,还可考虑 MRI 及超声检查,以利于早期诊断。对可疑 RA 的患者要定期复查和随访。

ACR 和欧洲抗风湿病联盟(EULAR)提出了新的 RA 分类标准和评分系统(表 10-4),即至少 1 个关节肿痛,并有滑膜炎的证据(临床或超声或 MRI);同时排除了其他疾病引起的关节炎,并有典型的常规放射学 RA 骨破坏的改变,可诊断为 RA。另外,该标准对关节受累情况、血清学指标、滑膜炎持续也可诊断为 RA。

表 10-4　ACR/EULAR 类风湿关节炎分类标准和评分系统

关节受累情况		得分
受累关节情况	受累关节数	得分(0～5 分)
中大关节	1	0
	2～10	1
小关节	1～3	2
	4～10	3
至少 1 个为小关节	>10	5
血清学		得分(0～3)
RF 或抗 CCP 抗体均阴性		0
RF 或抗 CCP 抗体至少 1 项低滴度阳性		2
RF 或抗 CCP 抗体至少 1 项高滴度(>正常上限 3 倍)阳性		3
滑膜炎持续时间		得分(0～1 分)
<6 周		0
>6 周		1
急性时相反应物		得分(0～1 分)
CRP 或 ESR 均正常		0
CRP 或 ESR 增高		1

(二)特殊类型

1.幼年型 RA

16 岁以前起病,持续 6 周或 6 周以上的单关节炎或多关节炎,并除外其他已知原因。该病更易累及大关节,如膝关节,小关节较少。目前病因不明,一般认为与遗传及环境因素有关。病变特征为滑膜炎症。

2.RS3PE 综合征

RS3PE 综合征(缓慢进展的血清阴性滑膜炎伴凹陷性水肿)主要累及老年人,平均发病年龄 70 岁左右,男性多于女性,常起病突然,对称分布,累及腕关节、屈肌腱鞘和手的小关节,伴随手背明显凹陷性水肿。疾病在 3～6 个月间完全缓解。但受累腕、肘和手运动受限可持续存在。该病无骨侵蚀,持续类风湿因子阴性,通常有轻度贫血,红细胞沉降率增快和血清蛋白降低。

3.Felty 综合征

Felty 综合征为血清阳性 RA 的系统并发症之一。常以慢性关节炎、脾大及粒细胞减少的三联症为表现。其发病率大约为类风湿患者的 3%,且女性比例高于男性;常表现为严重的关节病变、脾大、粒细胞减少,且发病前可见难以解释的体质量下降。血常规提示白细胞及粒细胞绝对值减少,多数患者可见轻、中度贫血。血清学检查提示98％患者可见高滴度类风湿因子阳性。

4.回纹性风湿症

回纹性风湿症多发生于30～60岁,以关节红肿热痛间歇性发作为特征,起病急骤,疼痛持续几小时或几天,很少超过3 d,疼痛程度不一,常伴有肿痛,但晨僵少见,受累关节皮温增高,颜色变红;膝关节最常受累,其次为腕关节、手背、掌指关节和近端指间关节、肩关节、肘关节。1/3患者出现关节周围组织受累,有压痛,无可凹水肿。每次只有一个或有限几个关节受累。实验室检查无异常。X线检查发作期可见软组织肿胀。预后较好,约1/3发展为RA。

(三)鉴别诊断

1.骨关节炎

该病多发于中老年人,主要累及膝、髋等负重大关节。活动时关节痛加重。部分患者的远端指间关节出现特征性Heberden结节,而在近端指关节可出现Bouchard结节。骨关节炎患者很少出现对称性近端指间关节、腕关节受累,无类风湿结节,晨僵时间短或无晨僵。此外,骨关节炎患者的ESR多为正常或轻度增快,而RF阴性。X线显示关节边缘增生或骨赘形成,晚期可由于软骨破坏出现关节间隙狭窄。

2.脊柱关节炎

该类关节病包含强直性脊柱炎、反应性关节炎、银屑病性关节炎、炎性肠病性关节炎。多见于青年发病,常有明显家族倾向性。HLA B27阳性率较高,但类风湿因子阴性。该类疾病可见到外周非对称少关节炎,大关节多于小关节且常有附着点炎表现。典型表现为骶髂关节破坏性病变。

3.痛风

以尿酸盐沉积导致的关节红肿热痛为典型表现,常见有前驱诱因,如进食高嘌呤饮食。夜间疼痛明显,主要表现在双足跖趾关节、双膝关节、双肘关节、耳轮红肿疼痛,病程日久可见痛风石形成。

六、治疗及调护

(一)药物治疗

1.非甾体抗炎药

该类药物主要通过抑制环氧化酶(COX)活性,减少前列腺素合成而起到抗炎、镇痛、退热及减轻关节肿胀的作用,是临床最常用的RA治疗药物。可较迅速缓解患者的关节肿痛。其主要不良反应包括胃肠道症状、肝肾功能损害以及可能增加的心血管不良事件。

2.改善病情抗风湿药(DMARDs)

该类药物较NSAIDs起效慢,大约需2个月,故又称慢作用抗风湿药(SAARDs),这些药物不具备明显的镇痛和抗炎作用,但可延缓或控制病情的进展。

3.糖皮质激素类药物(简称激素)

能迅速减轻和改善临床不适症状。在重症RA伴有心、肺或神经系统等受累的患者,可给予短效激素,其剂量依病情严重程度而定。

4.生物制剂

生物制剂主要包括肿瘤坏死因子(TNF)-α拮抗剂、白细胞介素(IL)-1和IL-6拮抗剂、抗CD20单抗以及T细胞共刺激信号抑制剂等。

5.植物药制剂

传统中药材某一有效成分的提取物,已被证实对缓解关节肿痛有效。目前临床常用药物有雷公藤片(多苷片)、白芍总苷胶囊。

(二)外科治疗

RA患者经积极内科正规治疗,病情仍不能控制,为纠正畸形,提高生活质量可考虑手术治疗。但手术并不能根治RA,故术后仍需药物治疗。常用的手术主要有滑膜切除术、人工关节置换术、关节融合术以及软组织修复术。

1.滑膜切除术

对于经积极正规的内科治疗仍有明显关节肿胀及滑膜增厚,X线显示关节间隙未消失或无明显狭窄者,为防止关节软骨进一步破坏可考虑滑膜切除术,但术后仍需正规的内科治疗。

2.人工关节置换术

对于关节畸形明显影响功能,经内科治疗无效,X线显示关节间隙消失或明显狭窄者,可考虑人工关节置换术。该手术可改善患者的日常生活能力,但术前、术后均应有规范的药物治疗以避免复发。

3.关节融合术

随着人工关节置换术的成功应用,近年来,关节融合术已很少使用,但对于晚期关节炎患者、关节破坏严重、关节不稳者可行关节融合术。此外,关节融合术还可作为关节置换术失败的挽救手术。

4.软组织手术

RA患者除关节畸形外,关节囊和周围的肌肉、肌腱的萎缩也是造成关节畸形的原因。因此,可通过关节囊剥离术、关节囊切开术、肌腱松解或延长术等改善关节功能。

(三)调护

中医认为,寒冷、潮湿、疲劳、创伤及精神刺激、营养不良均可诱发本病,因此日常的保健、调护非常重要。医师需根据其具体情况,考虑各种相关的因素,制订一个综合的治疗方案,调动相关人员协助治疗,充分保证患者营养,适度活动,保证其关节及肌肉的功能。

1.一般护理

(1)晨僵:注意防寒保暖,必要时佩戴手套、护膝、袜套、护腕等;晨起用力握拳再松开,交替进行;床上行膝关节屈伸练习。

(2)关节肿痛:局部保暖并在关节处加护套。疼痛剧烈者,以卧床休息为主,受损关节保持功能位。勿持重物,可使用辅助工具。

(3)关节畸形:做好安全评估,如日常生活能力、跌倒/坠床等,防止跌倒或其他意外事件发生。

(4)疲乏无力:急性期多卧床休息,恢复期适量活动,防止劳累,减少弯腰、爬高、下蹲等动作。

2.特色护理

(1)药物治疗:风寒湿痹者中药宜温服及温敷;热痹者中药宜偏凉服及凉敷。针对关节红肿热痛者,给予冷光源治疗;关节肿胀冷痛者,给予热光源治疗。

(2)生活起居:努力做到生活起居要合理,作息时间要规律;避免小关节长时间负重,避免不良姿势,减少弯腰、爬高、蹲起等动作;卧床时保持关节功能位,行关节屈伸运动。

(3)情志调理:①对疾病要有正确认识;多与患者沟通,了解其心理状态,以及时给予心理疏导,提高患者依从性;鼓励患者,保持良好的心态。②鼓励家属多陪伴患者,给予情感支持。

(4)关节锻炼:保持关节的功能位,活动量应循序渐进增加,避免突然剧烈活动、疼痛加重期需限制受累关节活动,保持关节功能位,如膝下放一平枕,使膝关节保持放松,足下放置足板,避免垂足、病情稳定后,可借助各种简单工具与器械,进行关节功能锻炼,锻炼手指关节功能;锻炼膝关节;踝关节屈伸运动等。

3.饮食调护

RA 患者应选用高蛋白、高维生素及容易消化的食物,使患者饮食中的营养及能量能满足机体的需要。富含不饱和的长链脂肪酸的食物,如鱼油、夜樱草油等,以及某些微量元素如硒,可使 RA 患者的症状缓解,减少疼痛和肿胀的关节数目,缩短晨僵时间,增强握力,延缓疲劳等。食物和刺激性强的食品,如辣椒等,尤其是 RA 急性期的患者及阴虚火旺型患者最好忌用。碳水化合物及脂肪也要少用。

建议在中医辨证论治的基础上选择饮食。①热证:应该多选用寒凉的饮食,如米仁粥、绿豆、生梨、菊花菜、芦根等,可以协助清除内热;而不应食用温热性的食物,如辣椒、芥末、姜、桂皮、酒等。②寒证:应选用一些温热性的食物,如姜、桂皮、木瓜等。③虚证:可以多食一些补益的食品,如甲鱼肉、鸡肉、胡桃、桂圆、芝麻等。

(郑春玲)

第二节 系统性红斑狼疮

一、概述

系统性红斑狼疮(systemic lupus erythematosus,SLE)是常见的、复杂的自身免疫性疾病。是一种自身免疫介导的,以血清中出现多种自身抗体和多器官、多系统受累为主要临床特征的弥漫性结缔组织病。

(一)系统性红斑狼疮的发展简史

人类认识系统性红斑狼疮的历史溯源久远。霍本内斯首次使用"狼疮"(lupus)一词,在拉丁语中意为"狼咬",描述了皮肤溃疡仿佛"被狼咬伤"。19 世纪中叶(1851 年)首次出现了"红斑狼疮"这一医学术语。1942 年,莱姆普尔把具该病理变化的疾病(包括系统性红斑狼疮、系统性硬化症、类风湿关节炎、风湿热、皮肌炎等)统称为"弥漫性胶原病"。近年来,医学免疫学迅猛发展,提出了自身免疫病的概念,医学界认为红斑狼疮是自身免疫性疾病。风湿病包括了多种侵犯肌肉关节、韧带、滑膜、内脏及其他结缔组织的疾病,因此红斑狼疮应归属于风湿病学科的范畴。

(二)系统性红斑狼疮的流行病学调查

系统性红斑狼疮是一种很严重的自身免疫病,容易并发多器官损害,被誉为"沉默的杀手"。系统性红斑狼疮好发于育龄期女性,多见于 15～45 岁年龄段,女性与男性比例为(7～9):1。种族差异为非洲裔 197/10 万人(500 人中 1 人),亚裔 97/10 万人(1 000 人中 1 人),白种人 36/10 万人(2 500 人中 1 人)。女性发病率为 6.8/10 万人,男性为 0.5/10 万人。我国的大样本调查(>3 万人)显示 SLE 的患病率为 70/10 万人。本病的临床表现和病程在不同种族的患者也有所不同。非洲裔美洲人和东方人的 SLE 患者病情较白人重。

二、发病机制与病理

(一)发病机制

1.性别和性激素对 SLE 的影响

女性比男性患自身免疫病的易感性高。除了在性染色体上的基因不同外,性激素的影响起着重要作用。SLE 的发病均以月经初期至绝经女性绝对居多。性激素如雌激素、孕酮、雄激素和催乳素等均对免疫系统中多种细胞的功能产生影响。

2.凋亡缺陷与 SLE

凋亡即程序性细胞死亡,SLE 发病之初存在凋亡异常。除细胞凋亡增加外,在 SLE 患者还发现巨噬细胞对凋亡小体清除的障碍。

3.SLE 中细胞因子的异常

细胞因子是由多种细胞产生的低分子量蛋白质,SLE 患者的 PBMC 在不同抗原和有丝分裂原刺激下的增殖较正常弱。SLE 患者 T 细胞对 IL-2 刺激的增殖反应低于正常 T 细胞。另外,SLE 患者血清中 IL-15、IL-16 和 IL-18 的水平也有升高。

肾脏是 SLE 最常受累的器官。巨噬细胞在启动和促进肾损伤中起重要作用。巨细胞集落刺激因子和粒细胞巨噬细胞集落刺激因子可促进狼疮肾炎症区的巨噬细胞生长和分化。

4.SLE 的免疫细胞异常

活动性 SLE 患者 CD8$^+$ T 细胞的抑制功能受损。SLE 各受累器官的主要病理特征是炎症,在光镜和免疫荧光镜检下,肾组织活检见系膜细胞增殖、炎症、基底膜异常和由多种 Ig 和补体成分组成的免疫复合物沉积。通常认为肾炎与 DNA、抗 DNA 抗体及补体在肾小球中形成的免疫复合物沉积相关。

5.环境因素

阳光:紫外线使皮肤上皮细胞出现凋亡,新抗原暴露而成为自身抗原。药物、化学试剂、微生物病原体等也可诱发疾病。

(二)病理

系统性红斑狼疮的发病是一个极其复杂的过程,在病原因子和机体免疫功能反应的相互作用下,患病机体有关器官的形态结构、代谢和功能都会发生变化。由于涉及面广,可侵犯到全身各脏器组织,所以病理千变万化,但基本的病理变化为纤维蛋白样变性、坏死性血管炎和黏液样水肿,免疫复合物沉积所引起的组织反应是造成病变的主要原因,沉积的部位决定了该器官的病理改变。临床上发现某些器官如肾、皮肤、滑膜、关节、脑、血管更易受损。

世界卫生组织(WHO)将狼疮性肾炎病理分为 6 型:①Ⅰ型为正常或微小病变;②Ⅱ型为系膜增殖性;③Ⅲ型为局灶节段增殖性;④Ⅳ型为弥漫增殖性;⑤Ⅴ型为膜性;⑥Ⅵ型为肾小球硬化性。病理分型对于估计预后和指导治疗有积极的意义,通常Ⅰ型和Ⅱ型预后较好,Ⅳ型和Ⅵ型预后较差。

三、临床表现与体征

(一)早期表现

两性均发病,男、女性之比为 1:(7~9),发病年龄为 2~80 岁,以 20~40 岁多见。多数患者最后都有多脏器损害,但在早期可仅有 1 个脏器受累的表现,同时伴有自身抗体(尤其是抗核抗体,简称 ANA)阳性的实验室发现,这可对本病的诊断提供可靠的线索。因本病的临床表现变化无常,起病方式多变,可几个脏器同时起病,也可相继出现几个脏器受损的表现。多数都有一定的起病诱因(感染、日晒、情绪受刺激)。最常见的早期症状为发热、疲劳、体质量减轻、关节炎(痛)。较常见的早期表现为皮损、多发性浆膜炎、肾脏病变、中枢神经系统损害、血液异常及消化道症状等。

(二)系统性表现

1.发热

SLE 的全身表现缺乏特异性,包括发热、乏力、体质量减轻等。在病程中约有 80% 的患者出现发热,其中多数为高热,体温可持续在 39 ℃,也可为间歇性发热,少数患者出现低热。发热多见于急性起病者,部分患者高热与继发感染有关,尤其多见于长期接受大剂量激素治疗的患者,但多数患者发热为本病的固有特征。糖皮质激素可迅速退热,但 SLE 患者容易合并感染,出现发热时应常规检查有无感染。当诊断不明确时,应慎用激素,以免加重原有的感染。

2.关节肌肉症状

有关节痛者占 90% 以上,常为先发症状,且常与皮损、发热和其他内脏损害同时发生。典型的特征为发作性对称性关节痛、肿胀,常累及手指的远端小关节,指间关节、掌指关节、腕关节和膝关节,也可累及其他关节。与类风湿关节炎相比,本病关节炎发作仅持续数天,可自行消退,间隔数天到数月后又可再度复发。发作消退后,不伴有骨质侵蚀、软骨破坏及关节畸形。

3.皮肤损害

80% 的 SLE 患者可出现皮肤损害,以皮疹为最常见,也是本病的特征性表现。皮疹表现多种多样,有红斑、丘疹、毛囊丘疹、水疱、血疱、大疱、结节、毛细血管扩张、紫癜、瘀血斑、溃疡等,可为其中之一种或几种同时或先后发生,全身任何部位均可发生。典型皮损为发生在面部的蝶形红斑,对称性分布于双侧面颊和鼻梁,边缘清楚,为略微隆起的浸润性红斑。SLE 常见的皮肤损害有红斑、光过敏、脱发、雷诺现象、口腔溃疡、荨麻疹、皮肤血管炎等。

4.血液系统

几乎所有患者在病程中都可出现血液系统改变,其中以贫血为最常见,约有 10% 的患者可出现自身免疫性溶血性贫血,常伴有脾大,以致被误诊为脾功能亢进。

5.肾脏病变

肾脏病变最为常见。对本病进行常规肾活检显示,几乎都有肾损害,仅半数患者有临床症状。狼疮肾脏病变主要为肾炎和肾病综合征。狼疮性肾炎患者的尿中可出现红细胞、白细胞、蛋白和管型。肾功能早期正常,随着病程延长,肾功能逐渐恶化。晚期可出现尿毒症。高血压是狼疮肾炎的特征表现。

6.心血管系统症状

心血管系统症状是由疾病本身及长期激素治疗所致,包括心包炎、心肌炎和心内膜炎等,其中以心包炎为最常见。

7.呼吸系统

胸膜、肺实质和肺血管均可受累,其中以胸膜炎为最常见,表现为发作性胸痛,持续数小时至数天不等,有时伴有不同程度的胸腔积液,可为单侧也可为双侧,还可累及纵隔胸膜。

8.消化系统

消化系统症状可发生于半数以上的患者,表现为腹痛,尤以狼疮危象为明显,常被误诊为急腹症。可伴有腹水且常反复发作。胃肠道血管炎是本病非特异症状,多为一过性。肝大者常伴有脾大。少数患者可出现腮腺肿大,易误诊为腮腺炎。

9.神经系统

SLE 常累及中枢神经系统,可出现各种形式的神经病和精神病,如神经症、癫痫、脑器质性病变、脊髓和周围神经病变等。精神、神经系统症状可以是首发症状,但更常见于病程中或晚期,有人称此为狼疮脑病或神经精神型红斑狼疮。

10.五官症状

多表现有眼部症状,以眼底改变为主,其特征为视网膜有白色渗出、出血、水肿、视盘水肿、小动脉变细、边界有清楚的棉花状渗出物、内含细胞样体。

11.淋巴结

本病常有不同程度的淋巴结肿大,以腋窝处淋巴结肿大为明显,其次为颈部,偶尔可发生全身淋巴结肿大。

12.狼疮危象

狼疮危象是本病的一种恶化表现。其表现为高热,全身极度衰竭和疲乏,严重头痛和腹痛,常有胸痛。还可有各系统的严重损害如心肌炎、心力衰竭和中枢神经系统症状,表现为癫痫发作、精神病和昏迷,伴发局部感染或败血症等。如肾脏受累,肾衰竭可导致死亡。

四、辅助检查

系统性红斑狼疮病情活动时 ESR 常增快,白细胞或血小板减少、贫血。肾脏受累时常有蛋白尿、血尿、管型尿等。中枢神经受累时常有脑脊液压力增高、蛋白和白细胞计数增多。

免疫学检查方面,血清补体(CH50、C3、C4)含量降低,与病情活动有关。常有免疫球蛋白增高,提示存在慢性炎症。

自身抗体检查内容丰富。抗核抗体(antinuclear antibody,ANA)阳性(高滴度)标志了自身免疫性疾病的可能性,ANA 检测对风湿性疾病的诊断和鉴别有重要意义。抗单链 DNA (ss-DNA)抗体通常无特异性,在多种疾病及正常老年人中可出现,临床诊断价值不大,抗双链 DNA(ds-DNA)抗体对诊断 SLE 有较高的特异性,且与 SLE 的活动性、特别是狼疮肾炎的活动密切相关。抗组蛋白抗体可在多种结缔组织病中出现,并无特异性。有 $55\%\sim64\%$ 的 SLE 患者抗组蛋白抗体阳性,在活动期的患者阳性率可高达 80%,药物引起的狼疮抗组蛋白抗体阳性率则达 95% 以上。抗 Sm 抗体主要在 SLE 中出现,至今仍被视为 SLE 的标记抗体,抗 Sm 抗体对早期、不典型的 SLE 或经治疗后 SLE 的回顾性诊断有很大帮助。核糖体蛋白(ribosome,RNP)主要是胞质中的一种磷酸蛋白,主要是在 SLE 患者中出现,且与 SLE 的精神症状有关。在 SLE 中,抗 SSA 和抗 SSB 抗体阳性的患者常有血管炎、光过敏、皮损、紫癜、淋巴结肿大、白细胞减少等临床表现。抗 PCNA 抗体为抗增殖细胞的核抗原抗体,与 DNA 的复制有关。免疫双扩散法测得其阳性率在 SLE 患者中仅为 $3\%\sim5\%$,但特异性很高,可以作为 SLE 的标记性抗体。抗 PCNA 抗体不能用于监测 SLE 活动性。抗磷脂抗体(aPL)在 SLE 发病、临床表现、治疗等方面的影响越来越受到人们的重视。SLE 继发的抗磷脂综合征(antiphospholipid syndrome,APS)是抗磷脂综合征中最主要的病因。

五、诊断与鉴别诊断

(一)诊断

系统性红斑狼疮的诊断标准对流行病学研究来说是一个特殊的挑战,因为该病的临床表现多种多样,变化很大。目前应用最广泛的是美国风湿性疾病学会(ARA)修订的 SLE 分类标准,其诊断的敏感性在 96.4% 和特异性在 93.1% 左右,包括 11 项症状、体征及实验室检查,符合其中 4 项或以上者即可诊断为 SLE。美国风湿病学学会(ACR)修订了其中第 10 条标准,去除了第 1 项 LE 细胞阳性,并加入抗磷脂抗体阳性 1 项(表 10-5)。

表 10-5 美国风湿病学会修订的 SLE 分类标准

标准	定义
1.颊部红斑	遍及颊部的扁平或高出皮肤表面的固定性红斑,常不累及鼻唇沟附近皮肤
2.盘状红斑	隆起的红斑上覆有角质性鳞屑和毛囊栓塞,旧病灶可有萎缩位瘢痕
3.光过敏	患者自述或医师观察到日光照射引起皮肤过敏
4.口腔溃疡	医师检查到口腔或鼻咽部溃疡,通常为无痛性
5.关节炎	非侵蚀性关节炎,常累及 2 个或 2 个以上的周围关节,以关节肿痛和渗液为特点
6.浆膜炎	(1)胸膜炎:胸痛、胸膜摩擦音或胸膜渗液
	(2)心包炎:心电图异常、心包摩擦音或心包渗液
7.肾脏病变	(1)持续性蛋白尿:>0.5 g/d 或>+++
	(2)管型:可为红细胞、血红蛋白、颗粒管型或混合性管型
8.神经系统异常	(1)抽搐:非药物或代谢紊乱,如尿毒症、酮症酸中毒或电解质紊乱所致
	(2)精神病:非药物或代谢紊乱,如尿毒症、酮症酸中毒或电解质紊乱所致
9.血液系统异常	(1)溶血性贫血伴网织红细胞增多
	(2)白细胞减少:至少 2 次测定少于 4×10^9/L
	(3)淋巴细胞减少:至少 2 次测定少于 1.5×10^9/L
	(4)血小板减少:少于 100×10^9/L(除外药物影响)
10.免疫学异常	(1)抗 ds-DNA 抗体阳性
	(2)抗 Sm 抗体阳性
	(3)抗磷脂抗体限性:①抗心磷脂抗体 IgC 或 IgM 水平异常;②标准方法测定狼疮抗凝物阳性;③梅毒血清试验假阳性至少 6 个月,并经梅毒螺旋体固定试验或梅毒抗体吸收试验证实
11.抗核抗体	免疫荧光抗核抗体滴度异常相当于该法的其他试验滴度异常,排除了药物诱导的"狼疮综合征"

但是,这个诊断标准对流行病学研究仍有不足之处。一个明显的例子,病变局限在肾脏的 SLE 患者很容易被误诊,而一些早期轻微病变的患者也容易被漏诊。

(二)鉴别诊断

1.类风湿关节炎

SLE 较类风湿关节炎发病年龄为早,多为青年女性,关节病变的表现如疼痛、肿胀、晨僵等均较 RA 患者轻且持续时间短;SLE 患者的关节病变一般为非侵蚀性,不遗留关节畸形。免疫学检查可发现 CCP、RF 高提示 RA。

2.多发性肌炎或皮肌炎

一些SLE患者可出现类似多发性肌炎(polymyositis,PM)或皮肌炎(dermatomyositis,DM)的症状,易与之相混淆,但SLE患者的肌痛多较轻,肌酶谱多为正常,肌电图也无特异性的改变。另一方面,多发性肌炎或皮肌炎患者肾脏病变和神经系统表现较少见,抗ds-DNA抗体和抗Sm抗体均为阴性,可将二者区别开来。有些患者可同时发生PM/DM和SLE,称为重叠综合征。

3.结节性多动脉炎

结节性多动脉炎(polyarteritis nodosa,PAN)患者有皮肤、关节病变,中枢神经系统和消化系统也常被累及,需与SLE相鉴别。结节性多动脉炎的病理表现多见于中等大小的动脉,小动脉少见,而SLE引起的血管炎则以小血管为主。结节性多动脉炎患者的皮肤改变多为皮下结节,关节病变多表现为大关节肿痛,外周血白细胞计数常升高,ANA与RF阳性者极罕见,也与SLE不同。

4.混合性结缔组织病

SLE应与混合性结缔组织病(MCTD)相鉴别。MCTD表现有雷诺现象、关节痛或关节炎、肌痛,肾、心、肺、神经系统均可受累,ANA呈现高滴度斑点型,但与SLE相比,MCTD双手肿胀、肌炎、食管运动障碍和肺受累更为多见,抗U1-RNP抗体呈高滴度,而严重的肾脏和中枢神经系统受累较SLE少见,抗ds-DNA抗体、抗Sm抗体和LE细胞通常阴性,血清补体水平不低。

5.系统性硬化

系统性硬化(SSc)可累及全身多个系统,尤以雷诺现象、皮肤、肺部、消化道和肾脏表现突出,ANA阳性率很高,但其皮肤表现特异,肺部受累多见,可有抗Scl-70抗体阳性,而血液系统受累极少见,中枢神经系统表现较少,一般无抗Sm抗体阳性,可与SLE鉴别。此外,皮肤活检对二者的鉴别有很大帮助。

六、治疗及调护

(一)治疗

SLE目前还没有根治的方法,加之病情复杂,故应终身严密跟踪观察,根据病情变化随时调整治疗方案。大多数患者需长期用药维持。对于任何应激事件,如妊娠、流产、手术、意外的精神及机体创伤,均应加强预防措施或及时进行紧急治疗。

1.一般治疗

(1)饮食:饮食对SLE患者的影响是值得研究的一个环节,一般认为饮水应是碳水化合物、蛋白质、脂肪在内的均衡饮食。应根据疾病活动性及治疗反应来调整,有狼疮肾炎的患者,由于有蛋白尿和低蛋白血症,因此要及时补足够的蛋白质,但要注意适量,以免加重肾脏负担,一般应以优质蛋白质(如牛奶、鸡蛋、瘦肉等)为主,糖皮质激素能分解蛋白质并引起高脂血症,糖尿病和骨质疏松,因此长期较大剂量维持的患者应注意纠正蛋白质的负平衡,避免高脂高糖饮食,并适当补充维生素D及钙剂。

(2)锻炼:休息和锻炼在疾病的开始治疗阶段休息十分重要,但当药物已充分控制症状后,应根据患者的具体情况制订合理的运动计划,可参加适当的日常工作、学习,劳逸结合,动静结合。

(3)婚育:一般而论,狼疮患者的性功能是正常的,因此缓解期患者如无显著内脏损害可以结婚,但一定要在泼尼松剂量10 mg/d以下,疾病缓解1年以上才可以考虑妊娠。狼疮患者不宜服用雌激素,以免引起疾病活动。

（4）其他：去除日常生活中能够诱发或加重系统性红斑狼疮的各种因素，如避免日光暴晒，避免接触致敏的药物（染发剂和杀虫剂）和食物，减少刺激性食物的摄入，尽量避免手术和美容，不宜口服避孕药等。

2.主要药物和疗法

（1）非甾体抗炎药：非甾体抗炎药主要作用为抗炎、镇痛和退热，为对症治疗，无免疫抑制作用，不能控制自身免疫反应的进展。主要用于治疗 SLE 的发热和关节炎。

（2）糖皮质激素：糖皮质激素是治疗急性、活动性 SLE 最重要的药物，小剂量起抗炎作用，大剂量起免疫抑制作用。对于严重、暴发性 SLE，有时激素可以挽救患者的生命。糖皮质激素是目前所知最强力的抗炎药，迄今仍是治疗 SLE 的主药。

泼尼松是常用的口服激素；甲泼尼龙不需肝脏代谢而具活性作用，在肝病或急用时常被采用。激素用量：小剂量泼尼松，一般指≤10 mg/d，适用于有关节炎、皮疹及对其他药物无效的轻症 SLE 患者；中剂量泼尼松，用量为 20～40 mg/d，适用于 SLE 患者存在高热、胸膜炎、心包炎，以及轻、中度活动性间质性肺炎、系膜增生性肾炎等临床表现；大剂量泼尼松，用量 1 mg/（kg·d），适用于 SLE 患者有重要脏器受累及有弥漫性血管炎、弥漫增殖性肾炎、重症血小板减少性紫癜等。必要时可应用大剂量甲泼尼龙冲击治疗。如狼疮危象时通常需要大剂量甲泼尼龙冲击治疗，针对受累脏器的对症治疗和支持治疗，以帮助患者度过危象。后继的治疗可按照重型 SLE 的原则，继续诱导缓解和维持巩固治疗。大剂量甲泼尼龙冲击治疗通常是指：甲泼尼龙 500～100 mg，加入 5％葡萄糖注射液 250 mL，每天 1 次，缓慢静脉滴注 1～2 h，连续 3 d 为 1 个疗程，疗程间隔期为 5～30 d，间隔期和冲击后需给予泼尼松 0.5～1.0 mg/（kg·d）。疗程和间隔期长短视具体病情而定。甲泼尼龙冲击疗法对狼疮危象常具有立竿见影的效果，疗程多少和间隔期长短应视病情而异。综上所述，合理适量应用激素是十分重要的，应综合考虑患者病情的严重程度及对治疗的耐受性，在追求疗效的同时兼顾短期和长期不良反应的观察和预防。

（3）抗疟药：抗疟药可作为治疗 SLE 的基本用药，是较安全的药物。对于 SLE 患者的各种皮损（特别是盘状红斑）、关节痛、关节炎、口腔溃疡和乏力有效。在 SLE 病情得到控制，且激素减至维持量或停用时，仍可用抗疟药作为维持用药。临床观察，有些患者停用羟氯喹后病情出现复发。目前最常用的抗疟药有氯喹和羟氯喹。常规剂量：羟氯喹，治疗剂量为 400～600 mg/d，分 2 次，维持剂量为 100～400 mg/d；氯喹，250 mg/d。一般在常规剂量下极少出现不良反应，但加大剂量或长期使用时应注意有无视网膜损害，可 3 个月左右复查眼底一次。

（4）常用免疫抑制剂如下。

1）环磷酰胺（cyclophosphamide，Cyc 或 CTX）：Cyc 是治疗 SLE 最常用的免疫抑制剂，一般用于有脏器或组织损害者，如狼疮肾炎、神经精神狼疮、血管炎、血小板减少和肺间质病变等。另外，虽无重要脏器受累，但如果出现激素依赖或效果不佳者也可使用。每个月一次大剂量 Cyc 静脉冲击已经成为弥漫增殖性狼疮肾炎（Ⅳ 型）的标准治疗方案。主要不良反应为胃肠道反应（恶心、呕吐等）、骨髓抑制、脱发、肝功能异常等。环磷酰胺最严重的不良反应是感染、性腺抑制、膀胱并发症和致癌性。

2）硫唑嘌呤（AZA）：AZA 为嘌呤类拮抗剂，具有嘌呤拮抗作用。口服硫唑嘌呤加小剂量泼尼松被用来治疗狼疮肾炎。静脉注射 CTX 治疗狼疮肾炎临床缓解后可用口服 AZA 维持，既能充分防止肾炎复发，又能减少 CTX 不良反应。AZA 的主要不良反应为骨髓抑制与肝脏毒性。尤其前者，发生率大于 CTX，定期外周血常规及肝功能检查十分必要。

3)环孢素(CyA):CyA 常与泼尼松结合用于治疗难治性或经各种常规免疫抑制剂治疗无效的狼疮肾炎,剂量为 3~5 mg/(kg·d),有报道其对 V 型狼疮肾炎疗效较显著。CyA 对胎儿无毒性,因此妊娠妇女在妊娠期间服药是安全的。CyA 的主要不良反应为血肌酐升高,肝脏毒性,血压升高,牙龈肿胀,毛发增生等。定期监测肝肾功能和血压水平是必要的。

4)甲氨蝶呤(MTX):MTX 是叶酸的拮抗剂,每周 1 次 7.5~15.0 mg 口服。对 SLE 的关节炎、皮疹、浆膜炎和发热有效。MTX 对肾脏有毒性,因此狼疮肾炎患者不宜应用。MTX 的主要不良反应为肝脏毒性、肺纤维化和骨髓抑制。

5)吗替麦考酚酯(MMF):MMF 主要用于治疗传统免疫抑制剂无效或因不良反应大不能耐受传统免疫抑制剂的患者,在治疗 SLE 肾炎方面已取得一定经验。初始用量 1.5~2.0 g/d,分 2~3 次口服,3 个月后改维持治疗,维持剂量为 1.0 g/d,分 2 次口服,时间为 6~9 个月,但停药后病情也可能复发。MMF 的优点是不良反应较其他免疫抑制剂小,骨髓抑制较少见,无明显肝毒性和肾毒性。

(5)免疫调节剂:沙利度胺主要用于治疗慢性皮肤型狼疮和顽固性盘状狼疮。不良反应为胃肠不适、腹泻、腹痛、恶心、消化不良、皮疹、脱发、口腔溃疡、转氨酶一过性升高等。

(6)免疫球蛋白:静脉注射用丙种球蛋白对活动性 SLE 可能有较好的疗效,但持续时间较短。对于狼疮引起的血小板减少疗效较好。

(7)血浆置换:血浆置换系将患者血液引入血浆交换装置,将分离出的血浆弃除,并补充一定血浆或代用液,以清除体内可溶性免疫复合物、抗基底膜抗体及其他免疫活性物质。对于常规治疗不能控制的危及生命的 SLE 危象及急性弥漫性增生性肾小球肾炎患者可能有一定的帮助。血浆置换是短期的辅助治疗,不宜长期应用,主要并发症为感染(特别是肝炎病毒和 HIV 传染的危险性)、凝血障碍和水、电解质失衡。

(8)干细胞移植:对于严重的顽固性 SLE 可以进行造血细胞和免疫系统的深层清除,随后进行造血干细胞移植,有可能缓解 SLE。如何选择干细胞供体方案,以及干细胞移植对于 SLE 的确切疗效,有待于进一步试验研究和大量临床实践来回答。

(二)调护

1.一般护理

(1)发热:①观察体温的变化,遵医嘱予以物理降温;②汗出,及时擦干汗液,更换衣被。

(2)面部红斑:①用清水洗脸,保持皮肤清洁;②用温水,用毛巾或纱布湿敷于患处;③面部忌用碱性肥皂,化妆品及油膏;④避免日晒及紫外线照射。

(3)关节疼痛:①注意肢体保暖,可予以热水袋外敷,防止烫伤;②取舒适体位,保持关节的功能位。

2.用药护理

(1)中药汤剂宜温服,对消化道有不良反应的药物,宜餐后服。

(2)服用糖皮质激素时,不可擅自减量或加量,注意药物的不良反应,如血压升高、血糖升高、消化道出血等,服用糖皮质激素减量时要观察病情是否反复。

(3)使用雷公藤或青风藤治疗时,需观察有无恶心、食欲减退、月经混乱等症状,并遵医嘱定期检查血常规、尿常规、肝肾功能等。

(4)使用镇痛抗炎药时,要注意观察消化道的不良反应,如恶心、呕吐、反酸等。

3.饮食调护

（1）合理的平衡膳食：一般来说,患者只需选择一个合理的平衡膳食即可,但 SLE 是一种慢性消耗性疾病,应在平衡膳食的基础上,适量补充富含蛋白质的食物,如瘦肉、鱼、禽、蛋等,以利于康复。

（2）注意药物对营养的影响：激素是治疗 SLE 的主要药物,在长期使用激素时,可能出现以下反应。

1）消化道不良反应：如出现上腹部不适、烧灼感、嗳气等症状,饮食上应避免辛辣、粗糙、刺激性及患者不耐受的食物,餐次的安排因人而异,可给予 3～5 餐,此外还应禁酒。

2）高血压：为了防治可能出现的高血压,要限制每天的食盐用量,在低盐的同时,还要多用富含钾的食物,如绿叶蔬菜、马铃薯、西红柿、香蕉、柑橘等,碎菜、菜汁、果汁均是钾的良好来源。若患者血钾高时,则避免选用。

3）骨质疏松：为了避免因钙的丢失而可能出现的骨质疏松,平时即应多选用富于钙的食物,如奶类及其制品、豆类及其制品、蔬菜、海带、酥鱼、芝麻酱等。

4）肥胖：为防治因食欲增加,体内脂肪重新分布而导致的向心性肥胖,全日饮食的总能量应适当控制,使摄入与消耗之间保持平衡,以维持适宜体质量,故少选用含油脂及简单糖类热量较高的食物。

5）糖尿病：为防治可能出现的糖尿病,包括主食及简单糖类均在限量中摄取,还要遵循定时定量、餐次分配等原则。

（3）避免引起致敏的食物：据报道某些食物,如芹菜、无花果、蘑菇、烟熏食物等,可诱发红斑狼疮,如对这些食物过敏,应尽量避免。

（4）其他：注意食品卫生,减少因食物不洁而致的感染。

（郑春玲）

第三节 干燥综合征

一、概述

干燥综合征(Sjögren's syndrome,SS)是一种慢性炎症性自身免疫病,发病率较高,其主要累及人体外分泌腺,临床除有因唾液腺和泪腺受损功能下降而出现口干、眼干等症状体征外,尚有呼吸系统、泌尿系统、神经系统、血液系统、内分泌系统、消化系统等多系统损害表现,是一种存在多系统损害的自身免疫病。

（一）干燥综合征的历史演变

1882 年 Leber 报道过丝状角膜炎的病例,1888 年 Mikulicz 对一名双侧泪腺和腮腺肿大的患者进行活检,发现其肿大的腺体内存在大量的圆形细胞,推测可能为一尚未发现的疾病,故初步命名为 Mikulicz 综合征。1993 年 Henrik Sjögren 首先报道了丝状角膜炎与关节炎之间的关联,并将其命名为 Sjögren's syndrome,但未受到重视。1953 年 Morgan 和 Castleman 注意到腮腺肿大和角膜炎之间存在一定的共性,且与 Sjögren's syndrome 的组织病理学改变是一致的。

此后 Sjögren's syndrome 这一病名才逐渐被广泛采用。

(二)干燥综合征在全球和中国的总体流行及分布情况

SS 患病率不同地区的报道各不相同,在不同的研究中估计其患病率从 0.5%～5.5% 不等。

美国明尼苏达州的 Olmstead 地区 SS 患病率约为 3.9%。国内张乃峥教授曾对北京郊区 2 060 人的调查发现本病患病率为 0.77%(参照哥本哈根标准)或 0.33%(参照 FOX 标准)。除此之外,SS 患病率还与性别、年龄等因素有关。本病好发于中年女性,尤其是绝经后的女性,国外有研究表明本病患者男、女性比例约为 1∶9,但也有学者认为这一比例可达到 1∶11.2。关于本病的好发年龄,除大多学者认为多发于女性绝经后,还有的学者认为本病也好发于女性月经初潮期。一般来说发病年龄多在 40～50 岁,但也可见于老人和儿童。

二、发病机制与病理

(一)病因与发病机制

虽然世界各国学者对 SS 的病因及发病机制均提出了不少学说,但其本质仍未完全阐明,目前认为遗传、基因多态性、易感性与 SS 发病有关,即具有基因易感性个体体内的免疫系统在病毒感染或其他致病因素诱导下,引发自身免疫反应,导致外分泌腺体上皮细胞发生免疫活化或凋亡,使自身抗原暴露于外,导致细胞免疫被激活。

1.遗传因素

家族聚集倾向是 SS 发病的一大特征。研究发现 SS 患者其家族成员罹患 SS 的比例要远远高于正常对照组。已有研究证明 *HLA-DR* 基因位点与人类的免疫反应有关。不同种族、不同地区人群中与 SS 发病相关的 *HLA-DR* 位点也不尽相同。

2.感染因素

目前已有越来越多的证据证明病毒感染与自身免疫病的发病有关,epstein-barr 病毒(EB 病毒)、人类免疫缺陷病毒(human immunodeficiency virus,HIV)、巨细胞病毒、反转录病毒等与 SS 的发病有关已被证实。

3.细胞因子

SS 的发病与 Th1 和 Th2 均相关,即通过 CD4$^+$T 细胞、B 细胞及树突状细胞的上皮细胞增殖与凋亡,引起免疫介导的外分泌腺组织损伤。越来越多的研究表明,细胞因子是调节 SS 患者外分泌腺慢性自身免疫性炎症的关键分子。目前研究发现多种细胞因子均可参与 SS 发病,如 IFN-γ、TNF-α、IL-12、IL-18、IL-4、IL-6、IL-13、IL-1、IL-14、淋巴毒素、B 细胞激活因子(BAFF)等。

4.水通道蛋白 5(AQP-5)

AQP-5 属于细胞跨膜转运蛋白,具有高通透性的特点,人体内水分子可以通过其由质膜向高渗方向移动。目前研究证实 AQP5 与 SS 患者唾液分泌有关。有学者通过动物试验已经证实了 AQP5 在唾液分泌中起着重要的作用。

5.毒蕈碱型乙酰胆碱受体亚型 3(CHRM3)

CHRM3 为 M 型受体多种亚型之一,主要分布在外分泌腺上,具有促进唾液腺、泪腺以及消化道、气管和支气管腺体分泌的作用。已有国外学者等通过试验研究发现,CHRM3 数目在 pSS 患者唇腺组织石蜡切片标本中显著增加,从而推测这种抑制作用可能与 pSS 患者血清中存在的特殊抗体对 CHRM3 的拮抗有关。

6.性激素

近年来性激素在 SS 发病中的作用越来越受到各国学者们的重视,鉴于 SS 患者中女性占据绝大多数,尤其是绝经后女性多发,有学者提出雌激素不足可能是促使 SS 发病的高危因素。有国外学者发现切除小鼠卵巢后淋巴细胞浸润泪腺先于泪腺细胞的正常凋亡。

(二)病理

淋巴细胞和浆细胞浸润是 SS 所导致的系统性损伤的共同病理变化,以唾液腺和泪腺病变为代表,常见的病理改变为大量淋巴细胞、浆细胞以及单核细胞浸润在外分泌腺柱状上皮细胞之间,随着浸润程度的逐渐加重,可进一步形成淋巴滤泡样结构,同时浸润的范围也可扩展至腺体小叶,导致腺体增生,最终形成外肌上皮岛。

此外中小血管受损也是 SS 的一个基本病变,主要表现为血管炎。血管病变的病理主要表现为小血管壁或血管周炎症细胞浸润,可导致急性坏死性血管炎、闭塞性血管炎等。而微循环障碍也可在 SS 患者中表现出来,主要与 SS 患者血清内存在多种且大量的自身抗体、高丙种球蛋白等其他大分子物质有关。

三、临床表现与体征

(一)外分泌腺表现

1.口腔表现

口干常常是本病的首发症状,本病患者几乎均有不同程度的口干表现。患者常因唾液减少而诉口干,虽频繁饮水,但不解渴。口干严重时影响咀嚼,进干食时需用水送下。由于唾液分泌量减少,唾液抗菌的特性减弱,因此约一半的患者牙齿易损坏,表现为牙齿逐渐变黑,继而出现粉末状及小片状脱落,最终只留残根,被称为"猖獗齲",此为本病的特征性表现之一。

2.眼部表现

眼干也是本病的突出表现之一,多由于泪腺病变和泪液分泌过少所产生的干燥性角膜炎所致。患者常诉眼部有摩擦、砂粒等异物感,同时可伴有畏光、眼痛、视疲劳或视力下降、泪少等,严重者甚至在伤心时或眼部受到刺激时流不出眼泪。

(二)腺体外病变表现

1.关节肌肉病变

SS 患者的关节病变主要表现为单侧非对称性关节疼痛和一过性滑膜炎,肌肉疼痛、无力、僵硬等症状在 pSS 患者中较为常见,但极少见到肌酶持续或显著升高。

2.皮肤病变

pSS 的皮肤病变表现主要为血管炎,其中紫癜样皮疹好发于下肢皮肤,多为米粒样大小,周边界限较清楚,可散在,或为瘀斑,也可见片状,可自行消退而遗留有褐色色素沉着。

3.呼吸系统病变

鼻黏膜及咽部腺体受损可见鼻腔干燥、鼻痂、嗅觉异常、声音嘶哑等表现。另外,还可并发气管炎、纤维性肺泡炎、间质性肺炎、胸膜炎和胸腔积液等。原发性干燥综合征患者的肺部改变以间质性病变为主,为干燥综合征患者死亡的主要原因之一。

4.消化系统病变

本病患者消化系统病变以慢性萎缩性胃炎为常见,约占 SS 消化系统病变的 77.8%,其次为慢性浅表性胃炎。pSS 肝损害多表现为肝大、原发性胆汁性肝硬化。此外,SS 消化系统病变还可表现为慢性腹泻、假性肠麻痹等。

5.肾脏病变

原发性干燥综合征肾损害可引起Ⅰ型肾小管酸中毒,表现为周期性低钾麻痹、肾性软骨病、肾结石、肾性尿崩症等。

6.神经系统病变

SS神经系统病变多起病隐匿,少数患者呈急性或亚急性起病,部分患者为首发表现。本病10％患者可因不同部位的血管炎可致中枢神经系统和周围神经系统的病变,其中周围神经损害多见,中枢神经则较少受累。

7.血液系统病变

SS血液系统变化多影响血细胞3系中的1系,很少有2系或3系统均受侵犯。其中贫血最常见,多为正细胞、正色素性贫血,少数为缺铁性贫血,还可有白细胞减少,血小板减少,或贫血合并白细胞减少,血小板减少及全血细胞减少。

8.淋巴瘤

pSS可表现为T淋巴细胞和B淋巴细胞在多种组织中的浸润。这些浸润在组织中的淋巴细胞可伴有持续性的增殖失调,部分患者可从这种持续性的增殖失调状态发展为淋巴瘤。其中已有证据证明与pSS相关的恶性肿瘤为非霍奇金淋巴瘤。而与健康成人相比,pSS患者患有非霍奇金淋巴瘤的风险高出44倍,非霍奇金淋巴瘤也是导致SS患者死亡的原因之一。

四、辅助检查

(一)一般检查

1.血常规及红细胞沉降率

可有红细胞、白细胞或血小板计数减少,90％患者的ESR增快。

2.血清生化检查

血清电泳主要以γ球蛋白增高为主,也可有α₂和β球蛋白增高;伴胆汁性肝硬化者可出现血清胆红素、转氨酶、碱性磷酸酶及谷氨酰转肽酶增高;当存在远端肾小管酸中毒时可出现低钾血症。

(二)血流动力学检查

SS患者由于高球蛋白血症、血清免疫球蛋白升高及血液中抗原抗体复合物等大分子物质覆盖红细胞表面的原因,可出现红细胞聚集增加、血黏度升高、黏滞性增强等表现,而血细胞比容变化不明显。

(三)免疫检查

1.免疫球蛋白

高球蛋白血症是本病的特点之一。3种主要免疫球蛋白皆可增高,以IgG最明显,也可有IgA和IgM增高,但较少见,程度也较轻。

2.抗核抗体

本病患者可出现抗核抗体,以抗干燥综合征SSA(Ro)抗体和抗干燥综合征SSB(La)抗体的阳性率最高,分别为57％和38％,其中抗干燥综合征SSB(La)抗体的特异性最高,仅出现于干燥综合征和SLE患者中。

3.类风湿因子

0～90％类风湿因子阳性,阳性率仅次于类风湿关节炎。

(四)泪腺检查

1.泪液分泌试验(Schirmer 试验)

Schirmer 试验以 5 min 内泪液流量来评价泪液分泌情况,若试验结果显示＜5 mm/5 min,则提示泪液分泌不足。

2.角膜染色试验

角膜染色试验主要用于检查是否存在角膜上皮损害,有助于评价眼表面的暴露范围和种类。

3.泪膜破碎时间测定(BUT 试验)

采用荧光素钠试纸条为检测工具,以结膜囊为检测部位,通过裂隙灯记录末次瞬目后至第 1 个黑斑出现在角膜上的时间间隔,一般＜10 s 为异常。

4.虎红染色

将虎红试纸条轻放入下眼睑结膜囊,在裂隙灯下观察,是评估泪膜中黏蛋白较敏感的指标。

(五)唾液腺检查

1.唾液流量测定

受检者晨起后空腹,固定时间平静状态下给予清水漱口,吐净后使唾液在口底聚集,每隔 1 分钟受试者将唾液吐入试管内,持续 15 min,记录唾液总量。静态唾液流量≤1.5 mL/15 min 为唾液分泌不足。

2.腮腺造影

表现可分为点状像、空洞像、破坏像及球状像四型表现。

3.唇腺活检

下唇活检的组织中有≥1 个灶性淋巴细胞浸润为异常(≥50 个淋巴细胞/4 mm² 聚集为 1 个灶)。

4.超声检查

SS 的腮腺病变超声检查可表现为轻度不均匀、多发结节和纤维化萎缩三类,其中多发结节和纤维化萎缩多提示 SS 的诊断。

5.腮腺放射性核素检查

常用^{99m}Tc 作为放射性核素,通过其在腺体的显影程度,观察腺体的排泄或浓集功能。

6.MRI 检查

目前认为 MRI 在 SS 方面是一种有价值的、无创、无辐射的检查方法。通过 MRI 检查 SS 患者的腮腺病变可表现为显像信号不均匀,可点状、结节状,其中部分 SS 患者腮腺呈现除明显脂肪化病变。

五、诊断与鉴别诊断

(一)诊断标准

如何诊断 SS,世界各国先后制定了多个标准用于临床诊断,其中较为重要的有哥本哈根标准、圣地亚哥标准、Fox 标准以及欧洲标准等。欧洲标准因其敏感性较好而被广泛地引用,但由于特异性低于美国的 Fox 标准,故欧美国家风湿学者协助组总结原有标准中口眼干的定义不明确且缺乏无量化的不足,对原有诊断标准进行了修订,以较高的敏感度和特异度在世界范围内得到广泛的认可。

1.诊断标准

第八届干燥综合征国际专题会议推荐的干燥综合征诊断标准如下。

(1)口腔症状:3 项中有 1 项或 1 项以上:①每天感到口干持续 3 个月以上;②成人腮腺反复或持续肿大;③吞咽干性食物时需用水帮助。

(2)眼部症状:3 项中有 1 项或 1 项以上:①每天感到不能忍受的眼干持续 3 个月以上;②感到反复的沙子进眼或砂磨感;③每天需用人工泪液 3 次或 3 次以上。

(3)眼部体征:下述检查任何 1 项或 1 项以上阳性:①Schirmer I 试验(+)(≤5 mm/5 min);②角膜染色(+)(≥4 van Bijsterveld 计分法)。

(4)组织学检查:小唇腺淋巴细胞灶≥1。

(5)唾液腺受损:下述检查任何 1 项或 1 项以上阳性:①唾液流率(+)(≤1.5 mL/15 min);②腮腺造影(+);③唾液腺核素检查(+)。

(6)自身抗体:抗 SSA(Ro)抗体或抗 SSB(La)抗体(+)(双扩散法)。

2.诊断具体条例

(1)原发性干燥综合征:无任何潜在疾病情况下,按下述 2 条诊断。①符合上述标准中 4 条或 4 条以上,但条目 5(组织学检查)和条目 6(自身抗体)至少有 1 条阳性;②标准中第 3、4、5、6四条中任何 3 条阳性。

(2)继发性干燥综合征:患者有潜在的疾病(如任何一种结缔组织病),符合条目中任何 1 条,同时符合条目中第 3、4、5 条中任何 2 条。

(3)诊断 1 或 2 者必须除外颈头面部放疗史、丙型肝炎病毒感染、艾滋病、淋巴瘤、结节病、移植物抗宿主病、抗乙酰胆碱药的应用(如阿托品、莨菪碱、溴丙胺太林、颠茄等)。

(二)鉴别诊断

SS 的主要临床表现为口眼干燥,因此 SS 主要与能导致口干、眼干的疾病进行鉴别。临床上表现为口干眼干的疾病较多,如糖尿病、眼干燥症、淋巴瘤、HIV 及 HCV 感染、头面部肿瘤放疗后口干等,此外,还需与老年人口生理性腺体功能减退进行鉴别。其中鉴别要点为 SS 所表现出的口干眼干持续时间长,一般进展缓慢,且逐渐加重,同时还可伴有其他多系统损害表现,血清中除可见特异性抗体外,还可表现为高免疫球蛋白血症。而其余导致口干、眼干的疾病多有明确的原发性疾病,一般血清无特异性抗体。

六、治疗及调护

(一)治疗

1.眼部症状的治疗

目前,人工泪液点眼仍为缓解 SS 眼干的主要治疗方法,但由于这些药物添加有防腐剂,对眼睛刺激作用较大,且长期治疗效果不确定,因而在一定程度上限制了药物在临床上的应用。

2.口部症状的治疗

目前,已经研究出了较长期缓解和增加口腔表面湿润和润滑的唾液替代品,特别是羧乙基纤维素或黏液素在世界上已被广泛应用。鉴于胆碱能受体的激活作用可刺激腺体分泌,目前国外选用胆碱受体激动剂,如毛果芸香碱、西维美林等。

3.关节肌肉病变的治疗

多采用非甾体抗炎药缓解疼痛,一般不使用改善病情抗风湿药。糖皮质激素用在出现重度关节及肌肉疼痛时,但多为小剂量短时间使用。

4.皮肤干燥的治疗

针对 SS 导致的皮肤干燥症尚无特效治疗药物,多建议患者平素生活注意保持一定的皮肤湿度。

5.呼吸系统病变的治疗

SS 肺部病变主要表现为间质性肺病,糖皮质激素和免疫抑制剂在 pSS 合并间质性肺病的治疗中起到很重要的作用。早期肺纤维化对糖皮质激素和(或)免疫抑制剂治疗反应较好,能促使炎症吸收,延缓病情进展。

6.消化系统病变的治疗

目前,激素对 SS 并发的肝脏损伤治疗效果确切,对顽固性肝功异常,加用免疫抑制剂有一定的治疗意义。

7.泌尿系统病变的治疗

SS 合并肾小管酸中毒及骨骼损害时,除应用糖皮质激素和免疫抑制剂治疗 SS 外,同时还需积极纠正由干酸中毒所带来的生化异常,减少肾脏的损害。

8.神经系统并发症的治疗

对于 SS 神经系统并发症的治疗很大程度上还是经验性的,虽有一些研究结果表明,在应用激素的基础上加用免疫抑制剂,大部分患者的病情可以得到稳定和缓解,但仍缺乏大规模的临床试验加以证实。国外学者建议针对不同的临床特征使用不同的治疗方案。当病情活动和进展时,可以给予激素治疗,对于激素不敏感者,可加用免疫抑制剂。

9.血液系统并发症的治疗

目前,对 SS 合并血液学异常的临床治疗,主要采用肾上腺皮质激素治疗。对其中严重病例可采用血浆置换的治疗方法。

10.生物制剂疗法

目前,生物制剂疗法已用于治疗自身免疫性疾病的生物制剂主要包括针对促炎细胞因子生物制剂,如 TNF-α 抑制剂、IL-1 受体拮抗剂;针对抗 B 细胞的特异性抑制剂,如利妥昔单抗、抗 CD40 配体的单克隆抗体等。其中用于 SS 临床研究的生物制剂主要有 TNF-α 抑制剂、抗 CD20 和抗 CD22 抗体等。目前,获得美国食品药品监督管理局(FDA)批准的肿瘤坏死因子拮抗剂有三种:英利昔单抗、依那西普和阿达木单抗。它们特异地针对肿瘤坏死因子,降低肿瘤坏死因子的水平和(或)抑制肿瘤坏死因子与滑膜内的靶细胞结合。

11.性激素疗法

目前,雌激素和 SS 发病关联尚不清楚,但有研究表明雌激素对 SS 具有促进其发病和抑制其发病两种不同作用,考虑可能和雌激素促进 B 细胞高反应性、影响细胞凋亡、影响自身抗原的形成等因素有关。但雌激素对 SS 发病的双重作用受何因素的影响,仍有待进一步研究。

(二)调护

中医认为,季节温度变化、生活起居、饮食习惯等因素均可诱发或加重本病,因此,良好的生活习惯、规律的日常作息及健康规律的饮食对本病的防治非常重要。

1.一般护理

(1)心理调护:注意患者的思想动态,尽可能充分关心患者,给予患者心理安慰及生活照顾,帮助患者树立战胜疾病的信心。嘱患者一定保持良好的心理状态,保持精神愉快也是预防疾病复发的重要因素。

(2)生活调护:给予患者健康的生活方式,生活作息规律,戒烟戒酒,饮食以清淡为主,多使用蔬菜、水果等,减少肉类、海鲜类以及辛辣刺激性食物的摄入,同时嘱患者坚持功能锻炼,增强抵抗力。

2.特色护理

(1)眼干护理:避免长时间看书看报看电视等,每看 1 h 即休息 15 min,或眺望远方,或闭目休养。注意眼部卫生,避免用手等部位按揉眼睛,防治感染。可自行按摩眼周穴位,或进行热敷。

(2)口干护理:避免进食干性食物,多饮水,不吃辛辣刺激性食物,多吃新鲜蔬菜水果,戒烟酒。

3.饮食调护

饮食要清淡,平时多喝水,多吃水果,多吃蔬菜,保证大便通畅。吃补药时不宜吃鹿茸、肉桂等燥性食物,多吃滋阴清热生津的食物,如豆豉、丝瓜、芹菜、枸杞子等。水果如西瓜、甜橙、鲜梨等也可甘寒生津。口舌干燥者可以常口含话梅、藏青果等,或常饮酸梅汁、柠檬汁等生津解渴饮料。应避免进食辛辣、香燥、温热之品,如酒、茶、咖啡、各类油炸食物、羊肉、狗肉、鹿肉,以及姜、葱、蒜、辣椒、胡椒、花椒、茴香等,并严禁吸烟。

(郑春玲)

第四节　混合性结缔组织病

一、概述

Sharp 等人首次提出混合性结缔组织病(MCTD)的概念,描述了具有系统性红斑狼疮(SLE)、系统性硬化(SSc)、多发性肌炎和(或)皮肌炎(PM/DM)、类风湿关节炎(RA)等疾病的某些症状,血清中有高滴度的斑点型抗核抗体(ANA)和高滴度抗 U1-RNP(nRNP)抗体的一组患者的临床特征,其中包括雷诺现象、关节痛或关节炎、手肿胀、食管功能障碍、淋巴结病变、肌炎和血管炎,其肾损害较轻,预后相对良好。几十年来,此概念不断被更新,并发现该病器官受累广泛,有逐渐演化为某一特定结缔组织病(CTD),尤其是 SSc 的趋势,因此许多学者认为 MCTD 是CTD 的中间状态或亚型,识别该病将有助于患者的治疗和预后的评价。

MCTD 的提出是以抗 U1-RNP(nRNP)抗体为前提和核心。已知 U1-RNP 抗原是剪接体复合物的组成部分。剪接体是核小体复合物,参与处理的 Pre-mRNA 转化为成熟的剪接 RNA。剪接体的两种主要亚基,即小核糖核蛋白体(snRNPs)和不均一核糖核蛋白体(hnRNPs),他们是 CTD 中自身免疫的靶抗原。不同 CTD 的抗原靶位点不同,其中 SLE 的抗原最广泛,其次是MCTD,RA 的抗原相对局限于 hnRNP-A2,而 SSc 抗原相对局限于 hnRNP-1。

CTD 的患病率尚未明确,被认为处于 SSc 和 SLE 之间。MCTD 中女、男性比例为 16∶1。

我国未见 MCTD 患病率的报道。MCTD 在诸如印度等国家的人群中少见。MCTD 发病年龄和其他 CTD 大致相同,大多数患者在 20~30 岁起病。MCTD 多为个例出现,但有家族性发病的报道。

二、病因与发病机制

(一)MCTD 中的免疫功能异常

MCTD 患者的体液免疫和细胞免疫均出现异常。研究表明,MCTD 中 Th 接受 Ts 细胞的抑制信号减少,或抗 U1-RNP 抗体通过 Fc 受体穿透单核细胞,造成 Ts 细胞缺陷。MCTD 患者的循环 Ts 细胞数目减少和抑制功能降低,而 NK 细胞功能正常,IL-1、IL-2、B 细胞生长因子和分化因子升高或正常。与 SLE 相比,多数 MCTD 患者的单核-吞噬细胞系统的清除免疫复合物功能正常。滑膜、小肠、心脏、肝、肌肉、唾液腺、肺等组织均有淋巴细胞和浆细胞浸润。缺陷性细胞凋亡导致的自身反应性淋巴细胞的延期存活是免疫活化和产生抗体(包括 snRNP 抗体)的原因,但目前并无证据提示 MCTD 有缺陷性细胞凋亡。MCTD 患者存在高丙球蛋白血症,高滴度的抗 U1-RNP 抗体,可检测出循环及肾脏免疫复合物,有抗淋巴细胞毒抗体,组织沽检可发现血管壁、肌纤维内、肾小球基膜和表皮真皮交接处有 IgG 和补体沉积。

(二)环境因素和分子模拟

环境诱发因子是产生免疫反应的起始因子,这些环境诱发因子不一定持续存在,但是分子模拟使得免疫反应得以继续。感染是最常见的环境诱发因子。例如,如果一种病毒具有类似于自体蛋白的氨基酸序列,就可能诱发自身免疫反应。已有报道,许多感染相关的表位可以模拟不同剪接体颗粒的多肽域。小鼠的反转录 p30 gag 抗原、人类流感 B 病毒和 U1-snRNP 的 68 ku 多肽具有同源性;EB 病毒抗体(抗EBNA-1)、Ⅱ型腺病毒的 72 ku 表位抗体和 hn-RNP 有交叉反应;Ⅰ型人类免疫缺陷病毒(HIV-1)的 p35 gag、p24 gag 蛋白刺激产生的抗体和 U-RNP 有交叉反应;HIV 糖蛋白 p120/41 的 B3 环和 68 ku 的表位有 33% 的同源性。由于分子模拟的作用,一旦针对某种感染因子的免疫反应产生,蛋白上其他的表位即可以因为表位播散而产生抗原性,从而使诱发的免疫反应得以持续。

(三)遗传背景

遗传背景主要是和结缔组织病相关的 HLA 抗原存在于 6 号染色体上的部分基因。这些基因分别是 *HLA-DR4*、*HLA-DR3*、*HLA-DR5*、*HLA-DR2*,它们分别同 RA、PM/DM、SSc 和 SLE 相关。理论上,如果 MCTD 进展为某一特定的疾病,那么这种疾病相关的 *HLA* 表型就会占优势,而如果 MCTD 均等地演变为各种不同的 CTD,那么在 MCTD 患者的总体水平上就不会存在特定的 *HLA* 相关性。但是,当某些患者演变为某种 CTD 之后,与之相关的 *HLA* 等位基因相关性应在此类患者中愈加明显,然而 MCTD 患者的 *HLA* 基因型并非如此。多数研究提示 MCTD 中 *HLA-DR4* 占优势。据报道,*HLA-DR5* 的 MCTD 患者容易进展为 SSc,而 MCTD 患者的肺纤维化和 DR3 有关。十余年来,人们认为 *HLA-DR* 基因可能与自身抗体反应的特异性相关,而不是与疾病的分类相关。换言之,尽管目前还不清楚 MHC 以何种形式与疾病的进展相关,MHC 相关性似乎代表的是抗原的选择,而不是疾病的选择。

据推测,T 细胞受体和 HLA 分子同抗体的生成相关。有一种假说认为具有抗原性的多肽能呈递给同源 T 细胞受体,这体现了 *HLA* 亚型在发病机制中是一种特异性基因。许多研究指出 68 ku 的抗 U1-RNP 生成与 *HLA-DR4*、*HLA-DR2* 表型相关。MCTD 患者中 *HLA* 类型

为 *DRB1 * 0401*、*DRB4 * 0101*、*DQA1 * 0103*、*DQB1 * 0301* 而 SLE 患者为 *DRB1 * 1501*、*DRB5 * 0101*、*DQA1 * 0102*、*DRB1 * 0602*。基因的 DNA 序列提示 DR2 和 DR4 阳性的患者在氨基酸 β 链上 26、28、30、31、32、70、73 位点上有共同序列,因此可形成一个抗原结合位点的"口袋"。U1-RNA 本身也是一自身抗原,68 ku 的多肽有几个不同的表位,最常见的序列是 *KDK*、*DRD*、*RKR* 及 *RSSRSR*,这一区域优先针对 MCTD 而不是 SLE。另一个针对 MCTD 的自身抗原是剪接体颗粒 33 kD hnRNP-A2,针对这一蛋白的抗体是抗 RA_{33} 抗体。

三、临床表现与体征

(一)发热

MCTD 患者中,不明原因的发热可以很突出,且往往是 MCTD 的最初表现。发热常同时伴有肌炎、无菌性脑膜炎、浆膜炎等。

(二)关节病变

几乎每个患者早期都会出现关节痛和关节僵硬,且较 SLE 中更常见、更严重。60% 的患者最终发展为明显的关节炎,类似 RA 中常见的关节畸形:尺侧偏斜、天鹅颈、纽扣花改变等,影像学检查存在严重的特征性关节骨边缘性侵蚀,边界清楚。一些患者发生屈肌腱鞘炎,是手畸形的另一个原因。关节受累,还常表现为 Jaccoud 关节病变。脊椎受累可导致死亡。肋骨侵蚀少见。50%~70% 的 MCTD 患者类风湿因子(RF)阳性,实际上,许多 MCTD 患者符合美国风湿学会(ACR)的 RA 标准可能被诊断为 RA。关节的组织学检查可发现增生的滑膜表面有类纤维蛋白坏死组织,毛细血管数目增多,间质水肿,巨噬细胞和少量淋巴细胞、多核白细胞、多核巨细胞浸润,滑膜深处的小动脉堵塞或严重狭窄。

(三)皮肤黏膜

许多 MCTD 患者出现皮肤黏膜的损害。以雷诺现象最常见和最早出现,并常伴随指(趾)肿胀,严重者可以出现指端坏死。2/3 的患者有手肿胀及腊肠指。可见皮肤绷紧增厚,皮肤组织学检查可见胶原增生,真皮层水肿明显。此现象在儿童 MCTD 患者中并不突出。有些患者出现类 SLE 的皮损,尤其是颧部红斑和盘状红斑。有些患者表现为类似皮肌炎的指节处的红斑(Gottron丘疹)和眼睑处紫罗兰色的向阳疹,其他皮损包括颊部溃疡、口干燥症、口腔溃疡、鼻中隔穿孔等。44% 的 MCTD 患者前臂屈肌、手足伸肌和跟腱等处可见皮下结节。其组织学表现为非特异炎症反应,而与典型的类风湿结节不同。MCTD 患者很少有局限性硬皮病表现。据报道手纹可以发生有趣的改变,同 SSc、雷诺现象和指端硬化患者一样,96% 的 MCTD 患者的尖纹可以被半球形指纹所取代。

(四)肌肉

肌痛是最常见的表现之一。这往往与 PM 或纤维肌痛综合征难于鉴别。MCTD 炎性肌病的临床和组织学表现和特发性的 PM 类似。但多数 MCTD 患者无明显肌无力、肌电图和肌酶谱改变,且其肌炎常在慢性基础上呈急性发作,并对短程大剂量的激素治疗反应良好。另一种情况是在 MCTD 发病初期其隐匿的炎性肌病,对糖皮质激素反应差。

(五)心脏

心脏的三层结构均可受累。最常见的临床表现是心包炎,见于 10%~30% 的患者,但心脏压塞罕见。心肌受累的报道日渐增多,有的患者心肌受累继发于肺动脉高压,这往往在初期无表现。MCTD 患者的二尖瓣瓣膜前叶可呈疣状增厚,这类似于 SLE 患者的 Libman-Sacks 心内膜炎,可有包括束支传导阻滞的传导异常。20%的患者超声心电图异常,最常见的超声改变是右心室肥厚,右心房增大和心室间传导障碍,超声对右心室收缩压的评价有助于诊断亚临床型肺动脉高压。对 555 例日本 MCTD 患者的研究发现,其中 83 例确诊肺动脉高压。下列 6 条标准中符合 4 条以上:其诊断肺动脉高压的敏感性为 92%,特异性为 100%。6 条标准:①活动后憋气;②左侧胸骨边缘的收缩期搏动;③肺动脉瓣区第二心音亢进;④胸部 X 线片示肺动脉增宽;⑤超声提示右心室肥厚;⑥超声提示右心室增大。

(六)肺脏

一项前瞻性研究报道,85%的 MCTD 患者有肺脏受累,其中 73%的患者无症状。肺部受累的症状包括呼吸困难 16%、胸痛 7%、干咳 5%。胸部影像学提示间质改变 19%、胸腔积液 6%、肺浸润 4%、胸膜增厚 2%。间质性改变常常是进展性的,有时出现急性间质性肺炎,也有肺出血的报道。最明显的肺功能指标改变是单次一氧化碳呼吸弥散能力。一项为期 6 年的随访提示,35%的患者有潮气量受损,一氧化碳弥散能力(DLco)下降了 43%。肺动脉高压常常是 MCTD 死亡的主要原因之一。肺动脉高压和心磷脂抗体相关。SSc 的肺动脉高压常常继发肺间质纤维化,而 MCTD 与此不同,其肺动脉高压常起因于轻度的内皮增殖和中度的肺小动脉增生,并可有血管紧张素转化酶-Ⅰ的活性明显增高。有假设提出指纹与 SSc 类似者更容易导致肺动脉高压。比较 11 例不伴肺动脉高压和 6 例伴肺动脉高压的 MCTD 患者的活检结果:两组均有内皮增殖纤维化和血栓形成,然而,在伴肺动脉高压患者的活检标本中,直径大于 200 μm 的小血管广泛受累。

(七)肾脏

在早期有关 MCTD 的文献中,肾受累很少被提及,而 20 年后的随访研究发现,25%的 MCTD 患者肾脏明确受累。无论是在 SLE 还是 MCTD,高滴度的抗 U1-RNP 抗体对弥漫增殖性肾小球肾炎是保护性抗体。MCTD 患者出现肾损害常表现为膜性肾病,多无症状,有的表现为肾病综合征,而弥漫增殖性肾小球肾炎或实质间质性肾病者罕见。MCTD 患者可以出现和硬皮病肾危象类似的肾血管性高血压危象。病程较长的患者可出现淀粉样变和氮质血症。

(八)胃肠道

胃肠道受累是 SSc 和 MCTD 的重叠综合征的主要表现,发病率为 60%～80%,一项 MCTD 患者的综合性研究发现:66%有食管受累,71%有流体压力测量学改变,食管远端 2/3 的蠕动波振幅减低,有时上括约肌压力减低,通常无临床症状,但有些患者出现消化性食管炎导致的胃灼热和吞咽困难。SSc 的皮肤受累和食管受累的严重性相关,这点 MCTD 与之不同。有关于 MCTD 患者出现腹腔积血、胆管出血、十二指肠出血、巨结肠、腹水、蛋白松解性肠病、门静脉高压、肠道积气症和自身免疫性肝炎等并发症的报道。MCTD 患者出现腹痛的原因是肠道动力障碍、浆膜炎、肠系膜血管炎、结肠穿孔和胰腺炎。有些患者因肠系膜血管炎引起小肠、大肠出血而死亡。小肠细菌增生过度可导致小肠肠管扩张,并继发营养不良综合征。肝损害可以表现为慢性活动性肝炎和布加综合征。偶有报道分泌性腹泻和胰腺炎。在结肠肠系膜可以发现类似于 SSc 的假性憩室。

(九)神经系统

根据 Sharp 关于 MCTD 的定义,中枢神经系统的损害并不是 MCTD 的显著临床特征。最常见的受损是三叉神经病变。这同时也是 SSc 最常见中枢神经系统病变,而在典型的 SLE 中,三叉神经病变罕见。和 SLE 的中枢神经系统受累相比,MCTD 的精神病和惊厥少见。MCTD

中头痛常见,在多数患者中,多为血管源性,并有偏头痛因素。有些头痛伴有发热和肌痛,与病毒综合征的后遗症反应有些类似,其中有的可以出现脑膜刺激征,脑脊液检查提示无菌性脑膜炎。MCTD 患者的无菌性脑膜炎也被认为是对非甾体抗炎药(尤其是舒林酸和布洛芬)的变态反应。和抗 U1-RNP 抗体有关的少见表现是脑出血,这在抗 U1-RNP 抗体相关性 SSc 和两例幼年型 MCTD 患者中曾有报道。另外,也有可逆性脊髓炎、舌萎缩、视网膜血管炎、进展性多灶性脑白质病、重症肌无力、脱髓鞘病变和周围神经病变的报道。

(十)血管

中小血管的轻度内膜、中膜增生是 MCTD 特征性血管损害,这与 SSc 的血管损害相似,而与 SLE 不同。SLE 常见的特征性改变是血管周围炎性细胞浸润和类纤维蛋白坏死。据报道 45% 的 MCTD 患者抗内皮细胞抗体阳性,抗内皮细胞抗体被认为和自发性流产及肺受累有关。

(十一)血液

75% 的 MCTD 患者有贫血,多为慢性感染性贫血。60% 的患者 Coomb's 试验阳性,但明确的溶血性贫血少见。与 SLE 相似,75% 的 MCTD 患者有白细胞减少,主要影响淋巴细胞系,与疾病的活动度有关。而血小板减少,血栓性血小板减少性紫癜、红细胞发育不良和疾病活动度的关系不明显。100% 的 MCTD 患者 ANA 和抗 U1-RNP 抗体均阳性,多数患者有高丙种球蛋白血症。MCTD 的抗 U1-RNP 抗体主要为 IgG 型,而 SLE 主要为 IgM。MCTD 患者存在低补体血症,但并不普遍,且和临床关系不大。

四、辅助检查

大多数患者的抗 U1-RNP 抗体在早期出现,并贯穿病程始终。有时抗体出现较晚,其抗体滴度可以波动,但和病情活动无关。另外还可有抗单链 DNA 抗体、抗组蛋白抗体、抗心磷脂抗体、抗内皮细胞抗体等,大约 30% 的患者 RF 和抗 RA_{33} 抗体阳性。15% MCTD 患者的抗心磷脂抗体和狼疮抗凝物阳性,但与 SLE 不同,其抗心磷脂抗体是非 $\beta_2 GP1$ 依赖性的,这或许可解释为何 MCTD 患者很少有高凝现象。

五、诊断与鉴别诊断

在早期,难以将 MCTD 患者和其他 CTD 的患者区分,多数患者的主诉是容易疲劳,难以言述的肌痛、关节痛、雷诺现象及红斑等。此时诊断未分化结缔组织病是最恰当的。高滴度的抗 U1-RNP 抗体高度提示有可能演变为 MCTD。抗 U1-RNP 抗体甚至可被看作 MCTD 的血清学标志物。手指肿胀、前臂和手的肌腱周围的多发皮下结节、关节旁的钙化和肺动脉高压,常提示 MCTD。少数 MCTD 可以急性起病,无任何线索。但多数常表现为多肌炎、急性关节炎、无菌性脑膜炎、指(趾)坏疽、高热、急性腹痛和三叉神经病变等。至今 MCTD 无统一诊断标准,下列三种标准较常用,其诊断的敏感性和特异性大致相同。

(一)Sharp 诊断标准

1.主要指标

(1)严重肌炎。

(2)肺受累,CO 弥散能力低于正常的 70%,肺动脉高压,肺活检提示血管增殖性损害。

(3)雷诺现象或食管功能障碍。

(4)手肿胀或指端硬化。

(5)高滴度的抗 ENA 抗体滴度大于 1：10 000 和抗 U1-RNP 抗体阳性,而抗 Sm 抗体阴性。

2.次要指标

指标:①脱发;②白细胞减少;③贫血;④胸膜炎;⑤心包炎;⑥关节炎;⑦三叉神经病变;⑧颊部红斑;⑨血小板减少;⑩轻度肌炎;⑪手肿胀。

明确诊断:符合 4 条主要指标,同时抗 U1-RNP 抗体滴度大于 1：4 000,而抗 Sm 抗体阴性。

可能的诊断指标:符合三条主要指标;或 1、2、3 主要指标中的任何两条,或具有两条次要指标,并伴有抗 U1-RNP 抗体滴度大于 1：1 000。

可疑的诊断指标:符合三条主要指标,但抗 U1-RNP 抗体阴性;或两条主要指标,或一条主要指标和三条次要指标,伴有抗 U1-RNP 抗体滴度大于 1：100。

(二)Alarcon-Segovia 诊断标准

1.血清学检查

阳性抗 U1-RNP 抗体滴度大于 1：1 600。

2.临床表现

手肿胀、雷诺现象、肌炎、滑膜炎、肢端硬化病。

明确诊断:血清学阳性并至少有 3 条临床表现,如手肿胀、雷诺现象和肢端硬化病存在,至少还有另一条症状(肌炎或滑膜炎)。

(三)Kasukawa 诊断标准

1.一般症状

雷诺现象、手指和手肿胀。

2.抗体

抗 U1-RNP 抗体阳性。

3.混合表现

(1)类 SLE 表现:多关节炎、淋巴结病、面部红斑、心包炎或胸膜炎、白细胞减少或淋巴细胞减少。

(2)类 SSc 表现:指端硬化、肺纤维化、限制性改变或弥散功能受限、食管运动功能减低或食管扩张。

(3)类 PM 样表现:肌无力、肌酶升高、肌电图提示肌源性损害。

明确诊断:一般症状中 1~2 条阳性;抗 nRNP 抗体阳性;3 条混合表现中,任何 2 种内各具有 1 条以上的症状。

(四)鉴别诊断

MCTD 诊断的关键线索是雷诺现象、手肿胀、多关节炎、炎性肌病、斑点型 ANA 和高滴度的抗U1-RNP抗体。在诊断 MCTD 之前,尚应与其他风湿病鉴别。与 SSc 相比,MCTD 的多发性关节炎、肌炎、淋巴结病、白细胞减少和高球蛋白血症发生率高;与 SLE 相比,MCTD 的双手肿胀、肌炎、食管运动障碍和肺受累更多见,而严重的肾脏和中枢神经系统受累较 SLE 少见,抗dsDNA抗体、抗 Sm 抗体和 LE 细胞通常阴性,血清补体水平不低。MCTD 与 PM/DM 相比,雷诺现象、关节炎、双手指肿胀、食管运动障碍、肺受累明显增高,且有高滴度的抗 U1-RNP 抗体,而缺乏在 PM 中特有的抗 Jo-1 抗体和抗 PM-1 抗体。

六、治疗与预后

(一)治疗

本病的治疗以 SLE、PM/DM、RA 和 SSc 的治疗原则为基础。有雷诺现象首先应注意保暖，避免手指外伤，避免使用振动性工具工作，戒烟等。应用抗血小板聚集药物如阿司匹林，扩血管药物如钙通道阻滞剂硝苯地平，每天 30 mg，血管紧张素转化酶抑制药如卡托普利每天 6.25～25 mg。局部可试用前列环素软膏。如出现指端溃疡或坏死，可使用静脉扩血管药物（如前列环素）。以关节炎为主要表现者，轻者可应用非甾体抗炎药，重者加用甲氨蝶呤或抗疟药。以肌炎为主要表现者，选用糖皮质激素和免疫抑制药治疗。轻症和慢性病程应用小至中等量激素如泼尼松每天 10～30 mg，急性起病和重症患者应用泼尼松每天 60～100 mg，同时加用甲氨蝶呤。必要时静脉用免疫球蛋白。肺动脉高压是 MCTD 患者致死的主要原因，所以应该早期、积极治疗。除了阿司匹林、钙通道阻滞剂如硝苯地平 10 mg，每天 3～4 次，以及血管紧张素转化酶抑制药如卡托普利 12.5～25 mg，每天 2～3 次外，还可应用中至大量糖皮质激素和免疫抑制药（首选环磷酰胺和甲氨蝶呤）。肾脏病变：膜性肾小球肾炎可选用糖皮质激素如泼尼松每天 15～60 mg。肾病综合征对激素反应差，可加用环磷酰胺或苯丁酸氮芥等免疫抑制药。有肾衰竭患者应进行透析治疗。食管功能障碍：轻度吞咽困难应用泼尼松每天 15～30 mg。

在治疗过程中，无菌性脑膜炎、肌炎、浆膜炎、心包炎和心肌炎对糖皮质激素反应好，而肾病综合征、雷诺现象、毁损型关节病变、指端硬化和外周神经病变对激素反应差。胃、食管病变治疗方案参考 SSc。为减少激素的不良反应，应加用免疫抑制药如抗疟药、甲氨蝶呤和环磷酰胺等。在使用上述药物时应定期查血、尿常规，以及肝、肾功能，避免不良反应。

(二)预后和转归

MCTD 预后相对良好，但并非所有的患者都如此，如肺动脉高压有时进展迅速，患者可在几周内死亡。进展性肺动脉高压和心脏并发症是 MCTD 患者死亡的主要原因。此外，心肌炎是少见的致死原因。与 SLE 相比，继发感染和院内感染在 MCTD 患者中相对少见。日本报道表明，MCTD 患者 5 年生存率为 90.5%，10 年生存率为 82.1%，以 SSc-PM 重叠的患者预后差，10 年生存率为 33%。总之，MCTD 的病程难以预测，大多数患者预后相对良好，但主要与早期诊断、早期治疗有关。如果已有主要脏器受累，则预后差。

国内随诊 50 例 MCTD 患者，5 年生存率为 80%。其中 13 例（26%）发展为其他结缔组织病，包括 7 例 SLE，6 例 SSc。23 例符合 Sharp 标准的 MCTD 患者中 1 例（4%）发展为 SSc。23 例符合 Kasukawa 标准的患者中 7 例（30%）发展为其他结缔组织病。27 例符合 Alarcon-Segovia 标准的患者中 12 例（44%）发展为其他结缔组织病。

（郑春玲）

第十一章

传染性疾病

第一节 百 日 咳

一、概述

百日咳是由百日咳鲍德特菌感染引起的急性呼吸道传染病。临床表现以阵发性痉挛性咳嗽为特征,咳嗽末伴有特殊的深长的"鸡鸣"样吸气吼声,病程较长,可达数周甚至 3 个月左右。

二、病因及流行病学特征

百日咳鲍德特菌,又称百日咳杆菌,为革兰氏阴性杆菌,百日咳的生物活性分子包括百日咳毒素(PT)、腺苷环化酶毒素(ACT)、气管细胞毒素(TCT)、凝集原(AGG)、丝状血凝素(FHA)及 69kD 蛋白(PRN)等主要的致病因子。年长儿童和成年患者是主要传染源,尤其是轻型患者,通过飞沫传播。潜伏期末 1~2 d 至发病后 6 周内都有传染性,以病初 1~3 周最强。人群对百日咳普遍易感。新生儿自母体获得的抗百日咳抗体为非保护性抗体,因而不受保护。无论菌苗全程免疫者或自然感染者,均不能获得终生免疫,可再次感染。本病多见于寒带及温带,全年均可发病,以冬、春季高发。我国实施计划免疫后,其发病率和病死率已大幅下降。但近十几年来,全球发病率呈明显上升趋势,局部地区还有暴发流行,称之为"百日咳再现",且发病高峰年龄从婴幼儿转移至青少年及成年人。

三、诊断

(一)流行病学史
小于 3 个月婴儿或未接种疫苗者;有百日咳患者接触史。

(二)临床表现
潜伏期 5~21 d,通常为 7~14 d。前驱期表现有阵发性咳嗽,日渐加重,一般为 7~10 d。痉咳期出现明显阵发性痉挛性咳嗽,一般持续 2~6 周,也可长达 2 个月以上,若无并发症,体温多正常。痉咳特点为成串的、接连不断的痉挛性咳嗽后,有一次深长吸气,因较大量空气急促通过痉挛的声门发出一种特殊的高调鸡鸣样吸气性吼声。痉咳次数随病情发展而增多。痉咳严重时可导致舌系带溃疡,面部、眼睑水肿,眼结膜出血、鼻出血,重者颅内出血。新生儿和 3 个月以下婴儿常不出现典型痉咳,多见咳嗽数声后即发生屏气、发绀,以至窒息、惊厥或心脏停搏。婴幼儿可并发细菌性肺炎及百日咳脑病。恢复期痉咳逐渐缓解,持续 2～3 周。

(三)实验室检查

外周血白细胞计数升高,可高达$(20～50)×10^9/L$,以淋巴细胞为主,一般>60%,也有高达90% 以上。该特征常见于婴幼儿而非青少年。

(四)病原学检查

1.细菌学检查

(1)细菌培养:采集鼻咽部分泌物或用咳碟法取样培养,在发病第 1 周阳性率可达 90%。抗菌治疗、疾病后期和接种过疫苗者阳性率降低。

(2)特异性基因检测:PCR 法检测鼻咽分泌物中细菌特异性基因片段。轻症或接受抗菌治疗者 PCR 阳性率高于细菌培养,具有快速、敏感、特异的诊断价值。

2.血清抗体检测

主要检测百日咳杆菌 PT、FHA、PRN 和菌毛蛋白(FIM)的 IgG、IgM 和 IgA 抗体,多采用ELISA 法。急性期血清特异性 IgM 阳性或者急性期和恢复期双份血清特异性 IgG 抗体滴度≥4 倍升高表明近期感染。有报道,2 年内未接种疫苗者,抗 PT 特异性 IgG 抗体升高提示近期感染。但近期接种过百日咳疫苗的疑似病例应比较双份血清特异性 IgG 滴度变化。12 岁以下儿童 IgA 反应较差,诊断价值有限。

四、鉴别诊断

(一)百日咳样综合征

腺病毒、呼吸道合胞病毒、其他呼吸道病毒、肺炎支原体、衣原体和副百日咳杆菌等引起的呼吸道感染,部分患者临床表现、肺部 X 线表现和外周血常规与典型百日咳有相似之处,需依靠病原学检查鉴别。

(二)支气管淋巴结结核

肿大的肺门淋巴结压迫气管、支气管,或侵蚀支气管壁,可引起痉挛性咳嗽,但无鸡鸣样回声。可根据结核病接触史、结核中毒症状、结核菌素试验,以及肺部 X 线改变等进行鉴别。

(三)气管支气管异物

可突然发生阵发性痉咳,但有异物吸入史,白细胞数不增高,X 线可见节段性肺不张,做支气管镜检查可发现异物。

(四)其他

年长儿持续咳嗽不愈,需注意与其他病因所致的慢性咳嗽鉴别;新生儿及小婴儿以惊厥及反复抽搐发作为主要表现者,需与中枢神经系统感染、其他原因所致的颅内出血等进行鉴别。

五、治疗

(一)治疗目标

减少痉咳次数、观察严重程度、支持治疗、合理喂养、预防和治疗并发症。临床高度疑似百日咳患者(婴儿咳嗽超过 6 周,>1 岁儿童咳嗽超过 3 周)可以行经验性抗菌治疗。

（二）抗菌药物治疗

首选大环内酯类抗菌药物。

（1）阿奇霉素：≤5 个月婴儿：10 mg/（kg·d），顿服，疗程 5 d，新生儿优先推荐；≥6 个月儿童：第 1 天 10 mg/（kg·d），最大剂量 500 mg，第 2~5 天 5 mg/（kg·d），最大剂量 250 mg，顿服，疗程 5 d。

（2）红霉素：40~50 mg/（kg·d），最大剂量 2 g/d，分 4 次口服，疗程 14 d。有报道新生儿口服红霉素可引起肥厚性幽门狭窄，不推荐首选。

（3）克拉霉素：15 mg/（kg·d），最大剂量 1 g/d，分 2 次口服，疗程 7 d。新生儿不推荐使用。

（4）罗红霉素：5~10 mg/（kg·d），分 2 次口服，疗程 14 d。

（5）复方磺胺甲噁唑（磺胺甲噁唑-甲氧苄啶）：甲氧苄啶 8 mg/（kg·d），磺胺甲噁唑 40 mg/（kg·d），分 2 次口服，疗程 14 d，2 个月以下婴儿禁用。

（三）对症治疗

（1）吸氧。

（2）气道护理：吸痰清除气道分泌物，酌情超声雾化吸入，湿化气道，防止窒息。

（3）百日咳脑病者，酌情应用止痉剂和脱水剂，治疗同脑炎。

（4）婴幼儿需监测心电、呼吸和氧饱和度，记录痉咳情况。

六、预防

（一）隔离患者

呼吸道隔离至少到有效抗生素治疗后 5 d，对于未给予及时有效抗生素治疗的患者，隔离期为痉咳后 3 周。

（二）保护易感人群

目前我国使用的疫苗是白喉类毒素、百日咳菌苗、破伤风类毒素（DPT）三联疫苗，百日咳菌苗有全细胞菌苗和无细胞菌苗，后者局部及全身反应均轻，而抗体产生较高。基础接种程序为 3 剂，接种时间为 3 月龄、4 月龄、5 月龄，18~24 月龄时加强 1 剂。一般疫苗接种经 3~5 年保护性抗体水平下降，12 年后抗体水平不能检测到。若有流行时易感人群仍需加强接种。

（杨圣达）

第二节 猩 红 热

猩红热是由 A 组 β 型溶血性链球菌引起的急性呼吸道传染病。临床主要特征为发热、咽部红肿、疼痛、皮肤出现弥漫性红色皮疹和疹退后脱屑等。少数患者恢复期可出现变态反应引起的肾炎、风湿热等非化脓性并发症。

一、病原学

A 组链球菌呈 β 型溶血反应，有 70 多个血清型，β 型溶血性链球菌致病力强。A 组溶血性链球菌占人类链球菌感染的 90%。该组菌的抗原分为 3 种：①核蛋白（P 抗原），各型都有，无特异性;②多糖抗原(C 抗原),是细胞壁成分,有"组"特异性;③表面蛋白质抗原,位于细胞壁外层,具有型特异性。其中又分为耐热的 M 抗原(毒力抗原)和不耐热的 T 抗原。M 抗原有抵抗机体白细胞吞噬的作用,与细菌的致病性密切相关。T 蛋白抗原的分布与 M 蛋白的分布没有直接联系,某一 M 型的不同菌株可以有相同或者不同的 T 抗原。近 30 年来全世界较为流行的是 M1T1 血清型的菌株,该类菌株的基因组上整合了能编码链道酶(Sdal)和外毒素(SpeA)等毒力因子的噬菌体基因。

A 组链球菌生长繁殖中,可产生多种毒素和酶类,都与致病力有关。红疹毒素能致发热和猩红热皮疹,可抑制粒细胞吞噬功能,影响 T 细胞功能及触发内毒素引起出血性坏死;链激酶(溶纤维蛋白酶),可溶解血块或阻止血浆凝固;透明质酸酶扩散因子,能溶解组织中的透明质酸,对细菌在组织中的扩散具有一定的意义;溶血素分 O 和 S 两种,可溶解红细胞,杀伤白细胞和血小板,溶血素有抗原性,感染后可产生抗体。

链球菌为球形或卵圆形,直径为 0.5～1.0 μm,革兰氏染色阳性,常成对或成链排列。该菌对热及干燥的抵抗力较弱,加热至 56 ℃ 30 min 及一般消毒剂均可将其杀死。但在痰及脓液中可生存数周。若冷冻干燥保存,致病力可保存数月,数年之久。

二、流行病学

(一)传染源

本病的传染源为患者和带菌者。人群的带菌率与季节、流行强度及与患者接触的程度等有关。A 组 β 型溶血性链球菌引起咽峡炎,因排菌量大且不被隔离,是重要的传染源。咽炎的潜伏期为 2～5 d。一般在使用适当的抗生素治疗后的 24 h 内,儿童患者已经没有传染性。这个临床观察结果对儿童返回到幼儿园或学校环境具有重要的指导意义。链球菌携带者(如慢性无症状的咽部或者鼻咽部带菌者)通常没有传染的风险,因为这种情况下,他们一般携带少量的低毒力菌株。

(二)传播途径

主要经空气飞沫传播,偶尔可经被污染的玩具,生活用具,饮料及食物而传播,也可经破损皮肤或产道而传播,被称为"外科型猩红热"或"产科型猩红热"。也有因肛门、阴道等途径带菌而引起暴发流行的相关报道。

(三)人群易感性

人群普遍易感。儿童为主要易感人群。感染后可获得较持久的抗菌和抗红疹毒素免疫力。抗菌免疫力主要为抗 M 蛋白抗体,故具有型特异性,型间多无交叉免疫,再感染 A 组链球菌可不发疹,但仍可引起咽峡炎。抗红疹毒素抗体可抵抗同种红疹毒素的侵袭,目前已知有 A、B、C 3 种不同的红疹毒素,故可见到 2 次或 3 次患猩红热者。

(四)流行特点

本病全年可发病,但冬春季较多,5～15 岁为好发年龄。事实上,猩红热已被认为是威胁学龄儿童健康的一个危害,该病也有可能在托儿所的年幼孩子中引起暴发流行。但其导致的新生儿疾病是比较罕见的,部分原因可能是由于从胎盘获得的抗体起到的保护效果。轻型化的原因可能与以下因素有关:①敏感抗生素的广泛应用,引起链球菌的变异;②病程早期应用抗生素致使链球菌很快被抑制或杀灭,病原得到早期控制;③机体抵抗力增强。

三、发病机制与病理

(一)发病机制

在感染过程中,A 群链球菌首先通过磷壁酸和菌毛黏附定植在皮肤或者咽喉的鳞状上皮细胞上,再通过凝集素-碳水化合物/蛋白质-蛋白质等亲和力较强的相互作用决定组织特异性,目前多个毒力相关因子已被证实参与该过程,如菌毛、M 蛋白、透明质酸和多种细胞外基质(ECM)黏附蛋白。在突破皮肤或者黏膜等第一道屏障后,往深层次组织和全身性扩散的过程中,A 群链球菌利用已有的因子抵抗并逃避固有免疫系统的攻击:包括借助位于细胞壁上的白细胞介素-8 蛋白酶(SpyCEP)降解 IL-8 或者其他 CXC 趋化因子;利用菌体表面的 C_{5a} 肽酶(ScpA)特异水解趋化因子 C_{5a};分泌链球菌分泌性酯酶(SsE)水解血小板活化因子(PAF),PAF 受体被认为在 A 群链球菌的感染过程中对中性粒细胞募集起重要作用。通过这些从而抑制中性粒细胞向感染部位募集并逃避中性粒细胞对 A 群链球菌的杀伤作用,这是 A 群链球菌在体内建立感染并减少其被宿主清除所必须具有的特性。此外,链球菌溶血素 S、链球菌溶血素 O 可直接损伤宿主上皮细胞、中性粒细胞和巨噬细胞。荚膜多糖透明质酸、M 蛋白、细胞外链球道 D、链球菌补体抑制因子、免疫球蛋白 G 内肽酶则有助于抵抗中性粒细胞的吞噬和杀伤。

(二)病理

主要病理变化为皮肤真皮层毛细血管充血、水肿,表皮有炎性渗出,毛囊周围皮肤水肿、上皮细胞增生及炎性细胞浸润,表现为丘疹样皮疹,恢复期表皮角化、坏死、大片脱落。少数可见中毒性心肌炎,肝、脾、淋巴结有充血等变化。主要产生 3 种病变。

1.感染化脓性病变

A 组 β 型链球菌侵入咽峡部或其他部位,M 蛋白抗原抵抗机体白细胞的吞噬,黏附于黏膜上皮细胞,侵入组织,致局部化脓性炎症反应,出现咽部及扁桃体充血,水肿,炎症细胞浸润及纤维蛋白渗出形成脓性分泌物。细菌也可经淋巴直接侵犯附近组织而引起炎症或脓肿,如扁桃体周围脓肿、中耳炎、乳头炎、颈淋巴结炎、蜂窝织炎等。细菌如进入血流可引起败血症。

2.中毒性病变

病原菌所产生的红疹毒素及其他产物经咽部丰富的血管进入血流,引起发热、头痛、食欲缺乏、呕吐、中毒性休克等症状。可使皮肤充血、水肿,上皮细胞增生,白细胞浸润,以毛囊周围最为明显,形成典型的猩红热皮疹,黏膜也可出现充血及出血点,称为"内疹"。肝、脾、淋巴结等间质血管周围单核细胞浸润,肝大、脾大,心肌可出现肿胀,变性甚至坏死,肾脏也可出现间质炎症。

3.变态反应病变

仅发生于个别病例。少数患者在病程的 2~3 周可出现急性肾小球肾炎或风湿性全心炎,风湿性关节炎等表现。其发生可能与免疫复合物在组织间隙沉积有关。

四、临床表现

猩红热患者病情的轻重可因机体反应性的差异而有所不同,但大部分表现为轻症患者。典型患者起病急骤,主要有发热、咽痛和全身弥漫性红疹三大临床特征性表现。主要分为以下四期。

(一)普通型猩红热

1.潜伏期

最短 1 d,最长 12 d,一般为 2~5 d,此期细菌在鼻咽部繁殖。

2.前驱期

发热多为持续性,体温可达 39 ℃左右,伴寒战,头痛,全身不适,食欲缺乏等中毒症状,发热的高低,热程长短与皮疹的多少密切相关,自然病程约 1 周。咽喉炎可与发热同时,表现有咽痛,吞咽时咽部疼痛加重,检查时可见咽部及扁桃体明显充血、水肿,扁桃体隐窝处可见点片状脓性分泌物,重者可形成大片状假膜,俗称"火焰咽"。软腭黏膜也可见充血和出血性黏膜疹(内疹)。

3.出疹期

发热的第二天开始出疹,最先见于耳后,颈及上胸部,24 h 内迅速蔓延至全身。典型皮疹是在弥漫性充血的皮肤上出现均匀的针尖大小的丘疹,压之褪色,伴有痒感。少数呈黄白色脓头不易破溃的皮疹,这称为"粟粒疹",严重者呈出血性皮疹。在皮肤皱褶处,皮疹密集或因摩擦出血而呈紫红色线状,称为"线状疹"(pastia 线)。颜面部仅有充血而无皮疹。口鼻周围充血不明显,与面部充血相比而发白,称为"口周苍白圈"。皮疹多与毛囊一致,且碍手感,又称"鸡皮疹"。皮疹多于 48 h 达高峰。

病程早期与发疹的同时即出现舌乳头肿胀,初期舌覆以白苔,肿胀的舌乳头凸出于白苔之外,此称为草莓舌,经 2～3 d 白苔开始脱落,舌面光滑呈肉红色,舌乳头凸起,此称为杨梅舌,该表现可作为猩红热的辅助诊断。

4.恢复期

皮疹依出疹顺序于 3～4 d 消退。消退 1 周后开始脱皮,脱皮程度与皮疹轻重一致,皮疹越多越密屑越明显。颜面及躯干常为糠屑状,手、足掌、指(趾)处由于角化层厚,片状脱屑常完整,呈手足套状。

(二)脓毒型猩红热

较罕见,一般见于营养不良,免疫功能低下及卫生习惯较差的儿童。发热达 40 ℃以上,有头痛、咽痛、腹痛、呕吐等症状,咽部及扁桃体可有明显充血水肿,溃疡形成及大量脓性分泌物而形成大片假膜,引起邻近组织炎症反应,出现化脓性中耳炎、乳突炎、鼻窦炎、颈淋巴结炎等。如果治疗不及时可发展为败血症,出现弛张热,皮疹增多,出血,可出现带脓头的粟粒疹,引起败血症性休克。

(三)中毒型猩红热

本型患者毒血症状明显,体温达 40 ℃以上,头痛、恶心严重,可出现不同程度的意识障碍,病情进展迅速,可出现低血压、休克及中毒性心肌炎、中毒性肝炎等。该型近年少见。

(四)外科型或产科型猩红热

病原经伤口或产道侵入人体而致病。咽部常无炎症表现,皮疹首先出现在伤口或产道周围,然后蔓及全身,中毒症状大多较轻。

五、实验室及辅助检查

(一)血常规

白细胞总数升高,多为$(10～20)\times10^9/L$,中性粒细胞常在 80% 以上,严重者白细胞中可出现中毒颗粒。

(二)尿常规

通常无明显异常。若发生肾脏变态反应并发症时,可出现尿蛋白,红、白细胞及管型。

（三）细菌学检查

咽拭子或其他病灶分泌物培养可有 β 型溶血性链球菌生长。也可用免疫荧光作咽拭子病原菌的快速诊断。

六、并发症

病后可发生化脓或中毒性并发症,如化脓性中耳炎、乳突炎、鼻窦炎、淋巴结炎及非化脓性的关节炎、中毒性心肌炎、中毒性肝炎等,一般持续时间较短。病程为 2～3 周,部分患者可出现风湿性关节炎、风湿性全心炎及肾小球肾炎等,但由于近年来早期应用抗生素病情得以及时控制,故并发症少见。

七、诊断与鉴别诊断

（一）诊断依据

流行病学资料,当地是否有本病流行及有无接触史。临床表现骤起发热,咽峡炎,病程 2 d 内出现典型的猩红热样皮疹,口周苍白圈,帕氏线,疹退后可见皮肤脱屑。实验室资料咽拭子或其他病灶分泌物,培养分离出 A 组溶血型链球菌,急性期白细胞总数多在 $(10～20)×10^9/L$,中性粒细胞增多 80% 以上,均有助于诊断。

（二）鉴别诊断

猩红热患者咽峡部脓性分泌物成片时,应与白喉形成的假膜相鉴别。出疹后应与金黄色葡萄球菌感染,药疹及其他出疹性疾病如麻疹、风疹等相鉴别。

八、治疗

（一）一般治疗

急性期应卧床休息,呼吸道隔离。中毒症状严重者,可补液对症治疗。加强护理,保持皮肤与口腔卫生。

（二）病原治疗早期病原治疗

可缩短病程,减少并发症。药物首选青霉素,成人患者每次 80 万单位,每次 6～8 h,儿童每天 2 万～4 万 U/kg,分 2～4 次肌内或静脉注射,疗程为 7～10 d。中毒型或脓毒型患者剂量要加大。通常用药后 80% 患者于 24 h 左右退热。对青霉素过敏者可选用红霉素、螺旋霉素或头孢类抗生素,疗程同青霉素。

（三）并发症的治疗

除加强抗生素治疗外,对风湿病、关节炎、肾小球肾炎等应给予相应治疗。

九、预防

应对患者隔离治疗 6 d,有化脓性并发症隔离至痊愈为止。对接触者医学观察 7 d。儿童机构内有本病流行时,对有咽峡炎或扁桃体炎者,应按猩红热治疗,对其工作人员,应暂时调离工作。该病流行期间应避免到人群密集的公共场所,接触患者应戴口罩。

（杨圣达）

第三节 水　痘

水痘是常见的急性传染病,多见于冬末和春季。本病具有高度传染性,几乎所有青春期前未免疫的儿童均易感。水痘通常呈自限性,恢复良好,但也有相当部分出现并发症,最常见的是合并肺炎、脑炎。水痘感染后可获终生免疫力。

一、流行病学

(一)病原体与传播途径

水痘由水痘-带状疱疹病毒引起,主要通过呼吸道飞沫和直接接触传播。此外,孕妇罹患水痘时,可将病毒经胎盘传给胎儿。

(二)流行情况

全世界每年 8 000 万～9 000 万例;1～6 岁是高发人群,14 岁以上病例占 10%。

(三)传染源

水痘和带状疱疹患者。皮疹出现前 1～2 d 直至皮疹结痂均有强传染性。

(四)潜伏期

潜伏期为 10～21 d。

二、诊断要点

(一)病史询问要点

(1)非特异症状,如发热、皮疹、腹痛、头痛、疲倦、食欲减退、咽痛、咳嗽和流涕。

(2)水痘接触史。

(3)水痘疫苗接种情况。

(4)是否有免疫缺陷、全身皮质激素应用或罹患恶性肿瘤。

(二)体检要点

发热和皮疹是典型表现;病容明显时警惕神经或呼吸系统并发症,或合并细菌感染。

(1)特征性皮疹是诊断可靠依据:①皮疹初见于面部和躯干,后散布全身,伴有瘙痒;②呈向心性分布,躯干和上肢近端多,远端和下肢少;③皮疹分批出现,红斑、丘、疱、痂疹可同时存在,称为"四代同堂",是水痘皮疹的特点;④可见于口腔、生殖器黏膜。

(2)出疹时间延长或结痂、愈合延迟时警惕有无细胞免疫功能低下。

(3)皮疹红肿提示合并细菌感染。

(4)持续发热应警惕并发症或存在免疫缺陷。

(三)辅助检查要点

(1)通常根据典型症状(接触史,典型皮疹)即可诊断,无须实验室检查。

(2)某些情况下,实验室检查可以辅助诊断,识别并发症,如怀疑合并肺炎时进行胸部 X 线检查,白细胞计数明显升高提示继发细菌感染可能,转氨酶增高提示合并肝炎,怀疑中枢受累时进行脑脊液检查等。

三、并发症

(一)肺炎

主要见于年长儿和成人,呼吸道症状一般出现于皮疹后 3～4 d。

(二)继发细菌感染

发生率为 5％～10％,可引起蜂窝织炎、脓毒血症。最常见的病菌是 A 组链球菌和金黄色葡萄球菌。

(三)神经系统并发症

急性感染后小脑共济失调、脑炎、无菌性脑膜炎、脊髓炎(包括吉兰-巴雷综合征)、瑞氏综合征等。

(四)带状疱疹

水痘原发感染者中约 15％在数月至数年后出现带状疱疹,这是由持续存在于感觉神经节的病毒引起。

四、重症水痘发生的高危因素

(一)新生儿

尤其母亲血清学阴性者。

(二)早产儿

尤其妊娠 28 周之前分娩的早产儿。

(三)类固醇治疗

2 周或以上的大剂量[相当于 1～2 mg/(kg·d)泼尼松龙]是引起重症水痘的明确危险因素。即使短期治疗也可能导致重症或致命。

(四)恶性肿瘤

白血病水痘患儿有 30％发生病毒脏器播散,死亡率为 7％。

(五)免疫缺陷

如艾滋病、先天性或获得性免疫缺陷、使用抗肿瘤药物,细胞免疫缺陷致使重症风险增加。

五、治疗

包括支持、抗病毒、免疫球蛋白等治疗。早期识别继发细菌感染和安排适当随访是处置重点。

(一)隔离

尤其避免接触孕妇、未免疫的婴儿、免疫缺陷者、接受激素治疗的患者。

(二)支持治疗

使用对乙酰氨基酚退热,避免阿司匹林;应用抗组胺药止痒等。

(三)抗病毒治疗

美国儿科协会推荐阿昔洛韦或伐昔洛韦在以下水痘患者出现皮疹 24 h 内常规使用:①12 岁以上青少年;②慢性肺病患儿;③慢性皮肤病患者,如广泛湿疹;④长期接受水杨酸治疗患者;⑤皮质激素治疗患者。

静脉阿昔洛韦应用指征:①免疫抑制患者;②合并肺炎或脑炎。

(四)水痘-带状疱疹免疫球蛋白

2012年国家食品药品监督管理总局(FDA)批准使用,用于高危患者暴露后预防。

(五)治疗新生儿水痘

母亲生产前五天内至生产后两天期间发生水痘,则新生儿传染重症水痘及播散风险增加。如不治疗,死亡率高达30%。

(六)治疗继发细菌感染

早期发现,及时经验性抗生素治疗,如:①3~4 d全身症状无改善;②再次发热或加重;③情况加重应怀疑合并细菌感染。

六、患者教育

(1)保持皮肤清洁,适当应用止痒剂,剪短指甲,避免搔抓引起皮肤继发感染。

(2)建议适龄无禁忌证儿童接种水痘疫苗,首剂在12~18月龄,第二剂在4周岁接种。

(3)隔离至皮疹结痂,方可返回学校或托幼机构。

(4)告知家长,如出现下列症状,应带孩子就诊:①皮疹异常红、肿、痛;②拒绝喝水;③有脱水迹象,如尿色黄、尿少、嗜睡乏力、口唇干燥、异常口渴;④昏睡、烦躁激惹、异常虚弱;⑤头痛、颈部僵硬和(或)背部疼痛;⑥频繁呕吐;⑦呼吸困难、胸痛、气喘、呼吸急促或严重咳嗽;⑧持续发热超过4 d或热退后又发热;⑨变得更虚弱。

七、预后

(1)健康个体预后良好。

(2)免疫缺陷者面临重症和死亡的危险。新生儿因母亲感染水痘时机不同而严重程度不同。

(3)一项研究表明,水痘并发症发生率为1/50;严重并发症包括肺炎和脑炎,与高死亡率相关。此外,水痘与严重侵袭性A族链球菌病的相关性也引起了人们的关注。

八、转诊

发生免疫缺陷者,有并发症,高热不退,呼吸道症状加重,伴头痛、呕吐、精神萎靡的情况应及时转诊至有条件的医疗机构进一步评估治疗。

(杨圣达)

第四节 肾综合征出血热

一、病因

肾综合征出血热属病毒性出血热中的一种,由汉坦病毒感染所致的自然疫源性疾病,鼠为主要传染源。临床上以发热、休克、充血、出血和急性肾衰竭为主要表现。广泛流行于亚欧等许多国家,我国为重灾区。以往称流行性出血热。

二、临床表现

潜伏期为 4~46 d,一般为 1~2 周。

(一)典型经过

典型病例有 5 期经过,轻型病例可出现越期现象,重症病例发热、休克和少尿期可相互重叠。

1.发热期

除发热外,主要表现为全身中毒症状、毛细血管损伤和肾脏损伤。

患者起病多急骤,体温在 39 ℃~40 ℃,以稽留热和弛张热多见,一般持续 3~7 d。一般体温越高,热程越长,则病情越重。

(1)全身中毒症状:全身酸痛,以头痛、腰痛和眼眶痛(常称"三痛")为突出症状。消化道症状较显著,食欲减退,或有恶心、呕吐、呃逆、腹痛、腹泻。腹痛剧烈者可有压痛、反跳痛和腹肌紧张,易误诊为急腹症。腹泻为稀便,可带有黏液和血,易误诊为肠炎或痢疾。重症患者有嗜睡、烦躁、谵妄和抽搐等症状。

(2)毛细血管损伤:主要表现在皮肤与黏膜的充血、水肿和出血等体征。颜面潮红、结膜充血及出血、颈部及上胸部明显充血潮红(常称"三红")。球结膜和眼睑水肿。黏膜出血多见于软腭、睑结膜。皮肤瘀点多见在腋下、胸、背部、上肢等处,如呈搔抓样、条痕样,则更具有特征。少数患者可有鼻出血、咯血或黑便等。如皮肤出现大片瘀斑或腔道大出血,属于重症表现,可能有弥散性血管内凝血(DIC)存在。

(3)肾脏损伤:表现为蛋白尿、血尿,镜检有管型。尿中可有排出膜状物。肾区有叩痛。

2.低血压休克期

一般发生于病程的 4~6 d,迟者 8~9 d。多数患者发热期末或热退同时出现血压下降,少数热退后发生。临床出现四肢厥冷、脉搏细弱、冷汗、烦躁、指(趾)端发绀、呼吸急促和尿量减少等休克表现。此期一般持续 1~3 d,轻症者仅有一过性血压降低,重症者出现顽固性休克,如休克持续较久,可促发 DIC、广泛出血、脑水肿、休克肺和急性肾衰竭。

3.少尿期

一般发生在病程的 5~8 d,大多数随低血压休克期接踵而来,也可与低血压休克期重叠发生或由发热期越期进入少尿期,少数患者可见发热、休克、少尿三期重叠。本期的临床表现主要是尿毒症,酸中毒和水、电解质紊乱。严重者可出现高血容量综合征和肺水肿。少尿或无尿是本期的主要特征。24 h 尿量少于 500 mL 为少尿,少于 50 mL 为无尿。可有消化道症状如厌食、恶心、呕吐、呃逆、腹胀和腹泻。神经系统症状表现为头昏、头痛、嗜睡、烦躁、谵妄,甚至昏迷和抽搐。本期出血症状加重,皮肤瘀斑增加,可有呕血、咯血、便血、血尿,颅内出血等多脏器出血。酸中毒表现为呼吸增快或库斯莫尔深大呼吸。水钠潴留则使组织水肿加重,可出现腹水和高血容量综合征,表现在体表静脉充盈,脉搏洪大,脉压增大,心率加快。电解质紊乱如低血钠、高血钾时出现心律失常或脑水肿。

4.多尿期

多尿期一般出现在病程的第 9~14 天。多数患者少尿期后进入此期,也有从发热期或低血压期转入此期者。每天尿量由 500 mL 回升至 2 000 mL 为移行阶段,2 000~3 000 mL 为多尿早期,超过 3 000 mL 为多尿。移行阶段及多尿早期,虽然尿量增加,但由于肾小管功能恢复尚未完善,氮质血症仍可继续上升,症状继续加重。此后,尿量继续增加,氮质血症逐渐好转,症状随之减轻。一般每天尿量可为 4 000～8 000 mL，少数可达 15 000mL。此期若水和电解质补充不足或继发感染，可发生继发休克，也可出现低钠、低钾症状。

5.恢复期

经过多尿期，尿量每天恢复至 2 000 mL 以下时，即为恢复期。尿稀释及浓缩功能逐渐好转。精神和食欲也渐恢复，衰弱无力逐渐改善，一般 1～3 个月才能完全恢复。但部分病例留有后遗症，如高血压、肾功能障碍、心肌损害和垂体功能减退等。

（二）临床类型

根据发热高低、中毒症状轻重和出血、休克、肾功能损害程度的不同，临床分为五型。

1.轻型

体温 39 ℃以下，中毒症状轻，除出血点外无其他出血现象，无休克和少尿，尿蛋白＋～＋＋。

2.中型

体温 39 ℃～40 ℃，中毒症状较重，具有典型的症状、体征和各期经过，尿蛋白＋＋＋。

3.重型

体温 40 ℃以上，中毒和外渗症状重或出现神经精神症状，有皮肤瘀斑和腔道出血，休克、肾衰明显。少尿达 5 d 或无尿 2 d。

4.危重型

在重型基础上，并出现下列情况之一者：出现顽固性休克，重要脏器出血，少尿 5 d 以上或无尿 2 d 以上，出现心力衰竭、肺水肿、脑水肿、脑出血或脑疝等中枢神经并发症，严重感染。

5.非典型

体温 38 ℃以下，皮肤黏膜可有散在出血点，尿蛋白±，血、尿特异性抗原或抗体阳性者。

三、诊断要点

（一）流行病学资料

流行病学资料包括发病季节，进入疫区和鼠类或其他宿主动物有接触史。

（二）临床特点

临床特点包括早期三种主要表现和病程的五期经过。三种主要表现为发热中毒症状，充血、出血、外渗体征和肾脏损害。病程的五期经过为发热期、低血压休克期、少尿期、多尿期和恢复期。患者热退后症状反而加重，与其他感染性疾病不同是其特点。

（三）实验室检查

实验室检查包括血液浓缩、白细胞增多、出现异型淋巴细胞、血小板减少。尿检有白、红细胞和管型、尿中有膜状物。病原学和血清学阳性可明确诊断。

四、治疗要点

"三早一就"为本病的治疗原则，即早期发现、早期休息、早期治疗和就近治疗。综合治疗为主，早期应用抗病毒治疗，针对各期病理生理变化进行对症治疗。把好休克、出血、肾衰竭三关。

（一）发热期治疗原则

患者应卧床休息，给予高热量、高维生素半流质饮食。控制感染，改善中毒症状，减轻外渗，预防休克和 DIC。

（二）低血压期的治疗原则

一旦休克发生,应积极补充血容量,调整血浆胶体渗透压,纠正酸中毒,调节血管舒缩功能,防止 DIC 形成,提高心搏出量等。

（三）少尿期的治疗原则

患者出现少尿现象时,必须严格区别是肾前性或肾性少尿,确定肾性少尿后,可按急性肾衰竭处理。

（四）多尿期的治疗原则

多尿主要引起失水和电解质紊乱,如低钾血症等。应补充足量的液体和钾盐,以口服为主,静脉为辅,过多静脉补液易使多尿期延长。患者恢复后,需继续休息 1～3 个月。病情重者,休息时间宜更长。体力活动需逐步增加。

五、药物治疗

（一）发热期治疗

1.抗病毒治疗

(1)利巴韦林是广谱抗病毒药物,剂量为 10～15 mg/(kg·d),分 2 次溶于葡萄糖注射液静脉滴注,疗程为 5～7 d。

(2)干扰素,具有广谱抗病毒和免疫调节作用。剂量为 1 MU/d,肌内注射,疗程 3 d。

2.预防 DIC 常用药物

(1)丹参:是活血化瘀药物之一,丹参注射液 24 g 溶于葡萄糖液中静脉滴注,每天 1～2 次,疗程为 3～4 d。

(2)右旋糖酐-40:500 mL/d,静脉滴注。中毒症状重者或渗出明显者,应定期随访凝血时间,若出现高凝状态,可用小剂量肝素。

3.肾上腺皮质激素的应用

肾上腺皮质激素具有降温、抗炎、抗渗出、解除中毒症状等作用,对高热中毒症状重者,可选用氢化可的松 100～300 mg/d 加入液体中静脉滴注,连用 3～5 d。

（二）低血压期的治疗

1.补充血容量

早期补充血容量是治疗低血压休克的关键性措施,常用溶液为 10％右旋糖酐-40,首次可用 200～300 mL 快速滴注,维持收缩压在 13.3 kPa(100 mmHg)左右,然后根据血压、脉压大小、血红蛋白值、外周循环和组织灌注的动态变化,决定滴注速度和用量。一般以每天输注500～1 000 mL 为宜。超过此数量时,可配用平衡盐液或 5％葡萄糖注射液等,每天补液总量一般不超过 2 500 mL。

2.调整血浆胶体渗透压

对此类患者在一般抗休克方法治疗无效时,应及时输 25％清蛋白 10～20 g,血浆 300～400 mL,以提高血浆胶体渗透压,稳定血压,有利于休克的逆转,由于本期有血液浓缩,不宜输全血。

3.纠正酸中毒

休克时常伴有代谢性酸中毒。一般首选 5％碳酸氢钠,用量不宜过大(24 h 内用量不超过800 mL),以防钠潴留而加重组织水肿和心脏负担。

4.血管活性药物的应用

(1)血管收缩药物:去甲肾上腺素常用剂量为 0.5～1.0 mg,静脉滴注;间羟胺(阿拉明)常用量为 10 mg,静脉滴注。

(2)血管扩张药物:甲磺酸酚妥拉明可防止由去甲肾上腺素引起的肺水肿和肾脏并发症,本品作用时间短,易于掌握,常用量为 0.1~0.2 mg/kg 加入 100 mL 葡萄糖注射液中静脉滴注。

(3)受体激动剂:常用多巴胺等,多巴胺对心脏有受体兴奋作用,对周围血管有轻度收缩作用,并有抗心律失常作用,常用量为 10~20 mg,静脉滴注,滴速为每分钟 2~5 μg/kg。

(4)血管活性药物的联合应用:一种血管活性药物的效果不明显时,可考虑缩血管药物和扩血管药物合用,如去甲肾上腺素+酚妥拉明、间羟胺+多巴胺、去甲肾上腺素+多巴胺等,有利于疏通微循环,并增强升压效果。

5.强心药物的应用

适用于心功能不全而休克持续者。强心药物可增强心肌收缩力、增加心搏出量、改善微循环、促进利尿等。常用者为去乙酰毛花苷 0.2~0.4 mg 加于葡萄糖注射液 40 mL 稀释后静脉缓慢推注。

(三)少尿期的治疗

1.利尿剂的应用

呋塞米(速尿)作用于肾小管的近端和远端,抑制钠、水的再吸收,从而发挥较强的利尿作用。用法为每次 20~200 mg,静脉推注。

2.透析疗法

腹膜透析或血液透析,目前大多采用血液透析。透析可替代肾脏的部分排泄功能,去除血中尿素氮和过多的水分,纠正电解质和酸碱平衡失调,为肾脏修复和再生争取时间。

3.出血的治疗

少尿期出血现象最为突出,出血明显者需输给新鲜血或血小板。

4.抽搐的治疗

引起抽搐的常见原因为尿毒症和中枢神经系统并发症等。除针对病因治疗外,立即静脉缓慢推注地西泮(安定)10 mg,肌内注射 5%苯妥英钠 5 mL,抽搐持续发作者可用异戊巴比妥(阿米妥钠)0.2 g,稀释后缓慢静脉推注,可使抽搐迅速停止。抽搐反复发作者可加用盐酸氯丙嗪(冬眠灵)、异丙嗪(非那根)、盐酸哌替啶各 25 mg 置于葡萄糖注射液中静脉滴注。

六、预后及注意事项

(一)预后

病死率与病情轻重、治疗迟早、措施是否恰当有关。近年通过早期诊断和治疗措施的改进,病死率降为 3%~5%。

(二)注意事项

(1)近年来新疫区不断扩大,因此需做好鼠密度、鼠带病毒率及易感人群等监测工作。

(2)防鼠灭鼠为最关键预防措施。应用药物和机械等方法灭鼠,野外住宿应选择地势较高处,铺应离地 0.6 m 以上,周围挖沟防鼠。

(3)加强个人防护与疫苗注射不要用手接触鼠类,防止鼠排泄物污染食物及食具,动物实验时防止被大、小白鼠咬伤。我国研制的沙鼠肾细胞疫苗(Ⅰ型汉滩病毒)和地鼠肾细胞疫苗(Ⅱ型汉城病毒)每次 1 mL,共注射 3 次(按说明书要求注射),保护率为 88%~94%。1 年后应加强注射一针。有发热、严重疾病和过敏者忌用。

(杨圣达)

第十二章

内科疾病中医治疗

第一节 黄 疸

一、临床诊断

(1)目黄、身黄、尿黄。以目睛发黄为主。因为目睛发黄是最早出现、消退最晚,而且是最易发现的指征之一。

(2)患病初期,常有类似胃肠感冒的症状,三五天后才逐渐出现目黄,随之溲黄与身黄。急黄表现为黄疸起病急骤,身黄迅即加深,伴见高热,甚或出现内陷心包、神昏痉厥等危候。

(3)有饮食不节或饮食不洁、肝炎接触或使用化学制品、药物等病史。

(4)血常规、尿常规检查,血生化肝功能检查,如血清总胆红素、尿胆红素、尿胆原、直接或间接胆红素、转氨酶测定、B超、CT、胆囊造影等,以及肝炎病毒学指标、自身免疫性肝病检测指标等,有助于黄疸诊断,并有利于区别肝细胞性黄疸(病毒性肝炎等)、梗阻性黄疸(肝胆及胰腺肿瘤、胆石症等)、溶血性黄疸。

二、病证鉴别

(一)黄疸与萎黄相鉴别

黄疸与萎黄相鉴别(表12-1)。

表12-1 黄疸与萎黄鉴别要点

鉴别要点	黄疸	萎黄
病因	感受时疫毒邪、饮食所伤、脾胃虚弱、瘀血、砂石阻滞	大失血或重病之后
病机要点	湿浊阻滞,胆液外溢	气血不足,血不华色
目黄	目黄、身黄、溲黄	颜面皮肤萎黄不华,无目黄
兼症	恶心呕吐,腹胀纳呆,大便不调	眩晕、气短、心悸

（二）阳黄、阴黄与急黄相鉴别

阳黄、阴黄与急黄相鉴别（表 12-2）。

表 12-2　阳黄、阴黄与急黄鉴别要点

鉴别要点	阳黄	阴黄	急黄
病因	湿热	寒湿	热毒
病机要点	湿热壅滞	寒湿瘀滞	热毒炽盛，迫及营血
证候特征	黄色鲜明如橘色，伴口干发热，小便短赤，大便秘结，舌苔黄腻，脉弦数	黄色晦暗如烟熏，伴脘闷腹胀，畏寒神疲、口淡不渴，舌质淡，苔白腻，脉濡缓或沉迟	黄色如金，发病迅速，伴神昏、谵语，衄血、便血，肌肤瘀斑，舌质红绛，苔黄燥
预后	治疗及时，预后良好	病情缠绵，不易速愈	病情凶险，预后多差

三、病机转化

黄疸的病位在脾、胃、肝、胆，病性有虚有实，初病多实，久病多虚。发病与湿邪内郁相关。急黄为感受湿热疫毒为患，热毒炽盛，迫及营血，病情急重；阳黄为中阳偏盛，湿从热化，湿热瘀滞，"瘀热以行"，或肝胆郁热，胆汁外溢所致；阴黄为中阳不足，湿从寒化，寒湿瘀滞为患，或脾胃虚弱，血败不荣于色所致。总之，黄疸形成的病机，可概括为湿热瘀滞、肝胆郁热与脾虚血败，不荣于色三个方面（图 12-1）。

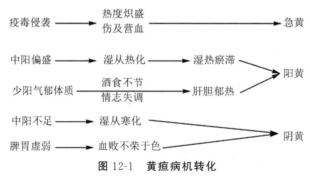

图 12-1　黄疸病机转化

四、辨证论治

（一）治则治法

黄疸初期以实证为主，治疗重在攻逐体内邪气，据其邪气特性，采用相应的治疗方法。阳黄证以清热利湿为主，通利二便是驱逐体内湿邪的主要途径。阳黄证无论湿热之轻重，苦寒攻下法的应用均有利于黄疸的消退，但须中病即止，以防损伤脾阳。急黄证的治疗以清热解毒凉血为主，并随病证变化，灵活应用攻下、开窍之法。阴黄证治疗则依据寒湿或血瘀的病机特点，可采用温化寒湿、化瘀退黄治法。而虚黄的治疗则以健脾生血为原则。久病黄疸的治疗，更当重视健脾疏肝、活血化瘀，以避免黄疸进一步发展为积聚、鼓胀等顽症。

（二）分证论治

湿、毒、虚、瘀是黄疸的主要证候要素。阳黄可分为湿热兼表、热重于湿、湿重于热、肝胆郁热。湿热兼表，多见于黄疸初起，双目白睛微黄或不明显，小便黄，伴恶寒发热等表证；热重于湿以身目俱黄,黄色鲜明,发热口渴为特征;湿重于热也表现为身目俱黄,但黄色不如热重者鲜明,可见头身困重等;肝胆郁热以身目发黄鲜明,右胁剧痛放射至肩背,壮热或寒热往来为特征。阴黄可分为寒湿证和脾虚证,寒湿证以身目俱黄,黄色晦暗,或如烟熏为特征;脾虚证以身目发黄,黄色较淡而不鲜明,肢体倦怠乏力为特征。急黄以发病迅速,身目俱黄,其色如金,高热烦渴甚至发生神昏痉厥为特征。

(三)临证备要

茵陈蒿是治疗黄疸的专药,可用于多种原因所致的黄疸,用量一般为 $30 \sim 50$ g。此外,青叶胆、金钱草、虎杖、郁金、败酱草、车前草等均有退黄之效,临床可酌情选用。

大黄治疗黄疸,古方常用。清代温病学家吴又更认为"退黄以大黄为专攻",主张较大剂量应用大黄。实践证明,在治疗阳黄时,大黄确有很好的疗效,大便干结时,可加玄明粉;大便溏时,可用制大黄。

黄疸多湿热邪毒所致,今人有"治黄需解毒,毒去黄易除"之说。除了茵陈、山栀子、大黄、虎杖以外,蒲公英、连翘、板蓝根、大青叶、白花蛇舌草等清热解毒药或金钱草、车前草等利湿解毒药,临床也很常用。

黄疸多湿热瘀滞,《金匮要略》认为"瘀热以行,脾色必黄",所以黄疸治疗当重视活血化瘀或凉血散血。丹参、茜草、丹皮、赤白芍等,临床常用。所谓"治黄需活血,血行黄易灭",就是在强调黄疸活血化瘀治法的重要。

黄疸病位在脾胃肝胆,久病黄疸表现为肝郁脾虚者也不少见。所以,治疗黄疸应该重视疏肝柔肝,调理气血,健脾护胃。同时应该注意扶正益气、化瘀散结、祛邪解毒,方剂可用当归补血汤、当归芍药散、鳖甲煎丸、三甲散等,以防治病情进展到积聚以致引发鼓胀。

虚黄为黄疸的特殊类型,可见于进食蚕豆,或药毒所伤引发,常见面色无华,乏力体倦,小便赤褐色,多虚,当用小建中汤等调补。

(四)常见变证的治疗

1.鼓胀

气、血、水淤积于腹内,常表现为腹大如鼓、皮色苍黄、腹壁青筋暴露,常伴有胁下或腹部痞块,四肢枯瘦等症,舌黯有瘀斑,舌苔腻或舌淡胖,苔白,脉弦滑或细弱,初期以理气和血,利水行湿为法,可以木香顺气散为主方;中期以益气活血,行气利水为法,可用四君子汤合调营饮为主方;晚期当重视并发症,出血者,可用泻心汤或大黄、白及、三七粉凉开水调为糊状,慢慢吐服;神昏者,可用至宝丹或苏合香丸以醒神开窍。

2.积聚

胁下可有症积,固定不移,胸胁刺痛,拒按,舌黯或淡黯,有瘀斑,脉涩,可用鳖甲煎丸以活血散瘀,软坚散结,如有气血亏虚可合用当归补血汤,或人参养荣汤。

(五)其他疗法

1.中成药疗法

(1)茵栀黄口服液:清热解毒,利湿退黄。适用于湿热毒邪内蕴所致急性、迁延性、慢性肝炎和重症肝炎(Ⅰ型)。也可用于其他型重症肝炎的综合治疗。

(2)清肝利胆胶囊:清利肝胆湿热。适用于肝郁气滞、肝胆湿热未清等症。

(3)茵陈五苓丸:清湿热,利小便。适用于肝胆湿热,脾肺郁结引起的湿热黄疸,胆腹胀满,小便不利。

（4）乙肝解毒胶囊：清热解毒，疏肝利胆。适用于乙型肝炎，辨证属于肝胆湿热内蕴者。

2.针灸疗法

针刺以足三里、阳陵泉、行间、胆囊穴、至阳等为主，发热者可加曲池；湿浊重者可加阴陵泉、地机；胁痛者可加日月、期门；恶心呕吐者可加内关、中脘。多用泻法，留针 30 min，每天 1 次，2 周为 1 个疗程。

（金瑞瑞）

第二节 胁 痛

一、临床诊断

（一）症状与体征

（1）以一侧或两侧胁肋部疼痛为主要临床表现，疼痛性质可表现为胀痛、窜痛、刺痛、隐痛，多为拒按，间有喜按者。

（2）可伴见胸闷、腹胀、嗳气、呃逆、急躁易怒、口苦纳呆、厌食恶心等症。

（3）常有情志不舒，跌仆损伤，饮食不节，久病耗伤，劳倦过度，或外感湿热等病因。

（4）血常规、肝功能、胆囊造影、B 超等检查有助于诊断。

（二）辅助检查

胁痛以右侧为主者，多与肝胆疾病相关。肝功能、乙肝五项、甲肝抗体、丙肝抗体、戊肝抗体、自身免疫性肝病抗体、肝脏病理等检查可以作为诊断肝炎的指标；腹部 B 超、CT、MRI 等检查可做肝硬化，肝胆结石，急、慢性胆囊炎，脂肪肝，胆道蛔虫，肝脓肿等疾病的诊断依据。检测血中的甲胎蛋白、碱性磷酸酶及超声造影、CT、MRI 增强扫描可以与肝癌相鉴别；电子胃镜、上消化道钡餐可与胃病相鉴别；血常规、腹部 X 线检查可与肠梗阻、肠穿孔等做鉴别诊断；胸部 X 线、CT 等检查可与胸膜炎相鉴别。

二、病证鉴别

（一）胁痛与悬饮

胁痛发病与情志不遂、饮食不节、跌仆损伤、久病体虚有关，其病机为肝络失和，主要表现为一侧或两侧胁肋部疼痛。悬饮多因素体虚弱，时邪外袭，肺失宣通，饮停胸胁，而致络气不和，其表现为饮停胸胁，胸胁咳唾引痛，呼吸或转侧加重，患侧肋间饱满，叩诊呈浊音，或兼见发热。

（二）胁痛与胃痛

二者疼痛的主要部位不同。胁痛是以一侧或两侧胁肋部疼痛为主症，可伴发热恶寒，或目黄肤黄，或胸闷太息。肝气犯胃之胃痛可有攻痛连胁，但仍以上腹中部胃脘部疼痛为主症，且常伴嘈杂反酸，嗳气吐腐。

（三）胁痛与黄疸、鼓胀、肝癌等

黄疸、鼓胀、肝癌等在病程中或早或晚均伴有一侧或两侧胁肋部疼痛。其鉴别要点在于，黄疸以身目发黄为主症；鼓胀为气、血、水互结，腹大如鼓；肝癌有胁下积块。

三、病机转化

胁痛主要由情志不舒、跌仆损伤、饮食不节、久病耗伤、劳倦过度，或外感湿热等病因，导致肝气郁结、血瘀阻络、湿热蕴结、肝失疏泄、肝阴不足、络脉失养等，最终导致胁痛发生。

(一)基本病机

肝络失和，"不通则痛"或"不荣则痛"。肝为刚脏，主疏泄，喜条达而恶抑郁，肝体属阴，体阴而用阳。若肝的疏泄功能失常，气机郁结，血脉瘀滞，或阴血不足，肝失濡润，均可导致肝络失和，产生胁痛。因肝气郁滞、瘀血停滞、湿热蕴结所致的胁痛多属实证，是为"不通则痛"；因阴血不足，肝络失养所致的胁痛为虚证，属"不荣则痛"。

(二)病位在肝胆，与脾胃肾密切相关

肝居胁下，经脉布于两胁，胆附于肝，与肝成表里关系，其脉也循于胁，故胁痛之病，主要责之肝胆；胃居中焦，主受纳水谷，运化水湿，若因饮食所伤，脾失健运，湿热内生，郁遏肝胆，疏泄不畅，也可发为胁痛；肝肾同源，精血互生，若因肝肾阴虚，精亏血少，肝脉失于濡养，则胁肋隐隐作痛。

(三)病理性质有虚有实，而以实证多见

胃痛病理性质有虚有实，实者多属不通而痛，以气滞、血瘀、湿热为主，三者尤以气滞为先。虚者多属不荣而痛，如阴血亏虚，肝失所养。虚实之间可以相互转化，故临床常见虚实夹杂之证。

(四)病程有新久之分，在气在血之别

一般说来，胁痛初病在气，由肝郁气滞、气机不畅所致；气为血帅，气行则血行，故气滞日久，血行不畅，病变由气滞转为血瘀，或气滞、血瘀并见；气滞日久，易于化火伤阴；因饮食所伤，肝胆湿热所致之胁痛，日久也可耗伤阴津，皆可致肝阴耗伤，脉络失养，而转为虚证或虚实夹杂证。外邪、饮食、情志所致，以气机郁滞为主，病位较浅，多在气分；日久由经入络，气郁血瘀，病位较深，多为气血同病。

(五)病延日久，变证衍生

胁痛病延日久，可衍生变证，如气血壅结，肝体失和，腹内结块，形成积聚；如湿热壅滞，肝失疏泄，胆汁泛滥，则发生黄疸；肝脾肾失调，气血水互结，酿生鼓胀。胁痛日久，痰瘀互结，阻于肝络，或酿毒生变，转为肝癌。

四、辨证论治

(一)辨证思路

1.辨气血

一般来说，胁痛在气，以胀痛为主且痛无定处，游走不定，时轻时重，症状的轻重每与情绪变化有关；胁痛在血，以刺痛为主，且痛处固定不移，疼痛持续不已，局部拒按，入夜尤甚，或胁下有积块。

2.辨虚实

实证多由肝郁气滞，瘀血阻络，外感湿热之邪所致，起病急，病程短，疼痛剧烈而拒按，脉实有力；虚证多属肝阴不足，络脉失养所引起，常因劳累而诱发，起病缓，病程长，疼痛隐隐，悠悠不休而喜按，脉虚无力。

3.辨表里

外感胁痛是由湿热外邪侵袭肝胆，肝胆失于疏泄条达而致，伴有寒、热表证，且起病急骤，同

时可出现恶心呕吐,目睛发黄,苔黄腻等肝胆湿热症状;内伤胁痛则由肝郁气滞,瘀血内阻,或肝阴不足所引起,不伴恶寒、发热等表证,且起病缓慢,病程较长。

4.辨脏腑

胁痛病位主要在肝胆,但与脾、胃、肾密切相关,辨证时要注意辨别病变脏腑的不同。如肝郁气滞证多发病与情志因素有关,胁痛以胀痛为主,痛无定处,心烦易怒、胸闷腹胀、嗳气频作,属于肝脏病;肝胆湿热证口干口苦,胸闷纳呆,或兼有身热恶寒,身目发黄,为肝胆脏腑同病;若肝胃不和症见胸脘痞闷,恶心呕吐,胁痛隐隐,为肝胃同病。

(二)治疗原则

胁痛的治疗原则当基于肝络失和的基本病机,根据"不通则痛""不荣则痛"的理论,以疏肝活络止痛为基本治则,结合肝胆的生理特点,灵活应用。实证宜理气、活血通络、清热祛湿,通则不痛;虚证宜补中寓通,滋阴、养血、柔肝,荣则不痛。

(三)分证论治

1.肝郁气滞

(1)症状:胁肋胀痛,走窜不定,甚则连及胸肩背臂,疼痛每因情志变化而增减,胸闷,善太息,得嗳气则舒,纳食减少,脘腹胀满,舌苔薄白,脉弦。

(2)病机分析:肝失条达,气机不畅,阻于胁络,肝气横逆,犯及脾胃。

(3)治法:疏肝解郁,理气止痛。

(4)代表方药:柴胡疏肝散加减。方中柴胡疏肝解郁,香附、枳壳、陈皮理气除胀,川芎活血行气通络,白芍、甘草缓急止痛,全方共奏疏肝理气止痛之功。

(5)加减:若气滞及血,胁痛重者,酌加郁金、川楝子、延胡索、青皮以增强理气活血止痛之功;若兼见心烦急躁,口干口苦,尿黄便干,舌红苔黄,脉弦数等气郁化火之象,酌加栀子、黄芩、胆草等清肝之品;若伴胁痛,肠鸣,腹泻者,为肝气横逆,脾失健运之证,酌加白术、茯苓、泽泻、薏苡仁以健脾止泻;若伴有恶心呕吐,是为肝胃不和,胃失和降,酌加半夏、陈皮、藿香、生姜等以和胃降逆止呕。

2.肝胆湿热

(1)症状:胁肋胀痛,触痛明显而拒按,或引及肩背,伴有脘闷纳呆,恶心呕吐,厌食油腻,口干口苦,腹胀尿少,或兼有身热恶寒,或有黄疸,舌苔黄腻,脉弦滑。

(2)病机分析:外湿或内热蕴积肝胆,肝络失和,胆失疏泄。

(3)治法:疏肝利胆,清热利湿。

(4)代表方药:龙胆泻肝汤加减。方中龙胆草、栀子、黄芩清肝泻火,柴胡疏肝理气,木通、泽泻、车前子清热利湿,生地黄、当归养血清热益肝。

(5)加减:可酌加郁金、半夏、青皮、川楝子以疏肝和胃,理气止痛。若便秘,腹胀满者为热重于湿,肠中津液耗伤,可加大黄、芒硝以泻热通便存阴。若白睛发黄,尿黄,发热口渴者,可加茵陈、黄柏、金钱草以清热除湿,利胆退黄。久延不愈者,可加三棱、莪术、丹参、当归尾等活血化瘀。对于湿热蕴结的胁痛,祛邪务必要早,除邪务尽,以防湿热胶固,酿成热毒,导致治疗的困难。

3.瘀血阻络

(1)症状:胁肋刺痛,痛处固定而拒按,疼痛持续不已,入夜尤甚,或胁下有积块,或面色晦暗,舌质紫暗,脉沉弦。

(2)病机分析:肝郁日久,气滞血瘀,或阴伤血滞,脉络瘀阻。

（3）治法：活血化瘀，通络止痛。

（4）代表方药：血府逐瘀汤加减。方用桃仁、红花、当归、生地黄、川芎、赤芍活血化瘀而养血，柴胡行气疏肝，桔梗开肺气，枳壳行气宽中，牛膝通利血脉，引血下行。

（5）加减：若瘀血严重，有明显外伤史者，应以逐瘀为主，方选复元活血汤。方以大黄、桃仁、红花、甲片活血祛瘀，散结止痛，当归养血祛瘀，柴胡疏肝理气，天花粉消肿化痰，甘草缓急止痛，调和诸药。还可加三七粉另服，以助祛瘀生新之效。

4.胆腑郁热

（1）症状：右胁灼热疼痛，口苦咽干，面红目赤，大便秘结，小便短赤，心烦、失眠易怒，舌红，苔黄厚而干，脉弦数。

（2）病机分析：因饮食偏嗜，忧思暴怒，外感湿热，虚损劳倦，胆石等原因导致胆腑气机郁滞，或郁而化火，胆液失于通降。此型胆胀多见。

（3）治法：清泻肝胆，解郁通腑。

（4）代表方药：清胆汤加减。方中栀子、黄连、柴胡、白芍、蒲公英、金钱草、瓜蒌清泻肝火，郁金、延胡索、川楝子理气解郁止痛，大黄利胆通腑泄热。

（5）加减：心烦失眠者，加丹参、炒枣仁；黄疸加茵陈、枳壳；口渴喜饮者，加天花粉、麦冬；恶心呕吐者，加半夏、竹茹。方中金钱草用量宜大，可用30～60 g。

5.肝络失养

（1）症状：胁肋隐痛，绵绵不已，遇劳加重，口干咽燥，两目干涩，心中烦热，头晕目眩，舌红少苔，脉弦细数。

（2）病机分析：肝郁日久化热，或湿热久蕴伤阴，或病久体虚阴亏，导致精血亏损，肝络失养。

（3）治法：养阴柔肝，理气止痛。

（4）代表方药：一贯煎加减。方中生地黄、枸杞子滋养肝肾，沙参、麦冬、当归滋阴养血柔肝，川楝子疏肝理气止痛。

（5）加减：若阴亏过甚，舌红而干，可酌加石斛、玄参、天冬；两目干涩，视物昏花，可加决明子、女贞子；头晕目眩甚者，可加钩藤、天麻、菊花；若心中烦热，口苦甚者，可加炒栀子、丹参。

（四）其他疗法

1.单方验方

（1）鸡内金、郁金、金钱草、海金沙各30 g，水煎服，每天1剂，适用于肝胆湿热、砂石阻于胆道者。

（2）玫瑰花、代代花、茉莉花、川芎、荷叶各等份，开水冲服，适用于肝气郁滞者。

（3）蒲公英30 g，茵陈30 g，红枣6枚，水煎服，每天1剂，适用于肝胆湿热者。

（4）威灵仙30 g，水煎服，每天1剂，适用于肝气郁滞者。

（5）金钱草15 g，鸡内金15 g，茵陈15 g，水煎服，每天1剂，适用于肝胆湿热者。

（6）川芎15 g，香附10 g，枳壳15 g，水煎服，每天1剂，适用于气滞血瘀者。

（7）川楝子10 g，郁金12 g，山楂30 g，水煎服，每天1剂，适用于肝气郁滞者。

（8）白茅根30 g，黑木耳10 g，竹叶6 g，水煎服，每天1剂，适用于热盛伤阴之实证。

（9）百合30 g，枸杞子15 g，水煎服，每天1剂，适用于阴虚胁痛。

（10）三七粉3 g，每天1剂，开水送服，孕妇忌服。适用于血瘀胁痛。

2.中成药疗法

(1)龙胆泻肝丸。①功用主治:清肝胆,利湿热。适用于肝胆湿热、胁痛口苦、头晕目赤、耳鸣耳聋、耳肿疼痛、尿赤涩痛、湿热带下。②用法用量:口服,每次 3～6 g,每天 2 次。

(2)红花逍遥片。①功用主治:疏肝,理气,活血。适用于肝气不舒、胸胁胀痛、月经不调、头晕目眩、食欲减退等症。②用法用量:口服,每次 2～4 片,每天 3 次。

(3)肝苏片。①功用主治:清利湿热。适用于急性病毒性肝炎、慢性活动性肝炎属湿热证者。②用法用量:口服,每次 5 片,每天 3 次,小儿酌减。

(4)元胡止痛颗粒。①功用主治:理气,活血,止痛。适用于行经腹痛、胃痛、胁痛、头痛。②用法用量:口服,每次 4～6 片,每天 3 次。

(5)当飞利肝宁胶囊。①功用主治:清利湿热,益肝退黄。适用于湿热郁蒸而致的黄疸、急性黄疸型肝炎、传染性肝炎、慢性肝炎而见湿热证候者。②用法用量:口服,每次 4 粒,每天 3 次或遵医嘱。

(6)胆宁片。①功用主治:疏肝利胆,清热通下。适用于肝郁气滞、湿热未清所致的右上腹隐隐作痛、食入作胀、胃纳不香、嗳气、便秘;慢性胆囊炎见上述证候者。②用法用量:口服,每次 5 片,每天 3 次,饭后服用。

(7)六味地黄丸。①功用主治:滋阴补肾。适用于肾阴亏损、头晕耳鸣、腰膝酸软、骨蒸潮热、盗汗遗精。②用法用量:口服,每次 1 丸,每天 2 次。

(8)鸡骨草丸。①功用主治:清肝利胆,清热解毒,消炎止痛。适用于急性黄疸型病毒性肝炎、慢性活动性肝炎、慢性迁延性肝炎。②用法用量:口服,每次 4 粒,每天 3 次。

(9)清肝利胆口服液。①功用主治:清利肝胆湿热。适用于纳呆、胁痛、疲倦乏力、尿黄、苔腻、脉弦肝郁气滞、肝胆湿热未清等症。②用法用量:口服,每次 20～30 mL,每天 2 次,10 天为1 个疗程。

(10)消炎利胆片。①功用主治:清热,祛湿,利胆。适用于肝胆湿热引起的口苦、胁痛,急性胆囊炎、胆管炎。②用法用量:口服,每次 2 片,每天 3 次。

(11)胆舒胶囊。①功用主治:疏肝解郁,利胆融石。适用于慢性结石性胆囊炎、慢性胆囊炎及胆石症。②用法用量:口服,每次 1～2 粒,每天 3 次。

3.针灸疗法

(1)体针:以取足厥阴肝经、足少阳胆经、足阳明胃经为主。处方:主穴,期门、支沟、阳陵泉、足三里。配穴:肝郁气滞者,加行间、太冲;血瘀阻络者,加膈俞、血海;湿热蕴结者,加中脘、三阴交;肝阴不足者,加肝俞、肾俞。

操作:毫针刺,实证用泻法,虚证用补法。

(2)耳针:取穴肝、胆、胸、神门,毫针中等强度刺激,也可用王不留行籽贴压。

(3)皮肤针:用皮肤针叩打胸胁痛处,加拔火罐。

(4)穴位注射:取大椎、肝俞、脾俞、心俞、胃俞、肝炎穴、胆囊穴,每次选 2 穴,用丹参或当归注射液,每穴注射药液 1 mL,每天 1 次,15 次为 1 个疗程。

4.外治疗法

(1)穴位贴敷:①用中药穴位敷贴透皮制剂"肝舒贴"(主要由黄芪、莪术、甲片等药物组成)通过穴位给药,可治疗胁肋疼痛。②取大黄、黄连、黄芩、黄柏各等份,研为细末,用纱布包扎,外敷胆囊区,每次 4～6 h。③取琥珀末或吴茱萸 1.5 g,盐少许,炒热后,热敷疼痛部位,药包冷则更换,每天 2 次,每次 30 min;或以疼痛缓解为度。

(2)推拿疗法。①背俞穴综合手法:首先在背俞穴上寻找压痛敏感点,找到后即以此为输行指揉法,得气为度。反复寻找,治疗 2～3 遍,若遇有结节或条索状阳性反应物,可在此施以弹拨法、捋顺法、散法,手法轻重以患者能耐受为度,若无压痛敏感点及阳性反应物,则在胆俞穴上施术。②胆囊区掌揉法:以右掌根置于患者右肋下,行掌揉法,顺逆时针均可,轻重以病位得气,患者感觉舒适为度,行 10～15 min。③摩腹:多采用大摩腹泻法,或视虚实言补泻,但第 1 次治疗宜只泻不补,10 min 后或至肠蠕动加快。④胆囊穴点按法:点按双侧胆囊穴、足三里、内关,得气为度。⑤辨证加减。肝郁气滞:循胁合推两胁,点膻中;揉章门、期门。瘀血阻络:揉肝俞、胆俞;点血海、足三里、三阴交。肝阴不足:一指禅推中脘、天枢;揉脾俞、胃俞、足三里。肝胆湿热:点足三里、条口、丰隆。

(金瑞瑞)

第三节　鼓　　胀

一、临床诊断

(一)临床表现

初起脘腹作胀,食后尤甚。继而腹部胀满如鼓,重者腹壁青筋显露,脐孔突起。

(二)伴随症状

常伴乏力、食欲缺乏、尿少及齿衄、鼻衄、皮肤紫斑等出血现象,可见面色萎黄、黄疸、手掌殷红、面颈胸部红丝赤缕、血痣及蟹爪纹。

(三)病史

本病常有酒食不节、情志内伤、虫毒感染或黄疸、胁痛、癥积等病史。

腹腔穿刺液检查、血清病毒学相关指标检查、肝功能、B 超、CT、MRI、腹腔镜、肝脏穿刺等检查有助于腹水原因的鉴别。

二、病证鉴别

(一)鼓胀与水肿相鉴别

水肿是指体内水液潴留,泛滥肌肤,引起头面、眼睑、四肢、腹背甚至全身水肿的一种病证。严重的水肿患者也可出现胸腔积液、腹水,因此需与鼓胀鉴别。

(二)鼓胀与肠覃相鉴别

肠覃是一种小腹内生长肿物,而月经又能按时来潮的病证,类似卵巢囊肿。肠覃重症也可表现为腹部胀大膨隆,故需鉴别。

三、病机转化

鼓胀的基本病理变化总属肝脾肾受损,气滞、血瘀、水停腹中。病变脏器主要在肝脾,久则及肾。有学者曾概括为"胀病亦不外水裹、气结、血瘀"。气、血、水三者既各有侧重,又常相互为因,错杂同病。病理性质总属本虚标实。初起,肝脾先伤,肝失疏泄,脾失健运,两者互为影响,乃至气滞湿阻,清浊相混,此时以实为主;进而湿浊内蕴中焦,阻滞气机,既可郁而化热,而致水热蕴结,也可因湿从寒化,出现水湿困脾;久则气血凝滞,隧道壅塞,瘀结水留更甚。肝脾日虚,病延及肾,肾火虚衰,不但无力温助脾阳,蒸化水湿,且开阖失司,气化不利,而致阳虚水盛;若阳伤及阴,或湿热耗伤阴津,则见肝肾阴虚,阳无以化,水津失布,故后期以虚为主。至此因肝、脾、肾三脏俱虚,运行蒸化水湿的功能更差,气滞、水停、血瘀三者错杂为患,壅结更甚,其胀日重,由于邪愈盛而正愈虚,故本虚标实,更为错综复杂,病势日益深重(图 12-2)。

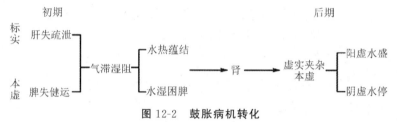

图 12-2　鼓胀病机转化

四、辨证论治

(一)治则治法

根据标本虚实的主次确定相应治法。标实为主者,按气、血、水的偏盛,分别采用行气、活血、祛湿利水,并可暂用攻逐之法,同时配以疏肝健脾;本虚为主者,根据阴阳的不同,分别采取温补脾肾或滋养肝肾法,同时配合行气活血利水。由于本病总属本虚标实错杂,故治当攻补兼施,补虚不忘泻实,泻实不忘补虚。

(二)分证论治

1.气滞湿阻证

(1)证候:腹部胀大,按之不坚,胁下胀满或疼痛,饮食减少,食后腹胀,嗳气后稍减,尿量减少,舌白腻,脉弦细。

(2)治则:疏肝理气,健脾利水。

(3)主方:柴胡疏肝散合胃苓汤。

(4)方药:柴胡、枳壳、芍药、川芎、香附、白术、茯苓、猪苓、泽泻、桂枝、苍术、厚朴、陈皮。

若苔腻微黄,口干口苦,脉弦数,为气郁化火,可酌加牡丹皮、栀子;若胁下刺痛不移,面青舌紫,脉弦涩,为气滞血瘀者,可加延胡索、丹参、莪术;若见头晕失眠,舌质红,脉弦细数者,可加制首乌、枸杞子、女贞子等。

2.寒湿困脾证

(1)证候:腹大胀满,按之如囊裹水,胸脘胀闷,得热则舒,周身困重,畏寒肢肿,面浮或下肢微肿,大便溏薄,小便短少,舌苔白腻水滑,脉弦迟。

(2)治则:温中健脾,行气利水。

(3)主方:实脾饮。

(4)方药:附子、干姜、白术、木瓜、槟榔、茯苓、厚朴、木香、草果、甘草、生姜、大枣。

水肿重者,可加桂枝、猪苓、泽泻;脘胁胀痛者,可加青皮、香附、延胡索、丹参;脘腹胀满者,可加郁金、枳壳、砂仁;气虚少气者,加黄芪、党参。

3.湿热蕴结证

(1)证候:腹大坚满,脘腹绷急,外坚内胀,拒按,烦热口苦,渴不欲饮,小便赤涩,大便秘结或溏垢,或有面目肌肤发黄,舌边尖红,苔黄腻或灰黑而润,脉弦数。

(2)治则:清热利湿,攻下逐水。

(3)主方:中满分消丸合茵陈蒿汤、舟车丸。

(4)方药:黄芩、黄连、知母、茯苓、猪苓、泽泻、厚朴、枳壳、半夏、陈皮、砂仁、姜黄、干姜、人参、白术、甘草(中满分消丸)。茵陈、栀子、大黄(茵陈蒿汤)。甘遂、大戟、芫花、大黄、黑丑、青皮、陈皮、槟榔、木香、轻粉(舟车丸)。

湿热壅盛者,去人参、干姜、甘草,加栀子、虎杖。攻下逐水用舟车丸,视病情与服药反应调整服用剂量。

4.肝脾血瘀证

(1)证候:腹大坚满,按之不陷而硬,青筋怒张,胁腹刺痛拒按,面色晦暗,头颈胸臂等处可见红点赤缕,唇色紫褐,大便色黑,肌肤甲错,口干饮水不欲下咽,舌质紫暗或边有瘀斑,脉细涩。

(2)治则:活血化瘀,行气利水。

(3)主方:调营饮。

(4)方药:川芎、赤芍、大黄、莪术、延胡索、当归、瞿麦、槟榔、葶苈子、赤茯苓、桑白皮、大腹皮、陈皮、官桂、细辛、甘草。

大便色黑可加参三七、侧柏叶;积块甚者加甲片、水蛭;瘀痰互结者,加白芥子、半夏等;水停过多,胀满过甚者,可用十枣汤以攻逐水饮。

5.脾肾阳虚证

(1)证候:腹大胀满,形如蛙腹,撑胀不甚,朝宽暮急,面色苍黄,胸脘满闷,食少便溏,畏寒肢冷,尿少腿肿,舌淡胖边有齿痕,苔厚腻水滑,脉沉弱。

(2)治则:温补脾肾,化气行水。

(3)主方:附子理中丸合五苓散、济生肾气丸。

(4)方药:附子、干姜、党参、白术、甘草(附子理中丸)。猪苓、茯苓、泽泻、白术、桂枝(五苓散)。附子、肉桂、熟地黄、山茱萸、山药、牛膝、茯苓、泽泻、车前子、牡丹皮(济生肾气丸)。偏于脾阳虚者可用附子理中丸合五苓散;偏于肾阳虚者用济生肾气丸,或与附子理中丸交替使用。

食少腹胀,食后尤甚,可加黄芪、山药、薏苡仁、白扁豆;畏寒神疲,面色青灰,脉弱无力者,酌加淫羊藿、巴戟天、仙茅;腹筋暴露者,稍加赤芍、泽兰、三棱、莪术等。

6.肝肾阴虚证

(1)证候:腹大坚满,甚则腹部青筋暴露,形体反见消瘦,面色晦暗,口燥咽干,心烦失眠,时或衄血,小便短少,舌红绛少津,脉弦细数。

(2)治则:滋养肝肾,凉血化瘀。

(3)主方:六味地黄丸或一贯煎合膈下逐瘀汤。

(4)方药:熟地黄、山茱萸、山药、茯苓、牡丹皮(六味地黄丸)。生地黄、沙参、麦冬、枸杞子、当归、川楝子(一贯煎)。五灵脂、赤芍、桃仁、红花、牡丹皮、川芎、乌药、延胡索、香附、枳壳、甘草(膈下逐瘀汤)。

偏肾阴虚以六味地黄丸为主,合用膈下逐瘀汤;偏肝阴虚以一贯煎为主,合用膈下逐瘀汤。

若津伤口干,加石斛、天花粉、芦根、知母;午后发热,酌加银柴胡、鳖甲、地骨皮、白薇、青蒿;

齿鼻出血加栀子、芦根、藕节炭;肌肤发黄加茵陈、黄柏;若兼面赤颧红者,可加龟甲、鳖甲、牡蛎等。

7.鼓胀出血证

(1)证候:轻者齿鼻出血,重者病势突变,大量吐血或便血,脘腹胀满,胃脘不适,吐血鲜红或大便油黑,舌红苔黄,脉弦数。

(2)治则:清胃泻火,化瘀止血。

(3)主方:泻心汤合十灰散。

(4)方药:大黄、黄连、黄芩。

十灰散凉血化瘀止血;酌加参三七化瘀止血;若出血过多,气随血脱,汗出肢冷,可急用独参汤以扶正救脱。还应中西医结合抢救治疗。

8.鼓胀神昏证

(1)证候:神志昏迷,高热烦躁,怒目狂叫,或手足抽搐,口臭便秘,尿短赤,舌红苔黄,脉弦数。

(2)治则:清心开窍。

(3)主方:安宫牛黄丸、紫雪丹、至宝丹或用醒脑静脉注射液。

上方皆为清心开窍之剂,皆适用于上述高热,神昏,抽风诸症,各有侧重,热势尤盛,内陷心包者,选用安宫牛黄丸;痰热内闭,昏迷较深者,选用至宝丹;抽搐痉厥较甚者,选用紫雪丹。可用醒脑静脉注射液静脉滴注。若症见神情淡漠呆滞,口中秽气,舌淡苔浊腻,脉弦细者,当治以化浊开窍,选用苏合香丸、玉枢丹等。若病情进一步恶化,症见昏睡不醒,汗出肢冷,双手撮空,不时抖动,脉微欲绝,此乃气阴耗竭,元气将绝的脱证,可依据病情急用生脉注射液静脉滴注及参附牡蛎汤急煎,敛阴固脱。并应中西医结合积极抢救。

(三)临证备要

1.关于逐水法的应用

鼓胀患者病程较短,正气尚未过度消耗,而腹胀殊甚。腹水不退,尿少便秘,脉实有力者,可酌情使用逐水之法,以缓其苦急,主要适用于水热蕴结和水湿困脾证。常用逐水方药如牵牛子粉、舟车丸、控涎丹、十枣汤等。攻逐药物,一般以2～3 d为1个疗程,必要时停经3～5 d再用。临床应注意以下3点。①中病即止:在使用过程中,药物剂量不可过大,攻逐时间不可过久,遵循"衰其大半而止"的原则,以免损伤脾胃,引起昏迷、出血之变。②严密观察:服药时必须严密观察病情,注意药后反应,加强调护。一旦发现有严重呕吐、腹痛、腹泻者,即应停药,并做相应处理。③明确禁忌证:鼓胀日久,正虚体弱;或发热,黄疸日渐加深;或有消化道溃疡,曾并发消化道出血,或见出血倾向者,均不宜使用。

2.要注意祛邪与扶正的配合

本病患者腹胀腹大,气、血、水壅塞,治疗每用祛邪消胀诸法。若邪实而正虚,在使用行气、活血、利水、攻逐等法时,又常需配合扶正药物。临证还可根据病情采用先攻后补,或先补后攻,或攻补兼施等方法,扶助正气,调理脾胃,减少不良反应,增强疗效。

3.鼓胀"阳虚易治,阴虚难调"

水为阴邪,得阳则化,故阳虚患者使用温阳利水药物,腹水较易消退。若是阴虚型鼓胀,利水易伤阴,滋阴又助湿,治疗颇为棘手。临证可选用甘寒淡渗之品,以达到滋阴生津而不黏腻助湿的效果。也可在滋阴药中少佐温化之品,既有助于通阳化气,又可防止滋腻太过。

4.腹水消退后仍须调治

经过治疗,腹水可能消退,但肝脾肾正气未复,气滞血络不畅,腹水仍然可能再起,此时必须抓紧时机,疏肝健脾,活血利水,培补正气,进行善后调理,以巩固疗效。

5.鼓胀危重症宜中西医结合

及时处理肝硬化后期腹水明显,伴有上消化道大出血,重度黄疸或感染,甚则肝昏迷者,病势重笃,应审察病情,配合有关西医抢救方法及时处理。

(四)常见变证的治疗

鼓胀病后期,肝、脾、肾受损,水湿瘀热互结,正虚邪盛。若药食不当,或复感外邪,病情可迅速恶化,导致大出血、昏迷、虚脱多种危重证候。

由于本病虚实错综,先后演变发展阶段不同,故临床表现的证型不一。一般说来,气滞湿阻证多为腹水形成早期;水热蕴结证为水湿与邪热互结,湿热壅塞,且往往有合并感染存在,常易发生变证;水湿困脾与阳虚水盛,多为由标实转为本虚的两个相关证型;瘀结水留和阴虚水停两证最重,前者经脉瘀阻较著,应防并发大出血,后者为鼓胀之特殊证候,较其他证型更易诱发肝昏迷。

1.大出血

如见骤然大量呕血,血色鲜红,大便下血,暗红或油黑,多属瘀热互结,热迫血溢,治宜清热凉血,活血止血,方用犀角地黄汤加参三七、仙鹤草、地榆炭、血余炭、大黄炭;若大出血之后,气随血脱,阳气衰微,汗出如油,四肢厥冷,呼吸低弱,脉细微欲绝,治宜扶正固脱,益气摄血,方用大剂独参汤加山茱萸或参附汤加味。

2.昏迷

如痰热内扰,蒙蔽心窍,症见神志昏迷,烦躁不安,四肢抽搐颤动,口臭、便秘,舌红苔黄,脉弦滑数,治当清热豁痰,开窍息风,方用安宫牛黄丸合龙胆泻肝汤加减,也可用醒脑静脉注射液静脉滴注。若为痰浊壅盛,蒙蔽心窍,症见静卧嗜睡,语无伦次,神情淡漠,舌苔厚腻,治当化痰泄浊开窍,方用苏合香丸合菖蒲郁金汤加减。如病情继续恶化,昏迷加深,汗出肤冷,气促撮空,两手抖动,脉细微弱者,为气阴耗竭,正气衰败,急予生脉散、参附龙牡汤以敛阴回阳固脱。

(五)其他疗法

1.中成药疗法

(1)中满分消丸:健脾行气,利湿清热。适用于脾虚气滞,湿热郁结引起宿食蓄水,脘腹胀痛。

(2)济生肾气丸:温补肾阳,化气行水。适用于肾虚水肿,腰膝酸软,小便不利,畏寒肢冷。

(3)六味地黄丸:滋阴补肾。适用于肾阴亏损,头晕耳鸣,腰膝酸软,骨蒸潮热,盗汗遗精。

2.敷脐疗法

脐对应中医的神阙穴位,中药敷脐可促进肠道蠕动与气体排出,缓解胃肠静脉血瘀,改善内毒素血症,提高利尿效果。

3.中药煎出液灌肠疗法

本病可采用温补肾阳、益气活血、健脾利水、清热通腑之法。可选用基本方:补骨脂、桂枝、茯苓、赤芍、大腹皮、生大黄、生山楂等,伴肝性脑病者加栀子、石菖蒲。每剂中药浓煎至150～200 mL,每天1剂,分两次给药。

4.穴位注射疗法

委中穴常规消毒,用注射针快速刺入,上下提插,得气后注入呋塞米10～40 mg,出针后按压针孔,勿令出血。每天 1 次,左右两次委中穴交替注射。

还可在中药、西药内服的基础上,并以黄芪注射液、丹参注射液等量混合进行穴位注射,每穴 1 mL,以双肝俞、脾俞、足三里与双胃俞、胆俞、足三里相交替,每周 3 次。

中药在腧穴的贴敷、中药在腧穴进行离子导入、中药注射液在学位注射等疗法,对于肝硬化腹水这一疑难杂症的治疗无疑增加了治疗方法的选择。

（金瑞瑞）

第四节 积 聚

一、临床诊断

(一)疾病诊断
(1)腹腔内有可扪及的包块。
(2)常有腹部胀闷或疼痛不适等症状。
(3)常有情志失调、饮食不节、感受寒邪或黄疸、虫毒等病史。
腹部 X 线、B 超、CT、MBI、病理组织活检及有关血液检查有助于明确相关疾病的诊断。

(二)病类诊断
1.积证
积属有形,结块固定不移,痛无定处,病在血分,是为脏病。
2.聚证
聚属无形,包块聚散无常,痛有定处,病在气分,是为腑病。

(三)病期诊断
1.初期
正气未至大虚,邪气虽实而不甚。表现为积块较小,质地较软,虽有胀痛不适,而一般情况尚较好。
2.中期
正气渐衰而邪气渐甚,表现为积块增大,质地较硬,持续疼痛,舌质紫暗或有瘀点、瘀斑,并有饮食日少,倦怠乏力,面色渐暗,形体逐渐消瘦等。
3.末期
正气大虚,而邪气实甚,表现为积块较大,质地坚硬,疼痛剧烈,舌质青紫或淡紫,有瘀点、瘀斑,并有饮食大减,神疲乏力,面色萎黄或黧黑,明显消瘦等衰弱表现。

二、病证鉴别

(一)积聚与痞满相鉴别
痞满是指脘腹部痞塞胀满,是自觉症状,而无块状物可扪及。积聚则是腹内结块,或痛或胀,不仅有自觉症状,而且有结块可扪及。

（二）症积与瘕聚相鉴别

症就是积,症积指腹内结块有形可征,固定不移,痛有定处,病属血分,多为脏病,形成的时间较长,病情一般较重;瘕聚是指腹内结块聚散无常,痛无定处,病在气分,多为腑病,病史较短,病情一般较轻。

三、病机转化

积聚病的病位在于肝脾。因肝主疏泄,司藏血;脾主运化,司统血。其发生主要关系到肝、脾、胃、肠等脏腑。因情志、饮食、寒湿、病后等,引起肝气不畅,脾运失职,肝脾失调,气血涩滞,壅塞不通,形成腹内结块,导致积聚。积聚的形成,总与正气亏虚有关。聚证病性多属实证,病程较短,预后良好。少数聚证日久不愈,可以由气入血转化成积证。积证初起,病理性质多实,日久病势较深,正气耗伤,可转为虚实夹杂之证。病至后期,气血衰少,身体赢弱,则以正虚为主。病机主要是气机阻滞,瘀血内结。病理因素虽有寒邪、湿热、痰浊、食滞、虫积等,但主要是气滞血瘀。聚证以气滞为多,积证以血瘀为主(图 12-3)。

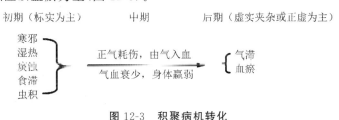

图 12-3 积聚病机转化

四、辨证论治

（一）治则治法

1.区分不同阶段,掌握攻补分寸

积证可根据病程、临床表现,分作初期、中期、末期 3 个阶段。初期属邪实,积块不大,软而不坚,正气尚未大虚,应予消散,治宜行气活血、软坚消积为主;中期邪实正虚,积块渐大,质渐坚硬,正气渐伤,邪盛正虚,治宜消补兼施;后期以正虚为主,积块坚硬,形瘦神疲,正气伤残,应予养正除积,治宜扶正培本为主,酌加理气、化瘀、消积之品,切勿攻伐太过。

2.聚证重调气,积证重活血

聚证病在气分,以疏肝理气、行气消聚为基本治则,重在调气;积证病在血分,以活血化瘀、软坚散结为基本治则,重在活血。

（二）分证论治

积聚的辨证必须根据病史长短、邪正盛衰以及伴随症状,辨其虚实之主次。聚证多实证。积证初起,正气未虚,以邪实为主;中期,积块较硬,正气渐伤,邪实正虚;后期日久,瘀结不去,则以正虚为主。

1.肝气郁结证

(1)症状:腹中结块柔软,时聚时散,攻窜胀痛,脘胁胀闷不适,苔薄,脉弦等。

(2)治法:疏肝解郁,行气散结。

(3)方药:逍遥散、木香顺气散加减。

(4)常用药:柴胡、当归、白芍、甘草、生姜、薄荷、香附、青皮、枳壳、郁金、台乌药。

2.食滞痰阻证

(1)症状:腹胀或痛,腹部时有条索状物聚起,按之胀痛更甚,便秘,纳呆,舌苔腻,脉弦滑等。

(2)治法:理气化痰,导滞散结。

(3)方药:六磨汤加减。

(4)常用药:大黄、槟榔、枳实、沉香、木香、乌药。

3.气滞血阻证

(1)症状:腹部积块质软不坚,固定不移,胀痛不适,舌苔薄,脉弦等。

(2)治法:理气消积,活血散瘀。

(3)方药:柴胡疏肝散合失笑散加减。

(4)常用药:柴胡、青皮、川楝子、丹参、延胡索、蒲黄、五灵脂。

4.瘀血内结证

(1)症状:腹部积块明显,质地较硬,固定不移,隐痛或刺痛,形体消瘦,纳谷减少,面色晦暗黧黑,面颈胸臂或有血痣赤缕。女子可见月事不下,舌质紫或有瘀斑瘀点,脉细涩等。

(2)治法:祛瘀软坚,佐以扶正健脾。

(3)方药:膈下逐瘀汤合六君子汤加减。

(4)常用药:当归、川芎、桃仁、三棱、莪术、香附、乌药、陈皮、人参、白术、黄精、甘草。

5.正虚瘀结证

(1)症状:久病体弱,积块坚硬,隐痛或剧痛,饮食大减,肌肉瘦削,神倦乏力,面色萎黄或黧黑,甚则面肢水肿,舌质淡紫,或光剥无苔,脉细数或弦细。

(2)治法:补益气血,活血化瘀。

(3)方药:八珍汤合化积丸加减。

(4)常用药:人参、白术、茯苓、甘草、当归、白芍、地黄、川芎、三棱、莪术、阿魏、瓦楞子、五灵脂、香附、槟榔。

(三)临证备要

临床上治疗症积,应重视其邪正兼夹的特点,症积按初中末3个阶段,可分为气滞血阻、瘀血内结、正虚瘀结3个证候,但在临床中,往往可兼有寒、湿、热、痰等病理表现。其中,兼郁热、湿热者较为多见。正气亏虚也有偏于阴虚、血虚、气虚、阳虚的不同。临证应根据邪气兼夹与阴阳气血亏虚的差异,相应调整治法方药。

积聚治疗上始终要注意顾护正气,攻伐药物不可过用,《素问·六元正纪大论》言:"大积大聚,其可犯也,衰其大半而止。"聚证以实证居多,但如反复发作,脾气易损,应适当予以培脾运中。积证系日积月累而成,其消也缓,切不可急功近利。如过用、久用攻伐之品,易于损正伤胃;过用香燥理气之品,则易耗气伤阴蕴热,加重病情。《医宗必读·积聚》提出"屡攻屡补,以平为期"的原则,颇有深意。

(四)其他疗法

1.中成药疗法

(1)鳖甲煎丸:消痞化积、活血化瘀、疏肝解郁。适用于积聚之血瘀肝郁证。

(2)大黄䗪虫丸:活血破瘀、通经消症。适用于瘀血内停所致的症瘕。

(3)养正消积胶囊:健脾益肾、化瘀解毒。适用于脾肾两虚瘀毒内阻型原发性肝癌。

2.单方验方

(1)肿节风 15 g,水煎服。可用于脘腹部、右上腹及下腹部的多种肿瘤。

(2)藤梨根、生薏苡仁、连苗荸荠各 30 g,每天 1 剂,水煎服;或龙葵、黄毛耳草各 15 g,白花蛇舌草、蜀羊泉各 30 g,每天 1 剂,水煎分 3 次服;或浙江三根汤:藤梨根、水杨梅根、虎杖根各 30 g,水煎服。用于脘腹积块(胃癌)。

(3)三棱、莪术各 15 g,水煎服;或三白草、大蓟、地骨皮各 30 g,水煎服;或双半煎:半边莲、半枝莲、薏苡仁、天胡荽各 20 g,水煎服。可用于右上腹积块(肝癌)。

(4)苦参、生熟薏苡仁、煅牡蛎、土茯苓、紫参、生地黄、地榆各 30 g,水煎服;或白花蛇舌草、菝葜、垂盆草、土茯苓各 30 g,水煎服;或蒲公英、半枝莲各 24 g,白花蛇舌草、金银花藤、野葡萄根各 30 g,露蜂房 9 g,蜈蚣 2 条,水煎服。另用牛黄醒消丸,每次服 1.5 g,每天 2 次。可用于下腹之积块(肠癌)。

(金瑞瑞)

第五节 肝 著

一、临床诊断

(一)症状与体征

(1)上腹右胁下部发生疼痛,有胀痛、刺痛、隐痛、剧痛等不同疼痛性质,可伴有右上腹部压痛。

(2)常伴食欲缺乏,厌食油腻,腹胀,恶心呕吐,嘈杂,反酸,嗳气等上消化道症状。

(3)起病缓慢,多反复发作,发病多有诱因,如饱餐油腻,情绪焦躁、暴怒,过度劳累等。

(二)辅助检查

消化系统彩超、CT、MRI、肝功能、肝炎系列、病毒定量检测等理化检查有明确的病毒性肝病、脂肪肝、胆囊炎等疾病,并排除其他引起上腹部疼痛的疾病。

二、病证鉴别

(一)肝著与真心痛

真心痛是心经病变所引起的心痛证,相当于西医学的急性冠脉综合征。真心痛多见于中老年人,有时可出现上腹痛,但多有高血压、糖尿病等病史,主要表现为起病较急,当胸而痛,且多为刺痛,有压榨感,动辄加重,痛引肩背,常伴心悸气短、汗出肢冷,病情危急。正如《灵枢·厥论》曰:"真心痛,手足青至节,心痛甚,旦发夕死,夕发旦死。"其病变部位、疼痛程度与特征、伴随症状及其预后等方面,与肝著有明显区别。

(二)肝著与腹痛

腹痛是以胃脘以下,耻骨毛际以上部位疼痛为主症,多相当于西医学的急、慢性胰腺炎及外科急腹症(包括肠梗阻、腹膜炎、肠穿孔、宫外孕等),肝著以上腹部右胁下发生疼痛为主症,有胀痛、刺痛、隐痛、剧痛等不同疼痛性质,可伴有上腹部压痛。这就要从其疼痛的主要部位和如何起病来加以辨别。

(三)肝著与肠痈

肠痈(急性阑尾炎)病变初起,多表现为突发性胃脘部疼痛,随着病情的变化,很快由胃脘部转移至右下腹部疼痛为主,且痛处拒按,腹皮拘急,右腿屈曲不伸,转侧牵引则疼痛加剧,多可伴有恶寒、发热、便秘等症。肝著患者始终局限于右胁下,一般无发热。

(四)肝著与胃癌

胃癌多以胃痛为主要症状,可伴呕血、黑便、消瘦等症。如胃痛日久,反复发作,伴消瘦、呕血、黑便等症者,更需详细询问病史,注意体格检查(包括左锁骨上淋巴结的触诊),同时及时行上消化道钡餐造影和电子胃镜等检查以明确诊断。

(五)西医鉴别诊断

(1)经电子胃镜、上消化道钡餐检查,可与急、慢性胃炎,胃、十二指肠溃疡病,胃黏膜脱垂、胃癌做鉴别诊断。

(2)血常规、腹部 X 线检查可与肠梗阻、肠穿孔等做鉴别诊断。

(3)心肌酶谱、肌钙蛋白、心电图检查可与心绞痛、心肌梗死做鉴别诊断。

三、病机转化

肝著的病位主要在肝胆,其病因病机除气滞血瘀,直伤肝胆外,同时和脾胃、肾、心有关。实证以气滞、血瘀、湿热为主,虚证多属阴血亏损,肝失所养。

(一)肝气郁结

情志抑郁,或暴怒伤肝,肝失条达,疏泄不利,气阻络痹,而致肝著。

(二)瘀血停着

气郁日久,血流不畅,瘀血停积,胁络痹阻出现肝著;或强力负重,胁络受伤,瘀血停留,阻塞胁络,致使肝著。

(三)肝胆湿热

外湿内侵,或饮食所伤,脾失健运,痰湿中阻,气郁化热,肝胆失其疏泄,导致肝著。

(四)肝阴不足

久病或劳欲过度,精血亏损,肝阴不足,血虚不能养肝,使脉络失养,也能导致肝著。

四、辨证论治

(一)辨证思路

1.辨虚实

一般来说,病程短、病势急,因肝郁气滞、血瘀痹阻或外感湿热之邪所致的肝著属实,症见疼痛剧烈,脉弦实有力。病程长、病势缓,因肝血不足、络脉失养所致属虚,症见疼痛隐隐,久久不解而喜按,脉弦细无力。

2.辨气血

一般来说,气滞以胀痛为主,且游走不定,痛无定处,时轻时重,症状的轻重每与情绪变化有关;血瘀以刺痛为主,且痛处不移,疼痛持续不已,局部拒按,入夜尤甚。

3.辨外感、内伤

外感是由湿热外邪侵犯肝胆,肝胆失于疏泄条达而致,伴有寒热表证且起病急骤,同时可出现恶心、呕吐或目睛发黄、小便黄等症状,舌质红,苔黄腻,脉浮数或滑数;内伤是由肝郁气滞,瘀血内阻,或肝阴不足所引起,不伴有恶寒、发热的表证,且其病缓,病程长。

(二)治疗原则

肝著的治疗原则应根据"柔肝疏肝""活血化瘀""软坚散结""清利湿热""化痰"的理论,结合肝胆的生理特点,灵活运用。实证宜用理气、活血;虚证宜用滋阴、柔肝。

(三)分证论治

1.肝气郁结

(1)症状:以胀痛为主,走窜不定,疼痛每因情绪而增减,胸闷气短,食少纳呆,嗳气频作,苔薄,脉弦。

(2)病机分析:肝气失于条达,阻于脉络,故胁肋胀痛。气属无形,时聚时散,聚散无常,故疼痛走窜不定。情志变化与气之郁结关系密切,故疼痛随情志变化而有所增减。肝经气机不畅,故胸闷气短。肝气横逆,易犯脾胃,胃气上逆故食少嗳气。脉弦为肝郁之象。

(3)治法:疏肝理气。

(4)代表方药:柴胡疏肝散加减。方中柴胡疏肝,配香附、枳壳、陈皮以理气;川芎活血;芍药、甘草以缓急止痛。

(5)加减:胁痛重者,酌加青皮、川楝子、郁金以增强理气止痛的作用。若气郁化火,症见胁肋掣痛,心急烦躁,口干口苦,尿频便秘,舌红苔黄,脉弦数,可去川芎,加牡丹皮、栀子、黄连、川楝子、延胡索等以清肝理气、活血止痛。若气郁化火伤阴,症见胁肋隐痛,遇劳加重,心烦头晕,睡眠欠佳,舌红苔薄,少津,脉弦细数,可去川芎,加当归、何首乌、枸杞子、牡丹皮、栀子、菊花等以滋阴清热。若肝气横逆,脾失健运,症见胁痛肠鸣腹泻者,可加白术、泽泻、薏苡仁等以健脾止泻。若胃失和降,症见恶心呕吐者,可加陈皮、半夏、藿香、砂仁、紫苏叶、生姜等以降逆行气、和胃止呕。

2.瘀血停着

(1)症状:以刺痛为主,痛有定处,入夜更甚,胁下或见症块,舌质紫暗,脉沉弦涩。

(2)病机分析:肝郁日久,气滞血瘀,或跌仆损伤,致瘀血停着,痹阻脉络,故胁痛如刺,痛处不移,入夜尤甚。郁结停滞,积久不散,则渐成症块。舌质紫暗,脉沉弦涩,均属血瘀内停之征。

(3)治法:祛瘀通络。

(4)代表方药:旋覆花汤加减。方中茜草活血通经,旋覆花理气止痛。

(5)加减:方中可酌加郁金、桃仁、延胡索、当归尾等以增强理气活血之力。若瘀血较重者,可用复原活血汤加减以活血祛瘀,通经络络。方中大黄、山甲、桃仁、红花破瘀散结、当归养血行瘀;柴胡疏肝行气,引药入经。若胁下有症块,而正气未衰者,可加三棱、莪术、土鳖虫等以增强破瘀消坚之力。

3.肝胆湿热

(1)症状:胁痛,口苦,胸闷,纳呆,恶心、呕吐,目赤或目黄,身黄,小便黄赤,舌苔黄腻,脉弦滑数。

(2)病机分析:湿热蕴结于肝胆,肝络失和,胆不疏泄,故胁痛、口苦。湿热中阻,升降失常,故胸闷、纳呆,恶心、呕吐。肝开窍于目,肝火上炎,则目赤。湿热交蒸,胆汁不循常道而外溢,可出现目黄、身黄、小便黄赤。舌苔黄腻,脉弦滑数,均为肝胆湿热之征。

(3)治法:清热利湿。

(4)代表方药:龙胆泻肝汤加减。方中以龙胆草泻肝胆湿热,栀子、黄芩清热泻火,木通、泽泻、车前子清热利湿。

（5）加减：可酌加川楝子、青皮、郁金、半夏等以疏肝和胃，理气止痛。若发热黄疸者，可加茵陈、黄柏以清热利湿除黄。若湿热煎熬，结成砂石，阻滞胆道，症见胁肋剧痛，连及肩背者，可加金钱草、郁金、鸡内金、海金沙、乌药等以利胆排石。若热盛伤津，大便秘结，腹部胀满者，可加大黄、芒硝以泻热通便。

4.肝阴不足

（1）症状：胁肋隐痛，悠悠不休，遇劳加重，口干咽燥，心中烦热，失眠，头晕目眩，舌红少苔，脉弦细而数。

（2）病机分析：肝郁日久化热，耗伤肝阴，或久病体虚，精血亏损，不能濡养肝络，故胁肋隐痛，悠悠不休，遇劳加重。阴虚易生内热，故口干咽燥，心中烦热，失眠。精血亏虚，不能上荣，故头晕目眩。舌红少苔，脉弦细而数，均为阴虚内热之象。

（3）治法：养阴柔肝。

（4）代表方药：一贯煎加减。方中生地黄、枸杞子滋养肝肾以滋水涵木，沙参、麦冬滋养肺肾以扶金制木，当归养肝血，川楝子理肝气。

（5）加减：若心中烦热，失眠可加焦栀子、炒枣仁、柏子仁以清热安神；若头晕目眩可加黄精、女贞子、墨旱莲、菊花以益肾清肝。

（四）其他疗法

1.单方验方

（1）青黛、明矾，共研细末，装入胶囊，每次2粒，每天3次，口服，具有清热退黄的作用。可用于黄疸经久不退，特别是淤胆型肝炎的患者。

（2）大黄甘草汤：生甘草10 g,生大黄（后下）15 g。水煎，每天1剂，分2次服。适用于急性病毒性肝炎。

（3）茵板合剂：茵陈蒿15 g,板蓝根35 g。水煎2次，将药汁一起浓煎至200 mL,加白糖，每次100 mL,每天2次。适用于急性黄疸型肝炎。

（4）降酶合剂：贯众15 g,牡丹皮20 g,败酱草30 g,茯苓20 g。适用于慢性肝炎谷丙转氨酶升高者。

（5）复方水飞蓟蜜丸：水飞蓟、五味子各半，制成蜜丸，每丸含生药10 g,每次1丸，每天3次。适用于慢性肝炎 ALT 升高者。

（6）茅根木贼汤：白茅根15 g,木贼草15 g,板蓝根30 g,水煎服。适用于小儿急性肝炎，梗阻性黄疸。

（7）木瓜冲剂：木瓜生药15 g,加蔗糖制成粉末颗粒，包装成药品备用。每次1~2包。适用于急性黄疸型肝炎。

（8）泥鳅数条，放烘箱内烘干（温度100 ℃为宜），研成粉末。每服10~12 g,每天3次，饭后服。功能清热祛湿，退黄解毒。适用于急性黄疸型肝炎。

（9）柳芽10 g,开水冲泡代茶频饮。具有清热、利尿、解毒功效。适用于黄疸型肝炎。

（10）车前草30 g,煎服，每天1剂。适用于急性黄疸型肝炎。

（11）田基黄、蟛蜞菊，煎服，每天1剂。适用于急性肝炎、慢性活动性肝炎。

（12）鸡骨草30~60 g,煎服。适用于退黄。

（13）垂盆草30 g,水煎服，每天1次，连服2周为1个疗程。适用于各型肝炎引起的胁痛。

2.针灸疗法

(1)实证:取厥阴、少阳经穴为主。毫针刺用泻法。

处方:期门、支沟、阳陵泉、足三里、太冲。

方义:肝与胆为表里,厥阴、少阳之脉,同布于胁肋。故取期门、太冲循经远取支沟、阳陵泉以疏肝胆经气,使气血畅通,奏理气止痛之功。佐以足三里和降胃气而消痞。

(2)虚证:取背俞穴和足厥阴经穴为主。毫针刺用补法,或平补平泻。

处方:肝俞、肾俞、期门、行间、足三里、三阴交。

方义:肝阴血不足,取肝俞、肾俞,用补法可充益肝肾之阴。期门为肝之募穴,近取以理气。行间为肝之荥穴,用平泻法以泻络中虚热。配足三里、三阴交扶助脾胃,以滋生化之源。

(金瑞瑞)

第六节 肝 癖

一、临床诊断

(一)症状与体征

(1)肝区疼痛或胀闷,或仅有右侧胁肋部轻微不适感。

(2)常伴疲乏,腹胀不适,纳呆,口黏口苦,恶心,嗳气,反酸等消化系统症状,形体多肥胖。

(3)起病多缓慢,多有过食肥甘厚腻,长期饮酒,体力劳动及体育锻炼较少等不良生活习惯。

(4)右肋下可触及稍肿大之肝脏,表面光滑,触痛不明显。

(5)实验室检查可有血脂增高及肝功能异常,肝脏 B 超及 CT 提示脂肪肝,肝活检组织学改变符合脂肪性肝病的病理学诊断标准。

(二)辅助检查

肝组织学检查(简称肝活检)是目前本病诊断及分类鉴别最可靠手段,可准确判断肝组织脂肪贮积、炎症和纤维化程度。而影像学检查是目前诊断本病常用的检查方法,其中 B 超已作为拟诊脂肪肝的首选方法,B 超检查可大致判断肝内脂肪浸润的有无及其在肝内的分布类型,但 B 超检查对肝内脂肪浸润程度的判断仍不够精确,并且对肝内炎症和纤维化的识别能力极差。而 CT 腹部平扫对脂肪肝的诊断有很高的敏感性,局灶性脂肪肝有其特征性 CT 表现,可用于评估药物防治脂肪肝的效果。目前尚无一种定性或定量诊断脂肪性肝病的实验室检查指标,但血液实验室检查对于判断脂肪肝的病因、可能的病理阶段及其预后有一定的参考价值。包括肝功能、血脂、血糖、血清纤维化指标等检查。此外,身高、体质量、腰围、臀围、体质量指数(BMI,BMI=体质量/身高^2)、腰臀比(WHR,WHR=腰围/臀围)也与本病发病密切相关。

二、病证鉴别

(一)肝癖与胁痛

肝癖与胁痛均可出现胁肋部疼痛不适症状,但胁痛多不伴胁下积块,起病可急可缓,发作时多伴有情志不舒,胁痛病因除饮食、情志、劳欲等内因外,尚有外感湿热、跌仆损伤等外因,多对应于西医学的急、慢性肝炎,胆系疾病,肋间神经痛及胁肋部外伤等;而肝癖可出现胁下痞块,起病缓慢,除肥胖外早期可无明显临床症状,病因多为内伤所致,对应于西医学的脂肪肝。

(二)肝癖与肝著

肝癖又名肝胀。肝著病名出自《金匮要略·五脏风寒积聚病脉证并治》:"肝着,其人常欲蹈其胸上,先未苦时,但欲饮热,旋覆花汤主之。"肝著是因肝热病、肝瘟等之后,肝脏气血郁滞,著而不行,以右胁痛,右胁下肿块,用手按捺捶击稍舒,肝功能异常等为主要表现疾病。本病主要指西医学所说的慢性肝炎,包括慢性迁延性肝炎和慢性活动性肝炎。以胸胁部痞闷不舒,甚至胀痛,用手按捺捶击稍舒,并喜热饮,一般有急性发病史,体型多不胖,肝功能异常,血清病毒学及 B 超等检查可资鉴别。

(三)肝癖与肝积

肝积是以右胁痛,或胁下肿块,腹胀纳少及肝瘀证候为主要表现的积聚类疾病。《脉经·平五脏积聚脉证》曰:"诊得肝积,脉弦而细,两胁下痛……身无膏泽……爪甲枯黑。"肝积多由肝著发展而来,而且可进展为鼓胀、肝癌。对应于西医学的肝硬化,相应的血液及影像学检查可确诊。肝癖虽同样有胁痛,胁下肿块及消化道症状,但一般无明显消瘦及淤血、出血征象,血脂升高及影像学检查发现脂肪肝有助于鉴别。

(四)肝癖与肝痨

肝痨是因痨虫侵及肝脏,阻碍疏泄,耗吸营养,蚀耗肝阴。以右胁痛,右胁下肿块,潮热,盗汗,消瘦等为主要表现的痨病类疾病,对应于西医学的肝结核。既往结核病史或肝外结核发现对诊断有提示作用,相应结核相关检查和对抗结核药物治疗有效有助于确诊。肝癖多形体肥胖,无结核病史,不会出现结核中毒症状。

(五)肝癖与肝瘤、肝癌

肝瘤、肝癌 B 超及 CT 等检查可见局限性占位性病变,而非弥漫性肝大。

三、病机转化

肝癖多因饮食不节、劳逸失度、情志失调、久病体虚、禀赋不足等因素导致脾失健运、肝失疏泄、肾失气化,痰浊、瘀血内生,日久互结于胁下。

(一)病机关键

病机关键在于脏腑功能失调,气血津液运行失常,痰浊瘀血蕴结于肝,饮食不节,劳逸失度,伤及脾胃,脾失健运,或情志失调,肝气郁结,肝气乘脾,脾失健运,或久病体虚,脾胃虚弱,脾失健运,导致湿浊内停;湿邪日久,郁而化热,而出现湿热内蕴;禀赋不足或久病及肾,肾精亏损,气化失司,痰浊不化,蕴结于内,阻滞气机,气滞血瘀,瘀血内停,阻滞脉络,最终导致痰瘀互结。

(二)病位在肝,涉及脾、肾、胆、胃等脏腑

肝的疏泄功能正常,则气机调畅,气血和调,津液敷布。若失其疏泄,则气机不畅,水道不利,气津不化,气血津液输布代谢障碍,水停饮聚,凝而成痰成脂,阻于经络,聚于脏腑。同时,肝的疏泄功能正常,是脾胃正常升降的重要条件,肝主疏泄,脾主运化,二者关系密切,相互协调。正所谓"肝木疏土,脾土荣木,土得木而达之,木赖土以培之"。若肝之疏泄功能失常,直接影响脾的运化升清功能。表现为肝失疏泄,脾失健运,精微不布,聚湿生痰,壅于肝脏,日久渐积,终致肝癖。

此外,肝之疏泄功能还体现在胆汁的分泌与排泄方面。而胆汁正常分泌和排泄,有助于脾胃的运化功能,若肝失疏泄,胆不能正常泌输胆汁,净浊化脂,则浊脂内聚于肝,也可形成肝癖。

　　饮食入胃,其消化吸收过程虽然在胃和小肠内进行,但必须依赖于脾的运化功能,才能将水谷化为精微,再经脾的转输和散精功能把水谷精微"灌溉四旁",布散周身。脾的运化功能健旺,津液上升,糟粕下降,就能防止气血津液发生不正常的停滞,阻止痰湿浊瘀等病理产物的生成;反之,则导致气血津液停滞,痰湿膏脂内蕴。

　　肾主体内五液,有维持体内水液平衡的功能。肾中阳气亏虚,气化失司,不能温煦脾阳,则津液内停,清阳不升,浊阴不降,清从浊化,津液内停化为痰浊。若肾阳不足,气化功能减弱,不能蒸化津液,液聚脂凝而成肝癖。若房事不节,暗耗肾精,或久病伤阴途穷归肾,或热入下焦,劫耗肾精,皆可致肾阴亏虚。肝肾同源,肾阴受伐,水不涵木,肝之阴血愈亏,阴虚火旺灼津成痰成瘀,或阴损及阳,气化失司,津液内停,或肝失疏泄,脾失健运,浊瘀停聚于肝而成肝癖。

(三)病理性质属本虚标实,以脾肾亏虚为本,痰浊血瘀为标

　　盖肝主疏泄,脾主运化,肾司气化,人之一身气血津液有赖于肝、脾、肾等脏腑的功能协调有节,否则,必然会引起气血津液的代谢失常,滋生本病。故其虚为本,其实为标,"本虚标实"是本病的重要特征。就邪实而言,主要是痰湿热瘀阻于经络,结于胁下而成。痰之为物,随气升降,无处不到。若流注经络,则脉络阻滞;结于局部,则成痰核积聚。痰来自津,瘀本乎血。痰浊停滞,脉道不利,瘀血滋生,可致痰瘀互结。肝癖患者每有痰湿阻滞,气机不利,血行不畅,则瘀血阻络蕴而不散,津液涩渗,蓄而不去,积于胁下则伤肝。痰浊瘀血蕴结,日久化热;或肝炎后治疗不彻底,湿热未清,加以肥甘油腻、酒食过多皆能助湿生热,最终导致痰湿热瘀蕴结肝胆,形成肝癖。

(四)病程有早、中、晚之分,在气在血之别

　　肝癖早、中期,以痰湿偏盛为主,痰湿可以热化;随着病情进展,血瘀之征渐露;晚期以血瘀居多,痰湿少见。早期肝气不疏为主,肝郁可以化火,也可以出现肝胆湿热;继之为气滞血瘀,日久则可出现肾气亏虚;郁热、湿热及痰热又可耗伤阴血。对于脏腑虚实的转化,早期多见脾气虚、肝气郁结,继之肝郁气滞、脾虚益甚,日久肝脾肾俱虚,既有肝脾气血亏虚,又伴肾精耗损。

(五)病延日久,变证丛生

　　肝癖迁延日久,久病入络,可致痰瘀阻络,气、血、津液运行障碍,水湿停蓄体内,而生鼓胀、水肿等变证。或瘀血阻络,血不循经,而出现呕血、便血等血证之表现。或气滞血瘀痰凝日久,内结于腹中,而成积聚之证。

四、辨证论治

(一)辨证思路

1.辨虚实

　　本病病性属本虚标实,临床表现为虚实夹杂之证,故首先应辨别本虚与标实之轻重。以标实为主者,体质多较壮实,胁肋部胀满疼痛较明显,苔多浊腻,脉多弦而有力;而以正虚为主者,病程较长,多见羸弱、神疲乏力、纳呆腹胀、腰膝酸软、胁肋部隐痛不适等症,舌质暗,脉多细弱无力。

2.辨气血

　　本病初期多以气滞为主,多见胁肋部胀满疼痛,情志不舒,遇忧思恼怒加重,喜叹息,得嗳气、矢气稍舒,舌淡红,脉弦;日久可见气滞血瘀或痰瘀阻络,症见胁肋部隐痛,痛势绵绵或为刺痛,痛处固定,胁下痞块,伴面色晦暗,舌暗,脉弦涩等。

3.辨邪气

　　本病以气滞、血瘀、痰湿、郁热为标,临床尚须仔细辨别邪气的种类。以气滞为主要表现者,

多见胁肋部胀痛,胸闷,喜叹息,烦躁易怒,脉弦等。以血瘀为主要表现者,多见胁下痞块,刺痛或钝痛,面色晦暗,舌质紫暗或有瘀点、瘀斑,脉涩等。以痰湿为主者,多见形体肥胖,胁肋部胀闷不适,胸闷腹胀,纳呆便溏,头昏乏力,苔腻,脉滑等。郁热为主者,多见口干口苦,身目发黄,大便不爽,小便短赤,舌红苔黄,脉数等。

4.辨脏腑

本病到后期多有正气亏虚表现,临床以肝、脾、肾三脏的亏虚尤为多见,故临床还须结合脏腑辨证以确定治疗的重点。以肝之阴血不足为主要表现者,多有眩晕,两目干涩,胁肋部隐痛,口干,急躁易怒等。脾虚多见阳气的亏虚,可出现腹胀,纳呆,呕恶,便溏,四肢不温等表现。肾主一身之阴阳,临床可表现为肾阴或肾阳的不足,其中以肾阳虚临床较为多见,表现为腰膝冷痛,畏寒喜暖,下肢乏力,反应迟钝,面色㿠白,舌淡胖,边有齿痕,脉沉细等。

肝癖早期邪气不盛,正气尚足,治疗以祛邪和调理脏腑功能为主,通过适当的调治可完全康复;若失治、误治,病情进展,痰瘀互结,正气渐虚,则治疗颇为棘手,需攻补兼施,疗程较长且病情易于反复,但只要调治得当,持之以恒,仍有可能完全康复;肝癖晚期,正气大衰,邪气留着,治疗则应以扶正为主,兼以祛邪,而且"肝癖"后期可发展为肝积、鼓胀等病证,并可出现水肿、血证、神昏等危重变证,治疗困难,预后不佳。

(二)治疗原则

肝癖的病机关键为脏腑功能失调,气血津液运行失常,痰浊瘀血蕴结于肝,因此治疗应以祛邪为主,可以采用化痰祛瘀之法,同时注意调理脏腑(肝、脾、肾)功能,既有利于痰瘀等邪气的祛除,又可防止产生新的病邪,达到治病求本的目的。另外,还应重视病因治疗,如嗜酒者戒酒,喜食肥甘厚腻者应改为清淡饮食,肥胖者进行必要的体育锻炼以消耗脂肪,减轻体质量等。

(三)分证论治

1.肝郁气滞

(1)症状:肝区不适,两胁胀痛,抑郁烦闷,胸闷、喜叹息。时有嗳气,纳食减少,大便不调,月经不调,乳房胀痛。舌质红,苔白而薄,脉弦滑或弦细。

(2)病机分析:情志不舒导致肝失疏泄,气机郁滞,则可出现肝区不适,两胁胀痛,胸闷,乳房胀痛,抑郁烦闷,喜叹息等;脾胃升降失调,胃气上逆则可出现嗳气,脾失健运则可见纳呆食少,大便不调;肝失疏泄还可导致月经不调,脉呈弦象。

(3)治法:疏肝理气。

(4)代表方药:柴胡疏肝散加减,药用醋柴胡、枳壳、泽泻、陈皮、法半夏、郁金、白芍、大黄、山楂、生甘草。

(5)加减:气郁化火而见舌红苔黄、头晕目眩,急躁易怒者,加夏枯草、青黛、牡丹皮、栀子等泻肝经实火;伴阴血亏虚,口干,五心烦热,腰膝酸软者,加当归、生地黄、制首乌、枸杞子等滋阴清热,养血柔肝。

2.肝郁脾虚

(1)症状:胁肋胀闷,抑郁不舒,倦怠乏力,腹痛欲泻。腹胀不适,食欲缺乏,恶心欲吐,时欲太息。舌质淡红,苔薄白或白,有齿痕,脉弦细。

(2)病机分析:因忧思不解,可致肝失疏泄,脾失健运,气机郁滞故见胁肋胀闷,抑郁不舒,时欲太息;运化不及则可见腹胀、纳呆,恶心欲吐;肝气乘脾,故见腹痛欲泻;舌淡边有齿痕为脾虚之象,而脉弦则为肝郁之征。

(3)治法:疏肝健脾。

(4)代表方药:逍遥散加减,药用醋柴胡、炒白术、薄荷、炒白芍、当归、茯苓、山楂、生姜、生甘草。

(5)加减:肝郁明显者加香附、郁金、川楝子疏肝理气;脾虚明显者加山药、白扁豆、党参等益气健脾;血虚头晕、心悸、失眠者可加生熟地黄、枸杞子、酸枣仁等或以归脾汤为主方养血安神;有血瘀者加川芎、丹参、蒲黄、五灵脂等活血化瘀。

3.痰湿内阻

(1)症状:体态肥胖,右胁不适或胀闷,周身困重,大便黏滞不爽。脘腹胀满,倦怠无力,食欲缺乏,头晕恶心。舌质淡,舌苔白腻,脉沉滑。

(2)病机分析:素体肥胖者形有余而气不足,脾胃运化无力,痰湿内生,阻遏气机,肝气不舒,故见右胁不适或胀闷;清阳不升,浊阴不降故见头晕恶心,腹胀纳呆;湿邪阻遏,阳气不得敷布,故见周身困重,倦怠无力;舌淡,苔白腻,脉沉滑均为痰湿内阻之象。

(3)治法:健脾益气,化痰祛湿。

(4)代表方药:二陈汤加减,药用法半夏、陈皮、茯苓、泽泻、莱菔子、山楂、葛根、黄精、生白术、藿香、甘草。

(5)加减:痰湿郁而化热,症见口干、口苦、舌红、苔黄腻者,加茵陈、胆南星、竹茹等清热化湿;腹胀明显者加苍术、厚朴、枳实等燥湿醒脾,理气消胀;脾虚倦怠乏力,面色无华,纳食呆滞者加党参、山药、黄芪、神曲、炒二芽等益气健脾,消食和胃。

4.湿热蕴结

(1)症状:右胁肋部胀痛,周身困重,脘腹胀满或疼痛,大便黏腻不爽。身目发黄,小便色黄,口中黏滞,口干口苦。舌质红,舌苔黄腻,脉弦滑或濡数。

(2)病机分析:过食肥甘厚腻及辛辣炙煿可致湿热内生,或病后湿热未清,蕴结于中焦,熏蒸肝胆,故见胁肋胀痛,身目发黄;湿热壅滞,中焦气机不利,故见腹胀,周身困重,口中黏腻,口干口苦;湿热下注,故见大便黏腻不爽,小便色黄;舌红,苔黄腻,脉弦滑或濡数均为湿热内蕴之象。

(3)治法:清热利湿。

(4)代表方药:茵陈蒿汤加减,药用茵陈、栀子、大黄、虎杖、厚朴、车前草、茯苓、生白术、猪苓、泽泻。

(5)加减:胁痛明显者加柴胡、郁金、延胡索、川楝子等加强疏肝理气止痛之效;兼有血瘀而见胁肋刺痛,舌质紫暗者加土鳖虫、王不留行、甲片或配合膈下逐瘀汤以活血通络;湿热伤阴而见腰膝酸软,口干咽燥,五心烦热,舌红少苔者,加麦冬、枸杞子、天花粉、石斛滋阴润燥。

5.痰瘀互结

(1)症状:胁肋刺痛或钝痛,胁下痞块,面色晦暗,形体肥胖。胸脘痞满,咳吐痰涎,纳呆厌油,四肢沉重。舌质暗红、有瘀斑,舌体胖大,边有齿痕,苔腻,脉弦滑或涩。

(2)病机分析:痰浊蕴结日久,气血运行瘀滞,痰瘀互结于胁下,故见胁肋刺痛,胁下痞块;痰湿内蕴,脾胃运化失常,故见胸脘痞满,纳呆厌油,咳吐痰涎;气血不畅,难以通达头面四肢,故见面色晦暗,肢体困重;舌体胖大色暗,苔腻,脉弦滑或涩均为痰瘀内阻之象。

(3)治法:活血化瘀,祛痰散结。

(4)代表方药:膈下逐瘀汤合二陈汤加减,药用柴胡、当归、桃仁、五灵脂、甲片、牡丹皮、赤芍、大腹皮、茯苓、生白术、陈皮、半夏、枳实。

(5)加减:痰热明显,症见咳痰黄稠,胸闷心烦,大便秘结者加竹茹、胆南星、全瓜蒌、大黄等清热化痰,通腑泄浊;胁腹部胀满较甚者加香附、川楝子、槟榔、厚朴等理气消胀;兼有肝肾亏虚,腰膝酸软,头晕眼花者,可配合一贯煎合六味地黄丸加减以滋补肝肾。

(四)其他疗法

1.单方验方

(1)丹参 20 g,陈皮 6 g,加水微煎代茶饮。适用于气滞血瘀者。

(2)佛手、香橼各 6 g,加水微煎代茶饮。适用于肝郁气滞者。

(3)丹参、山楂各 15 g,檀香 9 g,炙甘草 3 g,加水微煎代茶饮。适用于瘀血阻络者。

(4)赤小豆、薏米各 50 g,加水熬粥,适量温服。适用于湿邪困脾者。

(5)山楂 10 g,毛冬青 20 g,水煎服。适用于痰瘀互结者。

(6)生山楂、麦芽各 10 g,水煎服。适用于痰湿内蕴兼有食积者。

(7)茵陈 15 g,水煎代茶饮。适用于湿热蕴结者。

(8)山楂 30 g,葛根 15 g,明矾 1.2 g,水煎服。适用于痰湿内蕴者。

(9)半夏 5 g,瓜蒌皮 5 g,生山楂 5 g,丹参 5 g,生麦芽 5 g,水煎服。适用于痰湿阻滞者。

(10)何首乌 6 g,桑寄生 18 g,黄精 10 g,水煎服。适用于肝肾不足者。

2.中成药疗法

(1)强肝胶囊:每次 3 粒,每天 3 次,适用于脾虚气滞、湿热内阻证。

(2)逍遥散:每次 6~9 g,每天 1~2 次,适用于肝郁脾虚证。

(3)桑葛降脂丸:每次 4 g,每天 3 次,适用于脾肾亏损,痰湿瘀阻证。

(4)茵栀黄颗粒:每次 1 袋,每天 3 次,适用于湿热内蕴证。

(5)大黄䗪虫丸:每次 5 g,每天 3 次,适用于痰瘀互结者。

(6)绞股蓝总苷片(胶囊):每次 2~3 片(粒),每天 3 次,适用于气虚痰阻证。

(7)壳脂胶囊:每次 5 粒,每天 3 次,适用于痰湿内阻、气滞血瘀或兼有肝肾不足郁热证。

(8)血脂康胶囊:每次 2 粒,每天 2~3 次,适用于脾虚痰瘀阻滞证。

3.针灸疗法

针灸具有降脂、阻断胰岛素抵抗及过氧化反应的功效,一般取穴丰隆、足三里、太冲、肝俞、三阴交等,根据患者的情况采取不同手法及方式,或补或泻,或针或灸,或采用其他穴位刺激法。同时,根据辨证加减,肝郁气滞者加行间,用泻法;肝肾两虚者加太溪、照海、复溜,用补法;瘀血内阻者加血海、地机,用泻法;痰湿困脾者加公孙、商丘,用泻法。每次取 6~7 个穴位,留针 30 min,期间行针 1 次,15 次为 1 个疗程。另外还可选用穴位注射疗法:复方丹参注射液 2 mL,实证选双侧丰隆、阳陵泉交替穴位注射,虚证选双侧三阴交、足三里交替穴位注射。也可选用穴位埋线法:穴位埋线是将羊肠线埋入穴位,利用羊肠线对穴位的持续刺激作用治疗疾病的方法。9 号注射针针头作套管,28 号 2 寸长的毫针剪去针尖作针芯,00 号羊肠线。埋线多选肌肉比较丰满的部位的穴位,以背腰部及下肢穴位最常用。但取穴要精简,每次埋线 1~3 穴,可双侧取穴,可间隔 15~20 d 治疗 1 次。

4.外治疗法

(1)行气消瘀膏:川芎 12 g,香附 10 g,柴胡、芍药、青皮、枳壳各 6 g。将上述药物研细末,调拌麻油或其他辅料贴于大包、期门、章门等穴位处,可消胁下积块,适用于肝脾大者。

(2)朱代群等采用 DSG-1 生物信息电脑肝病治疗仪联合自拟中药(茵陈蒿、栀子、大黄、丹参、虎杖、泽泻、垂盆草、陈皮等,白醋浸泡备用)和肝清解液湿巾,外敷照射区,将中药离子导入肝络治疗脂肪肝,取得了不错的疗效。

(金瑞瑞)

第七节　疟　　疾

一、临床诊断

(1)临床症状为寒战、高热、出汗,周期性发作,每天或隔天或 3 d 发作 1 次,间歇期症状消失,形同常人,伴有头痛身楚,恶心呕吐等症。

(2)多发于夏秋季节,居住或近期到过疟疾流行地区,或输入过疟疾病者的血液,反复发作后可出现脾大。

(3)典型疟疾发作时,血液涂片或骨髓片可找到疟原虫,血白细胞总数正常或偏低。外周血常规、脑脊液、X 线检查、尿常规及中段尿检查、尿培养等有助于本病的鉴别诊断。

二、病证鉴别

疟疾需与风温发热、淋证发热鉴别(表 12-3)。

表 12-3　疟疾与风温发热、淋证发热的鉴别要点

项目	疟疾	风温发热	淋证发热
主症	寒战、高热、出汗,周期性发作,每天或隔天或 3 d 发作 1 次,间歇期症状消失,形同常人	风温初起,邪在卫分时,可见寒战发热	淋证初起,湿热蕴蒸,邪正相搏,也常见寒战发热
兼症	伴有头痛身楚,恶心呕吐	多伴有咳嗽气急、胸痛等肺系症状	多兼小便频急,滴沥刺痛,腰部酸胀疼痛等症
病机	邪伏半表半里,邪正斗争	邪犯肺卫	湿热蕴蒸
鉴别要点	寒热往来,汗出热退,休作有时为特征	有肺系症状	小便频数,淋漓涩痛,小腹拘急引痛的泌尿系统症状

三、病机转化

疟疾的发生主要是感受"疟邪",病机为疟邪侵入人体,伏于半表半里,出入营卫之间,邪正交争而发病。疟疾的病位总属少阳半表半里,故历来有"疟不离少阳"之说。病理性质以邪实为主。由于感受时邪不一或体质差异,可表现不同的病理变化。一般以寒热休作有时的正疟,临床最多见。若素体阳虚寒盛,或感受寒湿诱发,则表现为寒多热少的寒疟。素体阳热偏盛,或感受暑热诱发,多表现为热多寒少之温疟。因感受山岚瘴毒之气而发者为瘴疟,可以出现神昏谵语、痉厥等危重症状,甚至发生内闭外脱。若疫毒热邪深重,内陷心肝,则为热瘴;因湿浊蒙蔽心神者,则为冷瘴。疟邪久留,屡发不已,气血耗伤,每遇劳累而发病,则形成劳疟。或久疟不愈,气血瘀滞,痰浊凝结,壅阻于左胁下而形成疟母,且常兼有气血亏虚之象,表现为邪实正虚(图 12-4)。

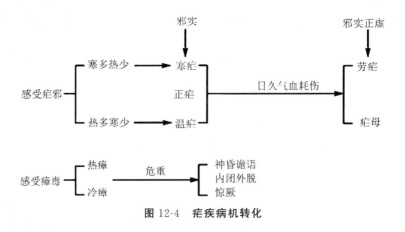

图 12-4　疟疾病机转化

四、辨证论治

(一)治则治法

疟疾的治疗以祛邪截疟为基本治则,应该区别寒与热的偏盛进行处理。正疟治以祛邪截疟,和解表里,温疟治以清热解表,和解祛邪;寒疟治以和解表里,温阳达邪;热瘴治以解毒除瘴,清热保津;冷瘴治以解毒除瘴,芳化湿浊;劳疟治以益气养血,扶正祛邪。如属疟母,又当祛瘀化痰软坚。

疟疾发作之后,遍身汗出,倦怠思睡,应及时更换内衣,注意休息。未发作之日,可在户外活动,但应避免过劳。对瘴疟则应密切观察,精心护理,及时发现病情变化,准备相应的急救措施。

(二)分证论治

正疟发作症状比较典型,常先有呵欠乏力,继则寒战鼓颔,寒罢则内外皆热,头痛面赤,口渴引饮,终则遍身汗出,热退身凉;温疟发作时热多寒少,汗出不畅,头痛,骨节酸痛,口渴引饮,便秘尿赤;寒疟发作时热少寒多,口不渴,胸闷脘痞,神疲体倦;热瘴发作热甚寒微,或壮热不寒,头痛,肢体烦疼,面红目赤,胸闷呕吐,烦渴喜饮,大便秘结,小便热赤,甚至神昏谵语;冷瘴发作寒甚热微,呕吐腹泻,甚则嗜睡不语,神志昏蒙;劳疟为迁延日久,每遇劳累易发作,发时寒热较轻,面色萎黄,倦怠乏力,短气懒言,纳少自汗为特征。

(三)临证备要

若久疟不愈,痰浊瘀血互结,左胁下形成痞块,为《金匮要略》所称之疟母。治宜软坚散结,祛瘀化痰,方用鳖甲煎丸。兼有气血亏虚者,配合八珍汤或十全大补汤。

青蒿据现代药理研究具有确切抗疟原虫作用,用量稍大,一般用量青蒿 50～80 g;配以具有和解少阳、抗疟疾的小柴胡汤以增加抗疟作用,辅以白虎汤退高热。民间常用单方验方,如马鞭草 1～2 两浓煎服;独头大蒜捣烂敷内关;酒炒常山、槟榔、草果仁煎服等。均为发作前 2～3 h 应用。

临床正疟可用小柴胡汤加减;瘴疟需清热、保津、截疟,常以生石膏、知母、玄参、麦冬、柴胡、常山,随症加减。久疟者需滋阴清热,扶养正气以化痰破瘀、软坚散结,常用青蒿鳖甲煎、何人饮、鳖甲煎丸等。

(四)其他疗法

1.中成药

(1)疟疾五神丹:祛邪截疟,和解表里,适用于疟疾正疟。

(2)清心牛黄丸:解毒除瘴,清热截疟,适用于疟疾热瘴。

(3)鳖甲煎丸:软坚散结,祛瘀化痰,适用于久疟不愈,痰浊瘀血互结,左胁下形成痞块之疟母。

2.针灸

取大椎、陶道、间使等穴位,于发前1～2 h针刺,用强刺激法。

(金瑞瑞)

第十三章

内科疾病营养治疗

第一节　肠内营养治疗

一、肠内营养治疗的适应证

(一)营养风险筛查

营养不良(包括营养不足和营养过剩)是一个公共卫生问题,疾病引起的营养不良常表现为营养不足,发生于多种急慢性疾病患者中,包括各种年龄与环境。ESPEN 共识指出在诊断营养不良前,首先应使用合适的筛查工具对存在营养风险的患者进行营养筛查,而确诊营养不良需满足以下两项之一:①体质量指数(BMI)<18.5 kg/m²;②非意愿体质量丢失(即无法确定时间者体质量下降超过日常体质量的 10% 或 3 个月体质量下降超过 5%),且 BMI 偏低(<70 岁者BMI <20 kg/m²,≥70 岁者 BMI<22 kg/m²)或低去脂体质量指数(fat free mass index,FFMI;男性 FFMI<17 kg/m²,女性 FFMI<15 kg/m²,即为低 FFMI)。

虽然 1976 年美国哈佛医学院 Bistrin 等报道部分住院患者营养不良发生率可高达 70%,但近年来的报道各专科疾病营养不良的发生率有明显变化。2002 年英国报道外科腹部手术患者营养不良的发生率仅为 9%。国外学者的研究表明,对已有营养不良或有营养风险的患者进行临床营养治疗大部分可以改善其临床结局,如减少并发症,缩短住院时间等。1991 年《新英格兰医学杂志》报道强调指出没有营养不良患者在围术期接受完 TPN 可能导致感染并发症增加。

2002 年在德国的 ESPEN 大会上,推出用于成年住院患者的营养风险筛查。对于总评分≥3 分的住院患者要求制定营养治疗计划。对评分暂时低于 3 分者,可以定时进行再次营养风险筛查。

2002 年中国肥胖问题工作组根据 1990 年以来中国 13 项流行病学调查数据得出中国人BMI 正常值(18.5 kg/m²≤BMI<23.9 kg/m²)。一些复杂的检查,耗时且费用高,难以在临床大规模应用,没有包括在营养风险筛查中。

2002 年欧洲学者提出营养风险的概念,是基于机体本身的营养状态,结合因临床疾病的代谢性应激等因素所造成营养功能障碍的风险所共同定义的。能够动态地评估患者有无营养风险并易用、实用。该方法基于128项临床随机对照研究,从4个方面的问题来评定住院患者是否处于营养风险及程度如何,是否需要进行营养治疗以及预后如何,首次营养监测,如果以上4个问题中任一问题回答"是",则直接进入第二步营养监测。如果所有的问题回答"否",应每周重复调查1次。

进入第二步营养监测的患者需要使用NRS 2002常规筛查表进行评分,NRS 2002总评分包括三个部分的总和,即疾病严重程度评分＋营养状态低减评分＋年龄评分(若70岁以上加1分)。

1.NRS 2002对营养状况降低的评分及其定义

(1)0分:正常营养状态。

(2)轻度(1分):3个月内体质量丢失5%或食物摄入为正常需要量的50%～75%。

(3)中度(2分):2个月内体质量丢失5%或前一周食物摄入为正常需要量的25%～50%。

(4)重度(3分):1个月内体质量丢失5%(3个月内体质量下降15%)或BMI$<$18.5 kg/m^{2}或者前一周食物摄入为正常需要量的0～25%。

注:3项问题任一个符合就按其分值,几项都有以高分值为准。

2.NRS 2002对疾病严重程度的评分及其定义

(1)1分:慢性疾病患者因出现并发症而住院治疗。患者虚弱但不需要卧床。蛋白质需要量略有增加,但可以通过口服补充剂来弥补。

(2)2分:患者需要卧床,如腹部大手术后,蛋白质需要量相应增加,但大多数人仍可以通过肠外或肠内营养治疗得到恢复。

(3)3分:患者在加强病房中靠机械通气支持,蛋白质需要量增加而且不能被肠外或肠内营养治疗所弥补,但是通过肠外或肠内营养治疗可使蛋白质分解和氮丢失明显减少。

3.评分结果与营养风险的关系

(1)总评分≥3分(或胸腔积液、腹水、水肿且血清蛋白$<$35 g/L者)表明患者有营养不良或有营养风险,即应该使用营养治疗。

(2)总评分$<$3分:每周复查营养评定。以后复查的结果如果≥3分,即进入营养治疗程序。

(3)如患者计划进行腹部大手术,就在首次评定时按照新的分值(2分)评分,并最终按新总评分决定是否需要营养治疗(≥3分)。

应用:对于下列所有NRS评分$>$3分的患者应设定营养治疗计划。包括:①严重营养状态受损(≥3分);②严重疾病(≥3分);③中度营养状态受损＋轻度疾病(2分＋1分);④轻度营养状态受损＋中度疾病(1分＋2分)。

NSR 2002由丹麦Kondrup等采用评分的方法来对营养风险加以量度,核心来源于128个临床随机对照研究(randomized controUed trial,RCT),这些研究有关临床营养治疗对某些疾病结局的影响。通过对这些RCT进行系统评价发现,采用这些指标做营养评定后,发现有营养风险的患者,在使用营养治疗后的良性临床结局比例高于没有营养风险的患者。

NRS 2002方法用评分法度量有无营养风险时,以评分≥3分作为营养风险的标准的原因为:按照所引用的RCT报道,将患者是否有营养风险来分成两类。统计分析发现,NRS 2002评分≥3分的患者,应用临床营养治疗后,患者有良性临床结局的比例较高。

2002年以后发表的多中心临床研究(有212个中心参加)表明,NRS 2002在预测营养不良风险和患者对营养治疗的反应方面,具有其他工具所不可比拟的优势。因此,NRS 2002被欧洲推荐为住院患者营养风险评定的首选工具。但在不能确切测量身高体质量的一小部分患者(如严重水肿的患者等),无法得到可靠的 BMI 数据。欧洲(2006)也考虑应用清蛋白水平(<30 mg/L)来评估这一小部分患者是否有营养不良。国外对于不同科室、不同疾病的住院患者营养不良/营养风险发生率调查发现,不同科室的差别较大。

NRS 2002 采用评分方法的优点在于简便易行、医患有沟通,有临床 RCT 的治疗。在临床上医师、营养师、护士都可以进行操作,是未来临床营养治疗标准化操作的有用工具。

中华医学会肠外肠内营养学分会主办了中国首个大规模的城市大医院的住院患者营养风险筛查。并结合中国人 BMI 正常值对全国 10 个大城市 11 家三级甲等医院的住院患者进行调查和研究。计划有 12 000 例的患者参加该项研究。在该项营养风险筛查的工作中,还追踪了每位受访者在一定的住院时间内接受规范和不规范营养治疗的情况。该研究的 1/2 阶段小结纳入的患者类型涉及 6 个临床专科,5 303 名患者参加。包括来自胸外科和普外科的 1 947 例外科患者,初步发现,普外科患者的营养不良发生率为 12.4%,存在营养风险的患者占 29.2%,而使用规范和不规范营养治疗的患者占到被调查者的 39.6%,营养治疗的方法大多数为 PN。

另一方面,许多存在营养风险的非外科患者,尚没有得到应有的临床营养治疗。如在调查中消化内科、呼吸科、神经科的患者得到营养治疗的比例仅占需要营养治疗的一半左右。合理的营养治疗能够改善多数有营养风险患者的结局。

(二)肠内营养的适应证

肠内营养的适应证:胃肠道具有一定功能的患者,经口摄食不能、不足或禁忌的患者;外科手术患者,术后不能进食或口服饮食尚不能满足需求时,可选择肠内营养。高血压脑出血的老年患者进行早期 EN 治疗疗效显著,老年脑出血患者的早期足够的营养治疗,有助于机体的康复。早期 EN 治疗的开展,可以使患者尽早获得必需的营养物质,促进颅脑损伤后胃动力的恢复,从而增加了胃黏膜的防御作用。营养治疗已成为危重患儿综合治疗的重要组成部分,并能促进受损的肝组织修复,保护肝功能,减少致病因素对肝脏的进一步损害,促进患儿早日康复。另外,肠内营养应用可增强肿瘤化疗患者的免疫功能和对化疗的耐受性。

在临床应用时,需要根据患者的疾病情况来选择合适的 EN 制剂。如果患者胃肠道的功能正常,应选用整蛋白配方,否则选用要素配方(氨基酸型、短肽型);如果患者有某些特殊的饮食限制或有其他营养需求,则可给予疾病专用型配方或小儿配方。相比而言,EN 较 PN 更具优势,更为价廉、简便、有效、合乎生理。对于需要进行 EN 治疗的患者,选择适合的 EN 途径,监测患者的各项相关指标,使得 EN 制剂在营养治疗中发挥最大的功效。目前,临床 EN 治疗已成为供给患者特殊营养需求、促进患者康复的重要手段之一。

医疗机构对营养不良(即营养不足)患者采取营养治疗疗法有助于改善机体的结构和功能,改善临床疗效,降低并发症的发生率和死亡率。当肠道有功能且能安全使用时,肠内营养不仅能为机体提供所需营养物质,还可以维护肠的屏障功能。但当 EN 供给不足(<总能量需求 60%)时,也常应用 SPN 进行治疗。

在具体的临床实践中,以下情况适合 EN:①识障碍、昏迷患者和某些神经系统疾病,如神经性厌食等;②吞咽困难和失去咀嚼能力的患者;③上消化道梗阻或术后患者,如食管癌、幽门梗阻等;④高代谢状态患者,如严重创伤、大面积烧伤等;⑤消化道瘘患者,一般用于低流量瘘或瘘的后期,所提供的营养物质不从瘘口流出者;⑥营养不良者的术前准备;⑦炎症性肠病的缓解期;⑧短肠综合征;⑨胰腺疾病;⑩慢性营养不良患者,如恶性肿瘤及免疫缺陷疾病者;⑪脏器功能不全患者;⑫某些特殊患者,如脏器移植;⑬肠外营养的补充或过渡。

营养不仅可纠正和预防治疗对象的营养不足,而且可能更重要的是通过其中特异营养物质的药理学作用达到治疗目的。即近年来提出的一种新概念,即营养药理学。随着研究的进展,又相继提出了疾病特异性、组织或器官特异性和患者特异性营养治疗概念,特别着重强调特异性营养物质及其营养效率。

1.精氨酸

(1)生理意义:精氨酸为半必需氨基酸,在儿童及处在严重应激状态的成人,自身合成的精氨酸有限,必须有外源性补充。精氨酸在机体代谢中发挥着重要作用,所有组织蛋白质合成,都需要精氨酸作为一种底物。它还是唯一的一种脒供体氨基酸,参与肌酸合成;而磷酸肌酸是一个高能库,使 ADP 变为 ATP。精氨酸促进血氨进入鸟氨酸循环,最后以尿素形式从尿中排出,防止氨中毒。精氨酸是合成 NO 的唯一底物,参与免疫和血管张力的调节。

(2)在应激状态的特殊意义:在创伤感染的严重应激时,补充外源性精氨酸,不仅可填补机体对精氨酸的需求,而且精氨酸还能促进生长激素及胰岛素分泌,纠正代谢紊乱,减少创伤后氮的丢失,加速创伤的愈合。

(3)对机体的免疫系统具有治疗作用的机制:①精氨酸参与细胞的蛋白质合成;②精氨酸是多胺、腐胺、精胺的前体,而这些低分子物质能促进细胞的生长和分化;③精氨酸促进激素分泌,这些激素都能影响免疫应答;④精氨酸可转化成瓜氨酸、NO 等,这些都是免疫系统内有效物质。

(4)对肠黏膜屏障的意义:精氨酸能促进多胺、瓜氨酸、鸟氨酸等肠黏膜滋养因子的合成,改善 T 细胞和吞噬细胞的功能,产生具有免疫防御作用的 NO,因而精氨酸可加强肠道黏膜屏障,减少细菌易位的发生。

2.ω-3 脂肪酸

聚不饱和脂肪酸直接掺入细胞膜的磷脂成分中,所以可改变细胞间相互作用及其释放调节物质的能力。PUFA 可分为 ω-3 和 ω-6 两类。亚油酸是 ω-6PUFA 的一种,而 α-亚麻酸属 ω-3PUFA。外源性 PUFA 可氧化供能,也可贮存于脂肪组织或延长为各种长链 PUFA,选择地进入细胞。一些与休克、感染及器官衰竭有关的炎症介质包括前列腺素、白三烯和血小板活化因子是 ω-6PUFA 代谢产物,如亚油酸及其延长、去饱和产物花生四烯酸,前二者又是细胞膜的磷脂部分的组成成分。ω-3PUFA 经去饱和及延长成二十烷五烯酸,EPA 是合成另一类效能不高的花生酸系列(前列腺素系列-3 和白三烯-5)的前体,这些生化介质有对抗或阻止由 ω-3PUFA 产生花生酸的作用,因此,增加外源性 ω-3PUF 如鱼油,可更好地调节花生酸的生产。此外,ω-3PUFA尚可影响细胞膜的流动性、细胞膜信使传递和细胞膜上受体功能,减少炎性介质的生产,降低 IL-1、TNF 等细胞因子的产生。因此 ω-3PUFA 有促进免疫功能,减弱急、慢性炎症反应的作用。此外,ω-3PUFA 还具有调节脂肪、糖及蛋白质代谢的功能,可降低血甘油三酯、胆固醇及游离脂肪酸浓度,减轻蛋白质分解,促进蛋白质合成,维持氮平衡。

3.膳食纤维

膳食纤维(dietary fiber,DF)是指源于植物的不被小肠中消化酶水解而直接进入大肠的多糖(非淀粉多糖)和极少量木质素的总和。膳食纤维可分为可溶性膳食纤维和不可溶性膳食纤维两种。可溶性膳食纤维包括果胶、树胶和植物多糖等;不可溶性膳食纤维包括纤维素、木质素和半纤维素。可溶性膳食纤维可减缓葡萄糖在小肠的吸收,降低血清胆固醇,延缓胃排空等。不可溶性纤维可增加粪便的重量,刺激肠内蠕动,减少粪便的平均通过时间。

短链脂肪酸及生理功能:膳食纤维更重要的生理意义在于短链脂肪酸(shor chain fatty acid,SCFA)的产生。短链脂肪酸是结肠中细菌多糖酶分解膳食纤维的酵解终产物,主要包括乙酸、丙酸和丁酸,短链脂肪酸的生理功能包括:①促进钠的吸收,并继而增加水的吸收;②代谢产能,结肠黏膜细胞所需能量的 70% 由短链脂肪酸提供,乙酸供能 14.2 kJ/g(3.4 kcal/g),丙酸供能 20.9 kJ/g(5 kcal/g),丁酸供能 25.1 kJ/g(6 kcal/g);③促进结肠血流,可使结肠血流增加 24%;④刺激自主神经系统;⑤增加胃肠道激素的产生;⑥增强结肠细胞的增殖;⑦维持结肠内正常微生物群。含膳食纤维的肠内营养制剂可缓解长期住院患者便秘的痛苦;减少与肠内营养相关的腹泻的发生;促使炎性肠道疾病(IBD)患者的黏膜修复;维持危重患者的肠黏膜屏障;促进短肠综合征(SBS)患者残存小肠适应性代偿。

4.免疫营养与免疫微生态营养

(1)免疫营养的概念:严重感染、创伤等严重应激患者可因原有疾病而使免疫功能低下,也可因高分解代谢、营养不良而进一步降低免疫功能。因此,营养治疗为这部分患者不仅提供营养以维护细胞代谢,改善器官组织的功能,而且能以特定方式刺激免疫细胞应答功能,维持正常或适度的免疫反应,调控细胞因子的产生和释放,减轻有害的或过度的炎症反应,维持肠黏膜屏障功能。

(2)免疫营养的生理意义:现在研究较多并已开始应用于临床免疫营养包括特殊营养物质谷氨酰胺、精氨酸、ω-3 脂肪酸、膳食纤维,此外还包括核酸、牛磺酸等,后者也具有改善免疫细胞功能的作用。由于维护肠黏膜屏障功能是免疫营养的重要内容,因此免疫营养配方多为肠内营养。动物实验表明,肠内营养即使只占总量的 1/3 或更少,也有改善免疫功能的效果。因此,即使是在临床危重患者疾病状况不允许肠内营养提供全部营养需求时,也应尽量采取部分肠道免疫营养治疗,此时目的更在于改善免疫功能和维持肠黏膜屏障的药理作用。此外,对危重患者还强调"早期"肠道营养治疗。

(3)免疫微生态营养:在免疫营养的基础上,近年来又提出了免疫微生态营养,即在肠内营养配方中,除增加上述特殊营养物质,又增加人体肠道的原居菌如乳酸杆菌、双歧杆菌,以与肠内致病菌竞争,最终恢复肠内正常菌群。免疫微生态营养强调膳食纤维的重要性,因为其可被结肠内寄生的某些细菌利用作为碳源,选择性地刺激一种或几种结肠内原居菌生长,而其降解产物短链脂肪酸又为结肠提供能量。随着抗生素耐药的微生物的出现,有益的肠道原居菌作用变得越发重要,通过给予有益的肠道原居菌以降低肠道菌群的致病性,甚至可能对这些"好"细菌进行基因工程改造能使它们产生某些生长因子或特殊的营养物质维持危重患者肠道的正常状态。

5.肠内营养联合生长因子的应用

营养治疗联合生长因子的应用正成为临床营养治疗研究领域的热点,其中以生长激素(GH)最被人们所关注。人体的生长激素(GH)是脑垂体前部的嗜酸性粒细胞合成、分泌的,由191 个氨基酸组成的肽链,编码生长激素的基因位于第 17 号染色体。随着基因工程技术的进步,重组人的生长激素(rhGH)合成成功并于 1985 年正式获准应用于临床以来,由于其安全性和易获得性,在临床上的应用变得越来越广泛。生长激素具有改善处于应激状态的外科患者高分解代谢下的蛋白质合成受抑及促进伤口愈合作用。

二、肠内营养治疗的禁忌证

虽然 EN 在某种程度上具有不可替代的意义,但某些情况下并不适宜或应慎用 EN。

胃肠道功能障碍是肠内营养应用的禁忌,包括机械系肠梗阻、严重呕吐或腹泻、麻痹性肠梗阻,恶心、呕吐无法用药物控制、消化道活动性出血及休克均是 EN 的禁忌证。严重腹泻、顽固性呕吐和严重吸收不良综合征也应当慎用。

有些患者不能耐受肠内营养液,出现腹胀、腹痛、腹泻等;创伤或手术应激后患者发生胃排空障碍(胃瘫)、肠动力障碍或胃肠功能不全;炎症性肠病、放射性肠损伤患者发生肠狭窄、肠梗阻或肠瘘等并发症,此类患者的 EN 常难以达到目标剂量,不能纠正患者的负氮平衡,无法满足机体对能量和蛋白质的需求。某些患者(如老年患者)EN 输注过快可发生误吸等严重并发症。

以下情况不适用 EN。

(1)全性机械性肠梗阻、胃肠道出血、严重腹腔感染。

(2)严重应激状态早期、休克状态。

(3)短肠综合征早期。

(4)流量空肠瘘。

(5)持续严重呕吐、顽固性腹泻,严重小肠、结肠炎。

(6)胃肠道功能障碍或某些要求肠道休息的病情。

(7)急性重症胰腺炎的急性期。

(8)无法建立肠内营养喂养通路。

(9)3 个月内的婴儿、糖尿病或糖代谢异常者、氨基酸代谢异常者不宜应用要素型制剂。

三、肠内营养制剂使用

(一)口服营养补充(ONS)

ONS 作为一种常见的日常饮食外营养补充手段,广泛地应用于 COPD、肿瘤以及艾滋病等慢性消耗性疾病患者的营养补充。近年来,包括典型的要素型 EN 营养制剂和整蛋白型 EN 营养制剂在临床实践中都可以采用 ONS 途径进行使用,提供患者普通饮食外的能量和营养素补充。但是,ONS 制剂并不能取代饮食摄入或肠内营养,仅可作为饮食摄入不足或不全的补充。

2012 年 Bald-win 等进行的 Meta 分析中,纳入了 13 个 RCT 研究、1 414 例肿瘤患者,显示强化的口服营养干预能够增加营养不良和有营养风险肿瘤患者的营养摄入并改善部分生活质量,但对于病死率没有显著影响。该项研究定义的口服营养干预包括:①膳食咨询建议;②口服营养补充制剂;③膳食咨询建议+口服营养补充制剂。

相较于管饲途径,ONS 更接近于患者自然的进食过程,具有更好的依从性。虽然在营养治疗并发症上鼻胃管饲和 ONS 途径并没有显著的差异,在增进体质量和能量摄入上两者也没有显著的差异。但是在临床实践中,由于患者自身的因素(如昏迷,中枢性吞咽障碍,严重的口腔咽喉黏膜炎)和喂养的局限(如能量密度不高,无法持续性喂养)等原因,口服途径并不能取代管饲喂养或静脉输注。此外,对于营养状况良好的患者,常规的营养补充与正常膳食相比,并非更有益于患者。

口服营养补充制剂可以是肠内营养剂、多元维生素和微量元素,甚至是鱼油、谷氨酰胺等药理性营养素。基于目前众多临床研究和肠内营养指南,我们认为最首要考虑的是如何采用 ONS

途径使得患者得到足够且全面的营养治疗。当患者可以经口摄入而达不到目标能量或全面的营养素时,应该首先考虑 ONS,以达到维持体质量和改善营养状况的目的。

(二)管道喂养

适宜的喂养途径是保证 EN 安全有效实施的重要前提。除 ONS 外,EN 的管道喂养途径包括鼻胃(十二指肠)管、鼻空肠管、胃造口、空肠造口等。喂养途径的选择取决于喂养时间长短、患者疾病情况、精神状态及胃肠道功能。

1.胃管载营养管术前置管法

术前将胃管与营养管在尖端固定并插入胃中,术中将其分离再将营养管向下插入到适当位置,此方法有许多改进方法,如双腔管,同时具有 2 个管腔,较粗留在胃内行胃肠减压,较细的留在肠内作营养管。三腔管在双腔管的基础上多 1 个较短的腔,为气囊充水管,置于胃底贲门处,以防食管内气体进入胃腔及反流。

2.非手术置管

(1)重头管,重头多为明胶块或气囊,由口吞入,另外再用一细小导管由鼻进入咽,并由此拉出。再与重头管相接由鼻拉出。

(2)螺旋管,尖端有 5 个直径约为 4 cm 螺旋祥,插入时内有导丝,进入胃后将导丝拔出,胃肠蠕动可推动螺旋祥进入肠内。

(3)可控导向钢丝置管。

(4)内镜置管,除内镜置管外,其他三种方法均需 X 线造影定位。

3.胃肠造口置管

最常见的是腹部手术中行胃、空肠造口置管术,方法简单、确切、并发症少。

4.非手术造口置管法

(1)经皮内镜胃造口术(PEG):经口插入胃镜,充气使胃扩张,用胃镜将胃壁顶向腹前壁,另一助手于腹壁见到光亮处或胃镜操作者通过腹壁见到该助手触诊手指的尖端处做腹壁局麻,直接穿刺将胃造口管入胃内,固定后撤出胃镜。

(2)X 线透视下胃造口术:通过胃管向胃内注入大量气体,X 线下观察胃前壁与腹壁贴紧时,用 18 号穿刺针直刺进胃内,插入导管,拔出穿刺针。

(3)腹腔镜胃造口术:首先建立气腹,置入腹腔镜,再放入无损伤钳抓住胃前壁用 18 号穿刺针垂直刺入胃腔,经逐级扩张器扩张后,放入 F16 气囊导管。

5.术中置管

在手术中根据不同需要行胃造口术,十二指肠造口术,空肠造口术,经 T 管空肠置管。

肠内营养治疗的途径可根据所需病情及应用时间而定。短期肠内营养可通过细腔鼻肠饲管进行肠内营养。长期肠内营养可用胃肠造口或术中胃肠造口方法行肠内营养。

鼻胃管途径适用于胃肠道完整,不能主动经口摄食或经口摄食不足;代谢需要增加,短期应用;口咽、食管疾病而不能进食者;精神障碍或昏迷;早产儿、低体质量儿。当存在严重胃肠道功能障碍;胃排空障碍;食管炎、食管狭窄或严重反复呕吐、胃反流者应选择其他途径。鼻胃管途径的常见并发症有鼻、咽及食管损伤;反流、吸入性肺炎。鼻空肠管途径适用于需短期营养但有高吸入风险者(如昏迷患者、老年人、婴幼儿等);胃动力障碍者;急性胰腺炎的 EN 治疗。当存在远端肠道梗阻、小肠吸收不良或运动障碍时应选择其他途径。

6.鼻空肠管途径的常见并发症

导管移位、倾倒综合征、腹泻、腹胀、肠痉挛。胃造口途径适用于需长期肠内营养者、食管闭锁、狭窄、癌肿;意识障碍、昏迷患者;肺部并发症危险性大而不能耐受经鼻置管者。当存在原发性胃病,胃、十二指肠排空障碍,咽反射障碍,严重反流时应选择其他途径。胃造口途径的常见并发症有反流、吸入性肺炎、造口出血、造口旁皮肤感染、导管堵塞、导管脱落、胃内容物漏出。

空肠造口途径适用于需长期肠内营养者、高吸入风险者、胃动力障碍者、急性胰腺炎、多发性创伤、重大复杂手术后、发生胰瘘、胆瘘或胃肠吻合口瘘者。存在机械性或麻痹性肠梗阻、广泛肠粘连、消化道出血、放射性肠炎急性期、严重炎性肠道疾病。大量腹水时应选择其他途径。空肠造口途径的常见并发症有导管堵塞、导管脱落、导管拔除困难、造口出血、造口旁皮肤感染、肠液外漏、倾倒综合征、腹泻、腹胀、肠痉挛。

(三)肠内营养的输注方式

肠内营养的输注方式有一次性投给、间歇性重力滴注和连续性经泵输注 3 种。具体输注方式的选择取决于营养液的性质、喂养管的类型与大小、管端的位置及营养物质需要量。一次性投给是将配好的 EN 制剂借注射器缓慢注入喂养管内,每次约为 200 mL,每天 6～8 次。该输注方式常引起腹胀、腹泻、恶心、呕吐等,故目前临床多用于胃造瘘需长期家庭 EN 的患者。间歇性重力滴注指将配好的营养液置于输液瓶或塑料袋中,经输液管与喂养管衔接,借重力将营养液缓慢滴入胃肠道内,每次 250～400 mL,每天 4～6 次,是临床常用的输注方式。如果患者出现腹胀、恶心等胃肠道排空延迟症状,可减慢输注速率。连续性经泵输注与间歇性重力输注的装置相同,将一段输液管嵌入输液泵槽内,应用输液泵连续 12～24 h 均匀持续输注。这种方法适用于十二指肠或空肠近端喂养患者,患者耐受性好。一般情况下,EN 输注以连续滴注为佳,在 EN 刚开始的 1～3 d,需要让肠道逐步适应,采用低浓度、低剂量、低速度,随后再逐渐增加营养液浓度、滴注速度和投给剂量。一般第 1 天用 1/4 总需要量,营养液浓度可稀释 1 倍,如患者耐受良好,第 2 天可增加至 1/2 总需要量,第 3、4 天增加至全量。EN 的输注速度开始宜慢,一般为 25～50 mL/h,随后每 12～24 h 增加 25 mL/h,最大速率为 125～150 mL/h,如患者不耐受应及时减慢输注速度或停止输注。此外,在输注过程中应注意保持营养液的温度。

肠内营养液的浓度和温度,调配好的标准肠内营养液的能量密度一般为 4.2 kJ/mL(1 kcal/mL),应用时宜从低浓度向高浓度过渡,在增加浓度时,不宜同时增加容量,二者的增加可交错进行,温度可视患者的习惯而定,一般以接近体温为宜。

肠内营养输注泵是专门为肠内营养治疗所设计的一种设备。采用管饲方式进行肠内营养时,推荐使用专用输注泵进行输注。

1.肠内营养输注泵使用原则

(1)采用管饲方式进行肠内营养时,推荐使用专用输注泵进行输注。

(2)肠内营养输注应使用肠内营养专用输注泵,而不应该用其他输注泵替代。

(3)输注泵的设计和功能因公司而异,应按说明书进行操作。

(4)输注泵使用者应接受专门培训,合格后才能使用。

2.肠内营养输注泵适应证

(1)输注较稠厚的肠内营养液时,如高能量/高营养密度配方。

(2)十二指肠或空肠输注。

(3)须严格控制输注速度与持续时间者。

(4)为防止短时间内输入过量的营养液。

(5)若输注过快,可能发生腹胀、腹泻等并发症者。

3.输注泵主要操作步骤

(1)操作者须仔细清洗双手,准备清洁操作空间。

(2)仔细检查输注泵及相关各种设备。

(3)用温开水冲洗喂养导管。

(4)连接肠内营养泵管与输注泵。

(5)按照输注泵的说明书调节输注模式(包括总量、速度、温度等)。

(6)泵管输注端与喂养管连接。

(7)开始 EN 制剂输注。

(8)输注结束后,关闭输注泵,取下输注泵管。

(9)用温开水冲洗喂养管道(目前市售有带冲洗功能的营养泵,在每次喂养前后或给药前后都可以自动冲洗管道),封闭喂养管口,护士应严密观察管道的固定情况。

4.注意事项

(1)肠内营养输注泵是专门为肠内营养治疗所设计的,不能用于其他目的(如药物输注),也不能被其他用途的输注泵所替代。由于肠内营养输注泵的设计具有专门性,因此,使用肠内营养输注泵的有关人员必须接受专门的培训。

(2)正常使用情况下,输注泵以交流电源供电,但同时也配有备用蓄电池。注意使蓄电池一直处于充满电能状态。

(3)不同的肠内输注泵因结构和功能的不同,在输注速率和输注总量方面存在差异。在使用前,应注意校正其输注速率和输注总量。

(4)输注泵应定期维护,保持清洁,以确保设备正常工作。

(5)一般每 24 h 更换 1 次泵管。

(6)应特别强调,护士必须密切观察患者的情况及患者对肠内营养液输注的反应,以上工作没有任何输注泵及相关设备可以取代。

(四)一些输注系统的介绍和注意事项

1.输液系统由储液器和输液管组成

(1)对于商品化的瓶装液态营养液,容器即为储液器;对于需要调配的营养液,输注袋即储液器。

(2)输液管应包括调速开关及可供选择的给药口。

2.连接

输液管一端与储液器相匹配连接;另一端无需转接管,直接与喂养管相连接。

3.注意事项

(1)严格执行操作前洗手制度。

(2)每个患者使用一套设备,做到专人专用。

(3)输注系统中尽可能减少转接点,形成储液器-输液管-喂养管直接连接。

(4)输液管每 24 h 更换 1 次。在某些病例中,特别是患者处于极易被感染的情况下,则须每次换 1 根输液管。

(5)储液器每 24 h 须彻底清洗消毒 1 次。

（6）长期管饲肠内营养的患者，须考虑输液管与储液器的材质。

聚氯乙烯(PVC)输液管是目前最广泛应用的输注管，其中添加二乙基己基邻苯二甲酸酯(DEHP)作为增塑剂。长期应用时，导管中的 DEHP 可以析出至营养液中。大剂量 DEHP 可导致雄性实验动物生殖系统损害并引发恶性肿瘤。

2002 年美国食品药品监督管理局(FDA)发布了对含 DEHP 增塑剂 PVC 医疗设备的警示文件，其中把肠内营养列为可能导致高剂量 DEHP 暴露的临床操作之一，并建议在有其他材质导管可用时选用不含 DEHP 导管。

4.胃肠内置管的操作

（1）鼻胃管。

1）适应证：①烧伤患者、某些胃肠道疾病、短肠及接受化放疗的患者；②由全肠外营养过渡至肠外加肠内营养及由肠内营养过渡至自主口服进食者；③因神经或精神障碍所致的进食不足及因口咽、食管疾病而不能进食者。

2）禁忌证：①胃肠道功能衰竭；②肠梗阻；③急腹症；④消化道活动性出血。

3）操作方法：将鼻饲管光滑的头端自患者最宽大的一侧鼻孔插入鼻咽部，如果患者能吞咽，让其吞咽，使鼻饲管进入胃内。

4）注意事项：①为避免发生堵管并确保管道长期正常使用，每次暂停输液时，用 25～50 mL 无菌生理盐水或无菌水冲洗管道，平时每隔 8 h 冲洗管道 1 次；②最好只用于肠内营养液输注，如需通过鼻肠管给患者喂药，在给药前后务必对管道进行清洗（至少用 30 mL 无菌盐水或无菌水），以免堵管；③每次更换肠内营养液，或对管道是否处于正常位置有疑问时，可通过内容物 pH 测定法检查鼻胃管的位置，每天应至少进行 3 次；④拔出管道之前，先用无菌生理盐水或无菌水冲洗管道，为避免在撤出管道的过程中有残余液体进入气管，关闭导管连接头处的防护帽或夹住管道外段，随后小心平稳地撤出；⑤生产商一般建议最长使用时间为 6～8 周。

（2）鼻空肠管。

1）适应证：①需要通过鼻饲且直接进入十二指肠或空肠的患者；②肠道功能基本正常而存在胃排空障碍的患者。

2）禁忌证：同鼻胃管。

3）操作方法：①放置鼻空肠管者，让患者向右翻身，借助胃的蠕动将管的头端推过幽门进入十二指肠，或借助透视和内镜的帮助，将鼻饲管直接放入十二指肠或空肠；②目前有一种螺旋形鼻肠管，导管远端成螺旋状，在胃动力正常情况下，只需按鼻胃管置管的方式将导管放置入胃内，取出导引钢丝后，在 8～12 h 鼻肠管可自行通过幽门。

4）注意事项：①接受外科手术的患者术后数天内往往出现胃排空障碍，建议手术患者可在术前 1 天预先放置；②在没有胃动力的情况下，可在 X 线透视下或在内镜帮助下通过幽门；③其余同鼻胃管注意事项。

（3）经皮内镜引导下胃造口术(PEG)。

1）适应证：胃肠道功能正常，但存在吞咽障碍或不愿进食的患者，病程在 1 个月以上。①吞咽反射损伤（多发性硬化、肌萎缩性脊髓侧索硬化、脑血管意外），中枢性麻痹，意识障碍（重症监护的患者）；②痴呆；③耳鼻咽喉科肿瘤（咽部、喉部、口腔）；④颌面部肿瘤。

2）禁忌证：①不可进行透视检查，食管阻塞，不可能将胃壁和腹壁贴近者（胃大部切除、腹水、肝大等）；②急性胰腺炎或腹膜炎；③以下情况放置 PEG 管十分困难或危险，应慎用：胃肿瘤、脓毒症、凝血障碍(如血友病)。

3)操作步骤:严格按生产厂商提供的操作说明进行操作。

4)导管移除:推荐在内镜下移出导管。

5)注意事项:①护理医疗记录中必须记录置入体内的胃造口管的品牌、管径和长度;②在放置经皮内镜引导下胃造口管 6~8 h 后,最好 24 h 后再开始进行营养液的输注;③每次更换新的肠内营养液,或对管道是否位于正确位置有任何怀疑时,应用 pH 试纸来确定管道的位置,且每天至少检查 3 次;④在管饲喂养及给药前后都应用 25 mL 无菌生理盐水或灭菌水冲洗管道,且至少每小时冲洗 1 次以防止管道阻塞;⑤每天检查造口部位皮肤有无发红或肿胀,并进行皮肤局部消毒。造口完全愈合后,造口周围皮肤即可清洗,并保持皮肤干燥。每天将胃造口管旋转 180°,防止发生"包埋"综合征;⑥经 8~10 个月用内镜核查胃造口管的状况及位置;⑦长期 PEG 喂养患者若需要更换 PEG 导管,可选用球囊型胃造口管经皮进行原位置换,无须重新经内镜置管。

(4)经皮内镜引导下空肠造口管(PEJ)。

1)适应证:①需要通过鼻饲且直接进入十二指肠或空肠的患者;②肠道功能基本正常而胃排空障碍,例如手术后早期阶段的患者;③可用肠内营养,也可适用于对阻塞的胃肠道进行引流减压;④放置 PEJ 可以解决误吸问题,对于进展期肿瘤非手术患者,放置 PEJ 不仅可以建立梗阻部位远端行肠内营养的途径,也可以从胃造口管进行引流减压。

2)禁忌证:肠道吸收障碍、麻痹性肠梗阻、急腹症。

3)操作步骤:严格按生产商提供的操作说明进行操作。

4)注意事项:①每次更换营养液时均应检查管道是否处于正确位置,如果有怀疑时应进行检查,另外每天至少检查不少于 3 次;②每次更换营养液以及给药前后,每隔 8 h 均应用 10~25 mL 无菌生理盐水或灭菌水冲洗管道以免堵塞;③PEJ 在体内可放置>6 周;④采用肠内营养输注泵控制营养液的输送速度。

(5)手术放置胃造口管。

1)适应证:①胃肠道功能完好,须长期使用肠内营养输注管道;②胃减压。

2)禁忌证:对放置胃造口管有禁忌的患者,如胃部感染、腹水、腹膜癌。

3)操作步骤:严格按生产商提供的操作说明进行操作。

4)注意事项:①胃造口管的放置和撤除应依据产品的寿命,须在医师指导下进行;②每天检查造口处是否有红肿现象,消毒皮肤,当造口愈合后可冲洗并擦干皮肤;③每天将管道旋转 180°;④每次更换输注器,对管道位置有疑问时均应用 pH 试纸检查管道位置是否正确,并每天检查至少 3 次;⑤每次喂养前及喂养后均应用 10~25 mL 无菌生理盐水或灭菌水冲洗管道,并每隔 8 h 至少冲洗 1 次,以防堵塞;⑥当对管道的位置有任何怀疑时,应用 X 线检查或内镜检查以确定管道是否在正常位置;⑦营养液输注可在置管后立即开始。

(6)空肠造口管。

1)适应证:适用于所有类型的腹部手术遗留暂时胃动力不足时。①食管手术;②胃部分切除术;③胰腺切除术;④结肠部分切除术。

2)禁忌证:腹部手术禁忌证、腹水、腹膜炎。

3)操作方法:严格按生产商提供的操作说明进行操作。

4)注意事项:①不要扭曲导管的轴心。肠内营养起始治疗时输注速度宜缓慢,推荐使用肠内输注泵,控制输注速度。②每次更换肠内营养输注装置时,或当怀疑造口管的位置不正确时,请检查造口管的位置,每天至少 3 次。③避免从空肠造口管中给药。必须通过空肠造口管给药时,应确保药物能被小肠吸收。④输注肠内营养液或药物前后,应用 10～25 mL 无菌生理盐水或无菌水对管道进行清洗,至少每 8 h 应冲洗 1 次,以防止堵管。⑤每天检查造口管腹壁入口处有无红肿,并用杀菌剂消毒皮肤。⑥造口管的拔除和重新放置取决于导管的状况,并且应在医师指导下进行。拔除时,须拆除外部固定片,再将造口管小心拉出。⑦勿用注射针或钢丝疏通喂养管,以免损坏导管。

(五)肠内营养的并发症及预防

1.胃肠道并发症

(1)恶心、呕吐、胃潴留:原因有营养液气体难闻,浓度过高,速度太快,脂肪含量及比例过高及治疗原有疾病时使用了抑制胃肠蠕动的药物等,经查找原因,做相应处理可预防本并发症。

(2)腹胀、痉挛性腹痛、肠泻:常见原因有患者肠道功能未恢复、输液过快、渗透压过高、药物性腹泻、感染性腹泻、过凉等。预防在功能未完全恢复前易少量低浓度、低脂肪逐渐向大量、高浓度、高脂肪过渡,配液及输注过程强调无菌操作,温度不宜过低。

(3)胃、食管反流及误吸:这是潜在而严重的并发症,反流常出现于严重疾病及各种药物性胃排空延迟,使用粗腔鼻饲管,或伴有下端食管括约肌功能不全或裂孔疝者,误吸多发生于昏迷,吞咽和咳嗽反射减弱,胃排空延迟,上述并发症虽极少见,但不乏报道,应引起注意。预防可在滴注时将患者床头抬高 45°,定期检查管道位置及胃内残留量,必需时减慢或停止输液。

(4)便秘:便秘多由于肠内营养液配方中纤维含量少,长期使用易致便秘。新配方中能全力含有丰富的大豆纤维,临床使用证明可控制便秘。

(5)过敏:过敏少见,与配方成分及患者体质有关。

2.代谢并发症

在严密监测下,胃肠内营养代谢并发症发生率并不很高,有高渗性脱水,高糖性非酮症脱水,水分过多,高血糖或低血糖;高血钠或低血钠高血钾或低血钾,高血磷或低血磷、低镁、锌、铜血症,维生素 K 缺乏,必需脂肪缺乏等。多因早期营养液配方不当,输注方式不合理或伴有严重的肠功能异常,内分泌功能失调及肝肾功能异常等。随着配方的改进、尤其是近期针对各种器官功能异常的特殊配方的出现,以及对输注的循序渐进和配液及输注的无菌原则,代谢并发症已很少出现。

(1)输入水分过多:心、肾及肝功能不良的患者,特别是老年患者,每千克体质量给 30 mL 水即可满足需要。为避免发生输入水分过多,在胃肠内营养治疗中,应从小剂量、低速度开始并加强监测。

(2)脱水:常见的是高渗性脱水,这种并发症多发生在气管切开、昏迷和虚弱的老年患者中,对这些患者应用高渗和高蛋白的配方营养液做胃肠内营养治疗则更易发生脱水,原因是这些患者肾功能往往欠佳,这种情况重在预防。这种并发症一旦发生,除适当在胃肠营养液中加入水分外,更重要的是监测血浆内电解质并做相应调整。

(3)非酮症离渗性高血糖:主要发生在糖尿病急性发作期或过去有过隐性糖尿病的患者,有时使用的组件式营养液中葡萄糖的浓度太高,输入速率过快也可能导致非酮症高渗性高血糖。在严密监测下,非酮症高渗性高血糖大多可预防。一旦发生这种并发症,应立即停用原营养液,用外源性胰岛素来控制血糖,待血糖稳定后,再重新起用胃肠内营养治疗。

(4)水、电解质和微量元素的异常:最常见的是血钾的异常,主要为某些营养液中钾含量过高,或患者肾功能欠佳而引起高血钾。有些患者因需用胰岛素而未能及时补充钾而引起低血钾。某些患者因本身疾病的需要可能发生微量元素的缺乏,适当补充微量元素后很容易纠正。一般每天胃肠内滴注 1 500～2 000 mL 营养液能满足患者对能量和电解质的需求,也能满足某些微量元素的需求。

(5)肝功能异常:在进行胃肠内营养治疗时,常伴有转氨酶升高,但一旦停用胃肠内营养治疗,肝功能即可恢复。

3.感染方面并发症

(1)吸入性肺炎:老年人由于全身组织结构的萎缩和退行性变,常有吞咽障碍,误吸增加、咳嗽反射减弱,加之老年人胃肠功能逐渐减弱,吞咽肌力下降,食管肌的松弛更易发生胃内容物反流而引起误吸,特别是老年人在入睡中不易被自己或家人发现,无意中误吸反流的胃内容物引起肺部炎症。

(2)吸入性肺炎的预防:①将患者置于半卧位,使床倾斜 35°防止胃潴留及反流,进行胃肠内营养滴注;②经常检查胃潴留情况,若胃内潴留液体超过 150 mL,必要时停止滴注营养液或减慢速度;③原有呼吸道病变时,可考虑行空肠造口,进行胃肠内营养治疗;④必要时选用渗透压低的营养液。

4.精神心理方面并发症

进行胃肠内营养治疗通常采用置入鼻胃管的方式,部分患者对此不易接受。患者自感口渴、失去对味觉的体会或是对营养液的味道感觉异常都会引起患者对胃肠内营养治疗耐受力的下降。由于管饲患者失去咀嚼食物、吞咽食物的感觉,限制了咀嚼运动,见到食物后有饥饿感,由于鼻胃管的存在,患者常经口呼吸,引起口干,流鼻涕,对这类患者应及时补充水分,鼓励用鼻呼吸,改进置管的方式和管的质量,在营养液中加一些佐料,使其有一种特殊的可口味道,病情允许时应鼓励患者进行咀嚼运动,多活动,以满足心理要求。

5.机械方面并发症

(1)鼻喉部不适。

(2)鼻部糜烂和坏死。

(3)鼻中隔小脓肿。

(4)急性鼻窦炎、中耳炎、腮腺炎。

(5)喉部水肿引起声嘶。

(6)脑外伤时插管易引起颅内感染。

(7)由于管道的压迫、创伤和胃食管反流而易形成食管炎、食管溃疡和气管食管瘘。

(8)长期置鼻胃管后有时管道在胃内扭转,不易拔出。

(9)胃、空肠造口处理不当有进引起腹膜及管道周围溢出胃肠液,引起腹膜炎和伤口感染。

(10)输液泵失去正常工作性能使输液速度不均匀或造成输液管道破损营养液外溢。

以上并发症的预防主要在于加强护理监测,积累临床管理经验,及早发现并及时处理,方可减少患者的痛苦。

(马 超)

第二节 肠外营养治疗

一、肠外营养治疗的适应证

营养不良(即营养不足)患者采取营养治疗疗法有助于改善机体的结构和功能,改善临床疗效,降低并发症的发生率和死亡率。当胃肠功能严重障碍时,机体能量需求常以 TPN 供给,或当 EN 供给不足(<总能量需求 60%)时,也常联合 SPN 治疗。

(一)肠外营养适应证

1.肠外营养总适应证

(1)7 d 以上不能进食或经肠内途径摄入每天所需能量、蛋白质或其他营养素者。

(2)由于严重胃肠道功能障碍或不能耐受 EN 而需营养治疗者。

(3)通过 EN 无法达到机体需要的目标量时应该补充 PN。

2.肠外营养具体适应证

(1)胃肠道梗阻,如贲门癌、幽门梗阻、高位肠梗阻、新生儿肠道闭锁等。

(2)胃肠道吸收功能障碍。①短肠综合征:广泛小肠切除>70%;②小肠疾病:免疫系统疾病、肠缺血、多发肠瘘;③放射性肠炎;④严重腹泻;⑤顽固性呕吐>7 d。

(3)重症胰腺炎:先输液抢救休克或 MODS,待生命体征平稳后,若肠麻痹未消除、无法完全耐受肠内营养,则属肠外营养适应证。

(4)高分解代谢状态,如大面积烧伤、严重复合伤、感染等。

(5)严重分解代谢状态下患者(如颅脑外伤、严重创伤、严重烧伤等),在 5~7 d 无法利用其胃肠道的或肠内营养供给量<60%的目标需要量。

(6)接受大剂量放疗、化疗的营养不良患者。

(7)营养不良的获得性免疫缺陷性疾病患者或存在并发症(如顽固性腹泻、并发其他感染、接受化疗等)的获得性免疫缺陷性疾病患者。

(二)肠外营养禁忌证

虽然 PN 在某种程度上具有不可替代的意义,但某些情况下并不适宜或应慎用。

(1)肠道功能正常,能获得足量营养的。

(2)需 PN 治疗少于 5 d 的。

(3)心血管功能紊乱或严重代谢紊乱尚未控制或纠正期。

(4)预计发生 PN 并发症的风险大于其可能带来的益处的。

(5)需急诊手术者,术前不宜强求 PN。

(6)临终或不可逆昏迷患者。

(三)肠外营养的选择

肠外营养治疗选择的总原则:任何原因导致胃肠功能不能使用或应用不足,均应考虑 PN,或联合应用 EN。

肠外营养选择的主要依据如下。

（1）病情是否允许经胃肠道进食。消化道术后，胃肠道穿孔、肠道炎性疾病、胆道感染时，为了减轻消化道负担，禁食本身也是治疗方法之一。

（2）经胃肠道供给能量是否可以满足需要。EN 不能满足患者营养需要时可以 PN 补充。

（3）胃肠功能是否紊乱。腹腔内疾病常影响胃肠功能而不能进食，但腹腔外疾病也常导致胃肠道功能紊乱。

（4）有无肠外营养的禁忌，如心力衰竭、肾衰竭等禁忌证。

（5）营养治疗时间的长短。营养需要较高或期望短期内改善营养状况的建议选用 PN。

（6）是否能经周围静脉输注营养。经外周或中心静脉肠外营养治疗两种输注途径之间优选经外周输注途径。

二、使用肠外营养治疗的途径

肠外营养液经静脉给予，输注途径可分为外周静脉置管（peripheral venous catheter，PVC）和中心静脉置管（central venous catheter，CVC）。临床上选择 PN 输注途径时需考虑 TNA 的渗透压、预计的输注时间、既往静脉置管病史、拟穿刺部位血管解剖条件、患者凝血功能、合并疾病情况、是否存在病理性体位、护理人员的导管维护技能及患者对静脉置管的主观感受和知情同意等。

外周静脉指浅表静脉，通常指上肢静脉，成人下肢静脉血栓静脉炎风险高，故不适合 PN。中心静脉置管又分为经外周置入中心静脉导管（peripherally inserted central catheter，PICC）、经皮直接穿刺中心静脉置管（暂时性中心静脉置管）和静脉输液港（永久性中心静脉导管）等。若单纯以 PN 输注为目的，通常不采用静脉输液港。常用的中心静脉通路是锁骨下静脉和颈内静脉，股静脉发生血栓栓塞和感染并发症风险高，一般不推荐用于 PN。

中心静脉营养的实施：目前，绝大多数学者主张采用经锁骨下静脉或颈内静脉插管至上腔静脉作为入径。这是因为上腔静脉管径粗，血流量和流速都大，能更好地耐受高渗溶液，防止局部并发症的发生。插管一般可根据解剖定位进行穿刺。具体方法：无论是采用锁骨下静脉还是颈内静脉作为入径，都必须严格遵循无菌技术的要求。任何不够严密之处都可导致严重的感染，影响继续治疗，甚至对生命有直接的威胁。患者一般取平仰卧位，肩胛间可垫一薄枕使双肩垂向背部，头后仰，并将面部转向穿刺点的对侧。按正规手术要求对局部皮肤进行脱脂和消毒铺巾。以后的操作根据不同的静脉和不同的穿刺入径略不同。

（一）锁骨下静脉锁骨上入径

在锁骨上 1 cm，距胸锁乳突肌外缘 1cm 的锁骨上窝进行局部麻醉，并用注射麻醉剂的细穿刺针，以与纵切面和水平面呈 45°、冠状切面约 30°，经锁骨后向内下方向进针，进行试探性穿刺。一般进针 3 cm 左右即进入锁骨下静脉或锁骨下静脉和颈内静脉的交界处。探明穿刺方向后，拔出细针，再用套针或密闭系统装置按同一方向穿刺置管。进入静脉时有明显的空虚感，并立即有血液反流入穿刺用的针筒。

（二）锁骨下静脉锁骨下入径

在锁骨中点的下缘或锁骨的内 1/3 与中 1/3 交界处进行麻醉，继而沿锁骨后经第一肋的前方，向内和稍向上进针。一般需进针 6 cm 左右。其余操作与锁骨上入径置管相同。

（三）颈内静脉颈前下方入径

进针点选在胸锁乳突肌的胸骨头和锁骨头与锁骨构成的三角的顶角，相当于锁骨上 3 cm，距中线 3 cm 的交界处。局部麻醉后,沿锁骨头边缘向下稍向后进针,即可进入颈内静脉。

(四)颈内静脉颈侧后方入径

进针点选在胸锁乳突肌外缘的上 1/3 与中 1/3 交界处。局部麻醉后,沿胸锁乳突肌的深面向胸骨切迹中点进针。一般进针 7 cm 左右可进入颈内静脉。

不同的入径具有不同的优缺点。婴幼儿一般以颈内静脉为首选,因锁骨下静脉较细小,穿刺不易成功。成人多采用锁骨下静脉,因导管固定比较方便。目前,无论采用哪种入径,都主张在皮下制造一隧道,使进皮点远离静脉穿刺点,以减少继发感染的机会,并将导管妥善固定,以免脱出。有些导管甚至在进皮点的深面装有一圈盘状尼龙丝,以便与周围的皮下组织融合,阻止外界的细菌沿导管壁向体内蔓延。

导管妥善固定后,在正式输入液体前,应明确导管确系在静脉内,即有畅通的回血。另外,若有条件,还应摄胸部 X 线片以了解导管的位置是否正确和胸部有无异常。进皮点应再次消毒,并以无菌敷料覆盖。每 1～2 d 可局部重新脱脂进行消毒和更换敷料。输液系统则应每天予以更换。

选择合适的肠外营养输注途径取决于患者的血管穿刺史、静脉解剖条件、凝血状态、预期使用肠外营养的时间、护理的环境(住院与否)及原发疾病的性质等因素。整理住院患者最常选择短暂的外周静脉或中心静脉穿刺插管;非住院环境的长期治疗患者,以经外周静脉或中心静脉置管,或植入皮下的输液盒最为常用。

三、肠外营养制剂使用

在肠外营养应用早期,曾使用多瓶输注系统(multiple bottle system,MB 系统),即氨基酸、葡萄糖和脂肪乳同时平行输注或序贯串输,无机盐和维生素分别加入不同瓶中,同时或在不同时间输注,每天常要更换 6～8 瓶液体。这种方法常发生误差,导致高血糖及电解质紊乱,需要经常调控血糖和血电解质,营养素的利用也远不够理想。MB 系统的唯一优点是,对于病情变化快的患者能够灵活调整 PN 配方。

1972 年法国的 Montpelier 和 Joyeux 提出"全合一"系统(all-in-one,AIO,也称 TNA),目的是使 PN 的应用更方便,使每位患者用一个硅胶袋和一条输液管即可输注全部所需营养。TNA营养液一般在医疗机构的静脉配制中心配制,也称自配型肠外营养袋。其优点在于:①方便输注、节约时间、降低感染率、降低费用;②多种营养素协同利用,减少代谢性并发症发生率,如高血糖、电解质紊乱等,进而减低监测费用;③添加脂肪乳剂降低渗透压,减少静脉刺激。TNA 唯一的缺点是无法从已配制好的营养袋中去除已加入的物质。

随着医药工业的发展,为适应临床需求和方便使用,医药厂家开发了即用型预混式多腔袋(multi-chamber bag,MCB)形式的商品化肠外营养"三腔袋(three-chamber bag,TCB)"或"双腔袋(dual-chamber bag,DCB)"产品。MCB 带有分隔腔结构,可以延长营养液的保存期限,每个腔内含不同营养组分,输注前挤压营养袋,使腔间间隔条分离,各组分即相互混合,其内含有人体代谢所需的基本营养素且配比相对标准化。TCB 含葡萄糖、氨基酸和脂肪乳。DBC 仅含葡萄糖和氨基酸,以适应部分特殊情况下对不同脂肪乳的需求,同时更好的保证脂肪乳的稳定性。MCB中大多含有电解质,但考虑到稳定性问题,均不含维生素和微量元素,常需额外添加。需注意的是,即使应用方便的输注系统,仍需专业技术人员根据添加顺序的规则进行无菌操作。总体而言,肠外营养的规范化应用提倡 TNA。其中,自配型肠外营养主要用于病情特殊或多变的、需要营养干预的患者,MCB主要用于病情稳定的营养不良或高风险患者。

(一)肠外营养液的配制步骤

1.液体总量的计算

遵循"4-2-1"原则:第一个10 kg体质量按4 mL/(kg·h),第二个10 kg体质量按2 mL/(kg·h),余下的体质量按1 mL/(kg·h)。三者相加乘以禁食时间,得出所需液体总量;如60 kg的患者每天液体需要量为(10×4＋10×2＋40×1)mL/h×24 h＝2 400 mL,实际临床中注意额外丢失量的补充。

2.总能量的计算

由糖和脂肪提供的能量称非蛋白能量(NPC),每天的需要量参考如下计算:一般正常到轻度营养不良患者为83～104 kJ/(kg·d)[20～25 kcal/(kg·d)];中度应激患者为104～125 kJ/(kg·d)[25～30 kcal/(kg·d)];重度应激患者为125～146 kJ/(kg·d)[30～35 kcal/(kg·d)]。

3.能量比例和营养配制

(1)1 g葡萄糖提供16 kJ(4 kcal)能量:常用5％、10％、50％葡萄糖溶液。

(2)1 g脂肪提供37 kJ(9 kcal)能量:常用20％中长链脂肪乳或20％结构脂肪乳、脂肪乳注射液。

(3)葡萄糖需要量:NPC×60％(占能量比可调整)。

(4)脂肪需要量:NPC×40％(占能量比可调整,一般不超过60％)。

(5)氨基酸需要量:根据NPC和氮量比值为418～627 kJ(100～150 kcal):1 g,一般给予复方氨基酸(规格为18AA,8.5％,250 mL)500～750 mL可满足日常需求。

(6)电解质需要量:常规补充钾、钠、氯、钙、镁、磷,根据生化结果调整。

(7)维生素需要量:常规加1支水溶性维生素(水乐维他)、1支脂溶性维生素(维他匹特)。

(8)微量元素需要量:常规加1支多种微量元素(安达美)。

(二)肠外营养的实施

肠外营养液经静脉给予,输注途径可分为外周静脉置管(peripheral venous catheter,PVC)和中心静脉置管(central venous catheter,CVC)。

临床上选择PN输注途径时需考虑TNA的渗透压、预计的输注时间、既往静脉置管病史、拟穿刺部位血管解剖条件、患者凝血功能、合并疾病情况、是否存在病理性体位、护理人员的导管维护技能及患者对静脉置管的主观感受和知情同意等。

外周静脉指浅表静脉,通常指上肢静脉,成人下肢静脉血栓静脉炎风险高,故不适合PN。中心静脉置管又分为经外周置入中心静脉导管(peripherally inserted central catheter,PICC)、经皮直接穿刺中心静脉置管(暂时性中心静脉置管)和静脉输液港(永久性中心静脉导管)等。若单纯以PN输注为目的,通常不采用静脉输液港。

常用的中心静脉通路是锁骨下静脉和颈内静脉,股静脉发生血栓栓塞和感染并发症风险高,一般不推荐用于PN。

通过PVC给予肠外营养是首选的输注途径,具有静脉入路容易、护理方便、不存在中心静脉置管风险和较为经济等优点。但高渗营养液易引起血栓性静脉炎,PN超过14 d者,通常应行CVC。外周肠外营养适用于接受较低渗透浓度(通常建议≤900 mmol/L)营养液的短期治疗。

首先根据病情决定患者是否需要给予肠外营养治疗,继而初步计算营养素的需要量及估计可能需要营养治疗的天数。在此基础上考虑给予肠外营养的方式。经周围静脉途径较为简单，也更安全，应作为首选。但由于前所述及的局限性，往往不能完全持久地解决问题，而需改用中央静脉途径。

液体配制：根据需要先拟订各种营养素的需要量，再根据准备采用的方案加以配制，由制剂室或在病区用密闭的方法将葡萄糖、氨基酸、电解质、维生素等进行混合。含氮物质必须配有足够的非蛋白能量同时进入体内，否则在缺乏能量的情况下，氨基酸进行分解以提供能量，而不参与蛋白质的合成。

由于机体对葡萄糖的耐受需要经历一个适当的过程，所以开始胃肠外营养时，供给的葡萄糖不宜太多，可在 $1\sim2$ d 中逐步增加，一直到能满足所需要的量。在此期间，应监测血糖和尿糖，并根据需要加用胰岛素。血糖一般应控制在 2 g/L 以内，尿糖以不多于 1＋为宜，超出上述范围则应外加胰岛素。当机体适应后，内源胰岛素分泌已增加的情况下，不需再给以外源胰岛素，否则反而可能出现低血糖。

目前，认为单用葡萄糖作为非蛋白能量具有不少的缺点，如易发生代谢紊乱，能量的浪费可高达 30％，还可出现必需脂肪酸的缺乏。为此，当前的趋势是用糖和脂肪混合供能。一般认为脂肪乳剂不宜与其他溶液混合，以免破坏它的稳定性，造成脂肪栓塞。脂肪乳剂需缓慢地输注，往往长达数小时。因此，它不宜占用主要的输液"生命线"，否则难以完成当日的输液计划。为此，可另经外周静脉单独同时输注，或在静脉穿刺有困难的情况下，用 Y 形管接在靠近主要输液的"生命线"进入静脉处，使含葡萄糖的氨基酸溶液不返流入脂肪乳剂，而后者稍与前者接触即可进入体内。

然而，也有一些学者常规把脂肪乳剂、葡萄糖、氨基酸、电解质、维生素等在体外事先混合好再进行输注。这样可节省输注的时间，并对静脉壁有一定的保护作用。根据多年的实践，未发现脂肪乳剂的稳定性受到影响，也无不良反应。

如果仅为提供必需脂肪酸，则不必每天使用脂肪乳剂。脂肪乳剂的剂量一般以不超过出 2 g/kg 为宜，必需脂肪酸亚油酸的能量应占总能量的 2％～4％。

在婴儿中或加用 0.22 μm 微孔滤器时，难以单靠重力滴注完成每天的输液量和保持稳定与恒定的输液速率，必须使用微量输液泵进行有控制的输液。应注意由于脂肪乳剂的微粒大于微孔滤器的网孔，在输注脂肪乳剂的线路中不宜有微孔滤器。

（三）肠外营养应用注意事项

（1）通过静脉提供的营养不像胃肠道消化吸收的营养，其吸收不能被调控，输入的全部营养素必须被代谢、摄取或排泄，因此 PN 补充不足和过量都有害于患者，按需供给，循序渐进，肥胖患者降低能量供给，严重营养不良患者增加能量供给。

（2）肝功能异常时，输入过多的葡萄糖可导致高血糖和高胰岛素血症，组织对胰岛素的敏感性下降，长期高血糖会加重肝细胞损伤，影响抗感染能力和切口愈合，应严密监测血糖水平。

（3）中长链脂肪乳对肝硬化患者的供能较为理想，使用适量的脂肪乳剂是安全有效的。

（4）对于危重症患者，胰岛素抵抗或脂肪利用障碍，应调整脂肪乳的用量，并增加胰岛素。

（5）处于中等以上应激的患者，蛋白质摄入量应轻度增加，其电解质的需求也应有变化；严重应激的患者应添加谷氨酰胺 0.35 g/(kg·d) 以及锌和硒对患者有益。

（6）严重营养不良的患者细胞内电解质缺乏，处于再喂养综合征的危险之中，应增加钾、镁、维生素，特别是磷的供给量。

（7）术后和创伤早期主张适当减少外源性能量供能观点。虽然手术和创伤后机体需要更多的能量补充,但由于机体还处在应激状态,儿茶酚胺、皮质类固醇、胰高血糖素的分泌释放及胰岛素抵抗的出现,使肝脏葡萄糖产生量增加及肌肉葡萄糖摄取量降低,造成血糖的升高,在这种情况下,常用的能量供应量常引起明显的高血糖及肝功能受损。

（四）肠外营养治疗中的血糖控制

（1）无论既往是否合并糖尿病史,肠外营养治疗中经常出现高血糖现象,高血糖的一个重要潜在后果是降低白血病和巨细胞的免疫功能,增加患者的感染并发症,血糖升高的程度与患者并发症及病死率相关,血糖升高已成为患者预后的独立危险因素。

（2）原则是血糖安全平稳的控制,包括减少血糖的波动和避免严重低血糖的发生。

（3）血糖控制的推荐目标为 6.1~8.3 mmol/L 水平,既可减少低血糖不良事件的发生,又避免对器官功能和临床结局的不良影响,实际临床中一般接受过 11.1 mmol/L,尿糖不超过（＋~＋＋）。

（4）凡是营养肠外营养的患者必须常规加强血糖监测,严密监测血糖是实现安全有效控制血糖的最主要保证,及时调速度岛素用量,防治高血糖和低血糖的发生。

（5）葡萄糖的总量及输注数度直接影响患者的血糖水平,避免过度喂养,一般不超过 250 g/d,葡萄糖输注速度<4 mg/(kg·min),营养液以外匀速疗尽量应用无糖液体,以免增加血糖波动。

（6）营养液输注时保持均数,避免忽快忽慢,新的一天开始时,参考前一天胰岛素用量,根据血糖测定结果,以 5~10 U 胰岛素量逐步调整。

（7）外源性胰岛素可加入营养液中均匀滴入,糖尿病患者胰岛素用量大者,为避免低血糖的发生,建议可将计算所需的胰岛素总量三升袋加入营养液中,再根据血糖检测结果皮下注射胰岛素。

（8）由于三升袋材料对胰岛素的吸附作用,可能会使胰岛素量减少而达不到预期疗效或胰岛素的浓度在输液结束时突然升高,由此产生低血糖,因此胰岛素不加入营养液中而是单独使用微量泵持续定量输入更合理。

（9）应用影响糖代谢的药物,如糖皮质激素、生长激素、生长抑素等,需要增加胰岛素用量及血糖监测次数。

（10）研究表明,添加谷氨酰胺能够提高胰岛素的敏感性,降低胰岛素用量和改善血糖控制效果。

（五）肠外营养的并发症及防治原则

经过多年临床实践,PN 的理论、技术和营养制剂的开发都有了较大发展,但 PN 可能导致一系列并发症,高严重者甚至危及生命。了解 PN 并发症的发生机制及其防治原则有助于提 PN 治疗的安全性。PN 的并发症主要分为与输注途径有关的导管相关并发症和与输液成分有关的代谢性并发症。

1.导管相关并发症

导管相关并发症常发生在中心静脉置管过程中,也有少数是长期应用、导管护理不当或拔管操作所致,受通路种类、操作经验、治疗持续时间、管路护理质量和患者的基础疾病状态等因素影响。分为机械性并发症、感染并发症和血栓栓塞并发症。机械性并发症常发生在中心静脉置管的穿刺过程中,穿刺部位并发症种类和发生率不尽相同。穿刺前纠正患者的凝血功能异常,选择合适体位,采用超声静脉定位,穿刺时先用细针头定位,插管时采用 J 形头导丝引导技术等,有助于减少并发症的发生。

中心静脉导管相关感染是 PN 时最常见、最严重的并发症,包括全身感染和局部感染。全身感染是导管所致菌血症或脓毒血症,患者可出现寒战、高热、呼吸急促、低血压等,严重者可出现意识模糊。实验室检查见血中白细胞、中性粒细胞等感染指标升高。如果临床上表现为菌血症但无明显感染部位时,应怀疑导管相关感染的存在。

局部感染是发生在导管局部皮肤或周围组织的感染、腔隙感染或隧道感染。预防导管相关感染最重要的措施是在穿刺置管、PN 配置、给药和导管护理时严格遵守无菌原则,一般不需预防使用抗菌药物,没有感染证据时也不必定期更换导管。明确发生导管相关感染的患者必须拔除导管,并送导管尖端、导管出口渗液和经导管抽出的血样做培养。

多数情况下,拔管后患者症状很快好转,不需使用抗菌药物。若患者症状持续且感染指标呈上升趋势,则需开始抗感染治疗。抗菌药物的选择应针对可能的致病性微生物及当地的病原菌耐药情况,随后根据细菌培养及药敏结果指导调整。

当患者无感染症状而怀疑导管相关感染时,可暂不拔管,但应停止输液,经导管抽取血样送细菌培养,并用高浓度抗菌药物封管,根据细菌培养结果决定是否继续保留和使用导管。

随着 PN 时间延长,导管相关的静脉血栓形成发生率逐渐增高。导管相关的静脉血栓形成常见于锁骨下静脉和上肢静脉,血栓形成后可逐渐增大并脱落,造成血栓栓塞,严重血栓栓塞可导致患者死亡。抗凝治疗可减少导管相关静脉血栓形成的发生率和血栓栓塞的风险,低分子量肝素和华法林均有预防作用,但 PN 中加入无效。

已有血栓形成的患者可进行溶栓治疗。导管阻塞常因导管内血栓形成或药物、无机盐沉淀所致,PICC 通路的发生率高于其他中心静脉通路。可试用溶栓药冲洗,必要时更换导管。

2.代谢性并发症

这类并发症多与对病情的调整监测不够、治疗方案不当或未及时纠正有关。可通过加强监测并及时高速治疗方案予以预防和纠正。常见并发症可根据所涉及的营养素归纳如下。

(1)高血糖:常与求进心切,给予的葡萄糖过多或过快,超越机体能耐受的限度有关。可根据葡萄糖总量调节其摄入速率,开始阶段应控制在 0.5 g/(kg·h) 以内,并测定血糖和尿糖进行监测。在机体产生适应后,逐步增加到 1~1.2 g/(kg·h)。若葡萄糖总量较大,超越能自然耐受的限度,则需加用外源胰岛素协助调节。适应的标志是血糖低于 2 g/L,尿糖不多于＋。对糖尿病患者则应及时给予足量的外源胰岛素,防止高血糖和酮症昏迷的发生。

(2)高渗性非酮症昏迷:常因高血糖未及时发现和控制,以致大量利尿而脱水,最后昏迷。由于糖代谢无障碍,不存在酮血症。它的处理以纠正脱水为主,降低血糖为辅,有别于糖尿病酮症昏迷的处理。治疗可给予大量低渗盐水纠正高渗透压状态,同时加用适量的胰岛素。治疗要及时和积极,防止中枢神经系统发生不可逆的改变。但也应注意防止水分摄入过多过快,以致走向另一极端,出现脑水肿。对待高渗性昏迷的关键在于预防,即严格掌握葡萄糖的使用,密切注意出入水量,防止造成脱水。

(3)低血糖:经一阶段的胃肠外营养治疗,体内胰岛素分泌增加,以适应外源性高浓度葡萄糖诱发的血糖变化,一般不再需要加用外源胰岛素。机体对糖的耐受也可由 0.5 g/(kg·h) 升到 1.2 g/(kg·h)。由于胰岛素的作用可维持数小时,若突然停用含糖溶液,有可能导致血糖急骤下降,发生低血糖性昏迷,甚至死亡。因此,在胃肠外营养的实施中,切忌突然换用无糖溶液。为安全起见,可在高浓度糖溶液输完后,以等渗糖溶液维持数小时作为过渡,再改用无糖溶液,以避免诱发低血糖。

(4)代谢性酸中毒:一些较早期的氨基酸制剂含有赖氨酸和精氨酸的盐酸盐。如用量较大,在体内代谢后释放的盐酸将导致高氯性酸中毒,需密切监测,防止酸中毒的发生。一旦发生,应及时进行处理纠正。较新的一些氨基酸制剂,通过一些改革(如采用醋酸盐等),在这方面已有很大的进步。

(5)低磷血症:胃肠外营养制剂一般不含磷酸盐。长期进行胃肠外营养治疗易发生低磷的情况,表现为神经感觉异常、肌无力、氧离曲线左移等。因此,胃肠外营养应常规包括磷的供给。一般用量为 0.645 mmol/4 185 kJ(1 000 kcal)作为维持量,治疗量则相应地增加 1~2 倍。制剂可用磷酸二氢钾、磷酸氢二钾或二者的混合液。

(6)电解质紊乱:只要注意监测和及时地补充,一般不会出现钠、钾、钙、镁的紊乱。对钾的补充要给予额外的考虑,因它参与机体的合成代谢,需要量超出维持量。但也要注意防止过量,造成高钾血症,威胁生命。此外,它的动态变化也在一定程度上反映机体的代谢动态,具有参考价值。因此,对钾的密切监测尤为重要。

(7)必需脂肪酸缺乏:脂肪酸的代谢在前列腺素的合成、血小板的功能、创面愈合、免疫力的发挥、皮肤毛发和神经细胞等的完整性等方面具有重要的作用。长期应用不含脂肪的胃肠外营养治疗的患者,可能出现必需脂肪酸缺乏的表现。在婴幼儿可见到皮肤脱屑、毛发稀疏、免疫力下降、血小板减少等症状。成人则多表现为血液生化方面的改变,如血中出现甘碳三烯酸,以及三烯酸与花生四烯酸的比值升高(正常为 0.4)等。每周给予脂肪乳剂 500~1 000 mL 有预防必需脂肪酸缺乏的作用。应用脂肪乳剂的一些不良反应,如发热、寒战、胸背痛、心悸、胸部紧迫感、气急、发绀、恶心、头痛、肝大、肝功能变化、过敏等,由于制剂的改进,目前已极少见。只要注意掌握输注速率和使用总量,一般还是比较安全的。

(8)肝损害:一般表现为转氨酶和碱性磷酸酶升高,继而出现黄疸。病理改变为肝大、脂肪变性。它的诱因众多,如严重营养不忍受、过量葡萄糖输入、高剂量脂肪应用、长期大量地使用氨基酸制剂等,都可造成肝损害。

在此应指出,机体对葡萄糖的耐量可经一个适应阶段逐步提高,如自 0.5 g/(kg·h)增加到 1.2 g/(kg·h)。糖耐量与胰岛素分泌密切相关,已众所周知。但近年来发现糖耐量不能与机体氧化代谢葡萄糖到水和二氧化碳的能力相等同。后者受代谢酶的控制,极限为 5 mg/(kg·min),超额部分将通过消耗能量转化为糖原或脂肪贮存。在这一过程中生成大量二氧化碳。因此,机体并未从补充的葡萄糖获得全部应有的能量而用于蛋白质合成。目前,一致认为葡萄糖的供能量不宜>167 kJ/(kg·d),否则将增加肝脏和肺的负担。如脂肪变性具有脱脂与改善肝功能的作用。因此,在胃肠外营养的实施中,除要注意营养素供给不足的情况外,还应防止供给过度,而过度喂养的危害不亚于喂养不足,有时甚至更为严重。因此,营养素不是越多越好,而是要求比例恰当、用量适中。近年来一些学者建议将静脉高营养(IVH)改为静脉营养(IVN),以免 hyper-alimentation 一词可能引起的错觉。

严格掌握非蛋白能量与氮的比值很重要。若能排除高能量作为诱因,则应控制氨基酸的用量,以减少制剂中对肝细胞有潜在毒性作用的物质的摄入。若条件许可,应尽早改经肠道提供营养。否则,高速胃肠外营养液中营养素,如葡萄糖、脂肪和氨基酸的比例和用量,降到最低维持水平,以减轻对肝脏的负担。待肝脏复原后,再逐步增加用量,争取合成代谢超越分解代谢。除慢性肝病外,早期肝损害一般多为可逆性,减少糖或调整氨基酸的摄入量,使非蛋白能量与氮的比值保持在 836 kJ∶1 g 以下,肝脏即能迅速恢复。

近年来由于富含支链氨基酸(BCAA)的氨基酸溶液配制成功,一些有肝损害的患者可不再需停止或减少氨基酸的摄入。这种富含 BCAA 的氨基酸溶液除不进一步加重肝损害外,还可使肝功能恢复,改变了以往肝病患者不能摄含氮营养素的不利局面。

(马 超)

第十四章

内科疾病病例分析

第一节 脑 出 血

一、病例摘要

基本信息:张某某,男,66 岁。

主诉:左侧肢体活动不利 2 h。

现病史:患者 2 h 前在家午休后突发左侧肢体活动不利,无头晕、头痛,无恶心、呕吐,无意识不清及大小便失禁,家属急拨"120"接诊入院,完善相关检查以"右侧基底节出血、高血压 3 级(极高危)"收住院。

既往史:高血压病史 20 余年,最高至 26.7/16.0 kPa(200/120 mmHg),曾口服硝苯地平缓释片、替米沙坦等治疗,现口服奥美沙坦、美托洛尔治疗,血压控制在 17.3~18.7/10.7~12.0 kPa(130~140/80~90 mmHg)。

个人史、月经婚育史及家族史:适龄结婚,生育 1 女 1 子,配偶有糖尿病病史,子女均体健。父母已故,故因不详,有 1 哥 1 弟 1 妹,哥哥有高血压病及脑梗死病史,弟弟有糖尿病病史,妹妹体健。

体格检查:平车入院,言语流利、清晰,皱额、闭目无异常,鼓腮、示齿左侧弱,伸舌左偏。左侧肢体肌张力高,左侧肢体肌力 3 级,左侧肱二头肌、肱三头肌、膝反射、跟腱反射(+++),左侧髌阵挛、踝阵挛阳性,左侧指鼻试验、跟膝胫试验不能配合,左侧巴宾斯基征阳性。

辅助检查:颅脑 CT 显示右侧基底节出血并破入脑室。

初步诊断:右侧基底节出血,高血压 3 级(极高危)。

诊疗经过:入院后给予控制血压(厄贝沙坦氢氯噻嗪片)、脑保护、脱水降颅压(甘露醇、甘油果糖)、改善脑代谢、营养脑细胞等治疗,住院 3 周好转出院。

出院诊断:右侧基底节出血,高血压 3 级(极高危)。

二、病例分析

本病例患者具有以下特点:第一,患者高血压病史长;第二,患者发病急,本想完善检查排除出血后进行溶栓治疗,明确诊断后建议患者及家属转上级医院神经外科治疗,明确有无动脉瘤可能和避免进一步出血造成病情加重,患者及其家属拒绝要求保守治疗,治疗过程存在一定加重风险。

（赵锡吉）

第二节　脑　梗　死

一、病例摘要

基本信息:徐某某,女,75 岁。

主诉:发作性头晕、头痛 10 年,加重伴乏力 7 d。

现病史:患者 10 年前无明显诱因出现头痛、头晕,无言语不利,无肢体活动不灵,于他院行颅脑 CT 检查,结果显示脑梗死征象,诊断为"脑梗死",经治疗(具体用药不详)后好转,后不规律自服药物(具体用药不详)治疗,病情控制不稳。7 d 前头晕、头痛加重,伴有乏力,无恶心呕吐,无晕厥黑蒙,无言语不利,无咳喘,无鼻塞流涕,无发热,于他院行 CT 示"双侧基底节区腔隙灶",血钾 2.8 mmol/L,为方便治疗,遂来我院就诊,门诊以"脑梗死、低钾血症"收入我院。自入院以来,神志清,精神一般,饮食、睡眠一般,体质量无明显变化,大、小便无异常。

既往史:患者有高血压病史 15 年,平素间断口服缬沙坦氨氯地平等药物,病情控制不稳,间断发作。患者有糖尿病病史 10 年,平素口服二甲双胍、格列本脲等药物,病情控制不稳,间断发作。否认"肝炎、结核、菌痢、伤寒"等传染病史,否认手术、输血、外伤史,否认药物、已知食物过敏史,预防接种史不详。

个人史:否认长期外地居住史,否认疫区居留史,否认特殊化学品及放射线接触史。特殊化学品及放射线接触史。否认吸烟,否认饮酒。

婚育史:已婚,22 岁初婚,育有 1 子 1 女,子女体健。

月经史:14 岁初潮,周期为 25～28 d,经期为 4～6 d,约 49 岁绝经。

家族史:家族中无传染病、血友病、遗传性、肿瘤及类似病史。

辅助诊断:心电图显示窦性心律不齐,T 波异常;颅脑 CT 显示双侧基底节区腔隙灶;血钾 2.8 mmol/L。

初步诊断:脑梗死、低钾血症、高血压 2 级(极高危)、2 型糖尿病。

诊疗经过:给予银杏达莫、奥扎格雷活血化瘀,改善微循环及口服氯化钾补钾,纠正电解质紊乱等对症支持治疗,口服缬沙坦氨氯地平降压及二甲双胍、格列本脲降糖治疗。

出院诊断:脑梗死,低钾血症,高血压 2 级(极高危),2 型糖尿病。

二、病例分析

患者存在脑梗死、低钾血症、高血压 2 级(极高危)及 2 型糖尿病 4 个基础疾病。其中高血压和糖尿病作为主要危险因素,导致血管内皮损伤,促进动脉粥样硬化,最终引发双侧基底节区腔隙性脑梗死。本次急性加重的乏力症状与低钾血症(2.8 mmol/L)密切相关,需警惕电解质紊乱诱发心律失常风险。T波异常心电图改变可能反映低钾血症对心肌复极的影响。本次治疗采用多靶点干预:银杏达莫联合奥扎格雷通过抗血小板聚集和改善微循环发挥脑保护作用;口服氯化钾纠正低钾血症,但需排查低钾原因(如药物性、摄入不足或肾性失钾);缬沙坦氨氯地平联合降压兼具心肾保护作用;二甲双胍联合格列本脲的双重降糖机制。但需关注磺脲类药物可能导致的低血糖风险。对于本病例的管理建议如下:加强慢性病教育,建立规律用药及监测体系(家庭血压/血糖监测);完善低钾血症病因筛查(尿钾排泄率、RAAS系统功能评估);建议升级降压方案(如加用利尿剂时需监测血钾),目标血压<17.3/10.7 kPa(130/80 mmHg);优化降糖策略:HbA1c目标值设定需个体化(建议7.0%~7.5%),可考虑加用SGLT2抑制剂改善心血管预后;定期评估认知功能及步态平衡,预防跌倒风险。

　　该病例体现了老年患者多病共存的复杂性,需建立以患者为中心的综合管理模式,通过药物优化、自我管理教育及定期随访,实现慢性病的长期稳定控制。

(马世雷)

第三节　眩　晕

一、病例摘要

基本信息:黄某某,女,53岁。

主诉:阵发性头晕3 d。

现病史:患者于3 d前无明显诱因感头晕;头晕呈阵发性,无行走不稳、摇晃,无视物旋转,无视物模糊;无头痛,无肢体麻木、乏力,无四肢震颤;无恶心、呕吐,无饮水呛咳,无腹痛、腹泻、腹胀,言语流利,无口角流涎,无咳嗽、咳痰,无心慌、胸闷,无黑矇,无肢体抽搐,无意识障碍。在院外未给予特殊治疗,症状持续无缓解,现为求一步诊疗,遂来我院,门诊以"椎-基底动脉供血不足、高血压、便秘、鼻窦炎"收入院。患者自发病以来,神志清,精神差,饮食睡眠尚可,大小便正常,体质量未见明显变化。

既往史:一般健康状况良好,无疾病史,无传染病史,无手术史,无输血史,无食物或药物过敏史。

个人史:生于原籍,无外地久居史,无疫区长期居住史,生活规律,无烟酒嗜好,无毒物、粉尘及放射性物质接触史,无冶游史,无重大精神创伤史。

月经史:已绝经。

婚育史:已婚;配偶身体健康。

家族史:否认家族性遗传病、传染病及相关疾病史。

体格检查:体温36.5 ℃,脉搏87次/分钟,呼吸18次/分钟,血压18.7/12.0 kPa(140/90 mmHg)。中年女性,神志清楚,精神差,发育正常,营养中等,自主体位,查体合作。全身皮肤黏膜无黄染及出血点,颈部、锁骨上、腹股沟等浅表淋巴结未触及肿大。头颅无畸形,眼睑无水肿、充血及苍白,双侧瞳孔等大等圆,对光反射灵敏。耳鼻未见畸形,口唇无发绀,扁桃体无肿大及化脓。颈软,气管居中,甲状腺无肿大,无颈静脉怒张。胸廓对称,双侧呼吸动度均等,双肺未闻及干湿啰音。心前区无隆起,心界不大,心率为 87 次/分钟,律规整,各瓣膜听诊区未闻及病理性杂音。腹部平坦,腹肌软,全腹无压痛及反跳痛,未触及异常包块,肝脾肋下未触及,肝肾区无叩击痛,移动性浊音阴性,肠鸣音正常。脊柱四肢无畸形,活动正常。外生殖器未查。腹壁反射、膝反射正常存在,巴宾斯基征、脑膜刺激征阴性。

初步诊断:椎-基底动脉供血不足,高血压,便秘,鼻窦炎。

诊疗经过:入院给予内科护理常规,Ⅱ级护理;低钠低脂饮食,每天测 1 次血压;给予活血化瘀、改善脑代谢等综合治疗;完善甲状腺功能检查:游离三碘甲状原氨酸(FT$_3$)8.74 pmol/L 偏高,游离甲状腺素(FT$_4$)17.70 pmol/L 偏高,促甲状腺激素(TSH)0.027 mU/L 偏低;积极对症治疗。患者入院治疗 4 d 后,病情较前好转,予以今日出院。

出院诊断:椎-基底动脉供血不足,高血压,便秘,鼻窦炎,甲状腺功能亢进症。

二、病例分析

患者黄某某,女性,53 岁,以"阵发性头晕 3 d"为主诉入院。本病例具有以下特点:患者主要表现为非特异性头晕,无典型前庭症状(如视物旋转、恶心、呕吐等),结合其高血压病史,初步考虑椎-基底动脉供血不足。但需注意鉴别其他可能:甲状腺功能异常(FT$_3$、FT$_4$升高,TSH 降低提示甲亢可能);鼻窦炎可能通过炎症介质影响前庭功能;便秘可能通过自主神经反射影响脑血流。医师针对患者的各项情况进行了如下治疗:椎-基底动脉供血不足,采用活血化瘀、改善脑代谢治疗,但需注意血压波动;高血压管理,建议采用钙通道阻滞剂或 ARB 类药物,避免使用 β 受体阻滞剂(可能加重甲亢症状);甲亢治疗,需进一步完善 TRAb、甲状腺超声等检查,确定治疗方案(抗甲状腺药物或^{131}I 治疗);综合管理,控制鼻窦炎(局部用药)、改善便秘(调整饮食结构、适度运动)。随访建议:定期监测甲状腺功能,调整治疗方案;动态血压监测,优化降压方案;前庭功能评估,必要时行头颅 MRI 排除其他病因;生活方式干预:低碘饮食、规律作息、适度运动。

(程邦春)

第四节　高　血　压

一、病例摘要

基本信息:张某,女,52 岁。

主诉:反复头痛、头晕 20 年,加重 1 周。

现病史:自述于 20 年前无明显诱因出现头晕头痛不适,否认天旋地转感,否认恶心、呕吐,否认一侧肢体无力,否认心悸、面色改变,否认晕厥及意识丧失,当时测血压高,具体不详,后非同日三次以上测血压均高,最高血压达 22.7/13.3 kPa(170/100 mmHg),无血压骤升骤降,就诊外院,诊断为高血压,给予苯磺酸氨氯地平片 1 片,每天 1 次,未规律监测血压,近 3~4 年规律服用该降压药物,间断测血压,血压控制于 16.0/10.7~12.0 kPa(120/80~90 mmHg),近 1 周出现头晕头痛症状加重,伴有恶心,间断有天旋地转感,伴有手脚麻木,否认呕吐,否认耳鸣,否认胸闷、胸痛,否认气短,否认心悸,否认晕厥及意识丧失,未测血压,故前来就诊。病程中神志清,精神尚可,饮食可,睡眠不佳,小便正常,大便干结,体质量近期无变化。

既往史:便秘 10 余年,长期间断服用中药治疗。

个人史:无吸烟饮酒史,无手术、外伤、输血史。

月经婚育史及家族史:适龄结婚,配偶体健,50 岁绝经。其母有高血压,一兄有高血压。

体格检查:体温 36.6 ℃,脉搏 72 次/分钟,呼吸 18 次/分钟,血压 17.1/11.1 kPa (128/86 mmHg),BMI 23 kg/m²,双肺呼吸音清,未闻及干、湿啰音,心律齐,未闻及病理性杂音,腹软,无压痛、反跳痛,肝脾肋下未触及,双下肢无水肿。

辅助检查:生化检查显示钾 3.27 mmol/L,空腹血糖 7.79 mmol/L,甘油三酯 2.14 mmol/L,总胆固醇 6.16 mmol/L,高密度脂蛋白 1.32 mmol/L,低密度脂蛋白 4.51 mmol/L,糖化血红蛋白 8.3%,尿常规、便常规、甲功五项未见异常。24 h 尿总蛋白 0.06 g,24 h 尿量 2.1 L。心电图:窦性心律,T 波改变。心脏＋颈部彩超:主动脉窦部及升主动脉增宽,主动脉瓣少量返流,左心室舒张功能减低,左心室收缩功能正常,右侧颈动脉钙化及易损斑块形成,双侧椎动脉未见异常。腹部彩超:脂肪肝,肝内多发实性灶,考虑血管瘤可能,胆囊壁息肉样病变,胰、脾、双肾未见异常。肾上腺 CT:双侧肾上腺平扫未见明显异常,提示轻度脂肪肝。头颅＋颈椎 MRI:脑白质脱髓鞘改变,双侧下鼻甲肥大,$C_{3\sim4}$、$C_{4\sim5}$、$C_{5\sim6}$ 椎间盘突出,颈椎轻度退行性改变。动态心电图:窦性心律,偶发房早,部分成对,短阵房速,T 波异常,心率变异正常。动态血压:高血压 2 级。眼底:双眼高血压视网膜病变 Ⅱ 级。

初步诊断:原发性高血压 2 级,便秘。

诊疗经过:给予补钾、抗动脉硬化、降糖、降压等对症治疗。降压方案为苯磺酸氨氯地平片 5 mg,口服,每天 1 次。

出院诊断:原发性高血压 2 级(极高危),双眼高血压性视网膜病变 Ⅱ 级,2 型糖尿病,便秘,电解质紊乱,低钾血症。

二、病例分析

该患者为中年女性,高血压病史较长,未规律服药,非同日 3 次以上测血压高,高血压病诊断明确。结合病史中有高血压家族史,无血压骤升骤降,无心悸、面色改变,无满月脸、多毛、水牛背等体征,且既往史无肾脏及其他疾病,肾上腺 CT 无占位,可除外继发性高血压,考虑原发性高血压。结合危险因素、靶器官损害、合并糖尿病,危险分层为极高危组。

(胡智涛)

第五节　慢性支气管炎

一、病例摘要

基本信息:患者,男,85 岁。

主诉:咳嗽咳痰伴胸闷、双下肢乏力 5 d。

现病史:患者于 5 d 前出现咳嗽咳痰伴胸闷、双下肢乏力。

既往史:患者有"慢性支气管炎"病史、"慢性冠状动脉供血不足"病史。

个人史、婚育史及家族史:均无特殊情形。

体格检查:血压 17.3/10.7 kPa(130/80 mmHg),双侧瞳孔等大、等圆,对光反射灵敏,口唇无发绀,伸舌居中。颈软无抵抗,气管居中,桶状胸,肋间隙增宽,语颤正常,无胸膜摩擦感。胸骨无叩痛,双侧肺叩诊过清音。双肺呼吸音粗,双侧肺可闻及干、湿啰音,无胸膜摩擦音。心前区无隆起,心尖冲动正常,无震颤及心包摩擦感,心浊音界正常,心率为 114 次/分钟,律齐,各瓣膜听诊区未闻及杂音,无心包摩擦音。周围血管征阴性。上腹胀痛,无压痛,无反跳痛,腹部无包块。肝脏未触及,脾脏未触及,墨菲征阴性,肝、肾区无叩击痛,无移动性浊音。肠鸣音正常。脊柱正常生理弯曲,四肢活动自如,无畸形,无杵状指、趾,关节正常。双下肢轻度水肿。肌力正常,双侧肱二头肌、肱三头肌腱反射正常,双侧膝、跟腱反射正常,双侧巴宾斯基征阴性。脑膜刺激征阴性。

辅助检查:胸部 CT 检查示符合慢性支气管炎伴肺部感染、肺气肿表现。上腹部 CT 检查结果未见明显异常。心电图检查示窦性心动过速,轻微电轴左偏。

初步诊断:慢性支气管炎急性加重期,肺气肿,缺血性心肌病,窦性心动过速,慢性胃炎。

诊疗经过:患者入院后给予内科护理常规,2 级护理,吸氧,低盐低脂饮食。抗感染、祛痰、平喘、抗炎,改善心肌供血。维持水、电解质平衡等对症支持治疗。患者咳嗽咳痰伴胸闷、双下肢乏力;直体桶状胸,呼吸规整,呼吸运动正常,肋间隙增宽,双肺呼吸音粗,双侧肺可闻及干、湿啰音,心率为 114 次/分钟,双下肢轻度水肿;胸部 CT 检查示符合慢性支气管炎伴肺部感染、肺气肿表现;上腹部 CT 检查结果未见明显异常;心电图检查示窦性心动过速,轻微电轴左偏。分析患者目前气体交换受损与气道阻塞、通气不足、分泌物过多、呼吸肌疲劳和肺泡呼吸面积较少有关;清理呼吸道无效与分泌物增多而黏稠、气道湿度减低和无效咳嗽有关;焦虑与健康状况的改变、病情危重、经济状况有关;活动无耐力与疲劳、呼吸困难、氧供与氧耗失衡有关;营养失调低于机体需要量与食欲降低、摄入减少、腹胀、呼吸困难、痰液增多有关。嘱患者休息与活动取半卧位或坐位,低盐、清淡易消化饮食,避免进食产气食物,如豆类、马铃薯等。给予氧疗护理,遵医嘱给予氧疗,采用鼻导管持续低流量吸氧,避免吸入高浓度氧而引起二氧化碳潴留,提倡家庭氧疗,每天持续吸入低浓度 15 h 以上。给予患者抗感染、祛痰、平喘、抗炎,改善心肌供血药物,在最短时间内准备好药品并及时与患者沟通,让患者与家属有一定的心理准备,用药过后护士通过观察患者的生命体征、呼吸、咳嗽等症状来判断症状是否有所缓解。经治疗,患者病情平稳,好转出院。

出院诊断:慢性支气管炎急性加重期,肺气肿,缺血性心肌病,窦性心动过速,慢性胃炎。

二、病例分析

慢性支气管炎以咳嗽、咳痰或伴有喘息及反复发作为特征,是呼吸系统常见病。慢性支气管炎的发病原因非常复杂,流行病学显示本病的发生与吸烟、环境(寒温、污染)等有关。吸烟、居住于寒冷地带、空气污染严重以及病原体感染都使患病率升高。加重后可能并发阻塞性肺气肿,由肺动脉高压导致肺源性心脏病,降低患者的生活质量。发病之后患者的免疫功能情况对于慢性支气管炎疾病的发生与发展具有一定关联,故深入研究慢性支气管炎的主要病理,对于疾病的预防以及治疗具有非常重要的意义。临床上治疗慢性支气管炎的方法是药物治疗,常采用的是西药治疗,虽然有一定的治疗效果,但是治疗后并发症较多,延长患者的治疗时间。提高慢性支气管炎的早期诊断率,提升临床治疗效果,减少并发症,需要进行有效的正确的治疗,做好专科护理是救治慢性支气管炎患者成功的关键。

(程邦春)

第六节 慢 性 胃 炎

一、病例摘要

基本信息:患者,男,62 岁。

主诉:腹痛 2 d。

现病史:患者于 2 d 前饮酒后出现腹痛,伴恶心、呕吐,呕吐物为胃内容物。食欲欠佳,伴呃逆。1 d 前食欲好转,但进食量少。无腹痛、腹泻,无寒战、发热,无头痛、头晕、眼球震颤、无咳嗽、咳痰,无胸痛、肩背部放射痛、大汗淋漓及濒死感。无尿频、尿急、尿痛。在家自行服用药物(具体不详),症状无明显缓解。患者自发病以来,神志清、精神可,饮食、睡眠尚可,大、小便正常,体质量较前无明显改变。

既往史:"冠状动脉粥样硬化性心脏病"病史 30 余年。"高血压"病史 18 年,最高血压为25.3/17.3 kPa(190/130 mmHg),服用"硝苯地平缓释片"治疗,控制情况不详。曾于 2014 年、2016 年、2019 年 3 次患"脑梗死"。发现"前列腺增生,脂肪肝"1 年余。"脑萎缩,甲状腺结节"病史 6 个月。

个人史、婚育史及家族史:生于原籍,否认境外旅居史。吸烟 27 年,每天 40~60 支,20 年前戒烟,饮酒 34 年,每天 500 mL 白酒,戒酒 6 年,无其他不良嗜好。25 岁结婚,婚后育有二子一女,子女均体健,配偶患有"冠状动脉粥样硬化性心脏病",家庭关系和睦。父亲患有"高血压病,糖尿病,冠状动脉粥样硬化性心脏病",其他家族成员无重大疾病史及遗传病史。

体格检查:体温 36.5 ℃,脉搏 56 次/分钟,呼吸 16 次/分钟,血压 20.8/9.3 kPa(156/70 mmHg)。患者为老年男性,发育正常,营养中等。神志清,精神可,自主体位,查体合作。全身皮肤黏膜无黄染、皮疹及出血点,浅表淋巴结未触及肿大。头颅无畸形,眼睑无水肿,结膜充血,巩膜无黄染,双侧瞳孔等大、等圆,直径为 3 mm,对光反射存在。耳、鼻无畸形及异常分泌物。口唇无发绀,咽部无充血,扁桃体无肿大。颈软,颈静脉无充盈,气管居中,双侧甲状腺无肿大。双肺呼吸音粗,未闻及干、湿啰音。心前区无隆起,心率为 56 次/分钟,律齐,心音正常,各瓣膜听诊区未闻及病理性杂音。腹平、软,无压痛、反跳痛,肝、脾肋下未能触及,腹水征阴性,肠鸣音正常。肛门、直肠、外生殖器未查。脊柱、四肢无畸形,活动灵活。双肾区无叩痛,双下肢无水肿,双足背动脉搏动减弱。四肢肌力、肌张力正常。腹壁、肱二头肌、肱三头肌、膝腱、跟腱反射正常,脑膜刺激征阴性,双侧巴宾斯基征阴性。

辅助检查:肝、胆、胰、脾、双肾彩色多普勒超声检查示脂肪肝;前列腺不均质增大。

初步诊断:怀疑胃炎,脑梗死,2 型糖尿病,糖尿病周围神经病变,糖尿病视网膜病变,糖尿病周围血管病,冠状动脉粥样硬化性心脏病,高血压 3 级(极高危),前列腺增生,脂肪肝,甲状腺结节,脑萎缩。

诊疗经过：入院后完善相关辅助检查，血清淀粉酶、肝功能、肾功能、血脂、心肌酶谱、电解质检查示葡萄糖浓度 14.86 mmol/L，甘油三酯浓度 1.88 mmol/L，肌酸激酶浓度 194.1 U/L，钙离子浓度 2.06 mmol/L，糖化血红蛋白水平 9.6%。C-肽、甲状腺功能检查示促甲状腺激素受体抗体浓度 2.76 U/L。降钙素原、白细胞介素-6 测定显示白细胞介素浓度 60.019 2 ng/mL。男性肿瘤标志物检测示癌胚抗原浓度 7.49 μg/L，细胞角蛋白 19 片段浓度 3.70 ng/mL。传染病筛查、高血压筛查、血常规检查、超敏 C 反应蛋白检测、凝血功能检查、D-二聚体检测、糖尿病自身抗体筛查、超敏肌钙蛋白测定、N 端 B 型脑钠肽前体测定结果均未见明显异常。尿常规、沉渣检查示葡萄糖（3+），尿微量清蛋白浓度 61.53 mg/L，尿微量清蛋白浓度/尿肌酐浓度值 6.02。心脏彩色多普勒超声、左心功能测定、双侧颈动脉＋椎动脉彩色多普勒超声示主动脉瓣硬化、轻度反流，左心室舒张功能减低；双侧颈动脉粥样硬化、斑块形成，右侧锁骨下动脉粥样硬化、斑块形成，右侧锁骨下动脉窃血；甲状腺囊性结节，甲状腺成像报告和数据系统 Ⅱ 级。胸部 CT、腹部 CT 检查示符合双肺支气管炎、双肺少许炎症、左肺上叶纤维灶、左肺上叶钙化灶 CT 表现；右肺中叶实性微小结节灶；主动脉、冠状动脉管壁多发钙化；考虑脂肪肝；脾门、脾动脉走行区结节灶，考虑副脾，考虑脾动脉瘤。颅脑 MRI、弥散加权成像、磁敏感加权成像、磁共振血管成像检查示脑内多发缺血、梗死、软化灶；脑萎缩；符合脑动脉硬化改变（多发动脉狭窄，以左侧大脑中动脉闭塞为著）；左侧放射冠区陈旧性出血灶。无痛胃镜检查示萎缩性胃炎胃息肉。肝、胆、胰、脾彩色多普勒示脂肪肝。动态心电图检查示窦性心动过缓，偶发房性期前收缩，考虑窦性停搏。给予降压、降糖、降脂、改善糖尿病并发症、营养神经、提高心率、改善循环、抑酸护胃等综合治疗。氯化钠 100 mL＋注射用艾司奥美拉唑钠 40 mg 每 12 h 1 次静脉滴注；氯化钠 250 mL＋己酮可可碱注射液 5 mL 每天 1 次静脉滴注。经治疗，患者一般情况可，未诉特殊不适，饮食、睡眠可，大、小便正常。心肺听诊未见明显异常。腹平、软，无压痛、反跳痛，肝、脾肋下未触及，双下肢无水肿，双足背动脉搏动减弱。四肢肌力、肌张力正常。腹壁、肱二头肌、肱三头肌、膝腱、跟腱反射正常，脑膜刺激征阴性，双侧巴宾斯基征阴性。好转出院。

出院诊断：萎缩性胃炎胃息肉，脑梗死，糖尿病周围神经病变，糖尿病视网膜病变，糖尿病周围血管病，冠状动脉粥样硬化性心脏病，高血压 3 级（极高危），前列腺增生，脂肪肝，甲状腺结节，脑萎缩，房性期前收缩，窦性停搏。

二、病例分析

胃炎的症状包括腹痛或腹部不适，有时也会出现恶心或呕吐。不同类型的胃炎可由很多因素引起，包括感染、重度疾病引起的应激、损伤、某些药物（如阿司匹林和其他非甾体抗炎药）、饮酒以及免疫系统疾病。萎缩性胃炎是胃黏膜变薄（萎缩），并且失去许多或全部分泌酸和分泌酶的细胞。当出现攻击胃黏膜的抗体时，可以导致其发生，这种情况称为自身免疫性化生萎缩性胃炎。萎缩性胃炎也见于存在幽门螺杆菌慢性感染的部分患者。同样容易发生在胃部分切除的患者中。服用中和或抑制胃酸产生的药物，并停用可引起症状的药物均可缓解症状。萎缩性胃炎导致维生素 B_{12} 吸收减少并致贫血的患者需终身肌内注射维生素 B_{12}。

（褚士伍）

第七节 糖 尿 病

一、病例摘要

基本信息：张某某，男，87 岁。

主诉：烦渴、多饮 2 年，加重 2 d。

现病史：患者 2 年前无明显诱因出现烦渴、多饮，于外医院诊断为"2 型糖尿病"，不规律自服药物（格列齐特）治疗，病情控制不稳。2 d 前烦渴、多饮加重，无心悸胸闷，无胸痛，无恶心呕吐，无发热，于外院复查空腹血糖 15.31 mmol/L，为求进一步治疗，遂来我院就诊，门诊以"糖尿病"收入我院。自入院以来，神志清，精神一般，饮食差，睡眠一般，体质量无明显变化，大、小便无异常。高血压病史 3 年，间断服药（缬沙坦氨氯地平），血压控制欠佳。冠心病、慢性胃炎病史，未服药，病情控制不稳，间断发作。

既往史：平素身体健康状况一般，否认"肝炎、结核、菌痢、伤寒"等传染病史，否认药物、已知食物过敏史，预防接种史不祥。

个人史：否认长期外地居住史，否认疫区居留史，否认特殊化学品及放射线接触史。特殊化学品及放射线接触史。否认吸烟，否认饮酒。

婚育史：已婚，22 岁结婚，配偶体健。一子三女，子女体健。

家族史：父母已故，非近亲婚配，非独生子女。家族中无传染病、代谢性、血友病、遗传性、肿瘤及类似病史。

入院查体：神志清，精神一般，双肺呼吸音清，未闻及干、湿啰音及胸膜摩擦音；心率为 62 次/分钟，律不齐，可闻及早搏，各瓣膜听诊区未闻及病理性杂音；腹部平坦，无压痛、反跳痛及肌紧张；脊柱、四肢无畸形，关节活动灵活，双下肢无水肿。

辅助检查：2024 年 3 月 25 日查血糖为 15.31 mmol/L，3 月 28 日糖化血红蛋白为 11.83%，出院空腹血糖为 8.8 mmol/L。

入院诊断：2 型糖尿病，高血压，冠状动脉粥样硬化性心脏病，慢性胃炎。

诊疗经过：格列齐特、阿卡波糖降糖，降压、活血化瘀，改善微循环。

出院诊断：2 型糖尿病，高血压，冠状动脉粥样硬化性心脏病，慢性胃炎。

二、病例分析

本病例具有以下特点：①糖尿病控制不佳，空腹血糖 15.31 mmol/L，糖化血红蛋白 11.83%，提示长期血糖控制不良；②多病共存，合并高血压、冠心病及慢性胃炎，增加治疗复杂性；③老年患者存在多重用药风险及低血糖易感性。医师针对患者情况，进行了制订降糖方案（格列齐特联合阿卡波糖，但需警惕磺脲类药物在老年患者中的低血糖风险）、血压管理（采用缬沙坦氨氯地平，兼具降压和心血管保护作用）以及综合治疗（活血化瘀改善微循环，但需注意药物相互作用）的治疗。该病例体现了老年糖尿病患者的管理挑战，需在严格控制血糖的同时，兼顾多重用药安全性和并发症防治。

（马世雷）

第八节　结缔组织病

一、病例摘要

基本信息:苑某某,男,55 岁。

主诉:反复发热、多关节疼痛 2 月余,加重伴胸闷 4 d。

现病史:患者于 2 个月前无明显诱因出现反复发热,多关节肿痛。4 d 前患者无明显诱因出现上述症状加重,双肩关节、右手掌指关节及指间关节肿痛,伴发热、胸闷、憋喘,略有咳嗽,咳痰少,双下肢乏力,活动剧烈后伴心慌,偶有流鼻血,无鼻塞、流涕,无头晕、头痛、恶心、呕吐,无便血、皮下出血,无口干、口苦、口腔溃疡,无雷诺现象,患者自发病后口服上述药物治疗,未见明显好转,为求进一步诊疗,门诊以"结缔组织病、间质性肺炎、肺部感染"收入我院。患者自发病以来,神志清楚,精神可,饮食可,睡眠可,大、小便正常,体质量无明显变化。

既往史:既往身体素质一般。无病毒性肝炎病史,无结核传染病史及密切接触史,无高血压病史,无糖尿病史,无冠心病病史,人脑血管病史,未患其他疾病。无手术史,无重大外伤史,无输血史,无药物过敏史。无食物过敏史。预防接种史随当地计划免疫。

个人史、月经婚育史及家族史:生于本地。无外地居住史。无工业毒物、粉尘及放射性物质接触史。平日生活规律,无吸烟嗜好,无饮酒嗜好,无冶游史。

体格检查:体温 38 ℃,脉搏 114 次/分钟,呼吸 20 次/分钟,血压 18.1/10.4 kPa(136/78 mmHg),身高 175 cm,体质量 70 kg。一般情况尚可,发育正常,营养良好,正常体型,急性病容,表情疲惫,自主体位,扶入病室,神志清楚,查体合作。可见全身皮肤略发绀,无皮疹,未见皮下出血,毛发正常,皮肤温度热、干燥,弹性正常,无水肿,无肝掌,未见蜘蛛痣。全身浅表淋巴结未触及肿大,无触痛。头颅正常,无畸形,颜面部无水肿。眼睑正常,结膜正常,眼球活动正常,巩膜无黄染,双侧瞳孔等大等圆,对光反射正常。耳郭无畸形,外耳道无分泌物。鼻无畸形,通气良好,鼻腔黏膜出血。口唇红润,伸舌居中,齿列齐,齿龈正常,扁桃体无肿大,咽部无充血。颈部无抵抗感,颈静脉正常,气管居中,甲状腺未及肿大,无结节感,未及血管杂音。胸廓双侧对称,无畸形,乳房正常对称。双侧肋间隙正常,双侧呼吸运动对称,胸式呼吸,呼吸用力、快、浅,呼吸节律均匀整齐。语音震颤正常,未触及胸膜摩擦感,无胸骨压痛,双侧肺部叩诊为浊音,双肺呼吸音较弱,可闻及干啰音。心前区无隆起,心尖冲动位置正常,无心包摩擦感,未触及心脏震颤;叩诊心浊音界正常;心率为 114 次/分钟,心律齐,心音异常略低钝,各瓣膜听诊区未闻及杂音。腹部平坦,无瘢痕,未见胃、肠型,未见蠕动波,腹式呼吸存在,脐正常,未见腹壁静脉曲张。腹软,未触及腹部肿块,腹部无压痛,肋缘下未触及肝脏,未触及胆囊。未触及脾脏。肝浊音界正常,肝上界位于右锁骨中线第 5 肋间,肝上下界距离为 9 cm,肝区无叩痛,双侧肾区无叩痛,腹部移动性浊音阴性,肠鸣音正常,4 次/分钟,腹部未及血管杂音。肛门、直肠、外生殖器未查。脊柱正常,活动自如,无压痛或叩击痛。肢体活动自如,无畸形,无杵状指(趾),无静脉曲张,关节有双肩关节压痛,右手掌指关节及指间关节压痛,有双下肢轻度凹陷性水肿。肌肉无萎缩,肌张力正常,肌力 Ⅴ 级。生理反射存在,病理反射未引出。

专科情况:双肩关节压痛,右手掌指关节及指间关节压痛。

辅助检查:2024 年 10 月 6 日查人类白细胞抗原 B27+抗核抗体谱+抗心磷脂抗体+免疫固定电泳+血小板抗体+ANCA 抗核抗体谱阴性;MPO-IgG 14.4 AU/mL,CCP>500 U/mL。2024 年 11 月 8 日查 EB 病毒抗体检测+CMV 抗体+布氏杆菌检测+铁蛋白 EBV 及 CMV 阴性,布氏杆菌阴性;清蛋白 31.9 g/L,PCT O.04 μg/L,血小板 12×10⁹/L,铁蛋白 1 253.49 ng/mL;结核感染 T 细胞检测阴性;骨髓细胞学检查骨髓细胞学:粒红两系增生活跃,巨核细胞成熟障碍,血小板少见。2024 年 11 月 9 日胸部 CT 平扫显示右肺斑片影,考虑炎性,建议治疗后复查双肺微结节。2024 年 11 月 18 日查血常规白细胞 10.4×10⁹/L,血小板 12×10⁹/L,血红蛋白 101 g/L;RF 类风湿因子 883 U/mL;铁蛋白测定铁蛋白 1 297.58 ng/mL。2024 年 11 月 25 日查贫血三项及其他贫血系列:血清铁 8.45 μmol/L,总铁结合力 38.55 μmol/L,转铁蛋白饱和度 21.9%,铁蛋白 2 806.00 ng/mL,可溶性转铁蛋白指数 35.15,维生素 B₁₂(电发光)179.000 pmol/L;CCP 抗环瓜氨酸肽抗体+RF+CRP:抗 CCP 抗体 1 046.15 RU/mL,超敏 CRP 7.00 mg/L,类风湿因子定量>300.00 U/mL。2024 年 11 月 26 日查血常规:中性粒细胞比率 86.90%,淋巴细胞比率 5.90%,嗜酸性粒细胞比率 0.10%,淋巴细胞计数 0.41×10⁹/L,嗜酸性粒细胞计数 0.01×10⁹/L,红细胞 3.47×10¹²/L,血红蛋白 117.0 g/L,血小板计数 18×10⁹/L。2024 年 11 月 26 日查超敏 C 反应蛋白显示 C 反应蛋白 13.15 mg/L。2024 年 12 月 3 日咽拭子查新型冠状病毒核酸检测+呼吸道多重病毒检测咽拭子查新型冠状病毒核酸检测为阳性(+),呼吸道多重病毒检测鼻病毒为阳性(+)。2024 年 12 月 13 日胸部 CT 平扫显示双肺多发高密度,考虑肺水肿,炎症不排除,请结合临床;纵隔气肿,冠脉钙化,肝左叶低密度。

初步诊断:结缔组织病,肺间质性肺炎,肺部感染,真菌感染?卡氏肺孢子菌感染?新型冠状病毒感染?肺水肿?心功能不全?免疫性血小板减少,类风湿关节炎,肺结节,肝囊肿,慢性胃炎,幽门螺杆菌感染,十二指肠炎,左膝内侧半月板损伤。

诊疗经过:患者入院完善相关辅助检查,入院积极给予抗炎、抗感染、升血小板、输血、高流量吸氧、对症等治疗。

出院诊断:结缔组织病,免疫性血小板减少,肺间质性肺炎,肺部感染,新型冠状病毒感染可能大,真菌感染?卡氏肺孢子菌感染?类风湿关节炎,肺结节,肝囊肿,慢性胃炎,幽门螺杆菌感染,十二指肠炎,左膝内侧半月板损伤。

二、病例分析

在本病例的后续治疗中,建议继续应用"哌拉西林钠他唑巴坦钠注射液""卡泊芬净注射液"静脉滴注抗感染、抗炎、升血小板等治疗;继续"复方新诺明 3 片/次,间隔 6 h 一次"治疗肺孢子菌感染,暂停口服"艾拉莫德"等免疫抑制剂;患者血小板计数低,已给予止血治疗,同时给予"重组人白细胞介素-Ⅱ注射剂(迈格尔)1.5 mg 加药(注射)1 次/天(8 am)"升血小板治疗,继续自服"海曲波帕"升血小板治疗,申请输注血小板治疗;患者近期感染新型冠状病毒,结合胸部 CT 所示,不排除病情进展;结合降钙素原、血常规、细胞因子检查所示考虑也存在病毒性感染情况;目前多方面感染情况,激素加量"甲泼尼龙琥珀酸钠注射剂(米乐松)40 mg 加药(PIVA)2 次/天"积极抗感染治疗,完善新型冠状病毒核酸检测及抗体检查,完善 SSA 检查,呼吸道病毒检测,EB病毒检测;患者存在低氧血症,嘱给予"高流量湿化氧疗 1 次/小时"辅助通气治疗;加用"静脉注射人免疫球蛋白 20 g 静脉滴注"连用 3~5 d 视情况调整;建议完善肺泡灌洗明确病原菌;建议转入监护室,行更高级生命支持治疗。患者血小板低出血风险大,严重可导致消化道大出血、颅脑出血,大剂量激素可刺激胃肠黏膜引起消化道溃疡出血,肺部感染未能控制或进一步发展导致呼吸衰竭。

（郑春玲）

第九节　系统性红斑狼疮

一、病例摘要

基本信息:申某某,女。

主诉:月经紊乱 20 d,发现肝损害 1 d。

现病史:患者约 20 d 前无明显诱因出现月经紊乱,经期延长至 20 d,月经量增多,伴乏力、食欲缺乏,伴头晕、心慌、出汗,逐渐出现双下肢水肿,恶心、呕吐 1 次,呕吐物为胃内容物,无鲜血及咖啡色样物质,伴食欲缺乏,进食量较前逐渐减少,无发热、畏寒,无头痛、胸闷、憋气,无咳嗽、咳痰,无明显腹痛、腹胀、腹泻,无呕血、黑便等不适,患者自发病后在外未行特殊治疗,今为求进一步诊疗来我院就诊,完善相关辅助检查提示肝损害、中度贫血,门诊以"肝损害原因待查"收入我院。患者自发病以来,神志清楚,精神尚可,饮食差,睡眠可,大便少,小便正常,体质量无明显变化。

既往史:既往身体素质一般。无病毒性肝炎病史,无结核传染病史及密切接触史,无高血压病史,无糖尿病病史,无冠心病病史,无脑血管病史,既往类风湿关节炎病史 5 年,曾服用药物治疗,已停药。有手术史,既往 2013 年和 2016 年行剖宫产手术,预后可;无重大外伤史,无输血史,无药物过敏史。无食物过敏史。预防接种史随当地计划免疫。

个人史、月经婚育史及家族史:生于本地。无外地居住史。无工业毒物、粉尘及放射性物质接触史。平日生活规律,无吸烟嗜好,无饮酒嗜好,无冶游史。已婚。适龄结婚,配偶体健。月经来潮,月经量中等,无痛经,已育,体健。

体格检查:体温 36.4 ℃,脉搏 112 次/分钟,呼吸 18 次/分钟,血压 13.5/11.7 kPa(101/88 mmHg),轮椅入室,身高体质量无法测量。一般情况尚可,发育正常,营养不良,正常体型,慢性病容,表情疲惫,自主体位,轮椅入室,神志清楚,查体合作。皮肤及黏膜苍白,无皮疹,未见皮下出血,毛发正常,皮肤温度正常,弹性正常,无水肿,无肝掌,未见蜘蛛痣。全身浅表淋巴结未触及肿大。头颅正常,无畸形,颜面部无水肿。眼睑正常,结膜苍白,眼球活动正常,巩膜无黄染,双侧瞳孔等大等圆,对光反射正常。耳郭无畸形,外耳道无分泌物。鼻无畸形,通气良好。口唇苍白,伸舌居中,齿列齐,齿龈正常,扁桃体无肿大,咽部无充血。颈部无抵抗感,颈静脉正常,气管居中,甲状腺未及肿大,无结节感,未及血管杂音。胸廓双侧对称,无畸形,乳房正常对称。双侧肋间隙正常,双侧呼吸运动对称,胸式呼吸,呼吸平静,呼吸节律均匀整齐。语音震颤正常,未触及胸膜摩擦感,无胸骨压痛,双侧肺部叩诊为清音,双肺呼吸音清晰,未闻及干、湿啰音。心前区无隆起,心尖冲动位置正常,无心包摩擦感,未触及心脏震颤;叩诊心浊音界正常;心率 112 次/分钟,心律齐,心音无异常,各瓣膜听诊区未闻及杂音。腹部平坦,有瘢痕,下腹部见长约为 10 cm 横行手术瘢痕,愈合良好,未见胃、肠型,未见蠕动波,腹式呼吸存在,脐正常,未见腹壁静脉曲张。腹软,未触及腹部肿块,腹部无压痛,肋缘下未触及肝脏,未触及胆囊。未触及脾脏。肝浊音界正常,肝上界位于右锁骨中线第 5 肋间,肝上下界距离为 8 cm,肝区无叩痛,双侧肾区无叩痛,腹部移动性浊音阴性,肠鸣音正常,5 次/分钟,腹部未及血管杂音。肛门、直肠、外生殖器未查。脊柱正常,活动自如,无压痛或叩击痛。肢体活动自如,无畸形,无杵状指(趾),无静脉曲张,关节无红肿,双下肢中度凹陷性水肿。肌肉无萎缩,肌张力正常,肌力 V 级。生理反射存在,病理反射未引出。

辅助检查:血常规检查显示白细胞 $3.7×10^9$/L 偏低,红细胞 $3.30×10^{12}$/L 偏低,血红蛋白 84 g/L 偏低,血细胞比容 29.2% 偏低,血小板计数 $142×10^9$/L;肝功能:谷草转氨酶 85.1 U/L 偏高,谷丙转氨酶 173.5 U/L 偏高,谷氨酰转肽酶 50.7 U/L 偏高,谷氨酸脱氢酶 6.1 U/L 偏高,总蛋白 96.30 g/L 偏高,清蛋白 25.6 g/L 偏低,球蛋白 70.70 g/L 偏高,白球比 0.4 偏低;血脂:血清总胆固醇 1.93 mmol/L 偏低,高密度胆固醇 0.47 mmol/L 偏低;电解质:钠 134.3 mmol/L 偏低,钙 2.01 mmol/L 偏低,磷 1.52 mmol/L 偏高,铁 4.50 μmol/L 偏低;肾功:肌酐 34 μmol/L 偏低,尿酸 433 μmol/L 偏高;甲功五项:甲状腺过氧化物酶抗体 35.50 U/mL 偏高,甲状腺球蛋白抗体 1 528 U/mL 偏高;自动分析心电图显示窦性心动过速,全导联 QRS 低电压,顺钟向转位,电轴右偏,rV_1~V_4 递增不良,T 波轻度异常。

初步诊断:肝损害原因待查,低蛋白血症,结缔组织病? 病毒性肝炎? 自身免疫性肝病? 中度贫血,异常子宫出血,妇科肿瘤? 桥本甲状腺炎?

诊疗经过:患者入院后完善相关辅助检查,经给予甲泼尼龙琥珀酸钠注射剂 80 mg 每天 1 次×5 d→60 mg 每天 1 次×7 d→泼尼松 50 mg 每天 1 次抗炎,硫酸羟氯喹片 0.2 g 每天 2 次、吗替麦考酚酯片 0.5 g 每天 2 次、泰它西普 80 mg×2 次调节免疫,头孢唑肟钠 2 g 每天 2 次×5 d→莫西沙星氯化钠 0.4 g 每天 1 次×8 d 抗感染,西地那非片降肺动脉高压,复方甘草酸苷注射液保肝,香丹注射液活血化瘀,复方氨基酸注射液营养支持,呋塞米、螺内酯利尿及对症支持治疗,患者病情好转,即日出院。

出院诊断:系统性红斑狼疮,狼疮性血液系统损害,白细胞计数减少,溶血性贫血,胸腔积液,心包积液,腹水,重度肺动脉高压,类风湿关节炎,肝损害,泌尿系统感染,低蛋白血症,自身免疫性甲状腺炎,甲状腺结节,下肢静脉功能不全,异常子宫出血,胆囊结石,肾结石,宫颈囊肿,盆腔积液,窦性心动过速。

二、病例分析

针对该病例的特点,建议行下一步治疗:甲泼尼龙琥珀酸钠注射剂 80 mg 抗炎,大剂量激素,注意抑制胃酸保护胃黏膜预防消化道出血,注意补钙促钙吸收治疗;硫酸羟氯喹片调节免疫,加用吗替麦考酚酯片加强调节免疫,建议丙种球蛋白封闭抗体,排查相关禁忌必要予生物制剂"泰它西谱或贝利尤单抗"等控制病情治疗;持续氧气吸入、抗凝、利尿,必要时可给予波生坦或西地那非片降肺动脉高压治疗;给予香丹注射液活血化瘀,泮托拉唑注射液抑酸护胃;给予复方甘草酸苷保肝;患者腹水、盆腔积液、心包积液、泌尿系统感染,偶咳嗽有痰,痰常规提示革兰氏阳性球菌查到、革兰氏阴性杆菌查到,嘱完善痰培养,加之应用大剂量激素及免疫抑制剂,易引起感染及感染情况加重,积极给予头孢唑肟钠抗感染,同时给予制霉菌素片漱口,预防口腔真菌感染;给予营养支持治疗,必要输注人血白蛋白,纠正低蛋白血症;定期复查血常规、肝肾功能、电解质等;向患者家属沟通病情,患者为重症狼疮,目前多脏器受累,病情随时可进一步加重,危及生命,使其家属了解患者情况并配合治疗。

(郑春玲)

参 考 文 献

［1］包超,陈文飞,林青红,等.内科常见疾病临床诊疗思维［M］.上海:上海科学技术文献出版社,2024.

［2］张均,闫醉,朱林,等.临床常见内科疾病诊治［M］.上海:上海科学普及出版社,2024.

［3］张玲玲,商秀芳,秦桂英,等.内科疾病临床诊疗思维［M］.上海:上海科学普及出版社,2024.

［4］林杨,赵丽莉,屠溪琳.内科临床基础与疾病救治［M］.北京:中国纺织出版社,2024.

［5］刘英,韩荣凤,王文一.现代医学与内科临床诊疗［M］.汕头:汕头大学出版社,2024.

［6］韩菲菲,崔泽照,刘凤,等.实用内科临床诊治［M］.长春:吉林科学技术出版社,2024.

［7］刘诗英,胡静,袁厚兰,等.临床内科疾病诊疗与药物应用［M］.汕头:汕头大学出版社,2024.

［8］倪新丽.实用临床内科诊疗学［M］.天津:天津科学技术出版社,2024.

［9］赵涛.临床内科常见病诊断思路与对策［M］.天津:天津科技翻译出版有限公司,2024.

［10］李国荣.现代内科常见病临床诊治与新进展［M］.长春:吉林科学技术出版社,2023.

［11］杨柳,何显森,谢登海,等.临床心血管内科疾病诊疗学［M］.上海:上海科学技术文献出版社,2023.

［12］刘倩.常见内科疾病临床诊断与治疗［M］.长春:吉林科学技术出版社,2023.

［13］李庆华.神经内科临床诊疗思维［M］.长春:吉林科学技术出版社,2023.

［14］刘文思,金英敏,李冬月.内科临床基础与诊治实践［M］.北京:中国纺织出版社,2023.

［15］解苇生,李爽,张建林,等.现代内科临床诊治［M］.长春:吉林科学技术出版社,2023.

［16］辛春雷,李妍,刘景峰,等.临床内科疾病诊断与药物治疗［M］.广州:世界图书出版广东有限公司,2022.

［17］徐士伟.临床内科常见疾病诊疗进展［M］.上海:上海交通大学出版社,2023.

［18］张素娇.现代临床内科疾病诊治解析［M］.武汉:湖北科学技术出版社,2023.

［19］李东.临床内科疾病综合诊疗［M］.长春:吉林科学技术出版社,2023.

［20］谭道青.临床内科诊治要点解析［M］.天津:天津科学技术出版社,2023.

［21］胡建奎,宋晶晶,李啸扬,等.临床内科疾病诊治与处理［M］.长春:吉林科学技术出版社,2023.

［22］刘欣.实用临床内科诊疗新策略［M］.天津:天津科学技术出版社,2022.

[23] 陈莉,夏祥敏,贾芹.临床内科疾病诊疗实践[M].沈阳:辽宁科学技术出版社,2022.

[24] 徐慧,周贵星,肖强.临床内科疾病诊疗与康复[M].沈阳:辽宁科学技术出版社,2022.

[25] 韩岩智.临床内科疾病综合治疗[M].哈尔滨:黑龙江科学技术出版社,2022.

[26] 孟丽华.临床内科疾病基础与理论[M].哈尔滨:黑龙江科学技术出版社,2022.

[27] 韩静静.临床内科疾病处置[M].长春:吉林大学出版社,2022.

[28] 卓华钦.肾内科与风湿免疫科临床诊疗精要[M].济南:山东大学出版社,2022.

[29] 马冉.消化内科疾病临床基础与技巧[M].武汉:湖北科学技术出版社,2022.

[30] 张欢.内科系统疾病诊断与临床进展[M].长春:吉林科学技术出版社,2022.

[31] 郭生龙,康蓓,李鹏.神经内科临床常见疾病诊断与治疗[M].西安:陕西科学技术出版社,2022.

[32] 刘国丽,刘术青,王威.临床内科诊断与治疗方案[M].南昌:江西科学技术出版社,2022.

[33] 韩慧茹.临床内科疾病诊治与处理[M].长春:吉林科学技术出版社,2022.

[34] 史潍华,邵志林.实用临床内科诊疗学[M].天津:天津科学技术出版社,2022.

[35] 王玉梅,刘建林,丁召磊,等.临床内科诊疗与康复[M].汕头:汕头大学出版社,2022.

[36] 郭强,张恒,翟洁敏,等.丁苯酞软胶囊与拜阿司匹林肠溶片治疗短暂性脑缺血发作效果比较[J].解放军医药杂志,2020,32(4):68-71.

[37] 梁菊萍,杨旸,董继存.急性脑梗死患者流行病学调查及危险因素[J].中国老年学杂志,2021,41(12):2484-2487.

[38] 崔伟锋,刘萧萧,韩静旖,等.原发性高血压病心血管风险因素分析[J].中国全科医学,2020,23(22):2797-2803.

[39] 贺正波,束晨,张明玺.氨氯地平联合阿托伐他汀钙片对高血压合并冠心病病人免疫功能、血管内皮功能与炎症因子水平的影响[J].中西医结合心脑血管病杂志,2020,18(8):1276-1279.

[40] 王晓楠,张亚峰,许翠萍.慢性萎缩性胃炎的诊治进展[J].中南医学科学杂志,2020,48(3):323-326.